【自学传统疗法 全家健康无忧】

YiYongJiuLing DuiZheng AnMo BaiBingXiao

用就灵 对症按摩 百病消

编著 ◉ 于志远

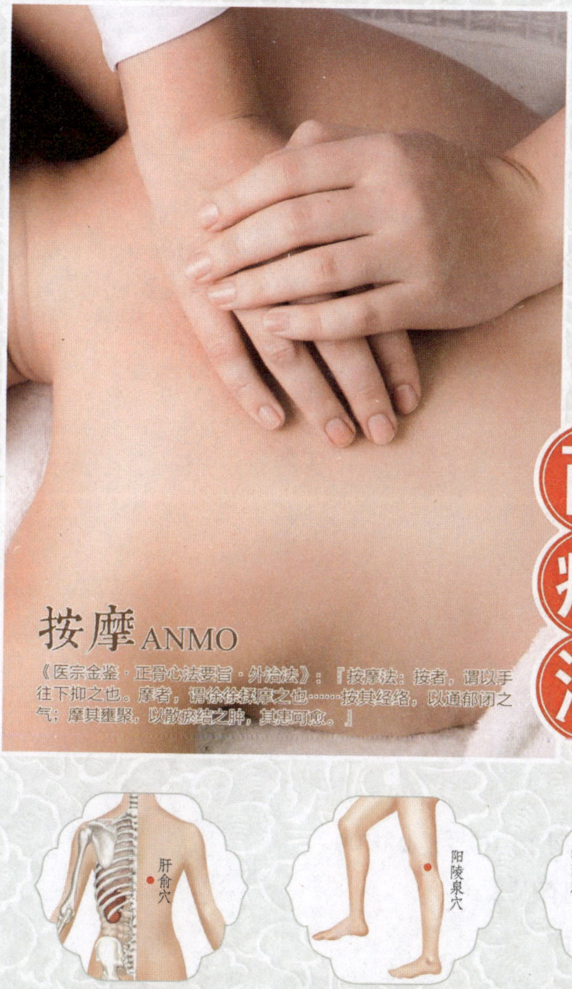

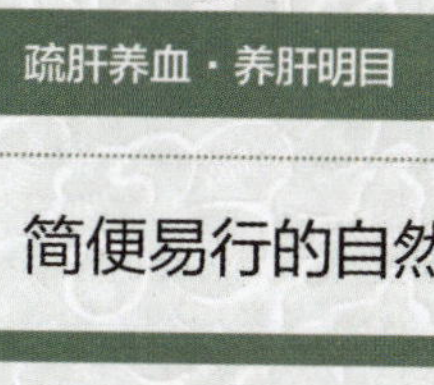

肝俞穴

疏肝养血·养肝明目

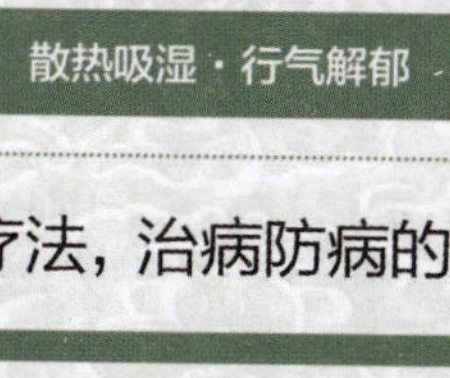

阳陵泉穴

散热吸湿·行气解郁

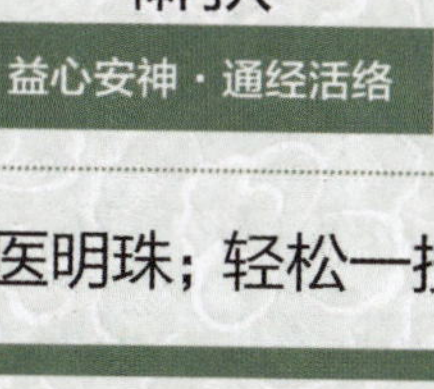

神门穴

益心安神·通经活络

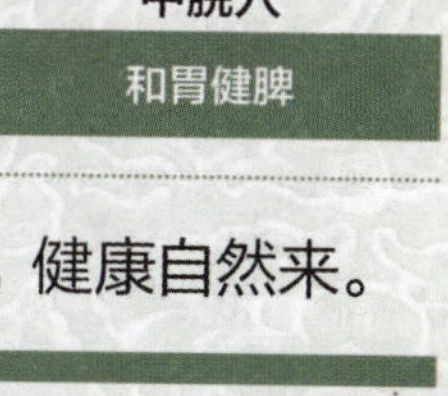

中脘穴

和胃健脾

简便易行的自然疗法，治病防病的中医明珠；轻松一按，健康自然来。

中医古籍出版社
Publishing House of Ancient Chinese Medical Books

图书在版编目（CIP）数据

对症按摩百病消 / 于志远编著. -- 北京 : 中医古籍出版社, 2018.1

（一用就灵）

ISBN 978-7-5152-1650-8

Ⅰ. ①对… Ⅱ. ①于… Ⅲ. ①按摩疗法（中医） Ⅳ. ① R244.1

中国版本图书馆 CIP 数据核字 (2018) 第 017137 号

对症按摩百病消

编　　著： 于志远

责任编辑： 于峥

出版发行： 中医古籍出版社

社　　址： 北京市东直门内南小街 16 号（100700）

印　　刷： 北京彩虹伟业印刷有限公司

发　　行： 全国新华书店发行

开　　本： 710mm × 1000mm　1/16

印　　张： 15

字　　数： 300 千字

版　　次： 2018年1月第1版　2018年1月第1次印刷

书　　号： ISBN 978-7-5152-1650-8

定　　价： 48.00 元

前言

按摩又称推拿，中国最古老的医疗方法，是我国传统医学的智慧结晶。承载着中国古代人民同疾病做斗争的经验和理论知识，是在古代朴素的唯物论和自发的辩证法思想指导下，通过长期医疗实践逐步形成的传统自然疗法。按摩经济简便，因为它不需要特殊医疗设备，也不受时间、地点、气候条件的限制，随时随地都可实行；且平稳可靠，易学易用，无任何副作用。对正常人来说，能增强人体的自然抗病能力，取得保健效果；对病人来说，既可使局部症状消退，又可加速恢复患部的功能，从而收到良好的治疗效果。随着人们自我保健意识的不断增强，按摩既可保健养生又可治疗疾病的绿色生态自然疗法越来越受到了人们的欢迎。

它以中医的脏腑、经络学说为理论基础，并结合西医的解剖和病理诊断，在人体经络腧穴及一定部位上施以特定的操作手法或肢体活动，用以保健、治病的方法。有疏通经络，滑利关节，促使气血运行，调整脏腑功能，增强人体抗病能力等作用，广泛应用于临床各科的多种病症中。本书以疾病为纲，精选了日常生活中常见的病症和亚健康状态，首先系统全面地介绍了按摩自然疗法的功效作用、操作技巧、动作示范以及注意事项等几个方面，然后对和自然疗法紧密相连的经络、腧穴进行清晰明了的图文解释，配以真人操作示范图，让读者一看就懂、一学就会。本书实用性、可操作性强，是现代家庭养生保健、防病治病的必备工具书。

在本书写作过程中参阅和吸取了国内外同行的研究成果，对在本书稿中所引用的文献资料的作者，在此表示深深的感谢。由于篇幅所限，有些研究成果的出处未能详尽列举，敬请见谅。再则，由于作者水平有限，错误和不足之处在所难免，凡有不准确、不全面之处，敬请专家学者指正。

编 者

目录

第一章

按摩：最具特色的医疗保健方法

第二章

小病自疗，常见病按摩一用就灵

第三章

手到痛自消，舒筋活络筋骨通

第四章

轻松一按，祛除难言之隐

第五章

内调外按，赶走不适一身轻

第六章

妙手调养，让青春永驻

第一章

按摩：最具特色的医疗保健方法

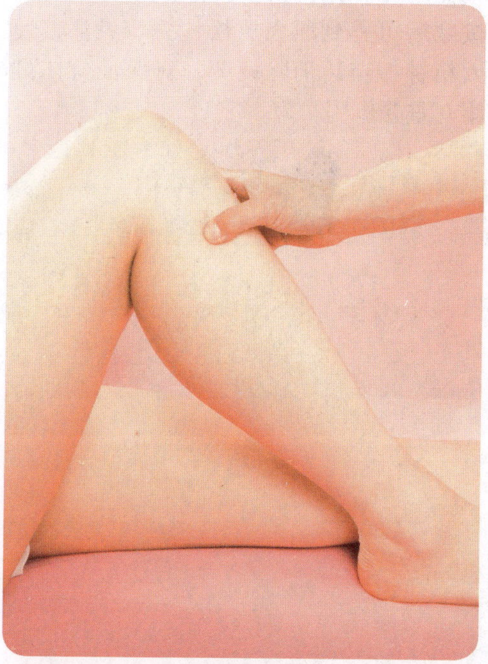

历久弥新的古老疗法

按摩是中华医学的瑰宝，在我国有着悠久的历史，凝结着我国劳动人民的智慧。按摩，也可称为推拿，是以我国传统的经络学说、穴位学说为基础，运用手部技法施于体表特定部位进而调节人体机能与病理状况，最终达到保健、治疗目的的健身措施。早在秦汉时期，我国第一部医学专著《黄帝内经》中就有按摩疗法的论述，且在这一时期，我国第一部按摩专著《黄帝岐伯按摩十卷》也问世了。当时的名医扁鹊、华佗等就用这种方法治疗了许多疾病。魏、晋、隋、唐时期，按摩治疗和按摩保健已十分流行，并传入了朝鲜、日本、印度和欧洲。宋、金、元时期，按摩防治的范围更为广泛，涉及内、外、妇、儿各科疾病。及至明、清时期，在此基础上，按摩理论有了进一步的发展，尤其是用按摩方法治疗小儿疾病，形成了独特的体系。新中国成立后，在党的中医政策指导下，按摩疗法得到了高度重视，挖掘整理了大量的按摩文献资料，创办了各种按摩培训班，并在中医院校设立了按摩专业，编撰了按摩教材，进行了大量的临床实践研究，使按摩疗法成为一种重要的治疗方法，广泛应用于临床，为人类的健康做出了贡献。目前，人们回归自然的热潮席卷全球，按摩疗法再次被推崇为非药物疗法的代表，以其简单易学、便于操作、疗效显著、费用低廉、无毒副反应等特点深受国内外各界人士的喜爱，且已成为21世纪人们追求绿色保健、提高生活质量的有效方法。

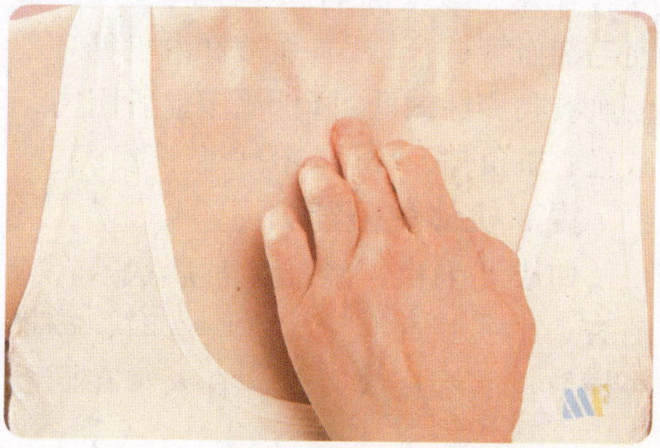

按摩疗法的作用

疏通经络

《黄帝内经》里说："经络不通；病生于不仁，治之以按摩"，说明按摩有疏通经络的作用。如按揉足三里，推脾经可增加消化液的分泌功能等，从现代医学角度来看，按摩主要是通过刺激末梢神经，促进血液、淋巴循环及组织间的代谢过程，以协调各组织、器官间的功能，使机能的新陈代谢水平有所提高。

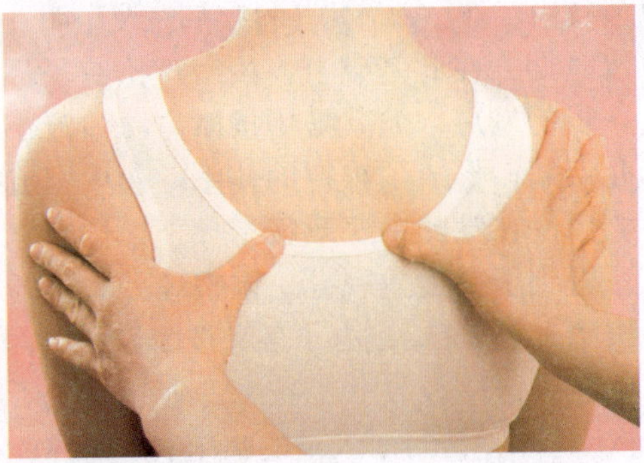

调和气血

明代养生家罗洪在《万寿仙书》里说："按摩法能疏通毛窍，能运旋荣卫。"这里的运旋荣卫，就是调和气血之意。因为按摩就是以柔软、轻和之力，循经络、按穴位，施术于人体，通过经络的传导来调节全身，借以调和营卫气血，增强机体健康。现代医学认为，推拿手法的机械刺激，通过将机械能转化为热能的综合作用，以提高局部组织的温度，促使毛细血管扩张，改善血液和淋巴循环，使血液黏滞性减低，降低周围血管阻力，减轻心脏负担，故可防治心血管疾病。

提高机体免疫能力

如小儿痢疾，经推拿时症状减轻或消失；小儿肺部有干湿性啰音时，按揉小横纹、掌心横纹有效。有人曾在同龄组儿童中并列对照组进行保健推拿，经推拿的儿童组，发病率下降，身高、体重、食欲等皆高于对照组。以上临床实践及其他动物实验皆证明，推拿按摩具有抗炎、退热、提高免疫力的作用，可增强人体的抗病能力。

也正是由于按摩能够疏通经络。使气血周流、保持机体的阴阳平衡，所以按摩后可感到肌肉放松、关节灵活，使人精神振奋，消除疲劳，对保证身体健康有重要作用。

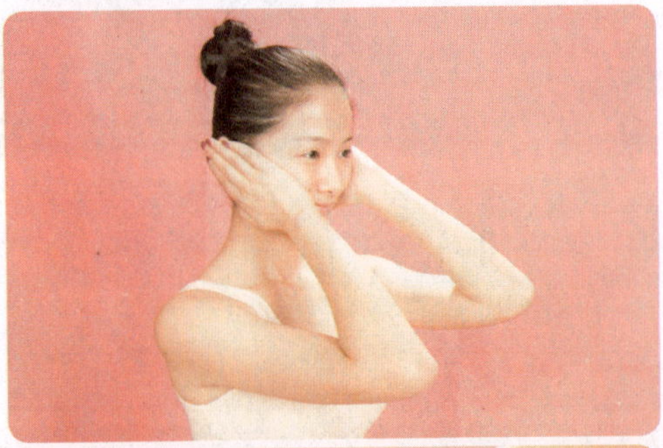

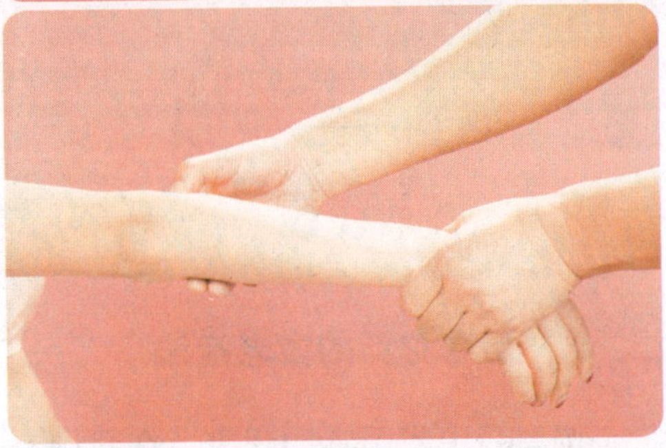

禁忌证与注意事项

禁忌证

传染性疾病，严重感染性疾病，脓毒血症，精神病，疾病的急性期病情危重，有高热，神志不清，血液病有出血倾向，结核，恶性肿瘤，按摩局部有较严重的皮肤病、皮肤损伤或炎症（如蜂窝织炎、丹毒、脓肿、骨髓炎等），均不适应按摩治疗；孕妇不能按摩肩井穴、合谷穴、三阴交穴、昆仑穴、小腹部、腰骶部和髋部；女性经期不应做腰骶部与双髋部的按摩。另外，骨折未愈合、韧带和肌肉断裂的固定期，均不宜按摩治疗；年老体弱、血压过高，以及心、肺、肾等重要脏器功能严重损害者，应慎用或禁用按摩治疗。

注意事项

按摩时，必须注意如下几点：

1. 明确诊断，选用穴位，确定手法，做到心中有数，考虑全面，有中心有重点。

2. 根据不同疾病与按摩部位的不同，采用合适的按摩体位。这个体位要使病人舒适，治疗方便，有利于各种手法的操作。不论是自我按摩或由别人按摩，都要注意。

3. 按摩的操作程序、强度、时间，需根据治疗中病人的全身与局部反应及治疗后的变化随时调整。并应掌握急则治“标”，缓则治“本”的原则。

4. 做好病人的解释工作，嘱病人不要紧张，肌肉要放松，呼吸自然，宽衣松带。做腰背和下腹部的按摩，应先排空大小便。病人在过饥、过饱以及醉酒后均不适宜按摩，一般在餐后2小时按摩较妥。对病人要耐心、认真、亲切、负责，使病人对医生既信任又能配合治疗。自我按摩时也要注意放松和时间安排。

5. 按摩时操作者的双手要保持清洁、温暖、勤修指甲，不要损伤被按摩部位的皮肤，并要注意室温及被按摩部位的保暖。

6. 在单独检查异性病人和进行按摩时，要态度庄重、严肃。尤其给女病人按摩时，应避开乳房、阴部。如治疗上需要，应先与病人讲明，取得病人同意后进行治疗，同时要有第三者在场（病人家属或其他女同志）。

7. 对于保健按摩（不论是自我按摩，还足由别人操作），一定要持之以恒，方能达到防治疾病、强壮身体的目的。

8. 在按摩结束之后，被按摩者应感到全身轻松舒适，原有症状改变。有时会有不同程度的疲劳感，这是常见反应。按摩后要注意适当休息，避免寒凉刺激，更不要再度损伤。应配合治疗，保持治疗效果。

常用的按摩手法与作用

按法：

手法：用手指或手掌在身体某处或穴位上用力向下按压。按压的力度可浅到皮肉，深达骨骼、关节和部分内脏处。操作时按压的力量要由轻而重，使患部

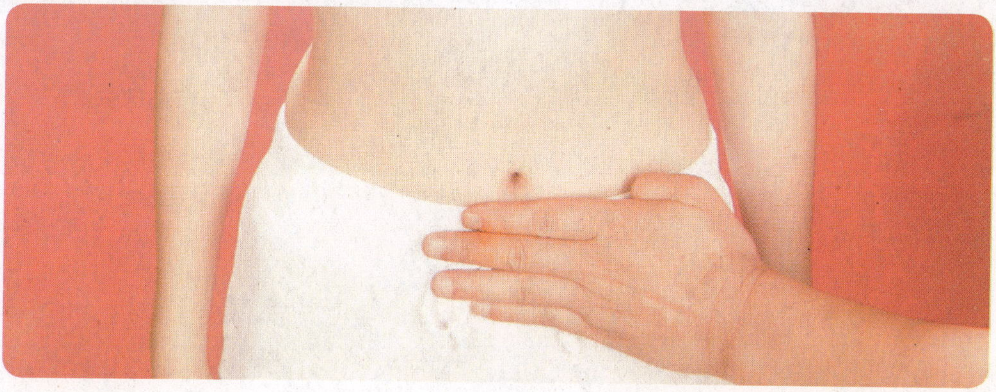

有一定压迫感后，持续一段时间，再慢慢放松。也可以有节律地一按一松，这种按压法在操作时一定要注意按压的强度与频率，不可过重、过急，应富有弹性。按法在施术时根据不同部位，不同疾病及不同治疗目的，可分为拇指按、中指按、拳按、掌按、肘按。此外，尚有利用按摩工具按压等。

作用：按法是一种较强刺激的手法，有镇静止痛、开通闭塞、放松肌肉的作用。指按法适用于全身各部穴位；掌按法常用于腰背及下肢部；肘按法压力最大，多用于腰背、臀部和大腿部。

推法：

手法：用指、掌、肘部等着力在人体某一个部位或穴位上做前后、上下或左右的推动。推法在应用时所用的力量须由轻而重，根据不同部位而决定用力大小。用力大时，作用达肌肉、内脏；用力小时，作用达皮下组织。一般频率50～150次/分，开始稍慢，逐渐加快。推法根据不同的部位和病情可分为拇指推、手掌推、肘尖推、拳推。

作用：具有消积导滞、解痉镇痛、消瘀散结、通经理筋的功能，可提高肌肉兴奋性，促进血液循环。

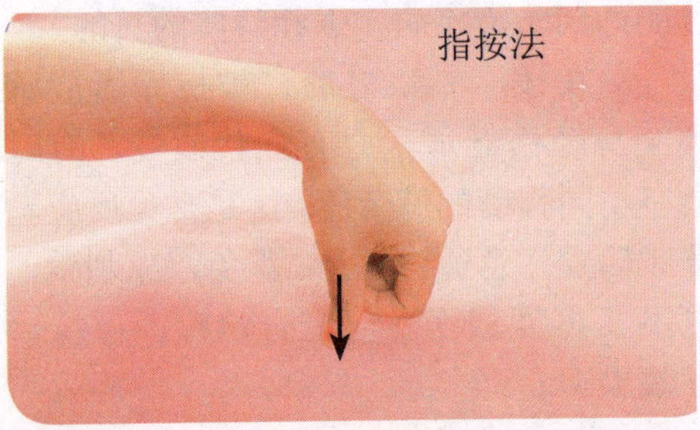

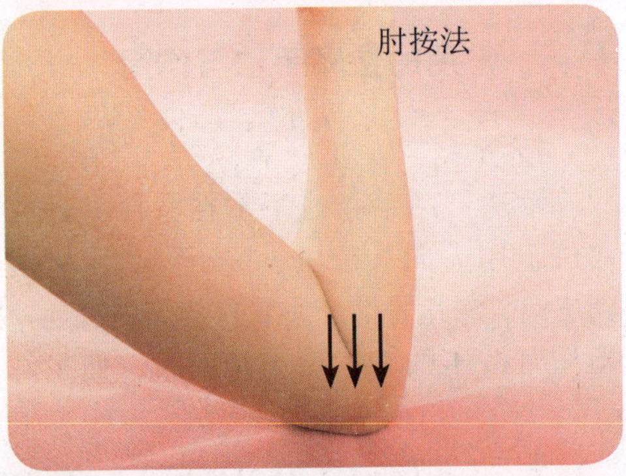

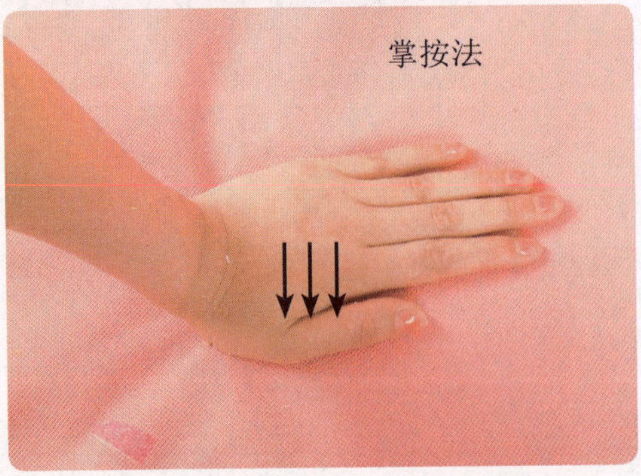

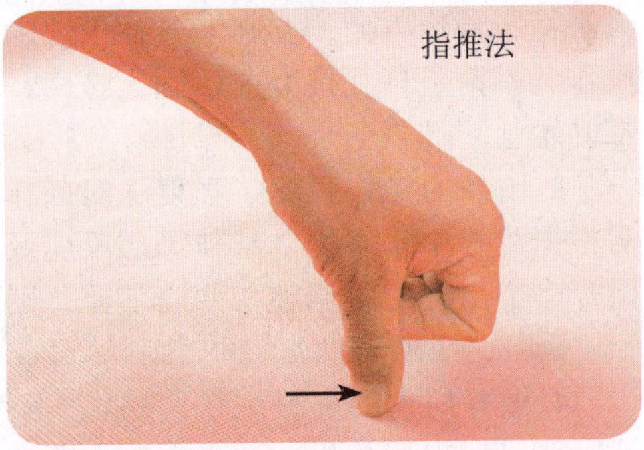

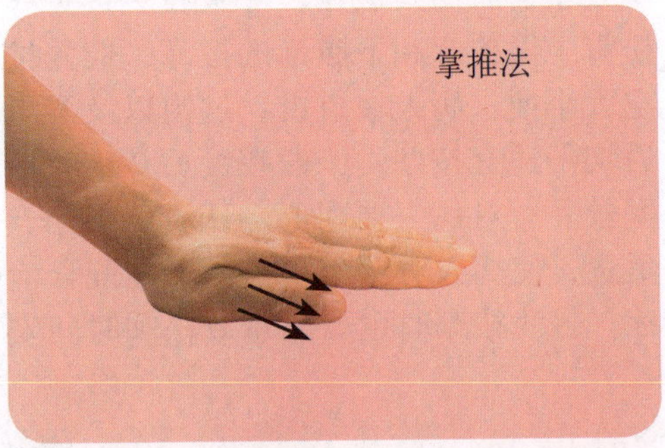

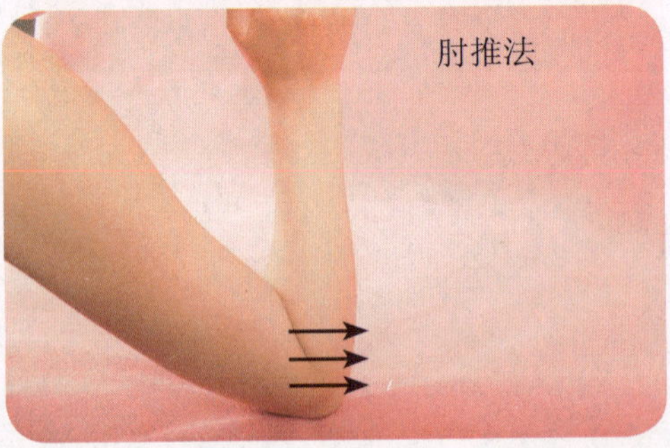

拿法：

手法：用拇指与食、中指或其他手指相对做对应钳形用力，捏住某一部位或穴位，做一收一放或持续的揉捏动作。拿法不同于捏法，力量集中指尖上，而是指腹和手指的整个掌面着力。使用拿法时，腕要放松灵活，要由轻到重，再由重到轻。在拿法的同时可结合提法，提拿并用。多在提拿某肌腹时用，作用力要与肌腹相垂直。即纵行肌腹横向提拿，横行肌腹纵向提拿。此类手法强度比较大，被治疗者反应明显，一般以提拿时感觉酸胀、微痛，放松后感觉舒展、轻快的手法强度合适。通常是做定点拿、揉、提的手法，也可做移动拿、揉手法。拿法可根据不同疾病、不同部位，采用三指拿、四指拿、五指拿和抖动拿等。速度可快可慢，要有节奏，要连续，不可忽快忽慢，忽轻忽重。

作用：拿法刺激较强，常配合其他手法用于颈项、肩部和四肢等部位，具有祛风散寒、舒筋通络、缓解痉挛、消除肌肉酸胀和精神疲劳的作用，在颈椎按摩中应用较多。

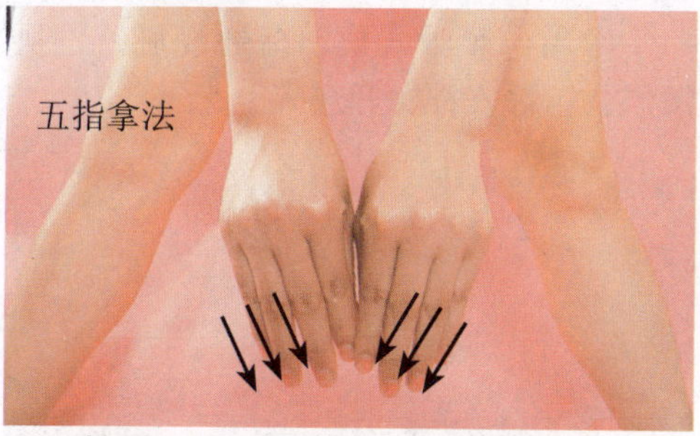
五指拿法

捏法：

手法：将皮肤提起，作用于皮肤与皮下组织。捏法有两种。一种是用拇指和食、中两指相对，挟提皮肤，双手交替捻动，向前推进。手法强度可轻可重。轻的，患者感到温和舒展；重的，患者则感到酸胀。频率可快可慢，快者 100 次 / 分以上，慢者 30 ~ 60 次 / 分。另一种手握空拳状，用食指中节和拇指指腹相对，挟提皮肤，双手交替捻动，向前推进。捏法可用单手操作，也可用双手操作。捏法常用于治疗小儿疾患，如食欲不振、消化不良、腹泻，也可用于成年人按摩。

作用：具有舒筋通络、行气活血、调理脾胃的功能，常用于头面、腰背、胸胁及四肢部位。

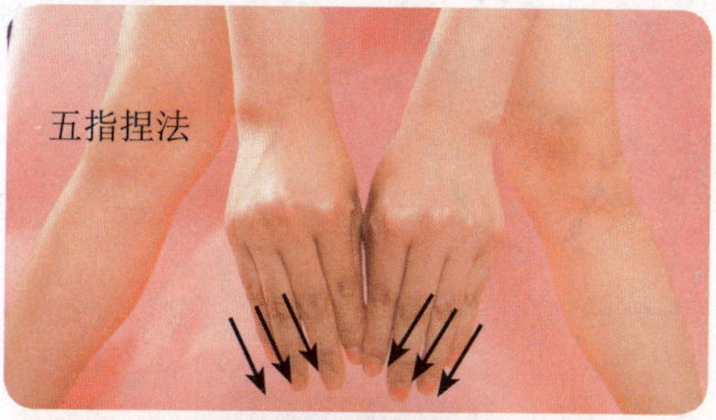
五指捏法

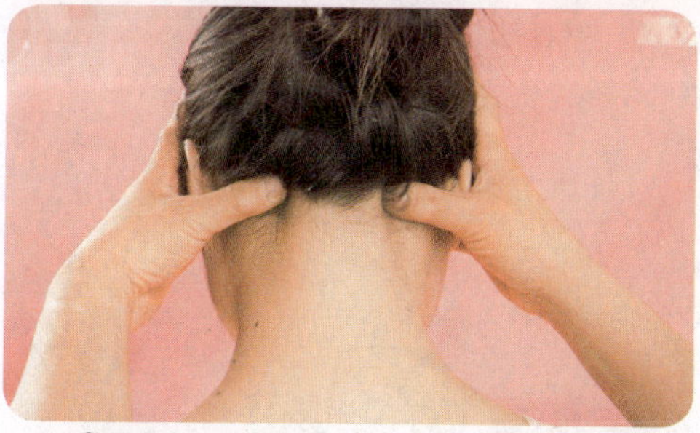

揉法：

手法：用手指或手掌面在身体某个部位做回旋揉动。揉法的作用力一般不大，仅达到皮下组织，但重揉时可以作用到肌肉。频率较慢 50 ~ 100 次 / 分，一般是由轻到重再至轻。此种手法较温和，多在疼痛部位或强手法刺激后使用，也可在放松肌肉、解除局部痉挛时用。操作时手指和手掌应紧贴皮肤，与皮肤之间不能移动，而皮下的组织被揉动，幅度可逐渐扩大。根据按揉的部位不同可分为拇指揉、大鱼际揉、肘揉、掌揉等等。

作用：本法轻柔缓和，刺激量小，适用于全身各部位，具有舒筋活络、活血化瘀、消积导滞、缓解肌痉挛、软化瘢痕的作用。

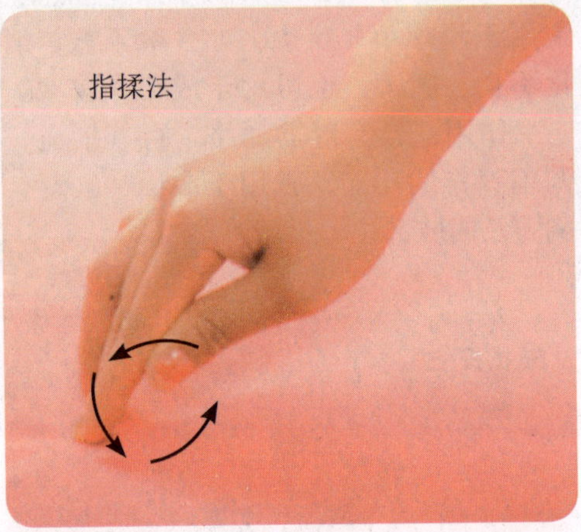

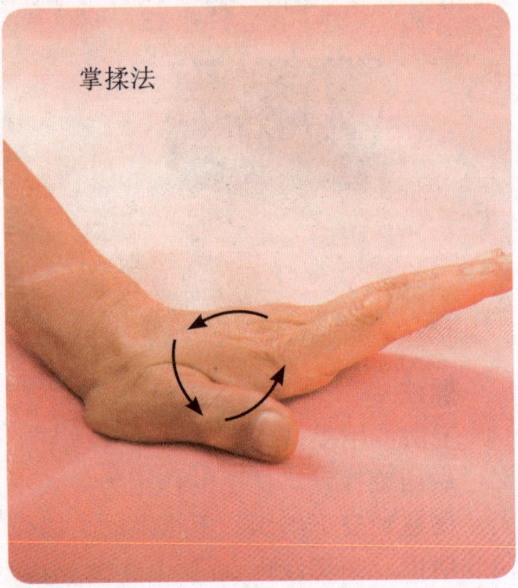

点法：

手法：用指端、屈曲之指间关节或肘尖，集中力点，作用于施术部位或穴位上，称点法。操作时要求部位准确，力量深透。

作用：具有开通闭塞、活血止痛、解除痉挛、调整脏腑功能的作用，适用于全身各部位及穴位。

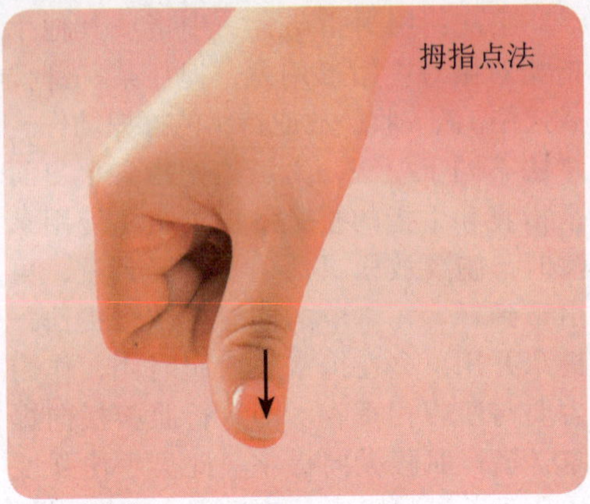

掐法：

手法：是用拇指、中指或食指在身体某个部位或穴位上，做深入并持续的掐压。掐法刺激较强，常用于穴位刺激按摩。操作时用力须由小到大，使其作用为由浅到深。掐法用在穴位时，可有强烈的酸胀感觉称“得气”反应。掐法也可称指针法，是以指代针的意思。另与掐法近似的一种指切法，是用一手或两手拇指做一排排轻巧而密集的掐压，边掐边向前推进。这一方法一般用于组织肿胀时，将其向前方推散，而使肿胀散开。

作用：刺激穴位，疏通经脉，消肿散瘀，镇静安神，开窍等。

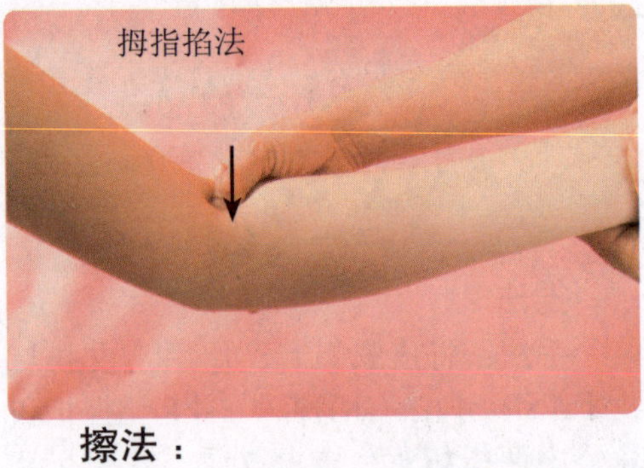

擦法：

手法：以手掌或大鱼际、小鱼际附着在一定部位，进行直线往返摩擦，称擦法。其作用力浅，仅作用于皮肤及皮下。其频率较高，达 100 ~ 200 次 / 分。对皮肤引起反应较大，常要擦到皮肤发红，但不要擦破皮肤，故在操作时多用介质润滑，防止皮肤受损。此法可单手操作，根据不同的部位有指擦和手掌擦。

作用：擦法的主要作用是益气养血，活血通络，加快血液循环，消肿止痛，祛风除湿，湿经散寒等。

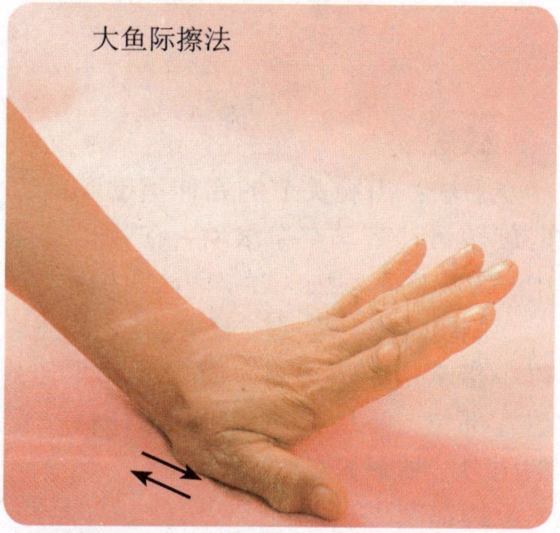

摩法：

手法：用手指或手掌在身体某一部位或穴位上，做皮肤表面顺、逆时针方向的回旋摩动。操作时指或掌不要紧贴皮肤，在皮肤表面做回旋性的摩动，作用力温和而浅，仅达皮肤与皮下。摩法的频率根据病情的需要而定，一般慢的 30 ~ 60 次 / 分，快的 100 ~ 200 次 / 分左右。此法多用单手摩，也可用双手摩。常用在按摩的开始，或疼痛较剧烈的部位及用强手法按摩后，使肌肉放松。摩法的转动方向一般是顺时针方向运动，摩法根据不同部位有指摩、掌摩、掌根摩三种。

作用：摩法的主要作用是疏气活血，消肿止痛，消积导滞，健脾和胃，调补脏腑，增强皮肤弹性等。

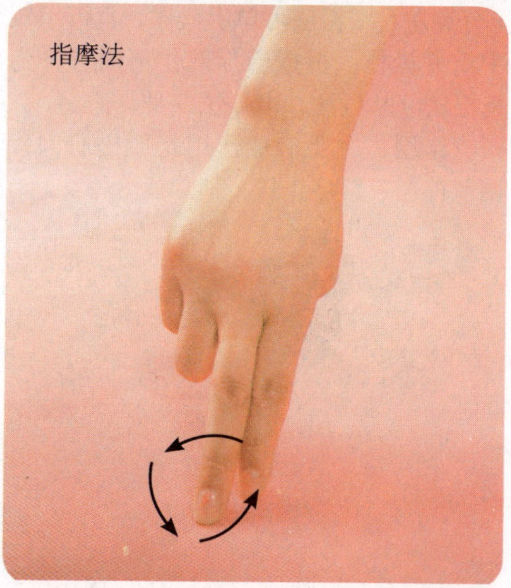

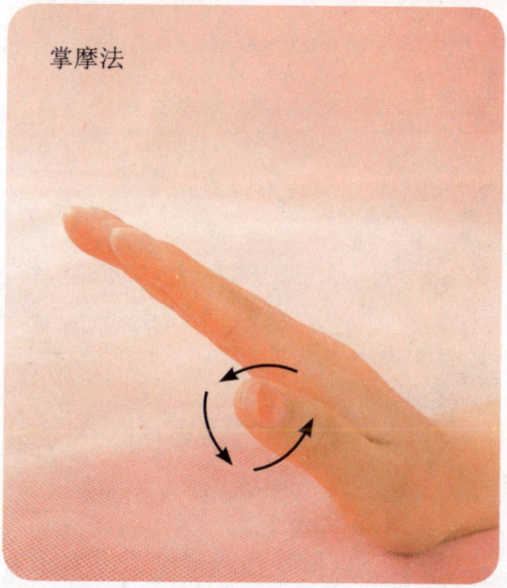

振法：

手法：操作时主要依靠前臂和手部的肌肉持续用劲发力，使力量集中于指端或手掌，形成震动力，使按摩部位随之而发生震颤。操作时要着力实而频率快，使其有向深部渗透的感觉。有些部位的穴位振法，用手振比较累，可以使用电振器做治疗。但最好做头个、面部的电动按摩器治疗。通常每个穴位可做

1分钟左右。振法可单手操作，也可用双手重叠操作。根据治疗部位不同可分为指振法、掌振法、电振法三种。

作用：主要治疗作用是放松肌肉，调节神经，解痉止痛，消除疲劳等。

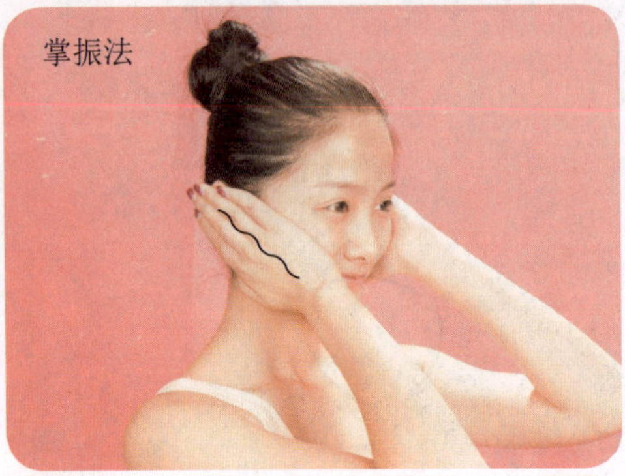

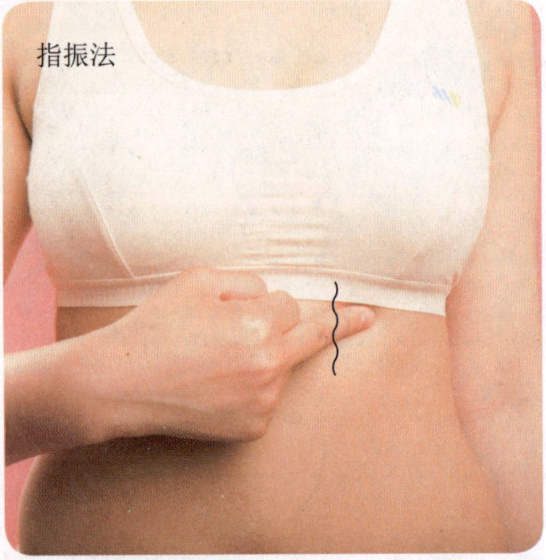

一指禅推法：

手法：以拇指指端罗纹面或偏锋为着力点，前臂作主动摆动，带动腕部摆动和拇指关节屈伸活动，称一指禅推法。肩、肘、腕、指各关节必须自然放松，拇指要吸定在皮肤上，不能摩擦及跳跃。力量均匀深透，保持一定的压力、频率及摆动幅度，频率每分钟120～160次。总的来说本法的操作要领在于一个“松”字，只有将肩、肘、腕、掌各部位都放松才能使功力集中于拇指，做到“蓄力于掌，发力于指，着力于罗纹”，使手法动作灵活，力量沉着，刺激柔和有力，刚柔相济才称得上一指禅功。

作用：本法具有调和营卫、行气活血、健脾和胃、调节脏腑功能的作用。

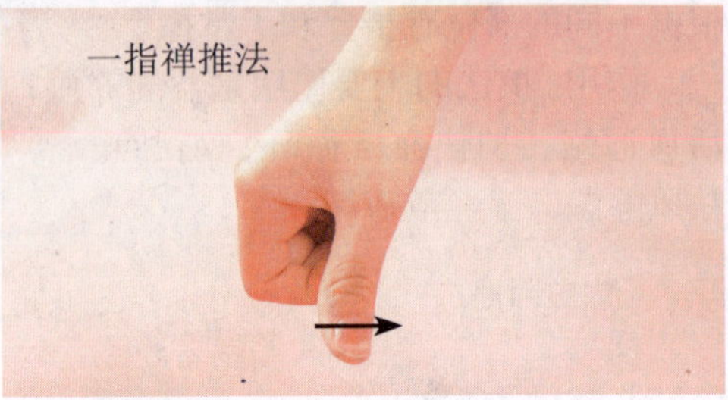

磙法：

手法：由腕关节的屈伸运动和前臂的旋转运动带动空拳滚动，在颈椎按摩中，分为侧掌磙法、握拳磙法两种。

侧掌磙法：肩、肘、腕关节自然放松，以小指掌指关节背侧为着力点，吸定于治疗部位，不应拖动和跳跃，保持一定的压力、频率和摆动幅度。

握拳磙法：手握空拳，用食、中、无名、小指四指的近侧指间关节突出部分着力，附着于体表一定部位，腕部放松，通过腕关节做均匀的屈伸和前臂的前后往返摆动，使拳做小幅度地来回滚动，滚动幅度应控制在60° 左右。

作用：磙法压力较大，接触面较广，适用于肩背、腰及四肢等肌肉丰厚部位，具有舒筋活血缓解肌肉和韧带痉挛、增加肌筋活力、促进血液循环、消除肌肉疲劳的作用。

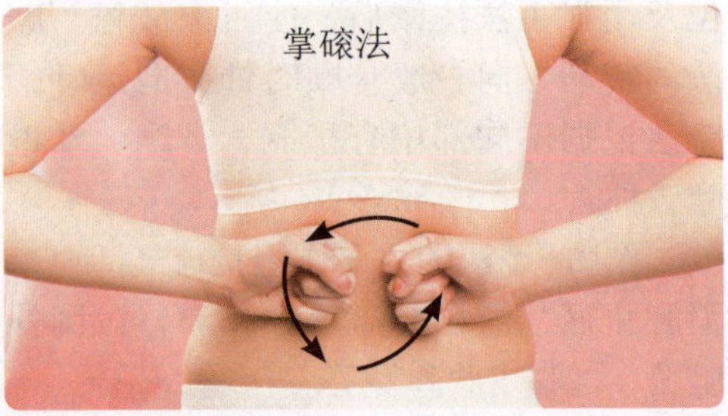

摇法：

手法：以关节为轴心，使肢体作被动的环转活动，称摇法。适用于颈、肩、肘、腕、掌指关节或指间关节、髋、膝、踝等关节，动作要缓和，用力沉稳，摇动方向及幅度须在生理范围内，由小到大。

作用：本法常用于颈项、腰部及四肢关节，具有滑利关节、松解粘连、整复错位的作用。

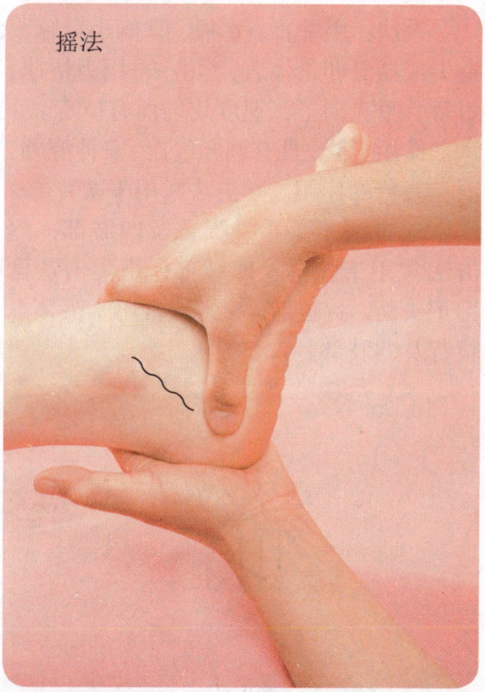
摇法

抹法：

手法：用手指或手掌平伏按于按摩部位后，以均衡的压力抹向一边的一种手法。其作用力可浅在皮肤，深在肌肉。其强度不大，作用柔和。一般常用双手同时操作，也可单手操作。根据不同的部位有指抹、掌抹、理筋三种方法。抹法不同于推法，它的着力一般较推法为重，推法是单方向的移动，抹法则可根据不同的治疗位置任意往返移动。抹法的频率也较推法慢。

作用：本法具有开窍镇静、清醒头目、行气散血的作用，常用于头部、颈项部。适宜于颈椎病引起的头痛、头晕等症的治疗。

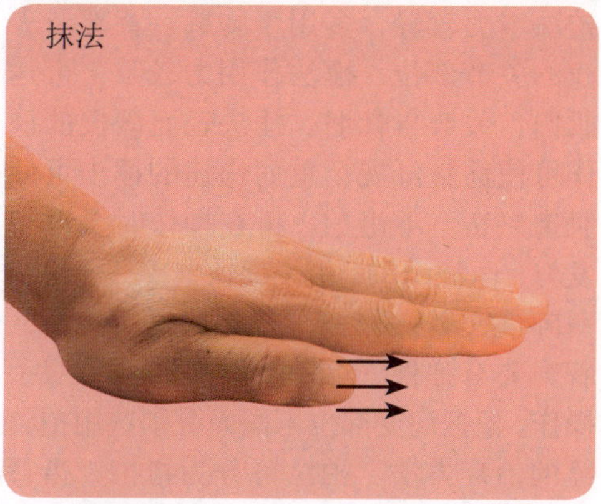
抹法

搓法：

手法：是用双手在肢体上相对用力进行搓动的一种手法。其作用力可达肌肉、肌腱、筋膜、骨骼、关节囊、韧带等处。强度轻时感觉肌肉轻松，强度大时则有明显的酸胀感。频率一般 30~50 次 / 分左右，搓动速度开始时由慢而快，结束时由快而慢。搓法有掌搓和侧掌搓两种。

作用：疏散经络，调和气血，通利关节，松弛肌肉，消除疲劳等。

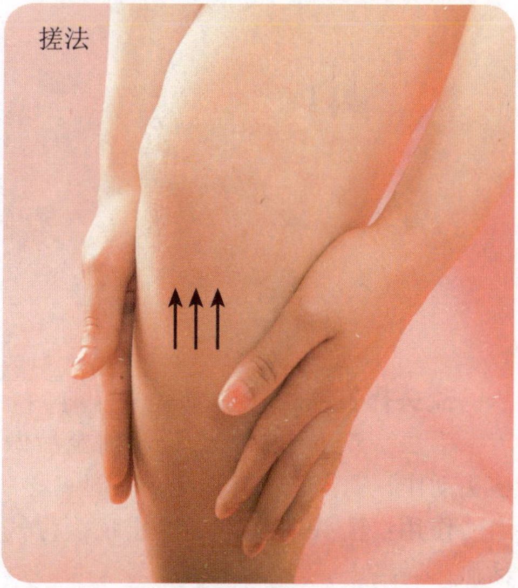
搓法

拍捶法：

手法：用手指或手掌轻巧地拍打身体某一部位的方法，叫拍法。用空心拳或拳侧面捶击身体某部位的方法为捶法。拍法着力较轻，多用于胸廓、背部及表浅的关节部位；捶法作用力较重，可达肌肉、关节与骨骼。捶法轻而缓慢的操作可使筋骨舒展；重而快速的捶击可使肌肉兴奋。不论拍、捶在操作时要以腕发力，由轻而重，由慢而快，或一阵快，一阵慢交替操作。动作要协调、灵活，着力要有弹性。可单手操作，也可双手操作。根据病变部位不同而分别选用拍、捶的治疗方法。拍法可分为指拍、指背拍和掌拍。捶法可分为直拳捶、卧拳捶和侧拳锤。

作用：拍捶法的主要作用是行气活血，放松肌肉，祛风散寒，消除肌肉疲劳，缓解局部酸胀，适用于肩背、腰臀及下肢部。

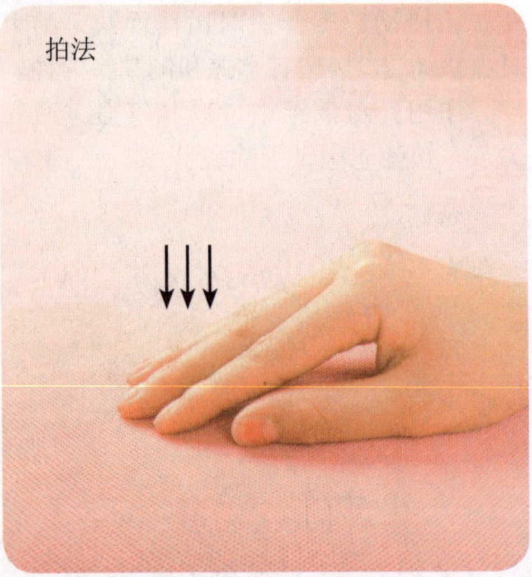

梳头栉发：

手法：双手十指弯曲，从前至后做梳头动作。动作轻快，适用于头部。

作用：清头明目，醒神止眩，行气活血，通络止痛等。

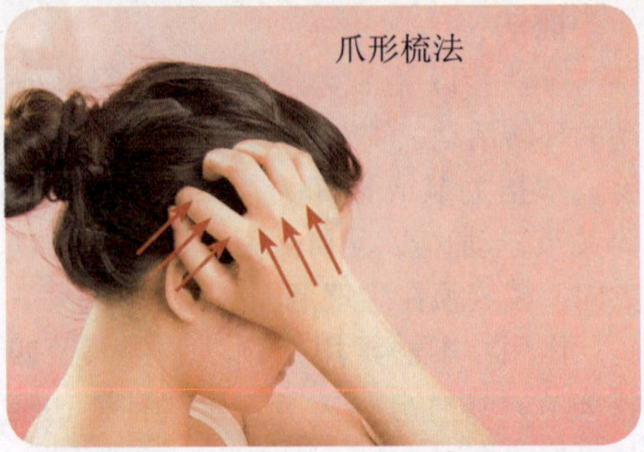

击法：

手法：用拳背、掌根、掌侧小鱼际、指尖或器具叩击体表，称击法。用力快速、短暂、垂直向下，速度均匀而有节奏。

作用：本法具有调和气血、安神醒脑、消除疲劳的作用。拳击法常用于腰背部；掌击法常用于头顶、腰臀及四肢部；侧击法常用于腰背及四肢部；指尖击法常用于头面、胸腹部；棒击法常用于头顶、腰背及四肢部。

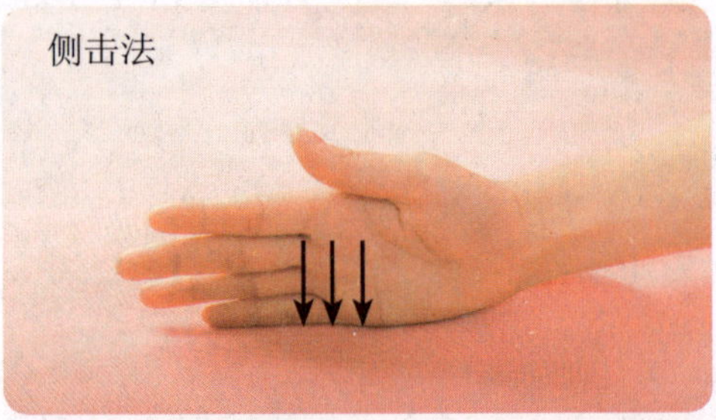

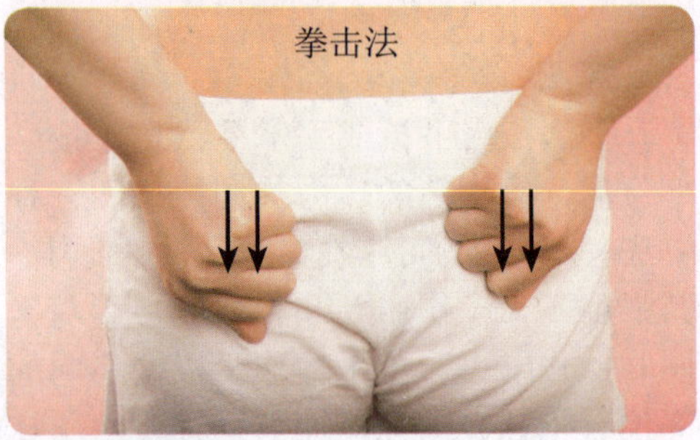

拔伸法：

手法：固定肢体或关节的一端、牵拉另一端的方法，称拔伸法。用力应均匀持续，忌用暴力。可用于头颈部、肩部、腰部、腕部及手指。

作用：本法具有整复错位、矫正畸形、增大关节间隙、减轻压迫刺激的作用，常用于扭错的肌腱和移位关节的整复。

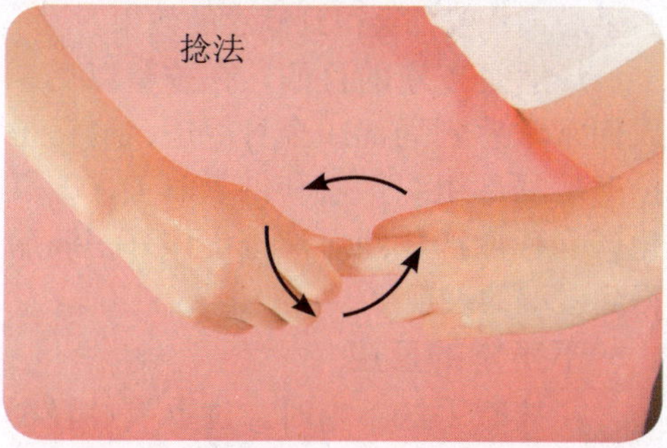

按摩手法的要求

持久：指操作手法要按规定的技术要求和操作规范持续作用，保持动作和力量的连贯性，并维持一定时间，以使手法的刺激积累而能产生良好的作用。

有力：指手法刺激必须具有一定的力度，所谓的“力”不是指单纯的力量，而是一种功力或技巧力，而且这种力也不是固定不变的，而是要根据对象、部位、手法性质以及季节变化而变化。

均匀：指手法动作的幅度、速度和力量必须保持一致，既平稳又有节奏。

柔和：指动作要稳、柔、灵活，用力要缓和，力度要适宜，使手法轻而不浮、重而不滞。

渗透：指手法作用于体表，其刺激能透达至深层的筋脉、骨肉甚至脏腑。应该指出的是持久、有力、均匀、柔和、渗透这五方面是相辅相成、密切相关的。持续运用的手法逐渐降低肌肉的张力，使手法功力能够逐渐渗透到组织深部，均匀协调的动作使手法更趋柔和，而力量与技巧的完美结合，则使手法既有力又柔和，达到“刚柔相济”的境界，只有这样，才能使手法具有良好的“渗透”作用。

按摩强度

根据患者的症状、体征、治疗部位以及耐受能力，选择适宜的按摩手法和按摩强度。

按摩开始时的手法需轻而柔和，逐渐增强到一定的强度，并维持一段时间后，再逐渐减轻强度。

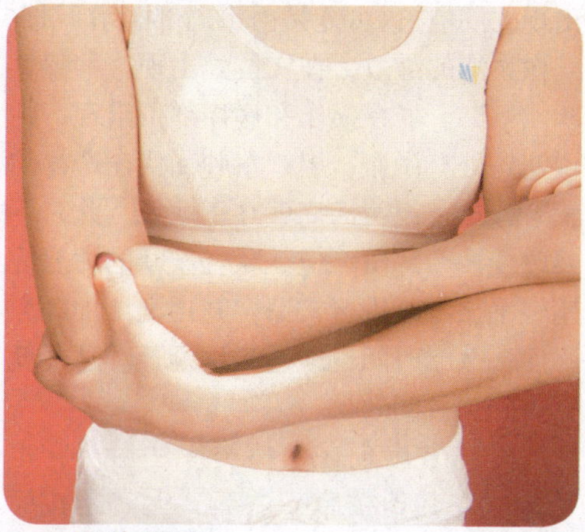

操作顺序

按摩肢体，一般由远端开始，逐渐向近端移动。

按摩躯干部位，由症状部位的外周开始，逐渐移向患处。

按摩时间

根据病情及治疗部位而定。急性期患者每次的治疗时间应短，慢性期时间可以稍长。

局部或单一关节的治疗，每次10 ~ 15分钟；较大面积或多部位的治疗，每次20 ~ 30分钟。

住院患者可以每天治疗1 ~ 2次，门诊患者每天治疗1次，或每周治疗2 ~ 3次。

按摩后不同反应

每个人在按摩后均会有不同的反应，

在做经络按摩尤其是做自我按摩的时候，要多体会按摩反应，一方面可以体会按摩效果，另一方面还可以不断地改进自己的手法。按摩反应可分为正常反应、不正常反应和无反应。

正常反应

如果按摩手法正确，用力大小适当，时间长短合适，将出现以下正常的按摩反应。酸胀和轻度疼痛是在按压穴位时经常出现的反应。这可能是由于局部经络不通，气血淤滞的缘故，在穴位处出现这种感觉叫“气”。如在损伤和病痛部位出现，则说明该处有淤血，组织水肿和代谢产物的积聚，这正说明病痛就在于此处。此时不要改变按摩部位，应先减轻按摩的力度改用轻手法继续进行按摩，并逐渐增加刺激强度；按摩时间也应适当地延长。这样就会收到满意的效果。

发热常出现在摩擦类手法后。它也可出现在其他按摩手法后，尤其是按摩时间较长时。这是由于局部皮肤等组织受到按摩刺激后，神经兴奋、血管扩张改善了局部血液循环的缘故。这正是治疗疾病和预防保健的需要。

出汗是被按摩的局部皮肤较为常见的现象。这是由于局部皮肤的汗腺和皮脂腺在皮肤血管扩张、神经兴奋的同时分泌功能增强的结果。这对提高局部皮肤的免疫功能、增强抗病能力是有益的。

呼吸加深或大口喘气是按摩时常见的现象，这个动作多半是不由自主的，事后感到舒适。这可能是按摩刺激病损或疲劳部位时，局部组织缺氧信息通过神经反射传到中枢引起的。这很像人们在困倦时打呵欠的情况，出现这种情况说明按摩得法。

无反应

无反应就是按摩后没变化。这常因按摩手法太轻或未按摩到恰当的部位，故没达到按摩的目的。遇到了这种情况不用着急，只要坚持练一练手劲，熟悉一下穴位和按摩的部位及推敲一下自己的手法，一般都会得到满意的效果。

舒适是按摩的目的。在按摩以后，人们常常感到局部或全身舒适，这正是按摩后局部组织供血和供氧改善，二氧化碳和代谢产物随血液排出体外，病痛得到缓解的表现。

不正常的反应

在按摩手法不当时，过重或过轻都会出现不正常的按摩反应。

疼痛加剧常常在手法过重时出现，对于慢性疼痛性病变，手法得当的话不应该出现疼痛加剧。如果初学按摩者，遇到这种情况更应先想到手法过重问题，其次是局部组织娇嫩或体质弱及适应能力差的缘故。出现这种情况要立即调整手法，从轻手法慢慢开始，或先做其周围组织的按摩，最后再做该部位。

青紫瘀斑的出现也是按摩后的不正常反应。其原因可能是手法过重，或用指甲不适当地刺激了皮肤，更重要的是注意检查是否有血小板减少和其他凝血不良的原因。针对以上原因采取适当措施就可以解决出现青紫瘀斑的问题。

异常情况的出现要引起注意。如按摩此处其他部位出现了意想不到的症状或者受伤后经按摩反而不能活动等。出现了这些情况最好立即停止按摩，到医院检查，进一步诊断后再做治疗。

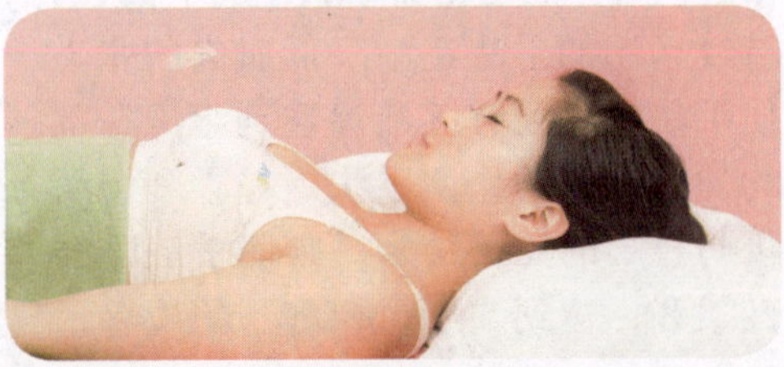

第二章

小病自疗，常见病按摩一用就灵

感冒

感冒是感受触冒风邪或时行病毒，引起肺卫功能失调，出现鼻塞，流涕，喷嚏，头痛，恶寒，发热，全身不适等主要临床表现的一种外感疾病。中医认为，当人的体质虚弱，生活失调，卫气不固，外邪乘虚侵入时就会引起感冒，轻者出现乏力、流涕、咳嗽等症状，称为“伤风”；重者会发烧。通过常用的按摩手法就可以达到缓解症状的效果。

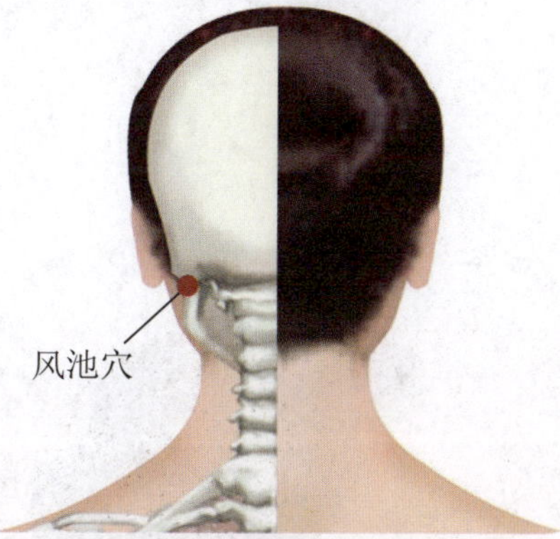

按摩主穴

揉捏风池穴

【定位取穴】该穴位于项部，在枕骨之下，与风府穴相平，胸锁乳突肌与斜方肌上端之间的凹陷处。（或当后头骨下，两条大筋外缘陷窝中，相当于耳垂齐平。）

【功效】通经活络、止痛。

【按摩方法】被按摩者取坐位，按摩者站在被按摩者背后，用拇指指腹或食指、中指两指并拢，用力环行揉按风池穴，同时头部尽力向后仰，以局部出现酸、沉、重、胀感为宜。每次按揉10分钟，早、晚各按揉一次。

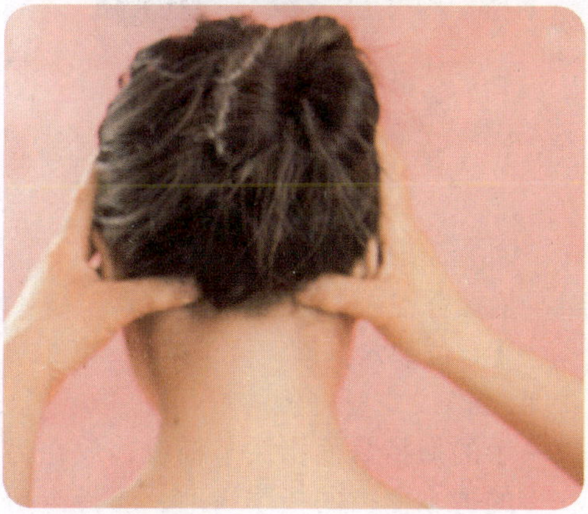

按揉太阳穴

【定位取穴】该穴位于耳郭前面，前额两侧，外眼角延长线的上方，由眉梢到耳朵之间大约1/3的地方，用手触摸最凹陷处就是太阳穴。

【功效】促进大脑的血液循环，缓解疲劳，止痛醒脑，振奋精神。

【按摩方法】被按摩者取坐位或仰卧，按摩者两手中指同时用力，按顺时针方向按揉太阳穴约 2 分钟，然后按逆时针方向按揉约 2 分钟，以局部出现酸、麻、胀感觉为佳。

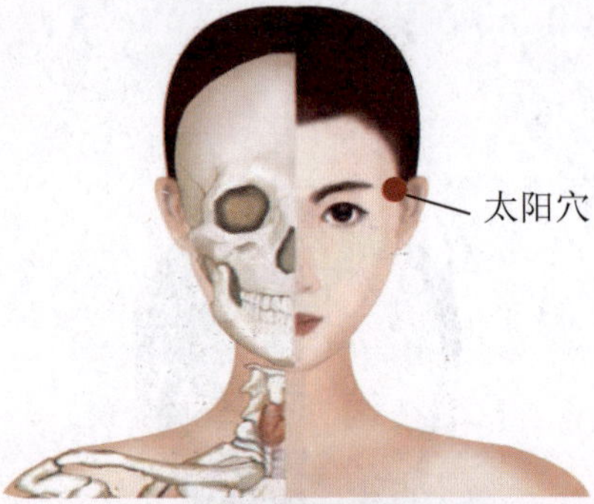

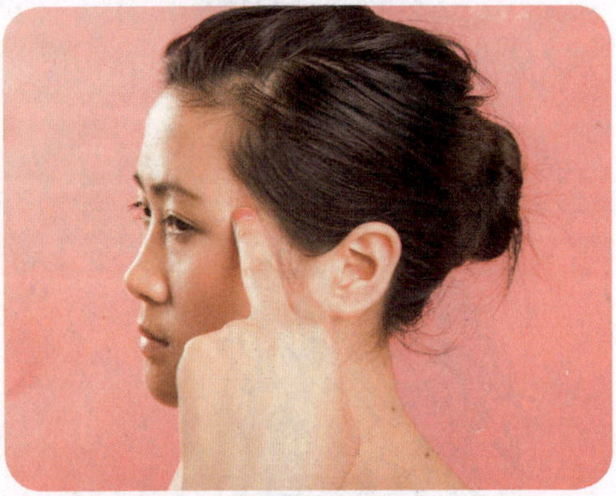

掐揉合谷穴

【定位取穴】该穴位于第 1、第 2 掌骨间，当第 2 掌骨桡侧的中点处。取穴时，以一手的拇指掌面指关节横纹，放在另一手的拇、食指的指蹼缘上，屈指当拇指尖尽处为取穴部位。

【功效】镇静止痛，通经活络，清热解表。

【按摩方法】按摩者用大拇指垂直往下按合谷穴，做一紧一按一揉一松的按压，按压的力量要慢慢加强，频率约为每分钟 30 次，按压穴位时以出现酸、麻、胀感觉为佳。

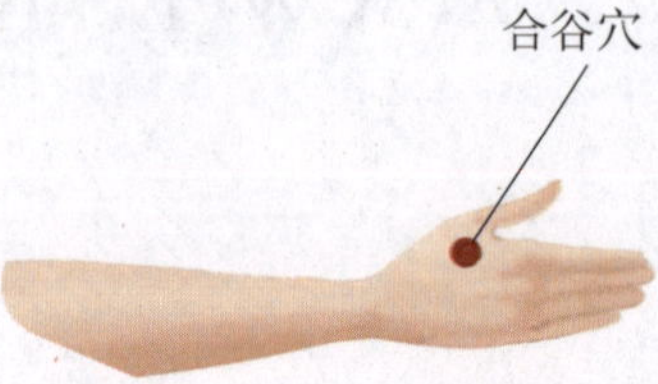

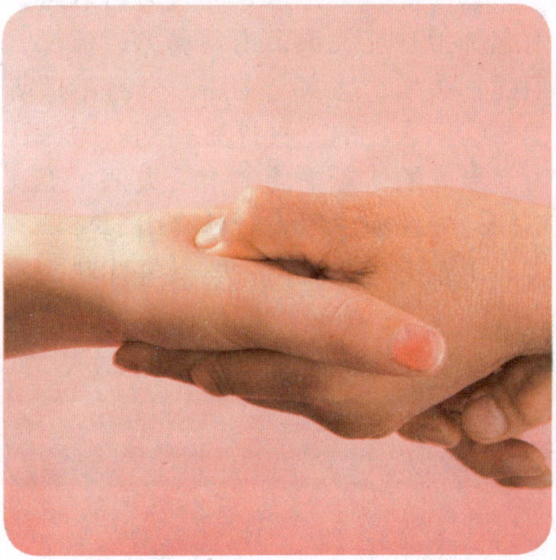

按揉大椎穴

【定位取穴】该穴位于颈部下端，背部正中线上，第 7 颈椎棘突下凹陷中。取穴时正坐低头，可见颈背部交界处椎骨有一高突，并能随颈部左右摆动而转动者即是第 7 颈椎，其下为大椎穴。

【功效】可起到预防和治疗感冒的作用，特别适合治疗感冒后高热不退。

【按摩方法】被按摩者取坐位、低头，按摩者站在被按摩者背后，用大拇指按顺时针方向按揉大椎穴约 2 分钟，然后按逆时针方向按揉约 2 分钟，以局部出现酸、麻、胀感觉为佳。

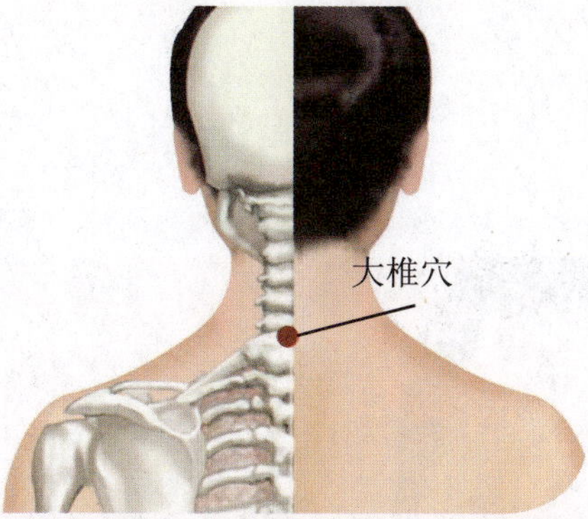

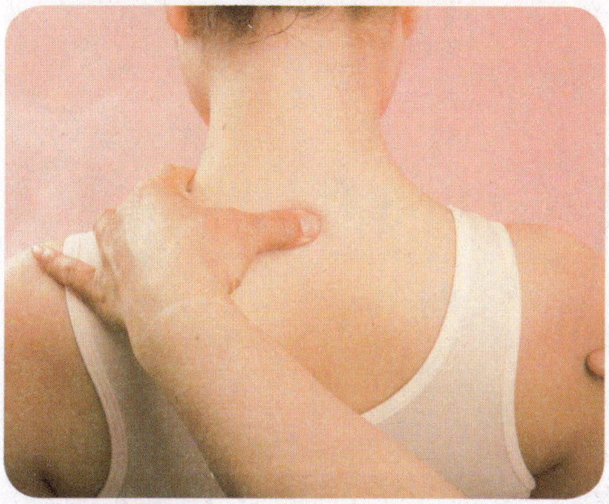

按揉肺俞穴

【定位取穴】该穴位于背部，当第3胸椎棘突下，旁开1.5寸。由平双肩胛骨下角之椎骨（第7胸椎），往上推4个椎骨，即第3胸椎棘突下缘，旁开约2横指（食、中指）处为取穴部位。

【功效】散发肺热、清肺止咳。

【按摩方法】被按摩者取坐位或俯卧，按摩者两手拇指同时用力，按顺时针方向按揉肺俞穴约2分钟，然后按逆时针方向按揉约2分钟，以局部出现酸、麻、胀感觉为佳。

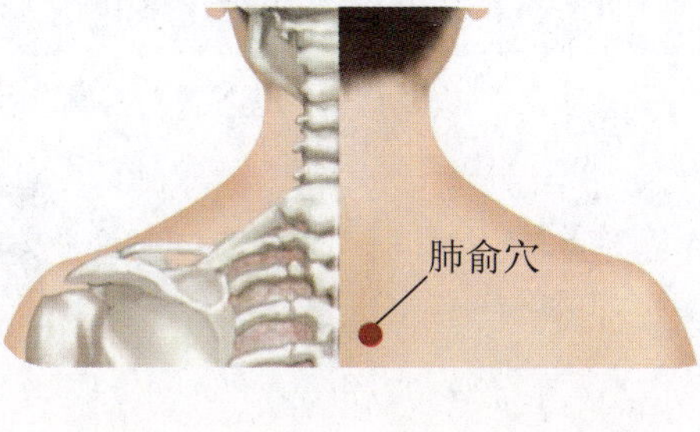

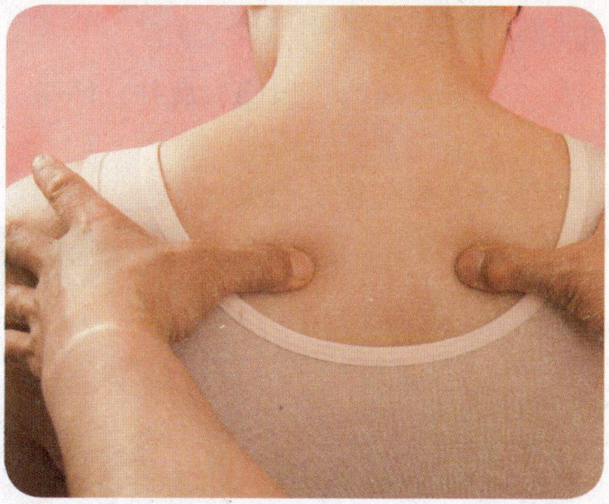

按揉迎香穴

【定位取穴】该穴位于面部，鼻翼外缘中点旁，当鼻唇沟中。取穴时一般采用正坐或仰卧姿势，眼睛正视，在鼻孔两旁五分的笑纹（微笑时鼻旁八字形的纹线）中取穴。

【功效】祛风通窍，理气止痛。

【按摩方法】被按摩者仰卧，按摩者用两手拇指指腹同时用力，按顺时针方向按揉迎香穴约1分钟，然后按逆时针方向按揉约1分钟，以局部出现酸、麻、胀感觉为佳。

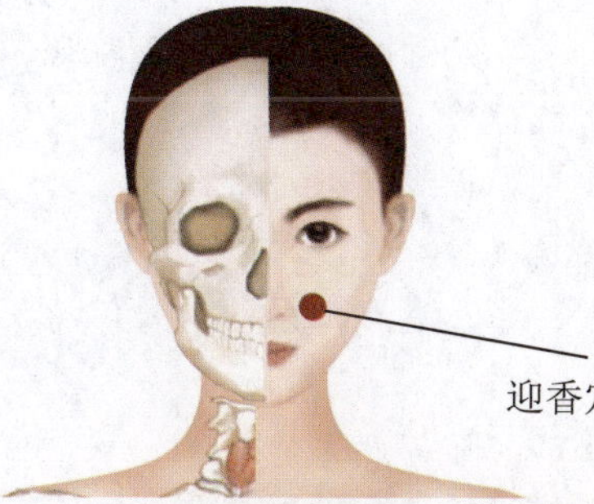

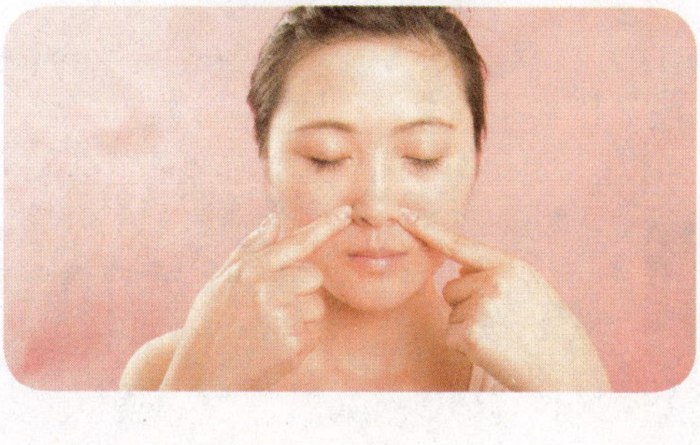

辅助穴位

头颈部：风府、风门、肩井、印堂

上肢：曲池、外关

下肢：足三里、涌泉

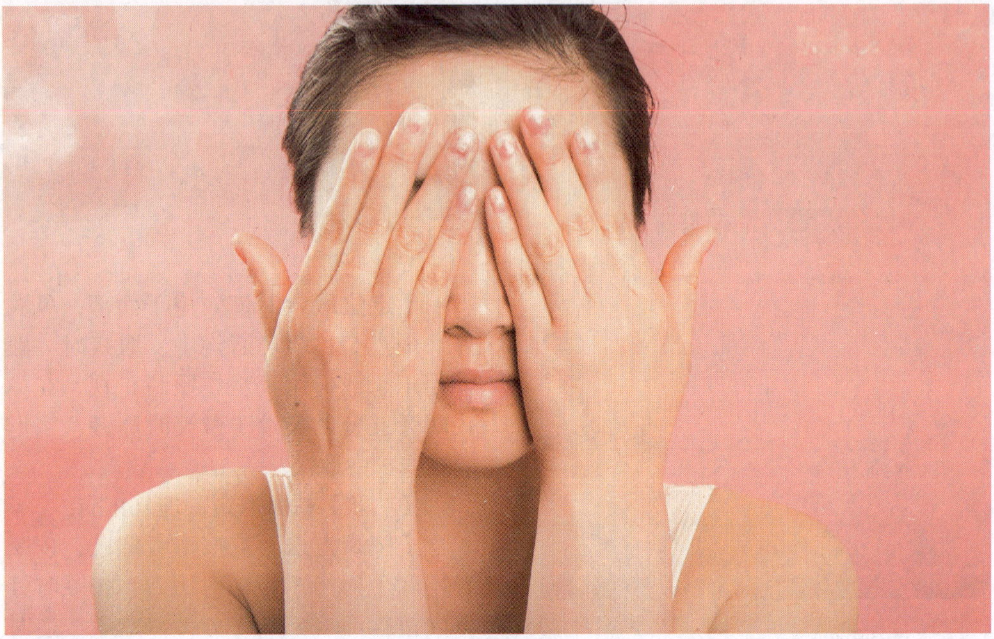

温馨小贴士

按摩治疗感冒越早越好，若出现高热、咽痛、流黄涕，应该及时到医院就诊。同时应注意：

1. 经常锻炼身体，有助于加强身体的血液循环，改善身体素质，提高免疫力。

2. 感冒期间的饮食以清淡为主，忌食油腻、辛辣食品，宜多吃水果和蔬菜。

3. 控制室内温度，多开窗通风，保持室内空气的流通，有助于改善居室环境，降低感冒的发生率。

4. 劳累时人体的免疫功能较弱，抵抗力也较差，所以日常生活中要做到劳逸结合。

5. 避免精神过于忧虑或紧张。医学专家经过研究后发现，精神紧张或多愁善感者，身体局部的免疫力低下。

6. 经常用热水搓耳。每晚洗脸时，用热毛巾揉搓双耳，并上下轻轻摩擦耳郭 40 次，这样可以有效预防感冒。

咳嗽

咳嗽是机体对侵入气道的病邪的一种保护性反应。古人以有声无痰为之咳，有痰无声为之嗽。临床上二者常并见，通称为咳嗽。根据发作时特点及伴随症状的不同，一般可以分为风寒咳嗽、风热咳嗽及风燥咳嗽3型。中医认为咳嗽病症的病位在肺，由于肺失宣降，肺气上逆，肺气宣降功能失常所致。在相关穴位按摩可以消除这种困扰。

按摩主穴

指推膻中穴

【定位取穴】 该穴位于胸部，前正中线上，两乳头连线的中点。

【功效】 理气止痛，生津增液。

【按摩方法】 被按摩者仰卧，按摩者用拇指自下而上推膻中穴约2分钟，以局部出现酸、麻、胀感觉为佳。

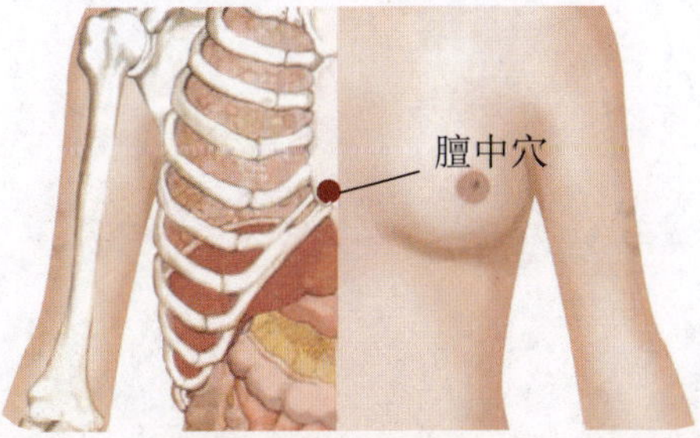

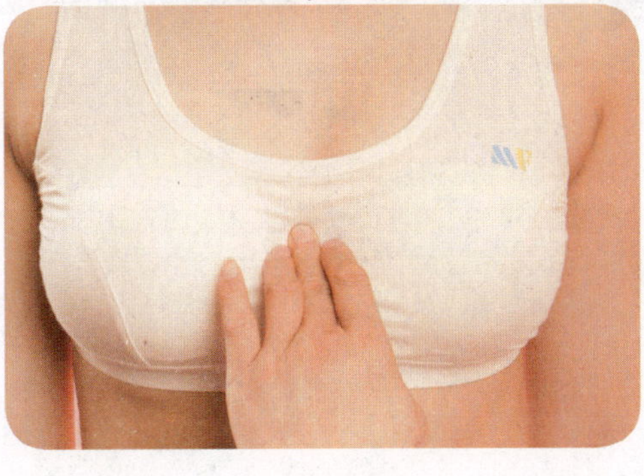

点按天突穴

【定位取穴】 该穴位于颈部，当前正中线上。取穴时，可采用仰靠坐位的姿势，在两锁骨中间，胸骨上窝中央。

【功效】 宣通肺气，消痰止咳。

【按摩方法】 被按摩者取坐位，仰头，按摩者用中指点按天突穴约2分钟，力度以不影响呼吸为宜。

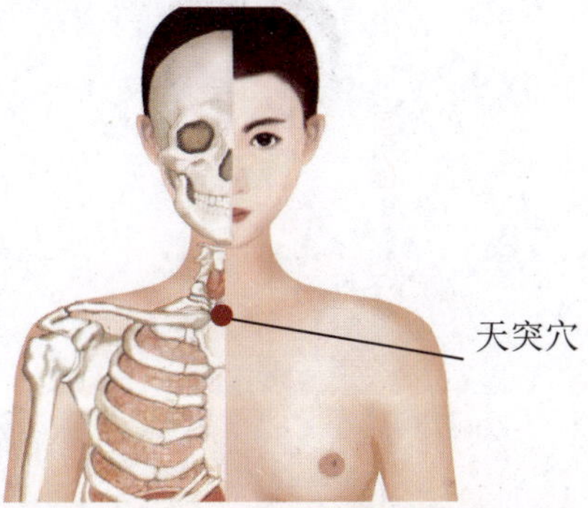

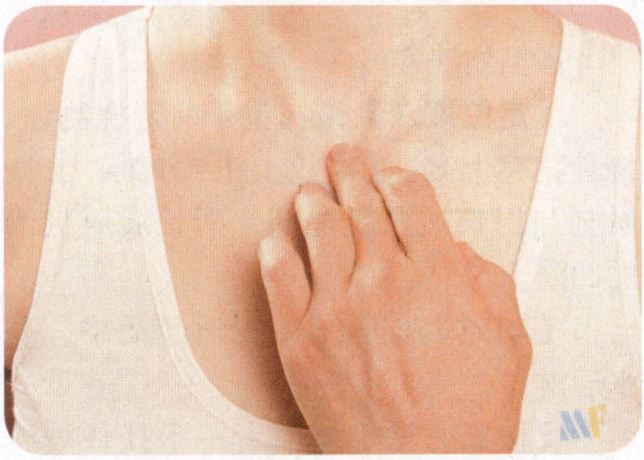

按揉中府穴

【定位取穴】 该穴位于胸前壁的外上方，云门穴下1寸，前正中线旁开6寸，平第1肋间隙处。

【功效】 疏风解表，宣肺止咳。

【按摩方法】 被按摩者取坐位或仰卧，按摩者两手拇指轻轻按揉中府穴30秒，然后按顺时针方向按揉约2分钟，以局部出现酸、麻、胀感向肺部放射为佳。

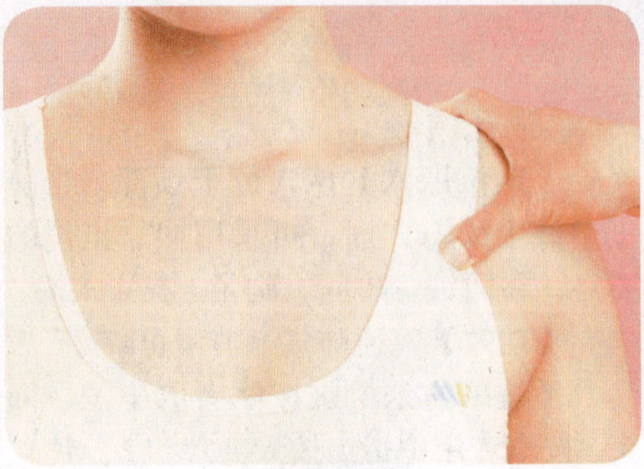

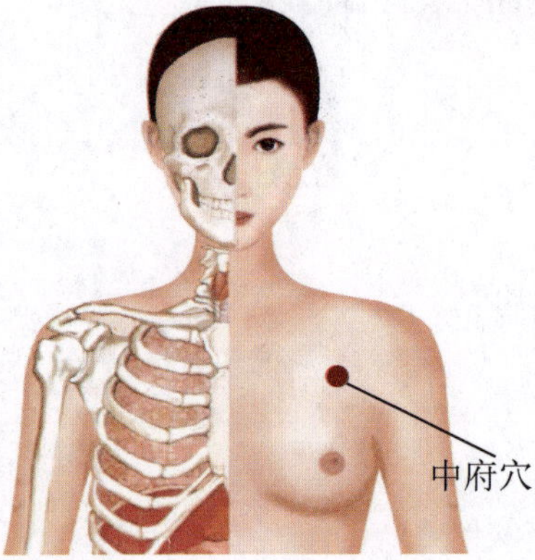

揉掐列缺穴

【定位取穴】该穴位于前臂桡侧缘，桡骨茎突上方，腕横纹上 1.5 寸处。肱桡肌腱与拇长展肌腱之间，拇长展肌腱沟的凹陷。

【功效】止咳平喘，通经活络，利水通淋。

【按摩方法】按摩者一手托住被按摩者的前臂，用另一手拇指轻揉列缺穴 30 秒，然后用拇指和食指掐按 1 分钟，以局部出现酸、麻、胀感觉为佳。

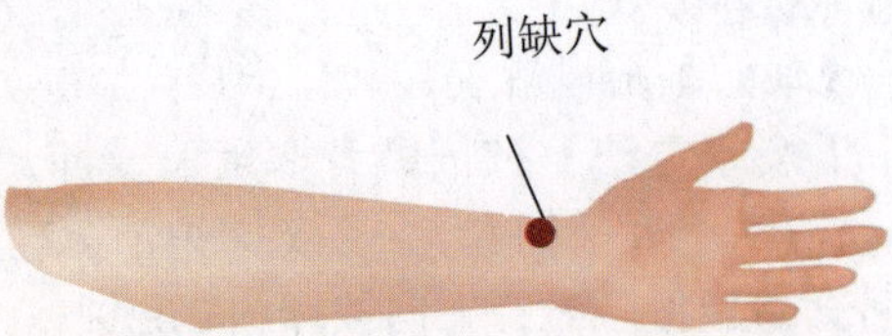

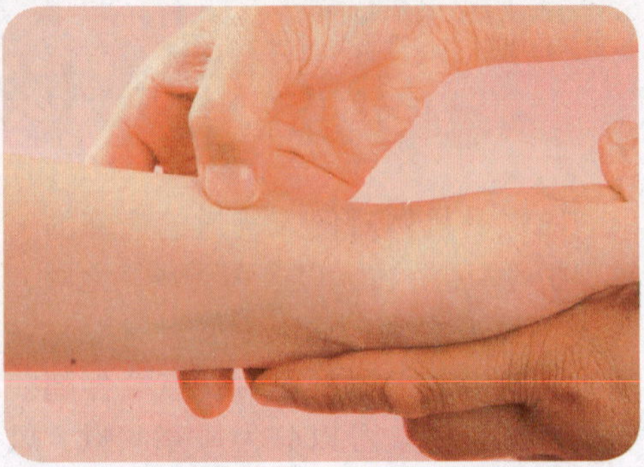

按揉大杼穴

【定位取穴】该穴位于背部，当第 1 胸椎棘突下，旁开 1.5 寸。取穴时低头，可见颈背部交界处椎骨有一高突，并能随颈部左右摆动而转动者即是第 7 颈椎，其下为大椎穴。由大椎穴再向下推 1 个椎骨，其下缘旁开 2 横指 (食、中指) 处为取穴部位。

【功效】理肺止咳，平喘。

【按摩方法】被按摩者取坐位或俯卧，按摩者两手拇指按顺时针方向轻轻按揉大杼穴约 2 分钟，以局部发热为度。

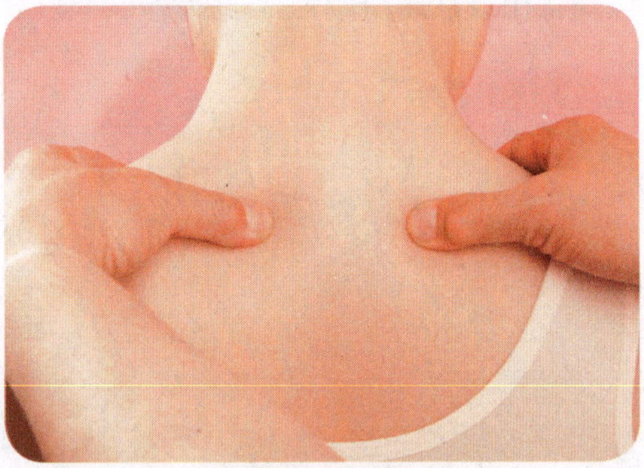

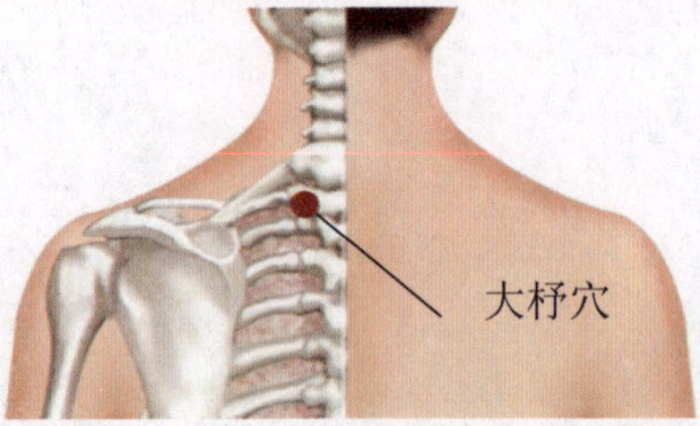

按揉肺俞穴

【定位取穴】该穴位于背部，当第3胸椎棘突下，旁开1.5寸。由平双肩胛骨下角之椎骨（第7胸椎），往上推4个椎骨，即第3胸椎棘突下缘，旁开约2横指（食、中指）处为取穴部位。

【功效】调补肺气，补虚清热。

【按摩方法】被按摩者取坐位或俯卧，按摩者两手拇指按顺时针方向按揉肺俞穴约2分钟，然后按逆时针方向按揉约2分钟，以局部发热为度。

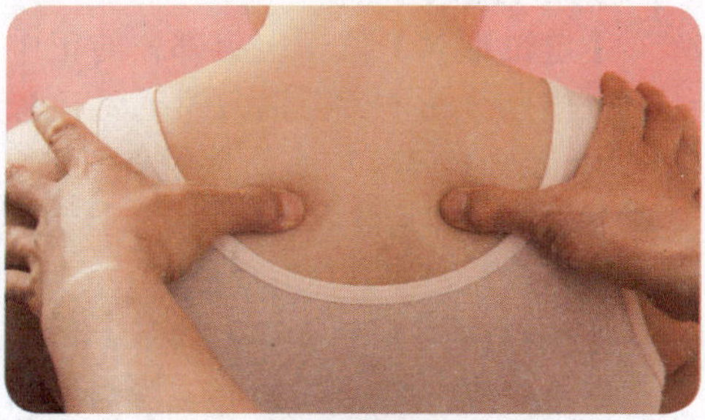

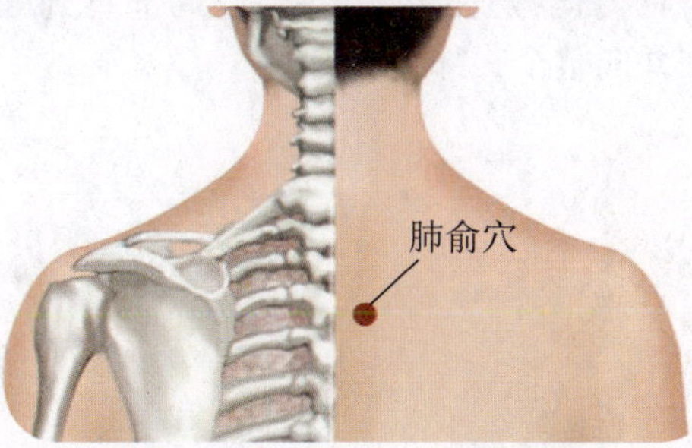

按揉迎香穴

【定位取穴】该穴位于面部，鼻翼外缘中点旁，当鼻唇沟中。取穴时一般采用正坐或仰卧姿势，眼睛正视，在鼻孔两旁五分的笑纹（微笑时鼻旁八字形的纹线）中取穴。

【功效】祛风通窍，理气止痛。

【按摩方法】被按摩者仰卧，按摩者用两手拇指指腹同时用力，按顺时针方向按揉迎香穴约1分钟，然后按逆时针方向按揉约1分钟，以局部出现酸、麻、胀感觉为佳。

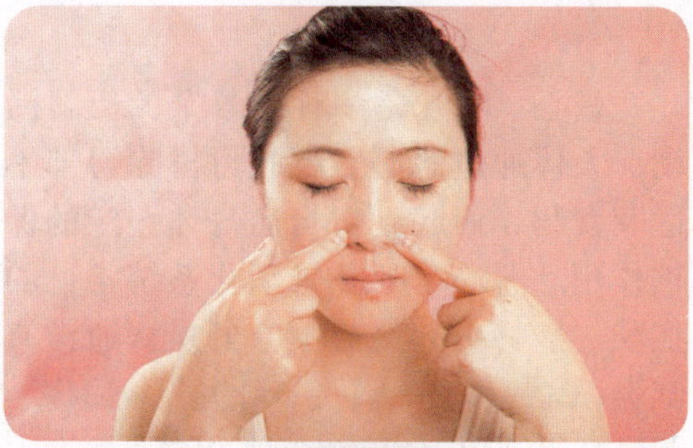

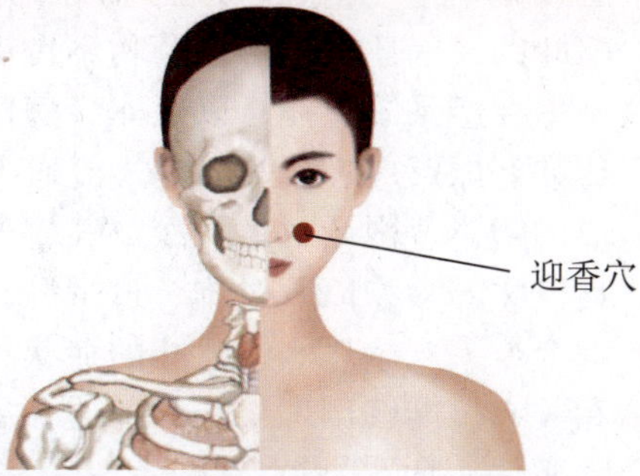

辅助穴位

上肢：尺泽

下肢：足三里、丰隆

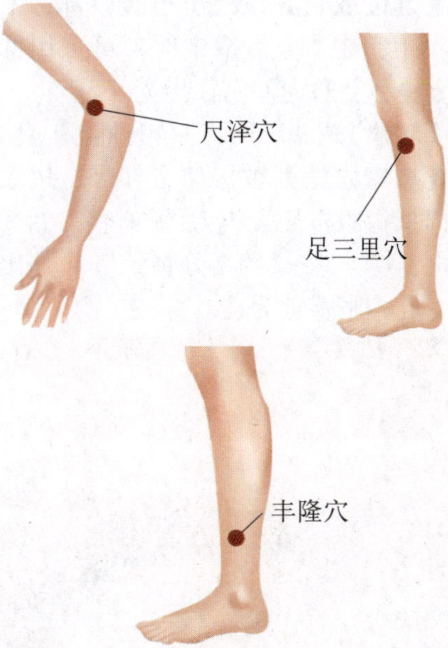

恶心、呕吐

恶心、呕吐是一种很复杂的反射活动，人体通过恶心、呕吐可排除胃部不适及食物，而起到对自己身体一定的保护作用。恶心、呕吐是消化系统常见的症状。能够引起恶心呕吐的疾病通常有咽炎、扁桃体炎、胃炎、肝炎、胃溃疡、胆囊炎等消化道炎性疾病。另外，恶心、呕吐的原因还有中毒及药物不良反应、中枢神经系统疾病，以及非疾病性的，比如妊娠反应、晕车、空气流通不好造成的闷热、刷牙、吸入冷空气、食入不良气味的食物以及过饱、过饿等，这些都会令人产生恶心、呕吐的症状。按摩相关穴位能够调理胃肠和体质，从而消除恶心、呕吐的症状。

按摩主穴

按揉天枢穴

【定位取穴】该穴位于腹中部，平脐中，距脐中2寸。取穴时，可采用仰卧的姿势，肚脐向左右3指宽处。

【功效】疏调肠腑，理气行滞、消食。

【按摩方法】被按摩者仰卧，按摩者用拇指指腹按压天枢穴约30秒，然后按顺时针方向按揉约2分钟，以局部出现酸、麻、胀感觉为佳。

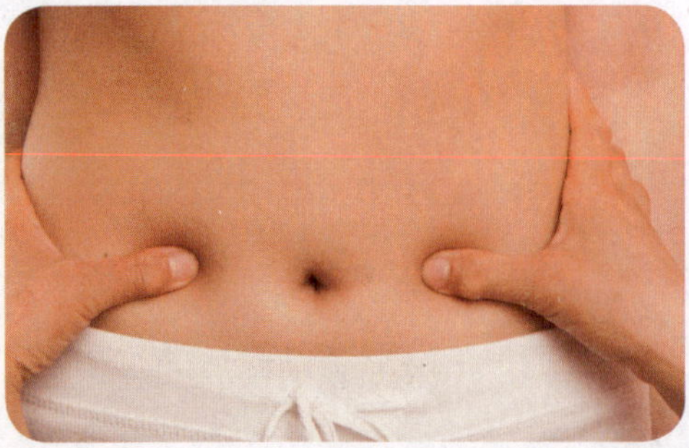

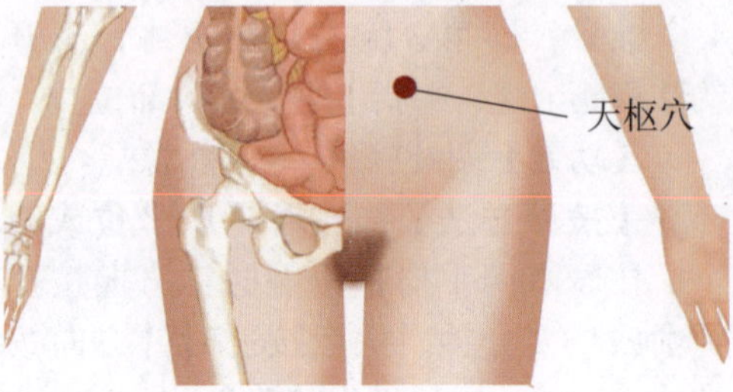

按揉巨阙穴

【定位取穴】位于上腹部，前正中线上，当脐中上6寸。取穴时通常让患者采用仰卧的姿势，左右肋骨相交之处，再向下2指宽即为此穴。

【功效】安神宁心，宽胸止痛。

【按摩方法】被按摩者仰卧，按摩者用拇指按压巨阙穴约30秒，然后按顺时针方向按揉约2分钟，以局部感到酸胀并向整个腹部放射为佳。

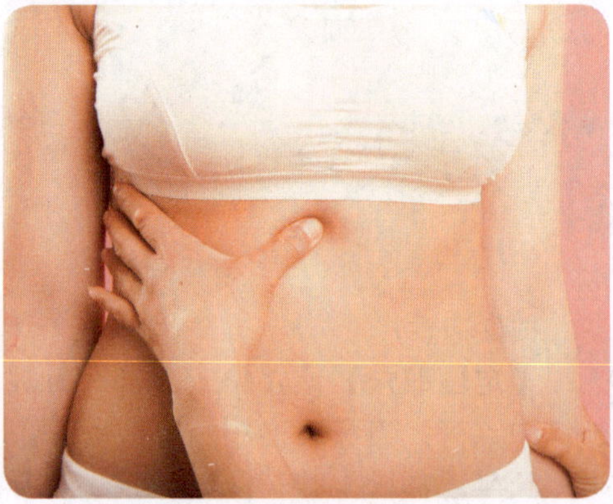

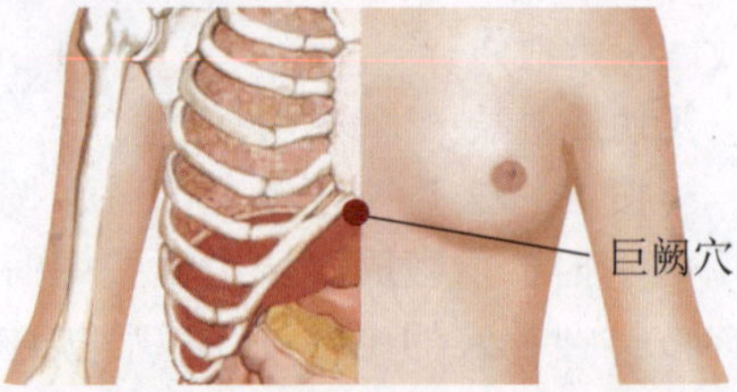

点按内关穴

【定位取穴】该穴位于前臂掌侧，当曲泽与大陵的连线上，腕横纹上2寸，掌长肌肌腱与桡侧腕屈肌肌腱之间。取穴时，患者采用正坐或仰卧、仰掌的姿势，从近手腕之横皱纹的中央，往上约两指宽的中央。

【功效】宁心安神，和胃降逆。

【按摩方法】按摩者左手托着被按摩者的前臂，右手拇指或食指点按内关穴约1分钟，以局部感到酸胀并向腕部和手放射为佳。

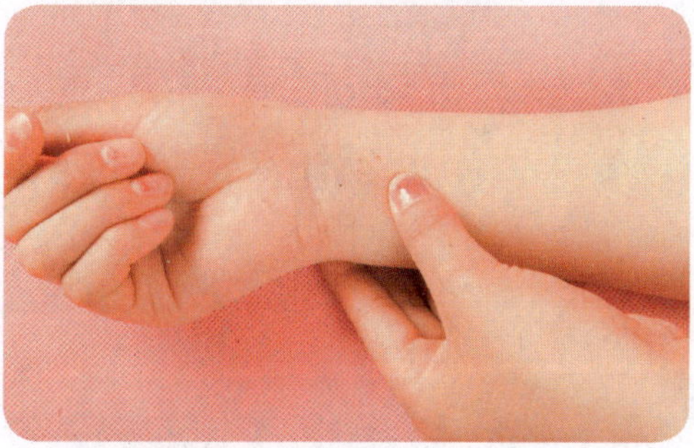

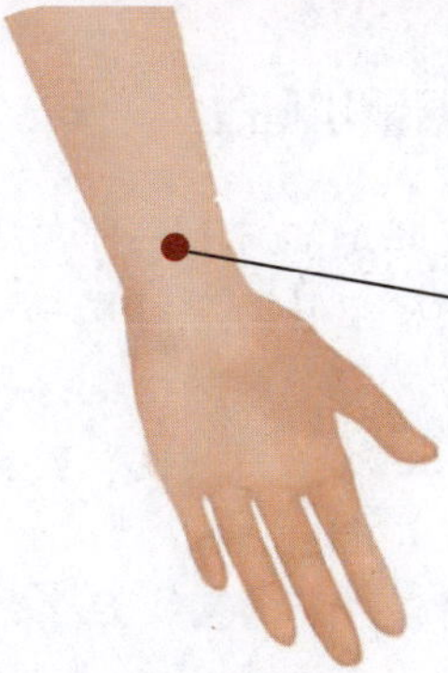

按揉脾俞穴

【定位取穴】该穴位于背部，当第11胸椎棘突下，旁开1.5寸。与肚脐中相对应处即为第2腰椎，由第2腰椎往上摸3个椎体，即为第11胸椎，其棘突下缘旁开约2横指（食、中指）处为取穴部位。

【功效】健脾和胃，利湿升清。

【按摩方法】被按摩者俯卧，按摩者用两手拇指按在脾俞穴上，其余四指附着在肋骨上，按揉约2分钟；或捏空拳揉擦脾俞穴30～50次，擦至局部有热感为佳。

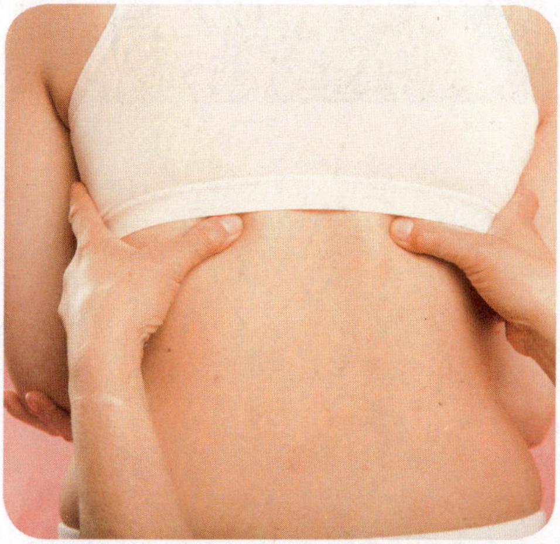

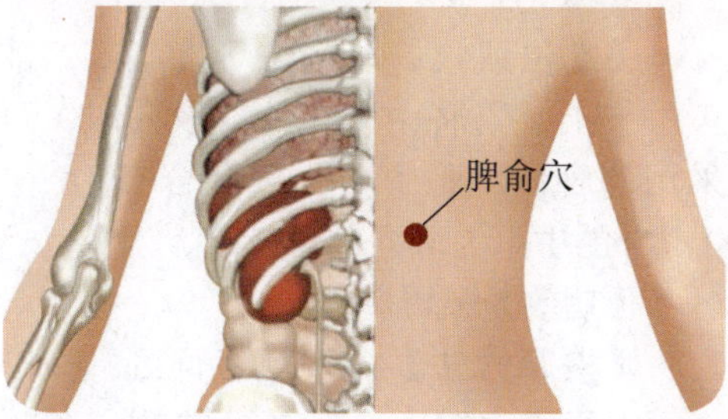

按揉足三里穴

【定位取穴】该穴位于外膝眼下3寸，距胫骨前嵴1横指，当胫骨前肌上。取穴时，由外膝眼向下量4横指，在腓骨与胫骨之间，由胫骨旁量1横指，该处即是。

【功效】调理脾胃，补中益气，通经活络，疏风化湿，扶正祛邪。

【按摩方法】被按摩者膝盖稍弯曲，按摩者用拇指按顺时针方向按揉足三里穴约2分钟，然后按逆时针方向按揉约2分钟，以局部出现酸、麻、胀感觉为佳。

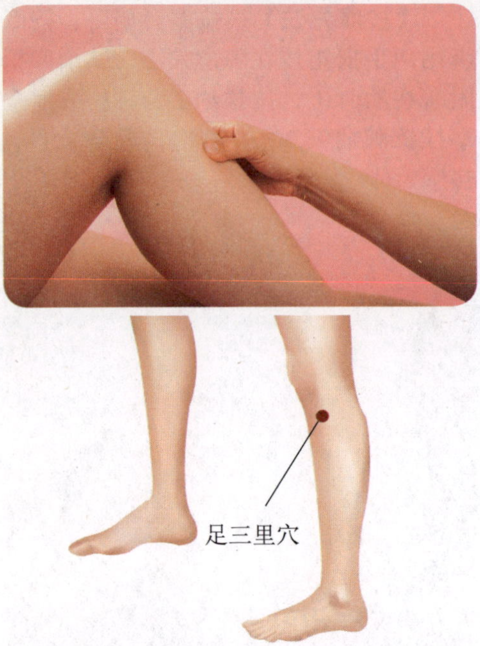

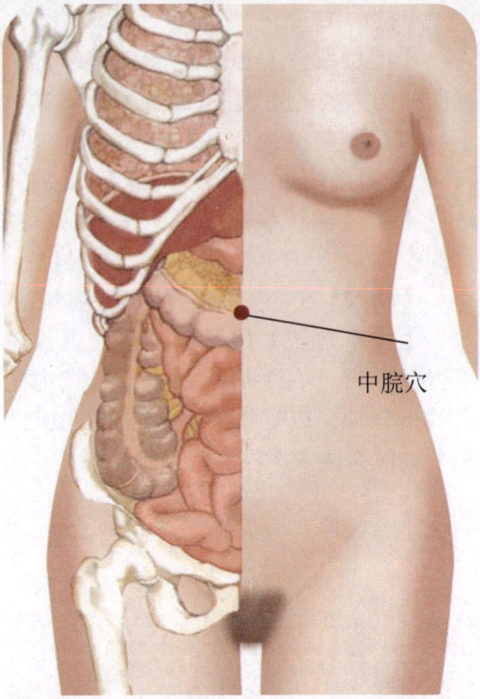

按揉中脘穴

【定位取穴】该穴位于上腹部，前正中线上，当脐中上4寸。取穴时，可采用仰卧位，脐中与胸剑联合部(心窝上边)的中点为取穴部位。

【功效】和胃健脾。

【按摩方法】被按摩者仰卧，按摩者用拇指指腹按压中脘穴约30秒，然后按顺时针方向按揉约2分钟，以局部出现酸、麻、胀感觉为佳。

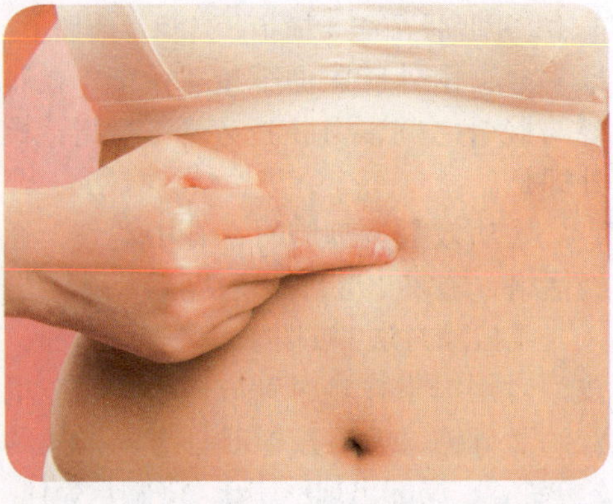

温馨小贴士

恶心、呕吐是临床上一种常见的疾病，造成恶心呕吐的原因是有很多种的。本病暂无有效预防措施，早发现早诊断是本病防治的关键。饮食保健要注意以下几点：

1. 多以清淡食物为主，注意饮食规律。

2. 根据医生的建议合理饮食。

3. 该疾病对饮食并没有太大的禁忌，合理饮食即可。

呃逆

呃逆俗称“打嗝”，是指气逆上冲，喉间呃呃连声，声短而频繁，不能自制的一种病证，甚则妨碍谈话、咀嚼、呼吸、睡眠等。呃逆可单独发生，持续数分钟至数小时后不治而愈，但也有个别病例反复发生，虽经多方治疗仍迁延数月不愈。多在寒凉刺激，饮食过急、过饱，情绪激动，疲劳，呼吸过于深频等诱因下引发。中医认为呃逆主要由于饮食不节，正气亏虚，导致胃气上逆所致。按摩相关穴位可以和胃降逆，调气理膈，可轻松解除呃逆。

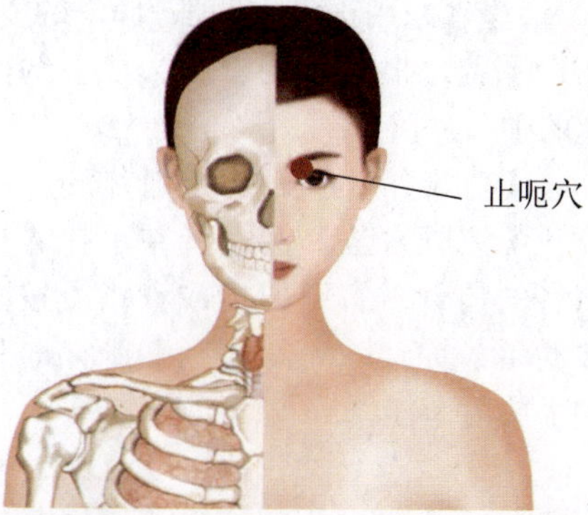

按摩主穴

点按止呃穴

【定位取穴】该穴位于眼眶上缘内侧的凹陷处。

【功效】止呃逆专用穴位，能快速止住打嗝，还能治疗眼眶周围疼痛。

【按摩方法】被按摩者仰卧，按摩者坐于其头后，用双手拇指或食指斜向内上方轻轻点按止呃穴 1 分钟，以局部感到酸胀并能忍耐为佳。

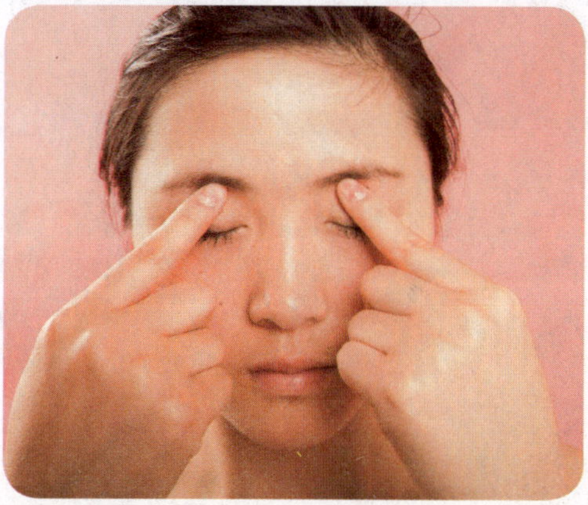

指推膻中穴

【定位取穴】该穴位于胸部，前正中线上，两乳头连线的中点。

【功效】理气止痛、生津增液。

【按摩方法】被按摩者仰卧，按摩者用拇指自下而上推膻中穴约 2 分钟，以局部出现酸、麻、胀感觉为佳。

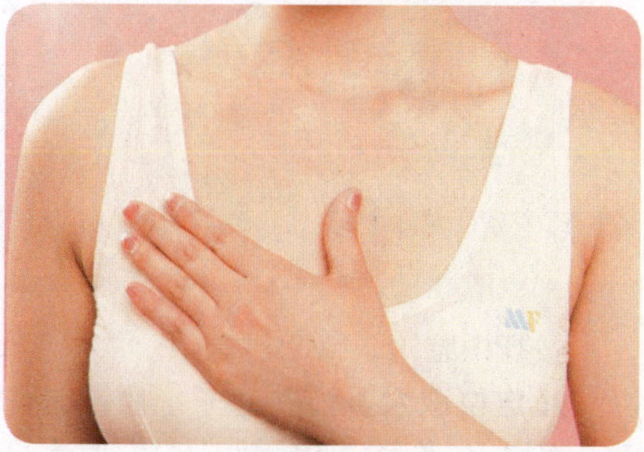

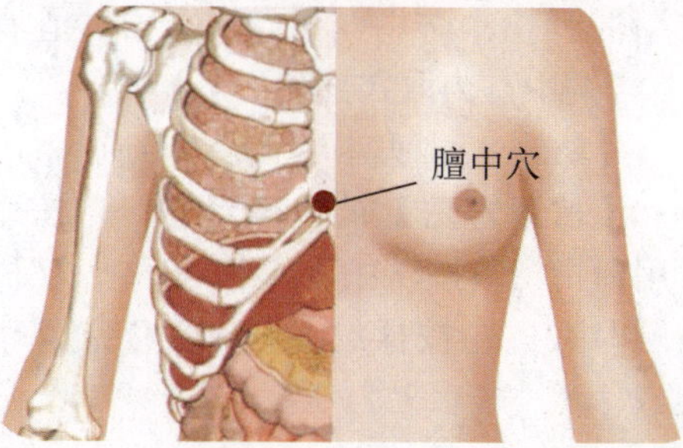

点按内关穴

【定位取穴】该穴位于前臂掌侧，当曲泽与大陵的连线上，腕横纹上 2 寸，掌长肌肌腱与桡侧腕屈肌肌腱之间。取穴时，患者采用正坐或仰卧，仰掌的姿势，从近手腕之横皱纹的中央，往上约两指宽的中央。

【功效】宁心安神，和胃降逆。

【按摩方法】按摩者左手托着被按摩者的前臂，右手拇指或食指点按内关穴约 1 分钟，以局部感到酸胀并向腕部和手放射为佳。

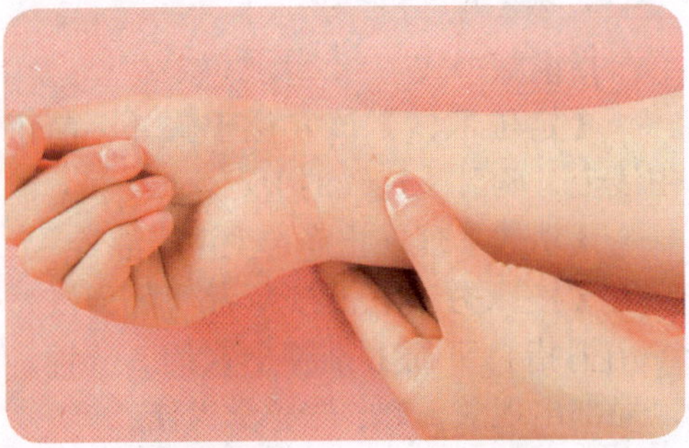

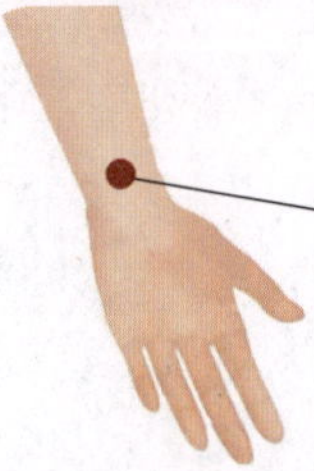

按揉中脘穴

【定位取穴】该穴位于上腹部，前正中线上，当脐中上 4 寸。取穴时，可采用仰卧位，脐中与胸剑联合部（心窝上边）的中点为取穴部位。

【功效】调理脾胃，化湿降逆。

【按摩方法】被按摩者仰卧，按摩者用拇指指腹按压中脘穴约 30 秒，然后按顺时针方向按揉约 2 分钟，以局部出现酸、麻、胀感觉为佳。

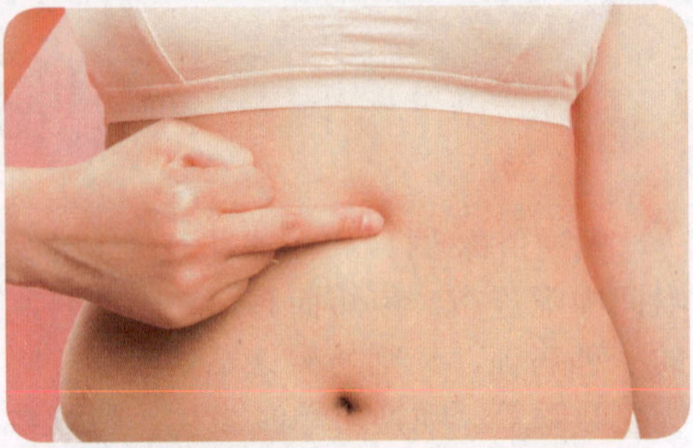

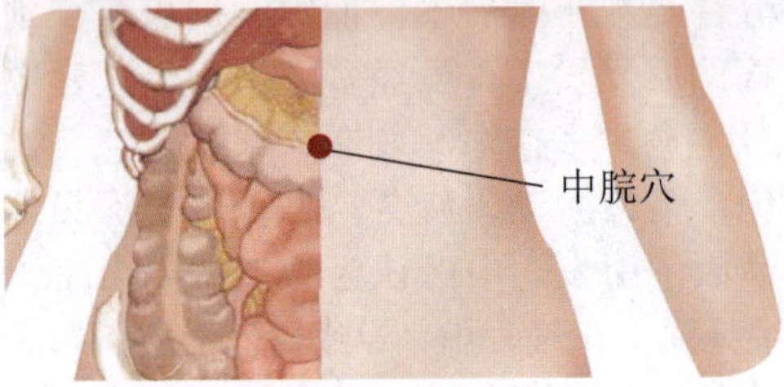

按揉足三里穴

【定位取穴】该穴位于外膝眼下 3 寸，距胫骨前嵴 1 横指，当胫骨前肌上。取穴时，由外膝眼向下量 4 横指，在腓骨与胫骨之间，由胫骨旁量 1 横指，该处即是。

【功效】调理脾胃、补中益气、通经活络、疏风化湿、扶正祛邪。

【按摩方法】被按摩者膝盖稍弯曲，按摩者用拇指按顺时针方向按揉足三里穴约 2 分钟，然后按逆时针方向按揉约 2 分钟，以局部出现酸、麻、胀感觉为佳。

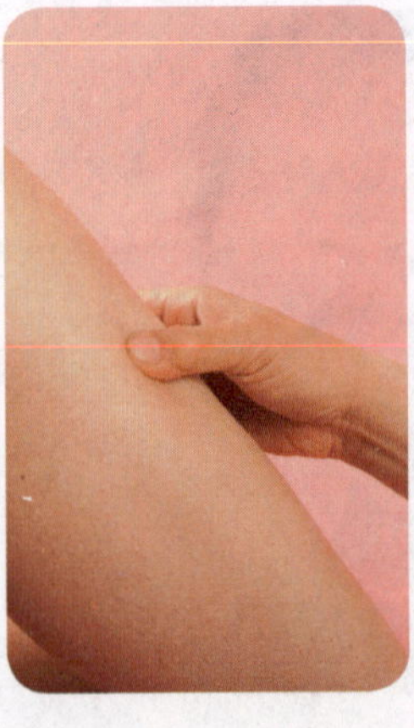

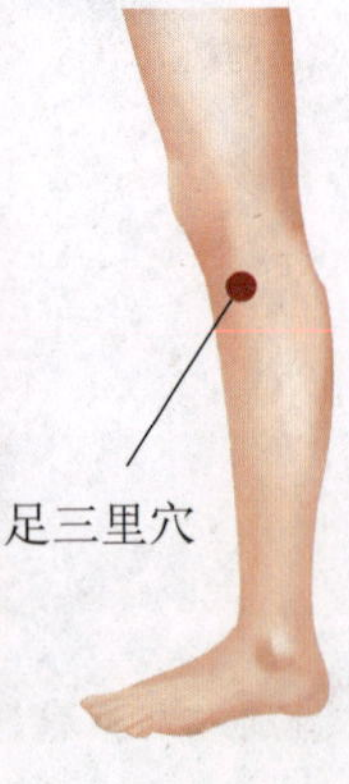

胃痛

胃痛在中医学中又称胃脘痛，是指上腹胃脘部近心窝处发生疼痛的病证。胃痛发生的原因有两类：一是由于忧思恼怒，肝气失调，横逆犯胃所引起，故治法以疏肝、理气为主。二是由脾不健运，胃失和降而导致，宜用温通、补中等法，以恢复脾胃的功能。胃痛往往表现在食欲不振、胃部胀痛、恶心、泛酸等症状也时常出现，尤其是吃些生冷食物或者天气转凉时胃痛就会愈发明显。按摩相关穴位可有效缓解胃痛。

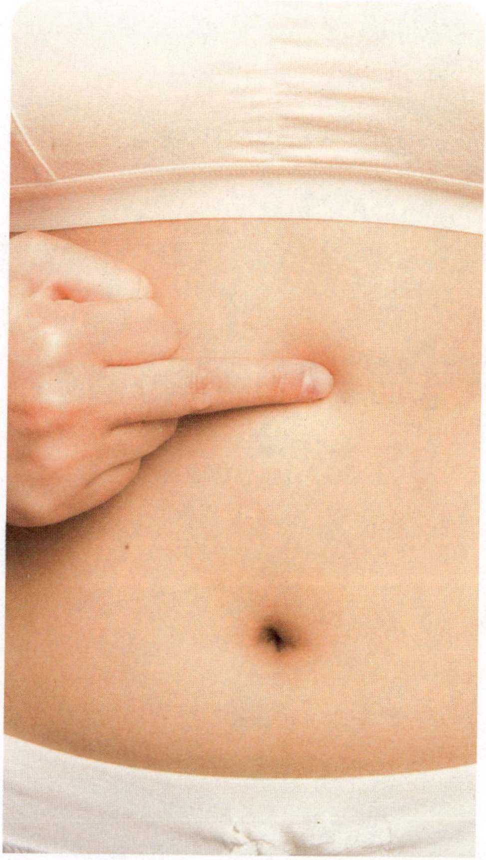

按摩主穴

按揉中脘穴

【定位取穴】该穴位于上腹部，前正中线上，当脐中上 4 寸。取穴时，可采用仰卧位，脐中与胸剑联合部 (心窝上边) 的中点为取穴部位。

【功效】调理脾胃，化湿降逆。

【按摩方法】被按摩者仰卧，按摩者用拇指指腹按压中脘穴约 30 秒，然后按顺时针方向按揉约 2 分钟，以局部出现酸、麻、胀感觉为佳。

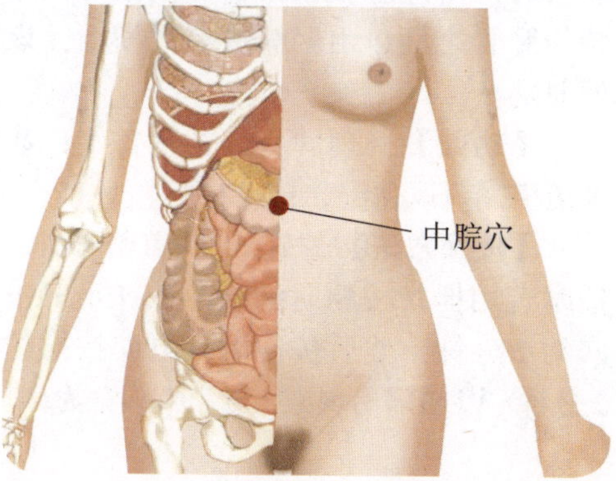

按揉天枢穴

【定位取穴】该穴位于腹中部，平脐中，距脐中 2 寸。取穴时，可采用仰卧的姿势，肚脐向左右 3 指宽处。

【功效】疏调肠腑，理气行滞、消食。

【按摩方法】被按摩者仰卧，按摩者用拇指指腹按压天枢穴约 30 秒，然后按顺时针方向按揉约 2 分钟，以局部出现酸、麻、胀感觉为佳。

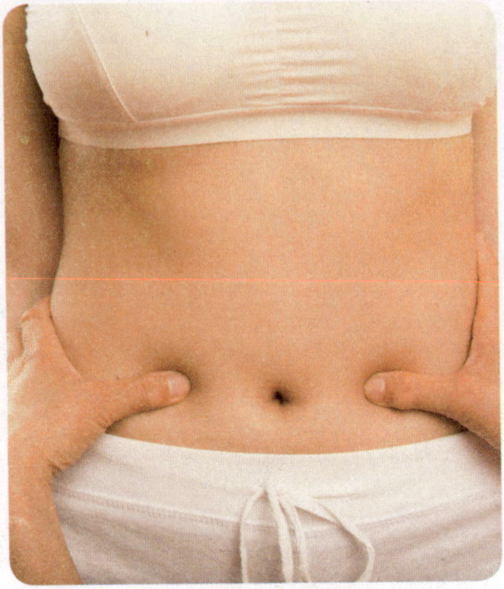

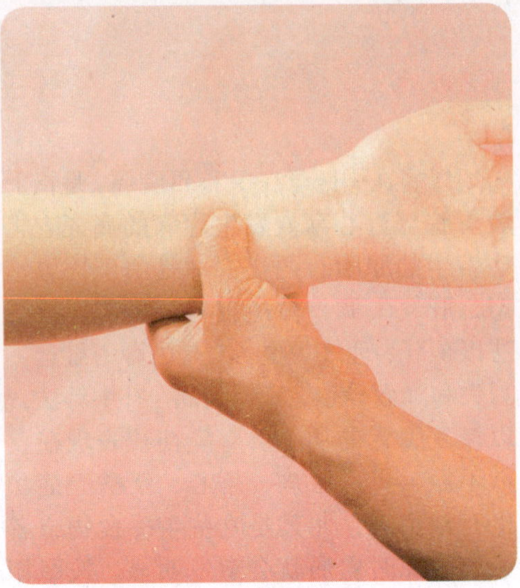

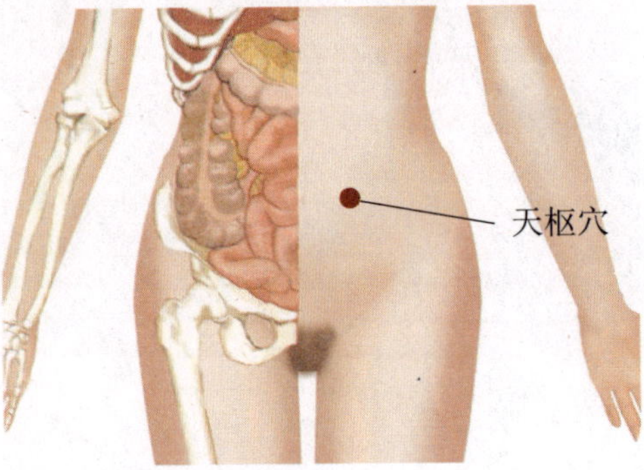

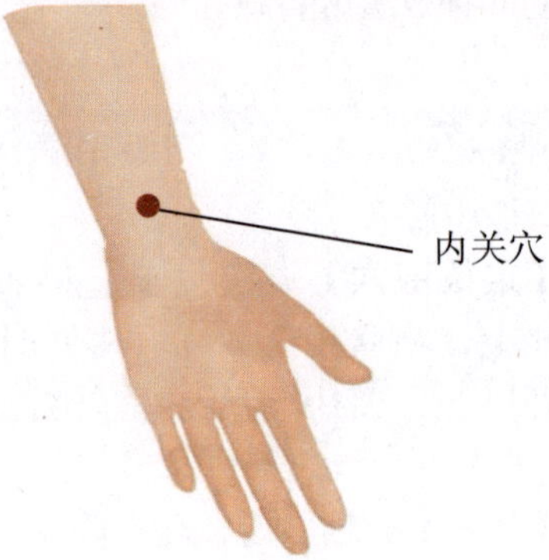

点按内关穴

【定位取穴】该穴位于前臂掌侧，当曲泽与大陵的连线上，腕横纹上 2 寸，掌长肌肌腱与桡侧腕屈肌肌腱之间。取穴时，患者采用正坐或仰卧，仰掌的姿势，从近手腕之横皱纹的中央，往上约两指宽的中央。

【功效】宁心安神，和胃降逆。

【按摩方法】按摩者左手托着被按摩者的前臂，右手拇指或食指点按内关穴约 1 分钟，以局部感到酸胀并向腕部和手放射为佳。

按揉足三里穴

【定位取穴】该穴位于外膝眼下 3 寸，距胫骨前嵴 1 横指，当胫骨前肌上。取穴时，由外膝眼向下量 4 横指，在腓骨与胫骨之间，由胫骨旁量 1 横指，该处即是。

【功效】调理脾胃，补中益气，通经活络，疏风化湿，扶正祛邪。

【按摩方法】被按摩者膝盖稍弯曲，按摩者用拇指按顺时针方向按揉足三里穴约 2 分钟，然后按逆时针方向按揉约 2 分钟，以局部出现酸、麻、胀感觉为佳。

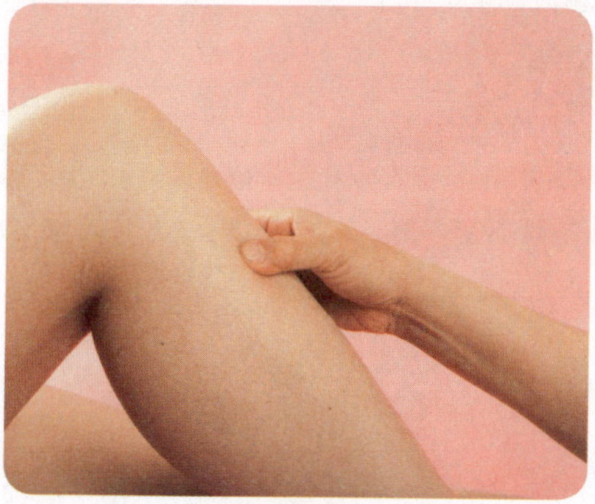

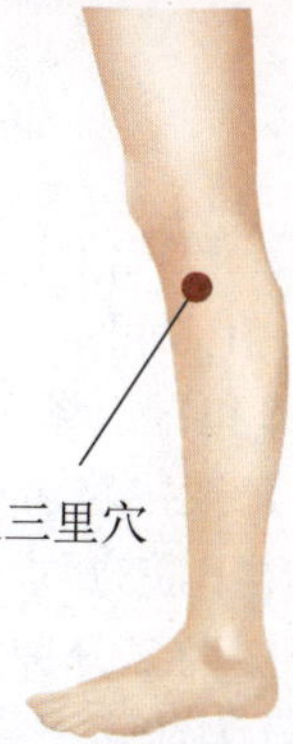

辅助穴位

背部：脾俞、胃俞
上肢：手三里、合谷
下肢：三阴交、太白

局部按摩

按揉背腰镇痛法：在单掌推背部膀胱经路线的基础上，叠掌揉，双掌根或双拇指交替按压膈俞至三焦俞一段膀胱经内侧线，注意局部重点取穴。

搓擦胃俞温中法：单掌根或小鱼际肌快搓两侧胃俞穴，搓后缓缓揉动，使热感渗透。

按揉腹部消积法：双拇指交替按压腹部任脉及两侧胃经路线，双掌重叠自上而下揉以上部位；双掌扣脐轮状揉腹部。

温馨小贴士

生活中如果遇到胃疼的情况，不妨试试下面几个方法。

1. 精神胜利法。胃痛发作时一定要稳住。努力忍住疼痛，镇定地坐在椅子上，然后缓慢地调息，慢慢把气吸到不能再吸，然后再慢慢吐气，如此反复 10 ~ 20 分钟，疼痛就减轻或停止。

2. 放松腹部。胃痛的时候，尽量把皮带松开，这样可以保障胃气流通顺畅，让腹部舒服一点。经常胃痛的人，平常尽量穿舒适宽松的衣服，以避免腹部受压。

3. 吃点东西。胃痛常常是因为饥饿产生的，这个时候如果有软质食物的话，吃一点，比如面包、饼干等是很管用的，但不要喝牛奶，也不要吃硬的东西。平时可以买些苏打饼干放在办公桌里，以备不时之需。

4. 给点温暖。胃寒的人常常是因为受了冷的食物的刺激而发作的，这个时候喝点热水，或是用热水袋敷一会儿胃部，效果也是比较明显的。

腹痛

腹痛几乎是每个人都曾经历过的一种痛苦，有不少人在发生腹痛时自觉或不自觉地做腹部按摩，或多或少能产生减轻腹痛的程度。当然，腹痛的原因很多，对其治疗应根据病情采取有针对性的医疗措施。不过，应当承认，按摩可以缓解大多数人的腹痛，不论其原因属于哪一种。对于消化不良、胃肠痉挛、腹部受凉、肠虫症、肠粘连等所致的腹痛，用按摩治疗，其效果甚为理想。对某些急腹症所致的腹痛，按摩可能不宜用作主要的治疗措施，但可以用其缓解令人难受的腹痛，而且简便易行，见效迅速。

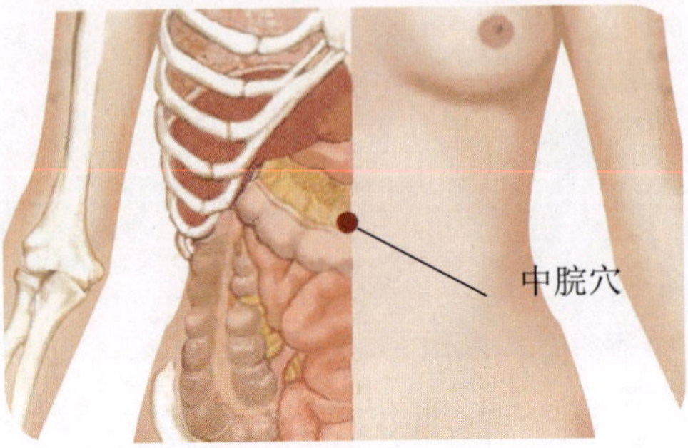

按摩主穴

按揉中脘穴

【定位取穴】该穴位于上腹部，前正中线上，当脐中上4寸。取穴时，可采用仰卧位，脐中与胸剑联合部（心窝上边）的中点为取穴部位。

【功效】调理脾胃，化湿降逆。

【按摩方法】被按摩者仰卧，按摩者用拇指指腹按压中脘穴约30秒，然后按顺时针方向按揉约2分钟，以局部出现酸、麻、胀感觉为佳。

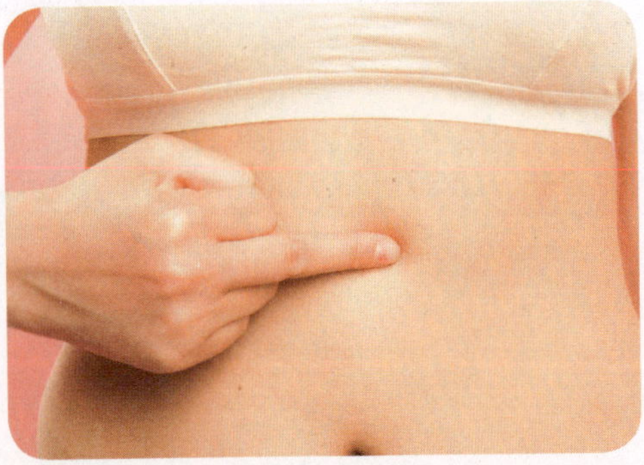

按揉下脘穴

【定位取穴】该穴位于上腹部，前正中线上，当脐中上2寸。

【功效】健脾和胃，降逆止呕。

【按摩方法】被按摩者仰卧，按摩者用拇指指腹按压下脘穴约30秒，然后按顺时针方向按揉约2分钟，以局部出现酸、麻、胀感觉为佳。

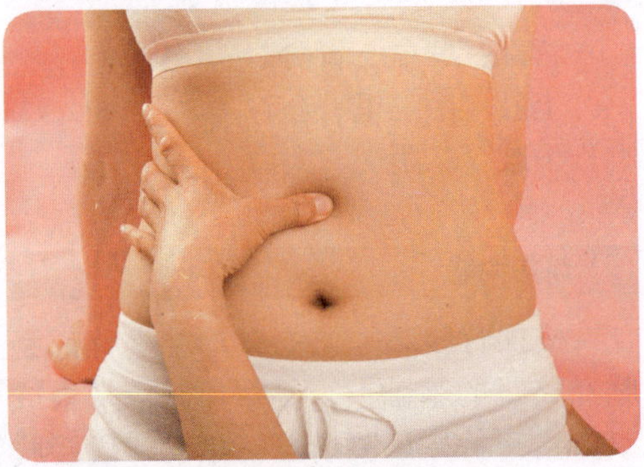

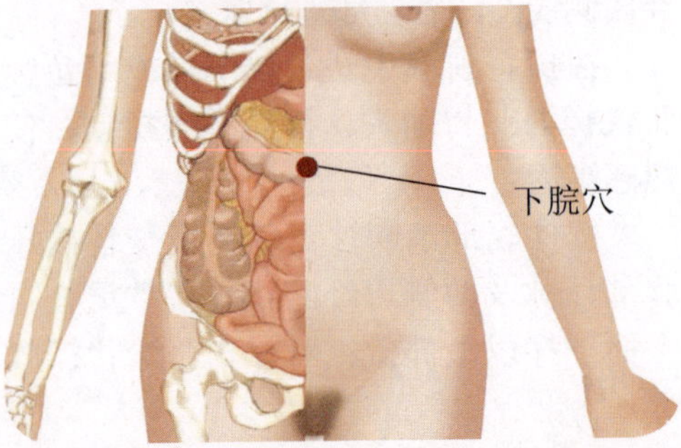

按揉天枢穴

【定位取穴】该穴位于腹中部，平脐中，距脐中 2 寸。取穴时，可采用仰卧的姿势，肚脐向左右 3 指宽处。

【功效】疏调肠腑，理气行滞、消食。

【按摩方法】被按摩者仰卧，按摩者用拇指指腹按压天枢穴约 30 秒，然后按顺时针方向按揉约 2 分钟，以局部出现酸、麻、胀感觉为佳。

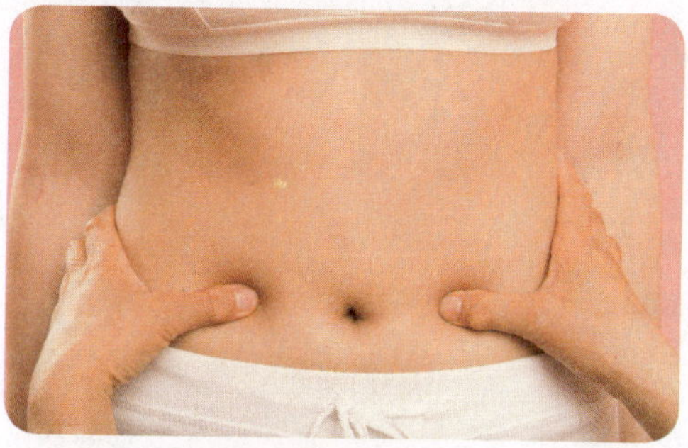

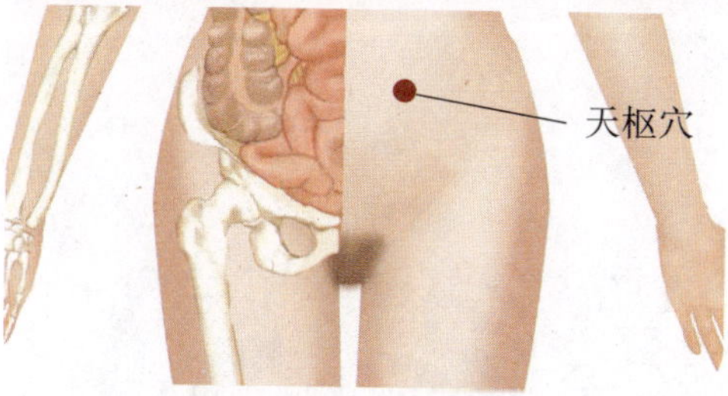

按揉气海穴

【定位取穴】该穴位于下腹部，前正中线上，当脐中下 1.5 寸。取穴时，可采用仰卧的姿势，直线连结肚脐与耻骨上方，将其分为十等分，从肚脐 3/10 的位置，即为此穴。

【功效】温阳益气，扶正固本，培元补虚。

【按摩方法】被按摩者仰卧，按摩者用拇指指腹按压气海穴约 30 秒，然后按顺时针方向按揉约 2 分钟，以局部出现酸、麻、胀感觉为佳。

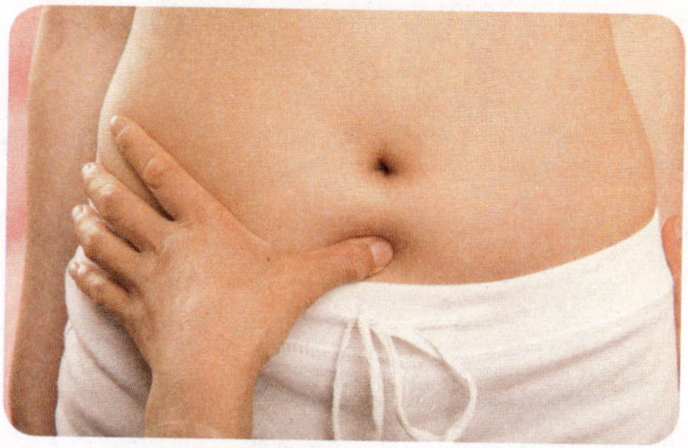

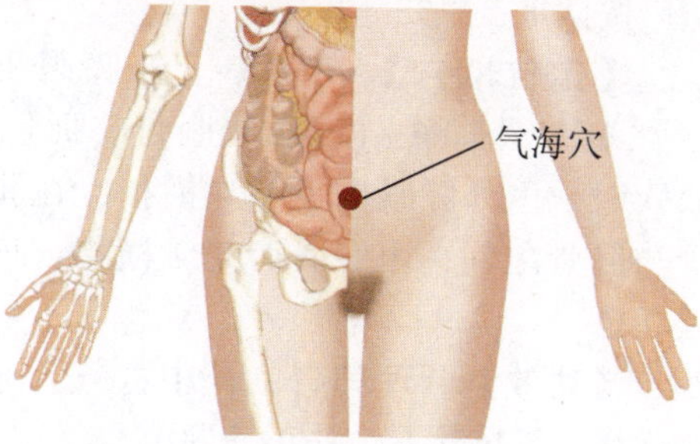

点按关元穴

【定位取穴】该穴位于脐中下 3 寸，腹中线上，仰卧取穴。

【功效】培根固元，培肾壮阳。

【按摩方法】被按摩者仰卧，按摩者用拇指指腹轻轻点按关元穴约 2 分钟，以局部出现酸、麻、胀感觉为佳。

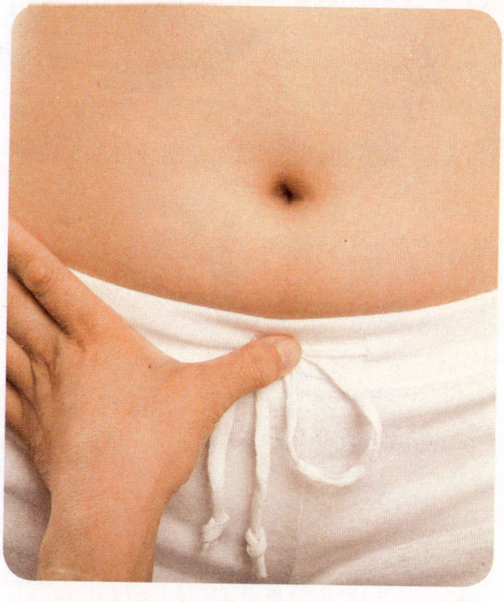

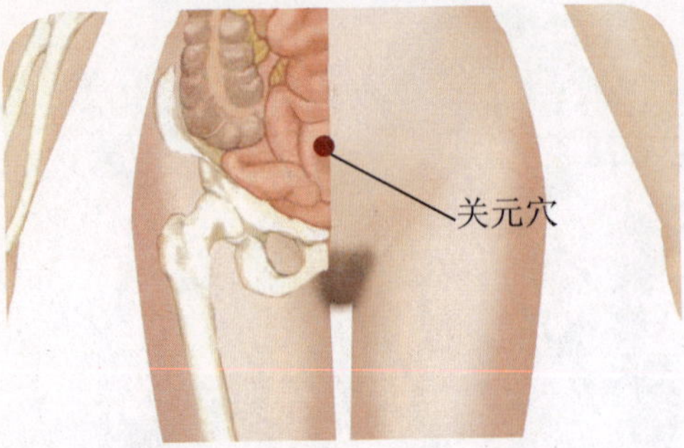

按揉足三里穴

【定位取穴】该穴位于外膝眼下3寸，距胫骨前嵴1横指，当胫骨前肌上。取穴时，由外膝眼向下量4横指，在腓骨与胫骨之间，由胫骨旁量1横指，该处即是。

【功效】调理脾胃，补中益气，通经活络，疏风化湿，扶正祛邪。

【按摩方法】被按摩者膝盖稍弯曲，按摩者用拇指按顺时针方向按揉足三里穴约2分钟，然后按逆时针方向按揉约2分钟，以局部出现酸、麻、胀感觉为佳。

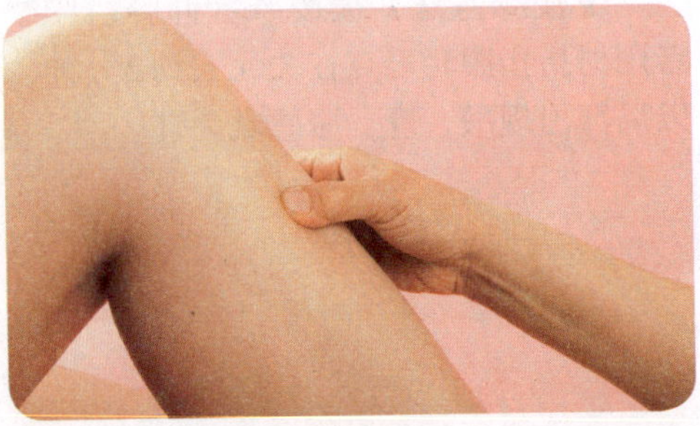

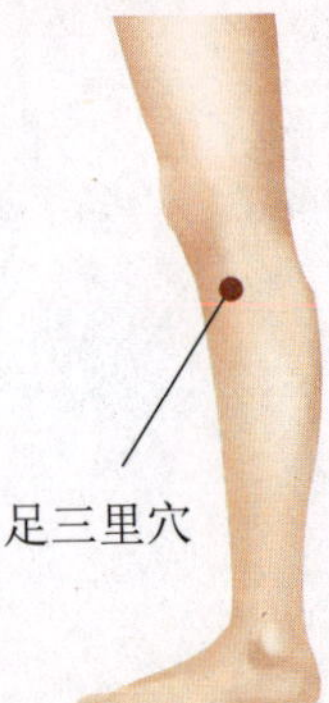

辅助穴位

腹部：期门、神阙
腰背部：脾俞、大肠俞
上肢：手三里、合谷
下肢：太溪

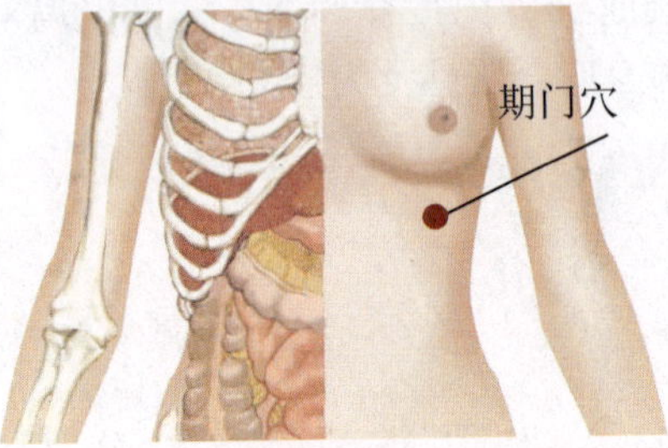

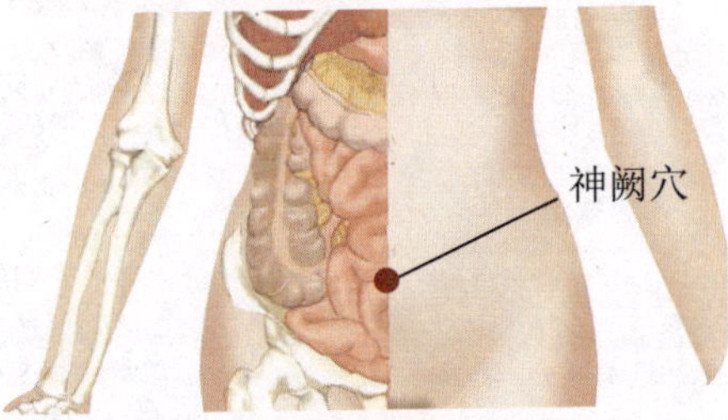

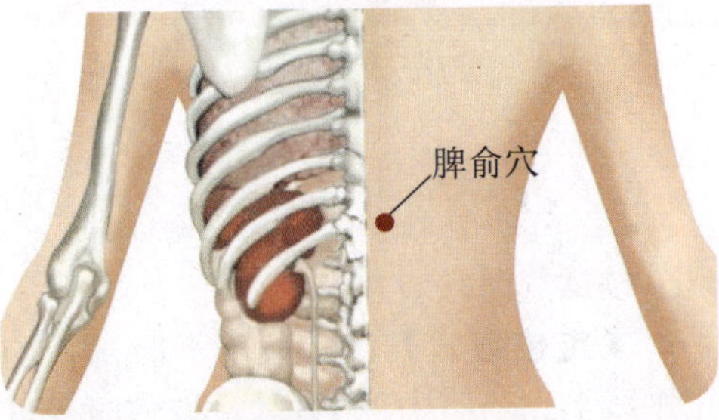

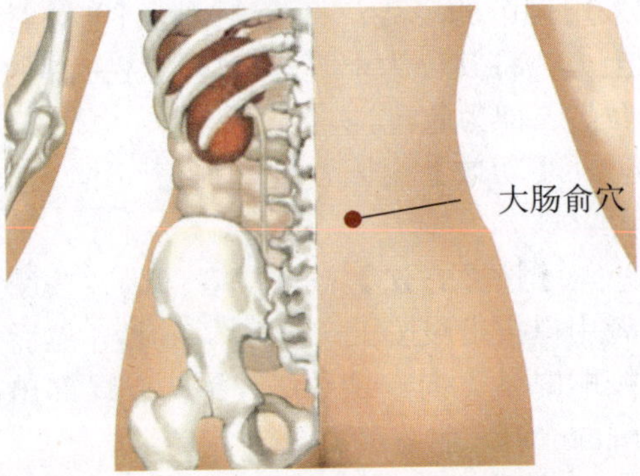

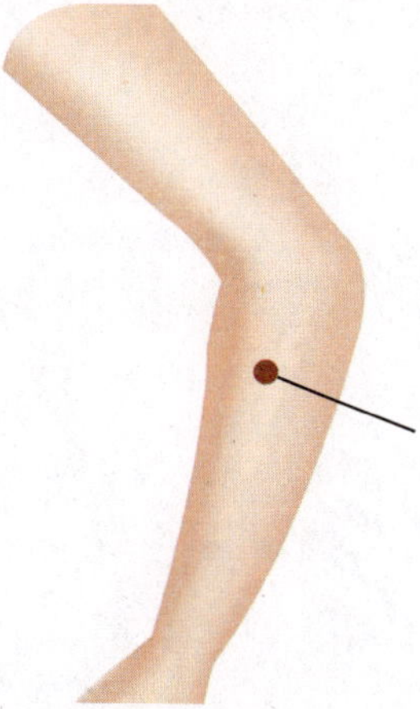

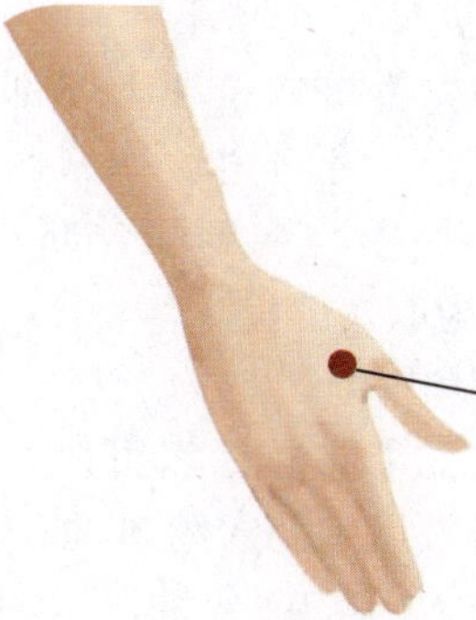

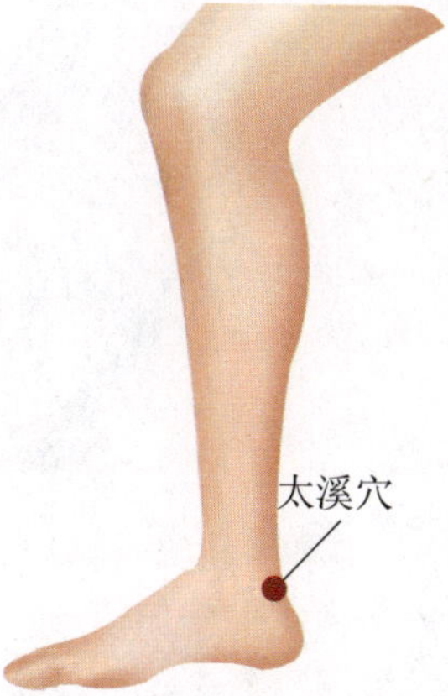

局部按摩

让患者仰卧或向右侧侧卧。术者温暖双手之后，以手掌先向心窝开始，直向脐下一抚至耻骨，然后轻轻回抚至心窝，再稍重一些依上述顺序做按摩。此后，在患者右下腹轻轻揉按半分钟，继而循右下腹—右上腹—左上腹—左下腹—下腹下部揉按数次的程序，反复按摩数次。在此期间，如果触及到腹部包块，可轻轻对包块进行按摩。当按摩包块时，发现包块有变动或缩小，多系胃肠痉挛性包块，坚持按摩可使其消失。包块消失，腹痛将立即停止；如属胃肠痉挛，按摩止痛的效果十分迅速而且无副作用；如系消化不良，按摩有相当的治疗价值。

用双手掌贴住下腹壁，以中度力量轻轻地缓缓地向上腹推移，当手推移至脐上 5 厘米左右的高度（水平）即停止，不要用力推向双侧肋下，以免损伤肝脾。如此反复推腹十数次，可使下坠的内脏回复原位，对内脏下垂所致的腹痛和腰部胀痛有其他手法难以达到的疗效。

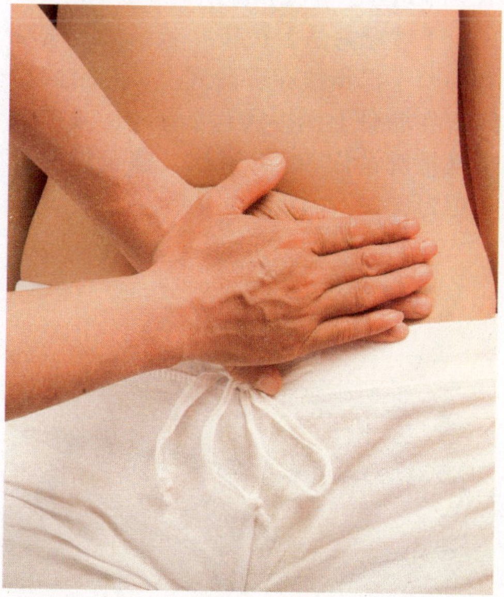

慢性腹泻

慢性腹泻属于功能性腹泻，指的是肠功能紊乱引起的腹泻、包括结肠过敏、情绪性、消化不良引起的腹泻。临床上可见大便次数增多，夹杂未消化的食物，纳差，偶有腹痛，重者长期大便溏薄，下利脓血，少腹疼痛，里急后重，久治不愈，体格消瘦，遇气候变化、饮食不调，触酒即发。身乏无力，面色萎黄，渴而不喝，脉细数无力；舌苔白腻，舌尖红等。按摩相关穴位可以缓解此病。

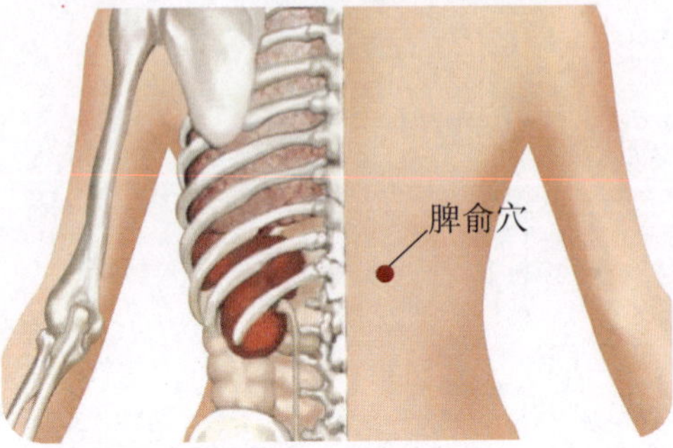

按摩主穴

按揉脾俞穴

【定位取穴】该穴位于背部，当第11胸椎棘突下，旁开1.5寸。与肚脐中相对应处即为第2腰椎，由第2腰椎往上摸3个椎体，即为第11胸椎，其棘突下缘旁开约2横指(食、中指)处为取穴部位。

【功效】健脾和胃，利湿升清。

【按摩方法】被按摩者俯卧，按摩者用两手拇指按在脾俞穴上，其余四指附着在肋骨上，按揉约2分钟；或捏空拳揉擦脾俞穴30～50次，擦至局部有热感为佳。

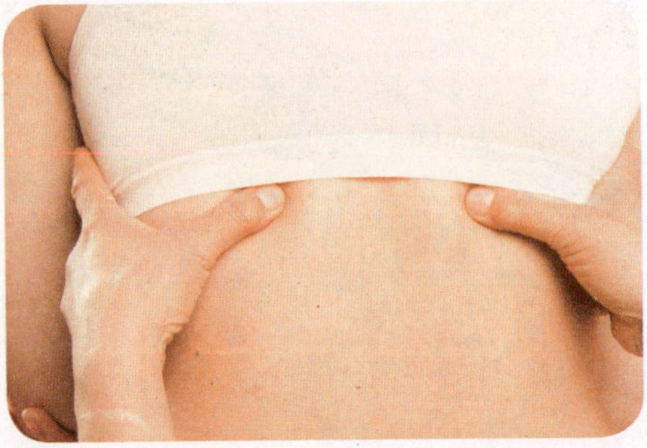

按揉中脘穴

【定位取穴】该穴位于上腹部，前正中线上，当脐中上4寸。取穴时，可采用仰卧位，脐中与胸剑联合部(心窝上边)的中点为取穴部位。

【功效】和胃健脾。

【按摩方法】被按摩者仰卧，按摩者用拇指指腹按压中脘穴约30秒，然后按顺时针方向按揉约2分钟，以局部出现酸、麻、胀感觉为佳。

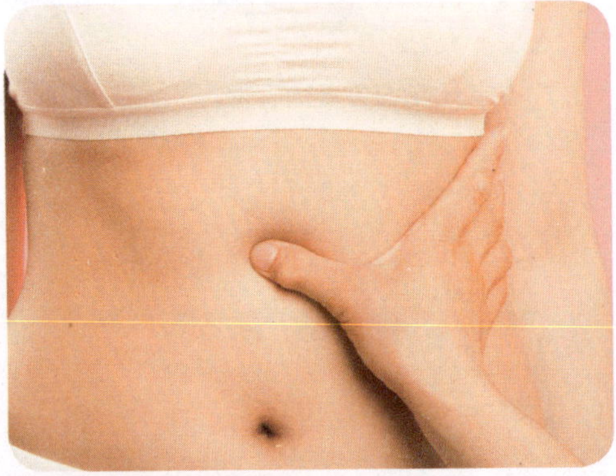

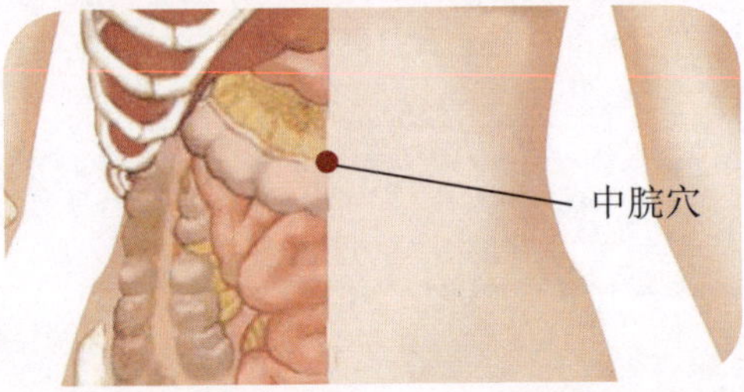

按揉天枢穴

【定位取穴】该穴位于腹中部，平脐中，距脐中2寸。取穴时，可采用仰卧的姿势，肚脐向左右3指宽处。

【功效】疏调肠腑，理气行滞、消食。

【按摩方法】被按摩者仰卧，按摩者用拇指指腹按压天枢穴约30秒，然后按顺时针方向按揉约2分钟，以局部出现酸、麻、胀感觉为佳。

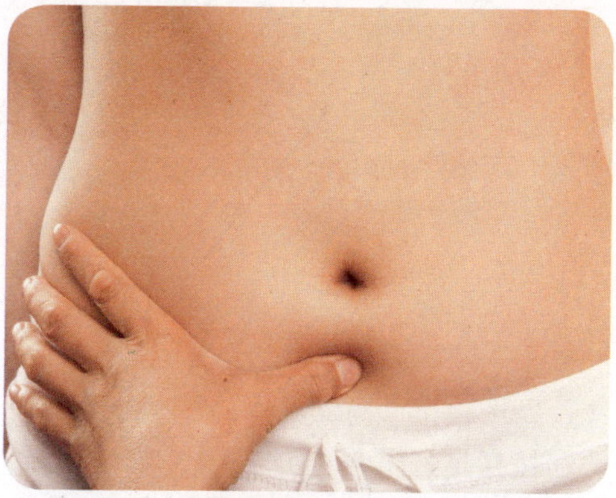

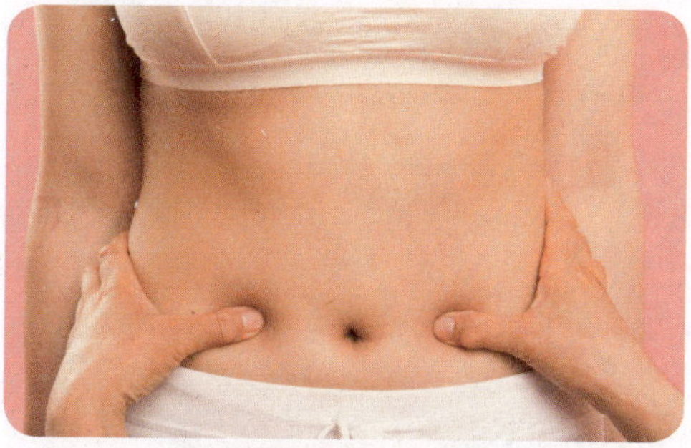

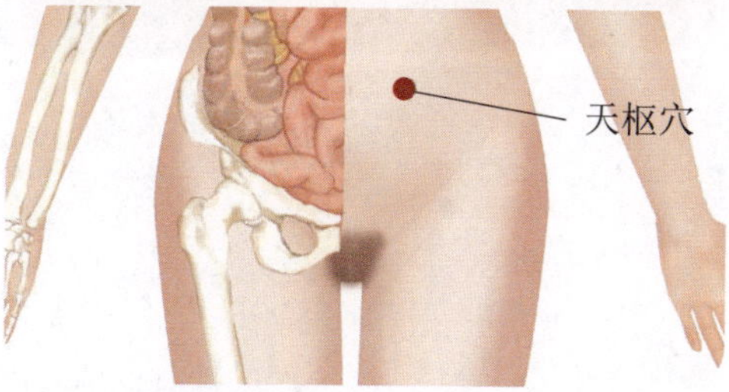

按揉气海穴

【定位取穴】该穴位于下腹部，前正中线上，当脐中下1.5寸。取穴时，可采用仰卧的姿势，直线连结肚脐与耻骨上方，将其分为十等分，从肚脐3/10的位置，即为此穴。

【功效】温阳益气，扶正固本，培元补虚。

【按摩方法】被按摩者仰卧，按摩者用拇指指腹按压气海穴约30秒，然后按顺时针方向按揉约2分钟，以局部出现酸、麻、胀感觉为佳。

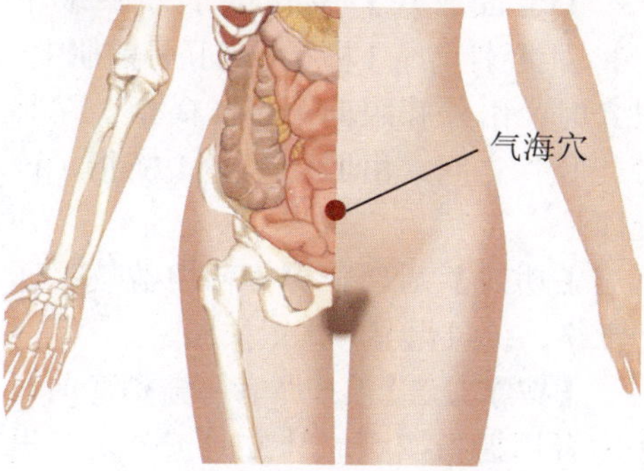

点按关元穴

【定位取穴】该穴位于脐中下3寸，腹中线上，仰卧取穴。

【功效】培根固元，培肾壮阳。

【按摩方法】被按摩者仰卧，按摩者用拇指指腹轻轻点按关元穴约2分钟，以局部出现酸、麻、胀感觉为佳。

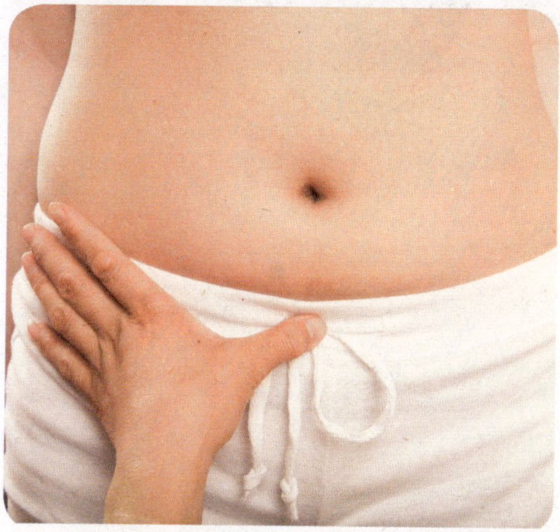

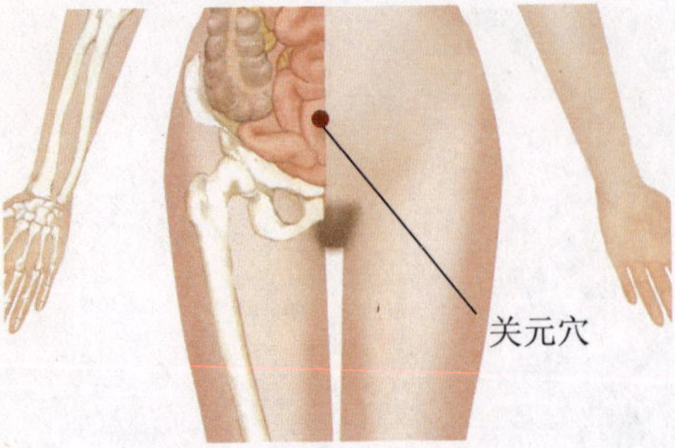

按揉足三里穴

【定位取穴】该穴位于外膝眼下3寸，距胫骨前嵴1横指，当胫骨前肌上。取穴时，由外膝眼向下量4横指，在腓骨与胫骨之间，由胫骨旁量1横指，该处即是。

【功效】调理脾胃，补中益气，通经活络，疏风化湿，扶正祛邪。

【按摩方法】被按摩者膝盖稍弯曲，按摩者用拇指按顺时针方向按揉足三里穴约2分钟，然后按逆时针方向按揉约2分钟，以局部出现酸、麻、胀感觉为佳。

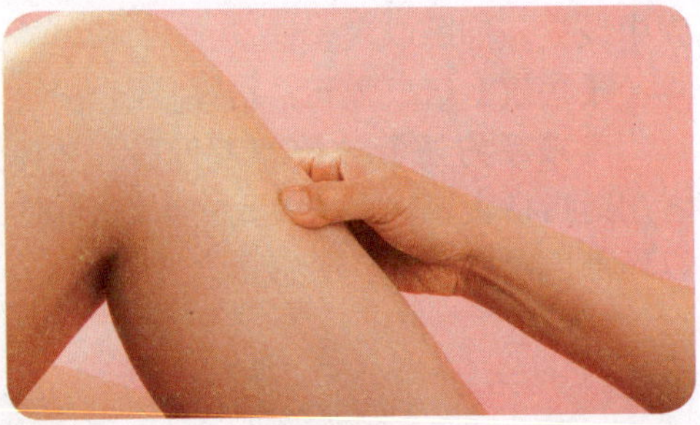

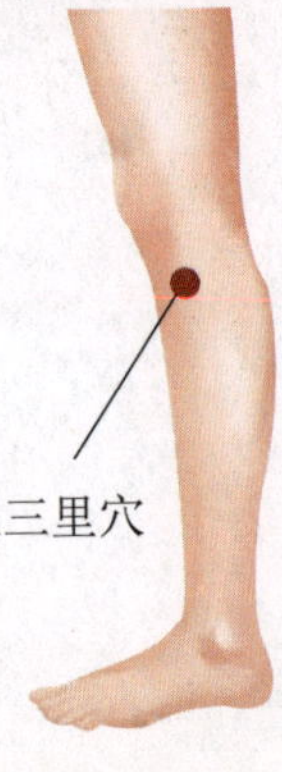

辅助穴位

腹部：期门、章门

下肢：阳陵泉、上巨虚、三阴交、公孙

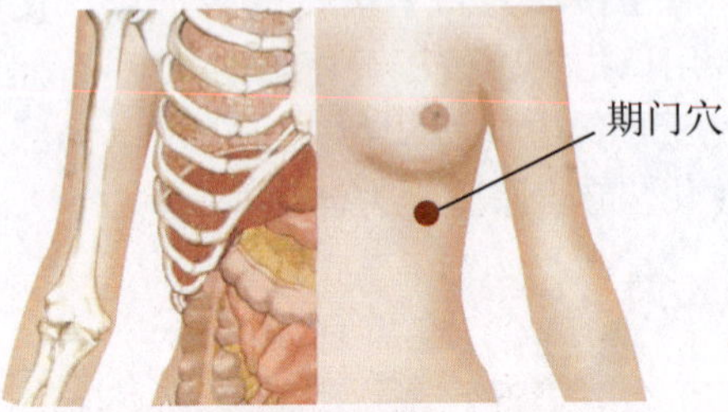

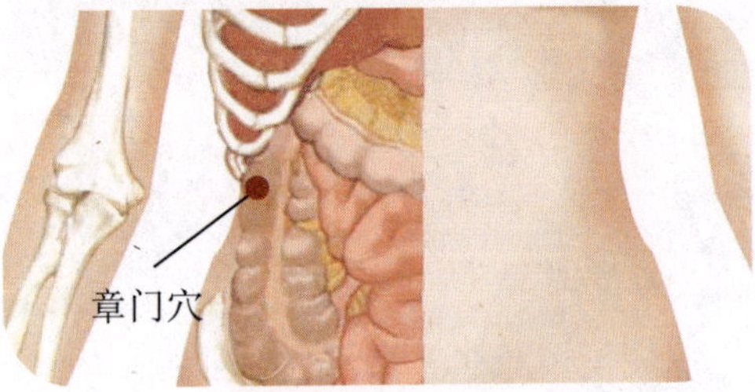

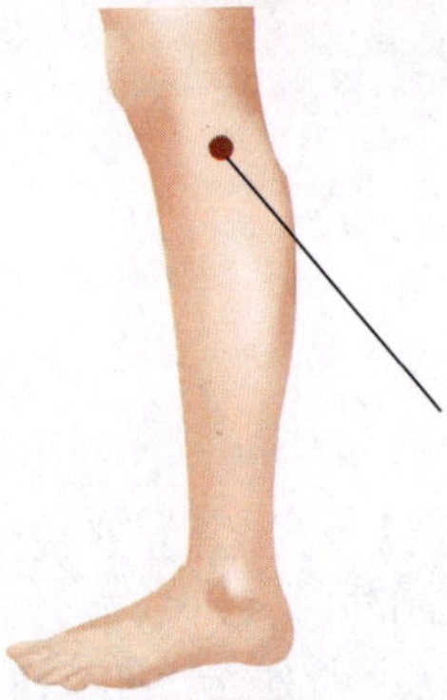

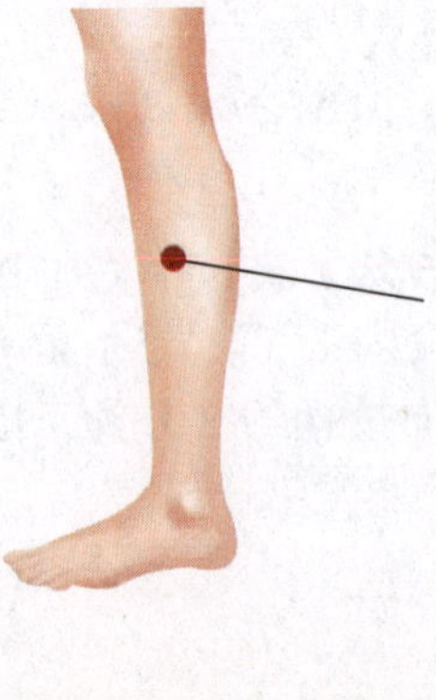

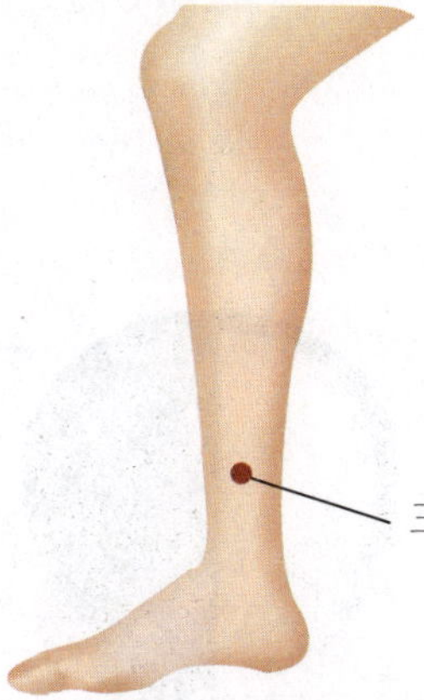

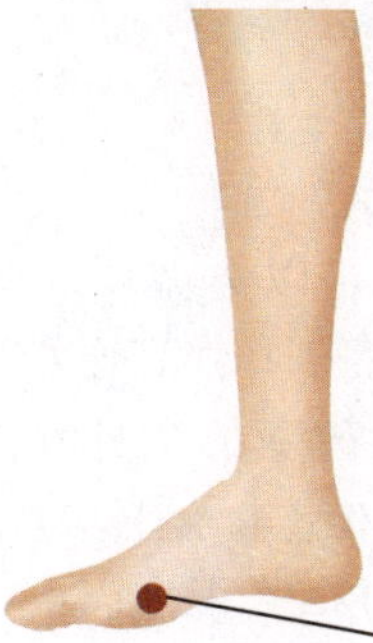

局部按摩

患者取俯卧位，医者立其左侧，以一手拇指指端罗纹面依次按揉其脾俞、胃俞、肾俞及在大肠俞等穴各1分钟，然后再以一手掌根在其腰骶部揉搓数次至有发热感为止，最后以一拇指指端依次按揉其双侧足三里穴各1分钟。

在治疗期间及平时，每天用手掌在小腹部作环形的推摩50次，然后提捏腹部皮肤1～2分钟，并在中脘、天枢、关元、足三里、三阴交等穴上作点按和轻敲，以帮助慢性腹泻的早日痊愈或预防本病的发生。

温馨小贴士

中药良方：防风30克，槟榔30克，生黄10克，干姜10克。水煎，分2次服。

主治：慢性泄泻、慢性痢疾（症见腹部时阵痛、肠鸣、大便夹有泡沫者疗效尤佳）。

体会：防风辛、甘，微温，常用于感冒风寒、风寒湿痹、风湿瘙痒等症，亦用于牙关紧闭、抽搐痉挛等症，病如感冒、咳嗽、头痛、身痛、牛皮癣、破伤风等。笔者常用于泄泻（肠炎）、慢性痢疾。临床上凡需祛风时必用。防风配槟榔轻泻，配大黄峻泻，加干姜缓泻。治慢性泄泻、慢性痢疾，初用大便皆泻下如酱色或夹黏冻，勿惧，继则大便转黄色，正常。

高血压

高血压病，是以体循环动脉血压增高为主要临床特征，并伴有血管、心、脑、肾等器官病理性改变的全身性疾病。成年人收缩压在140毫米汞柱以上，和（或）伴有舒张压在90毫米汞柱以上，排除继发性高血压，并伴有头痛、头晕、耳鸣、健忘、失眠、心跳加快等症状，即可确诊为高血压病。中医认为高血压病与肾、肝密切相关，按摩相关穴位可以通畅气血，疏导经络，从而达到降压的效果。

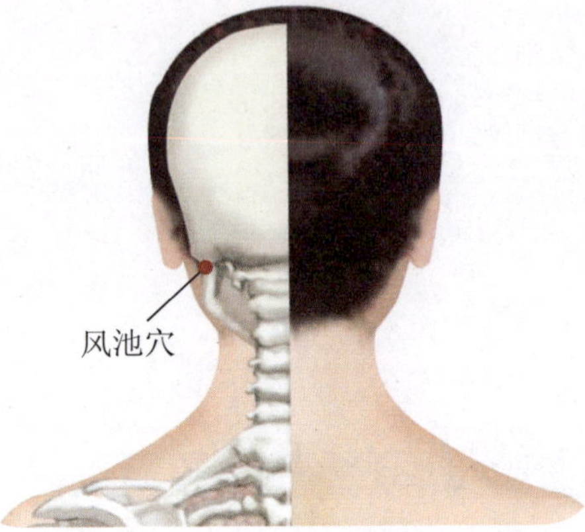

按摩主穴

揉捏风池穴

【定位取穴】该穴位于项部，在枕骨之下，与风府穴相平，胸锁乳突肌与斜方肌上端之间的凹陷处。（或当后头骨下，两条大筋外缘陷窝中，相当于耳垂齐平。）

【功效】通经活络、止痛。

【按摩方法】被按摩者取坐位，按摩者站在被按摩者背后，用拇指指腹或食指、中指两指并拢，用力环行揉按风池穴，同时头部尽力向后仰，以局部出现酸、沉、重、胀感为宜。每次按揉10分钟，早、晚各按揉一次。

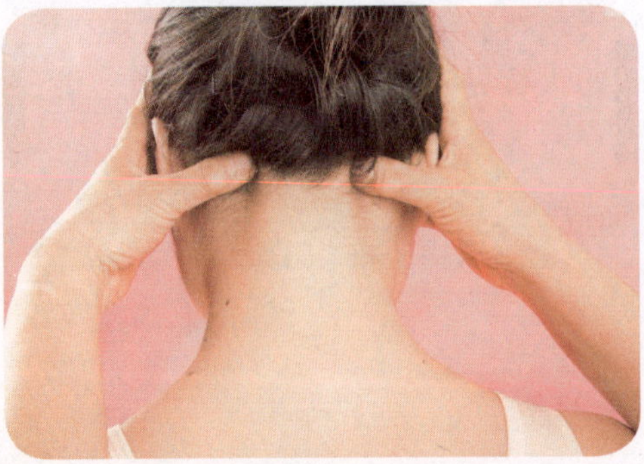

按揉百会穴

【定位取穴】该穴位于头部，头顶正中心。让患者采用正坐的姿势，可以通过两耳角直上连线中点，来简易取此穴。

【功效】疏通经络，提升督脉的阳气。

【按摩方法】被按摩者取坐位，按摩者用拇指按压百会穴约30秒，按顺时针方向按揉约1分钟，然后按逆时针方向按揉约1分钟，以局部出现酸、麻、胀感向头部四周放射为佳，每日2～3次。

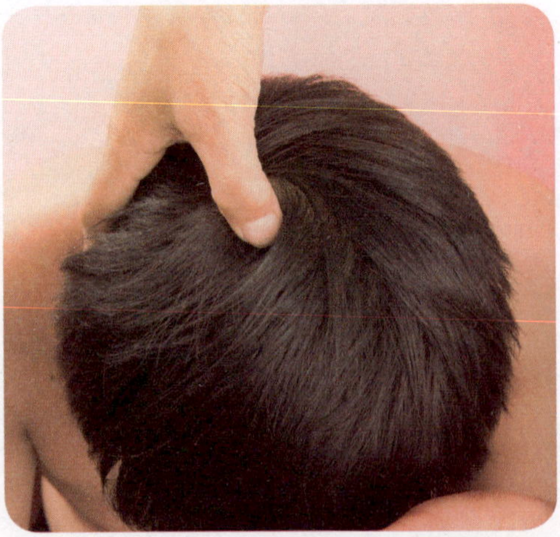

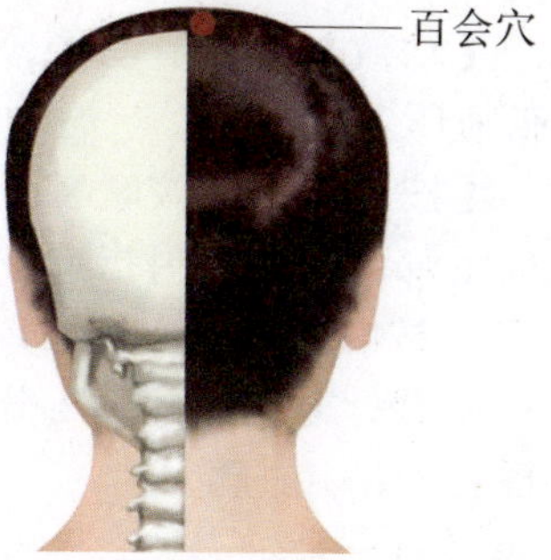

按揉曲池穴

【定位取穴】该穴位于肘横纹外侧端，屈肘时当尺泽与肱骨外上髁连线中点。取穴时，仰掌屈肘成45°，肘关节桡侧，肘横纹头为取穴部位。

【功效】疏风清热，降低血压。

【按摩方法】按摩者一手托着被按摩者的手臂，另一手拇指按顺时针方向按揉曲池穴约2分钟，然后按逆时针方向按揉约2分钟，左右手交替进行，以局部出现酸、麻、胀感为佳。

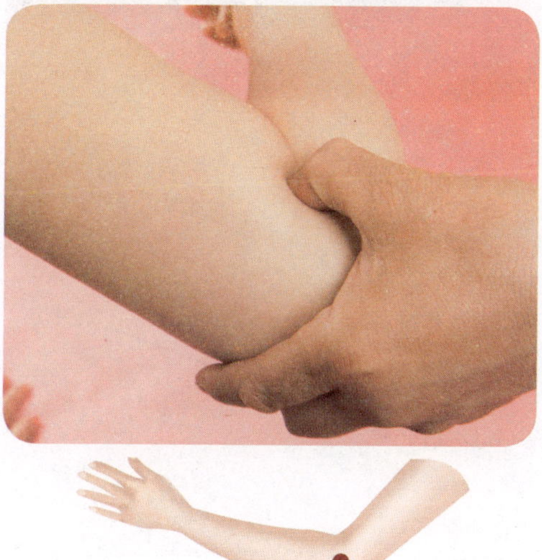

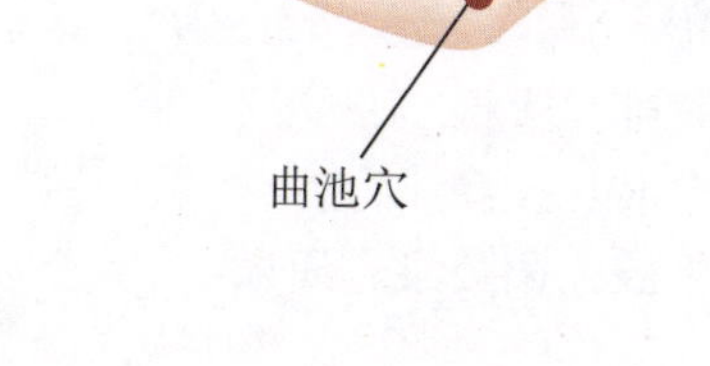

按揉阴陵泉穴

【定位取穴】该穴位于小腿内侧，当胫骨内侧髁后下方凹陷处。取穴时，坐位，用拇指沿小腿内侧骨内缘(胫骨内侧)由下往上推，至拇指抵膝关节下时，胫骨向内上弯曲之凹陷为取穴部位。

【功效】清利湿热，健脾理气，益肾调经，通经活络。

【按摩方法】被按摩者坐位或仰卧，膝盖稍弯曲，按摩者用拇指按顺时针方向按揉阴陵泉穴约2分钟，然后按逆时针方向按揉约2分钟，以局部出现酸、麻、胀感觉为佳。

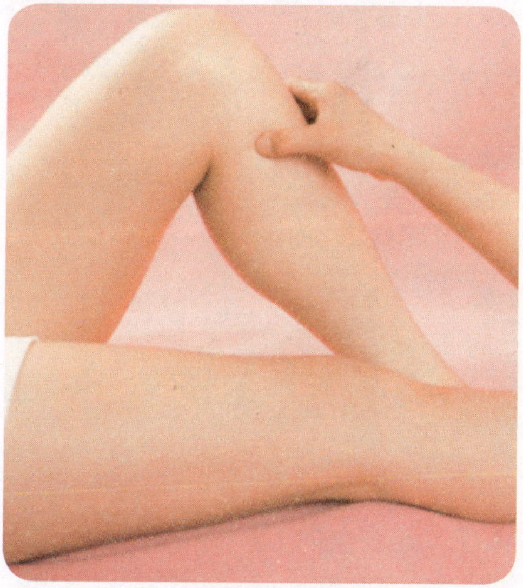

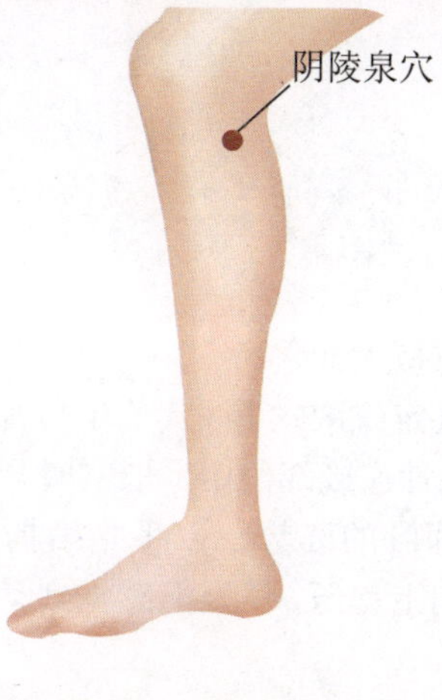

按揉三阴交穴

【定位取穴】 该穴位于小腿内侧，当足内踝尖上3寸，胫骨内侧缘后方。取穴时正坐屈膝成直角，以手4指并拢，小指下边缘紧靠内踝尖上，食指上缘所在水平线在胫骨后缘的交点，为取穴部位。

【功效】 健脾益血，调肝补肾、安神。

【按摩方法】 被按摩者仰卧，按摩者用拇指按顺时针方向按揉三阴交穴约2分钟，然后按逆时针方向按揉约2分钟，以局部出现酸、麻、胀感觉为佳。

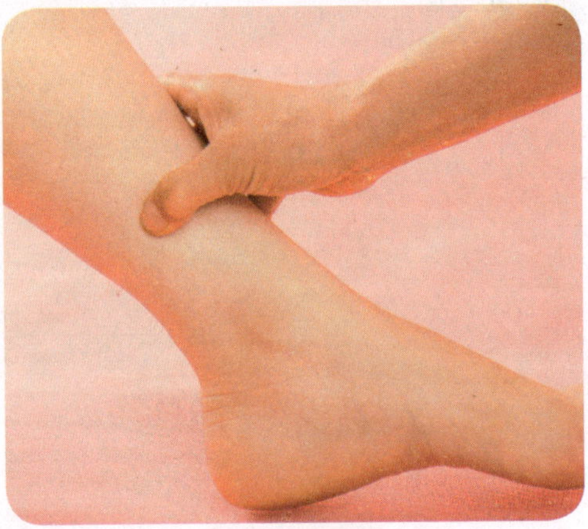

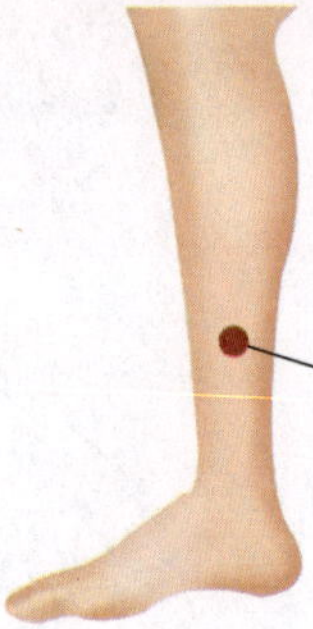

点按太冲穴

【定位取穴】 该穴位于足背侧，第1、2趾跖骨连接部位中。取穴时，可采用正坐或仰卧的姿势，以手指沿拇趾、次趾夹缝向上移压，压至能感觉到动脉映手，即是太冲穴。

【功效】 调节肝功能，疏泄毒素，降低血压。

【按摩方法】 按摩者一手托着按摩者的足部，另一手拇指点按太冲穴大约30秒，按顺时针方向按揉约1分钟，然后按逆时针方向按揉约1分钟，以局部出现酸、麻、胀感为佳。

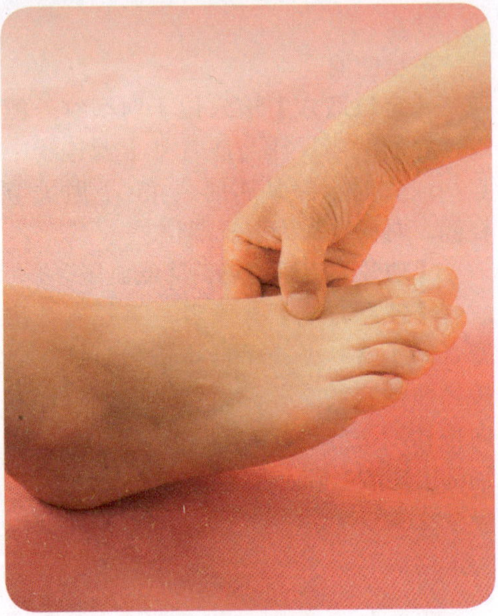

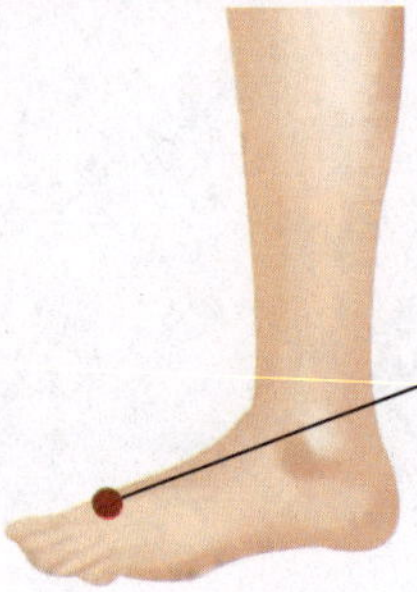

辅助穴位

背部：大椎

上肢：尺泽、合谷

下肢：阳陵泉、涌泉

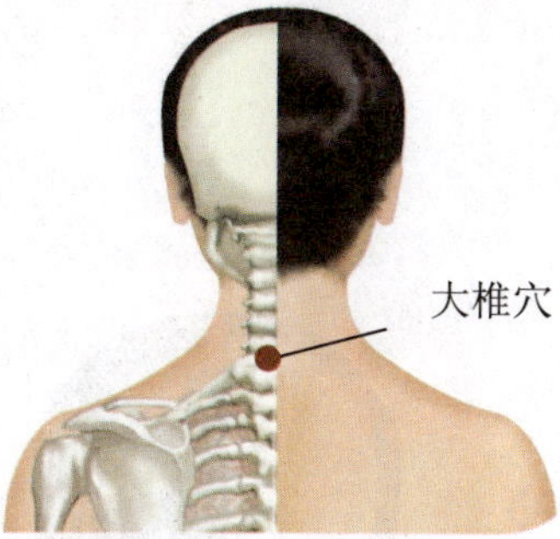

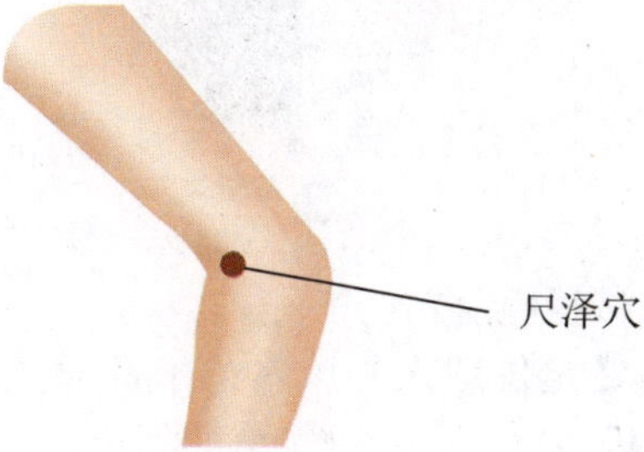

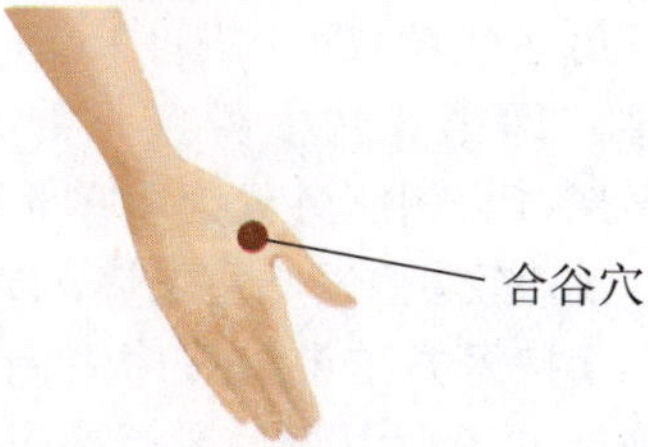

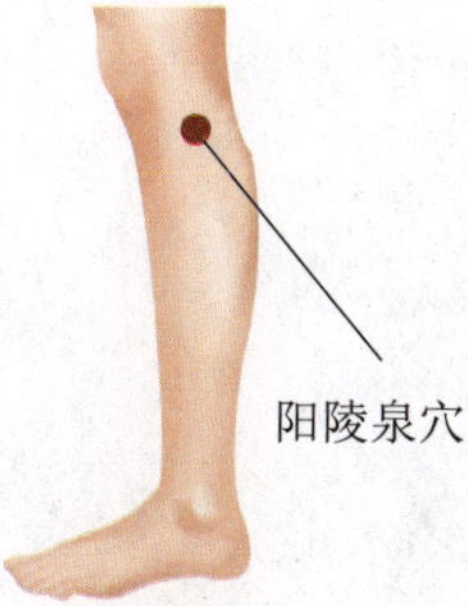

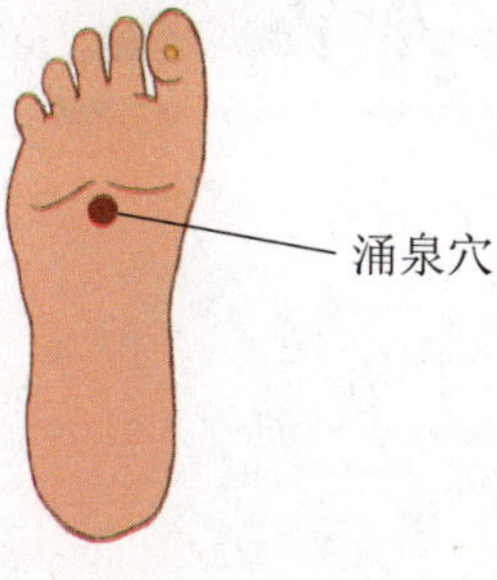

局部按摩

推擦足底：足部搁于对侧大腿，一手握住足趾部，一手以小鱼际侧推擦足底，左右交替各3～5分钟，以温热为度。有固元益肾，温经通络的功效。

梳理头部：双手十指微微张开，轻轻用力，自前而后梳理头发到枕部，大约100次。可以使头部毛孔张开，排泄邪气的同时疏通活络。

温馨小贴士

按摩疗法对本症有较好的疗效，应长期坚持。在预防和护理方面要注意以下几点：

1. 饮食宜清淡：提倡素食为主，素食方式可使高血压患者血压降低。因此高血压患者饮食宜清淡，宜高维生素、高纤维素、高钙、低脂肪、低胆固醇饮食。总脂肪小于总热量的30%，蛋白质占总热量15%左右。提倡多吃粗粮、杂粮、新鲜蔬菜、水果、豆制品、瘦肉、鱼、鸡等食物，提倡植物油，少吃猪油、油腻食品及白糖、辛辣、浓茶、咖啡等。

2. 降低食盐量：吃钠盐过多是高血压的致病因素，而控制钠盐摄入量有利于降低和稳定血压。临床试验表明，对高血压病人每日食盐量由原来的10.5克降低到4.7～5.8克，可使收缩压平均降低4～6毫米汞柱。

3. 戒烟、戒酒：烟酒是高血压病的危险因素，嗜烟、酒有增加高血压并发心、脑血管病的可能，酒还能降低病人对抗高血压药物的反应性。因此对高血压病人要求戒烟戒酒，戒酒有困难的人也应限制饮酒。

低血压

低血压是指收缩压低于12毫米汞柱，舒张压低于6.7毫米汞柱，患者常常表现为头晕、耳鸣、目眩、疲倦、四肢酸软无力、食欲不振、足凉、自汗、盗汗等症状。有的患者体位变动时，尤其是突然起立时，还会出现眼前发黑、头晕欲倒等严重症状。中医认为造成低血压的原因是脾肾两亏、气血不足、清阳不升、血不上荣、髓海空虚所致，治疗以补肾益精、补益气血为原则。现代医学认为，低血压是与内分泌系统失调及遗传因素有关。低血压治疗方法除了生活方式干预和药物外，还可以通过按摩治疗。按摩相关穴位能促进血液循环，益气补阴，健脾补肾，改善脏腑功能。

按摩主穴

按揉百会穴

【定位取穴】该穴位于头部，头顶正中心。让患者采用正坐的姿势，可以通过两耳角直上连线中点，来简易取此穴。

【功效】疏通经络，提升督脉的阳气。

【按摩方法】被按摩者取坐位，按摩者用拇指按压百会穴约30秒，按顺时针方向按揉约1分钟，然后按逆时针方向按揉约1分钟，以局部出现酸、麻、胀感向头部四周放射为佳，每日2～3次。

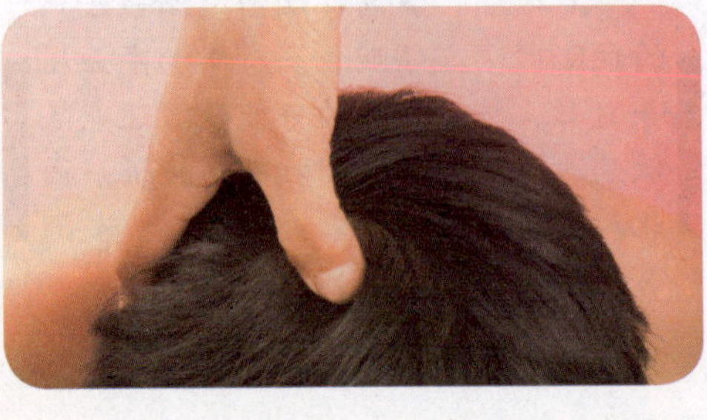

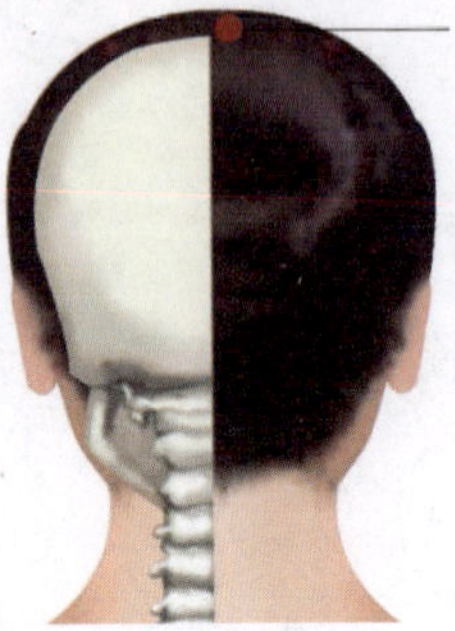

按揉心俞穴

【定位取穴】该穴位于背部，当第5胸椎棘突下，旁开1.5寸。由平双肩胛骨下角之椎骨(第7胸椎)，往上推2个椎骨，即第5胸椎棘突下缘，旁开约2横指(食、中指)处为取穴部位。

【功效】散发心室之热，理气宁心。

【按摩方法】被按摩者俯卧，按摩者站于一旁，用两手拇指指腹按顺时针方向按揉心俞穴约2分钟，然后按逆时针方向按揉约2分钟，以局部出现酸、麻、胀感觉为佳。

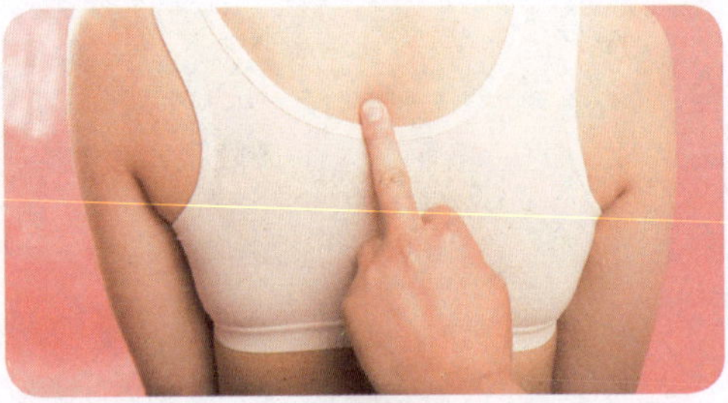

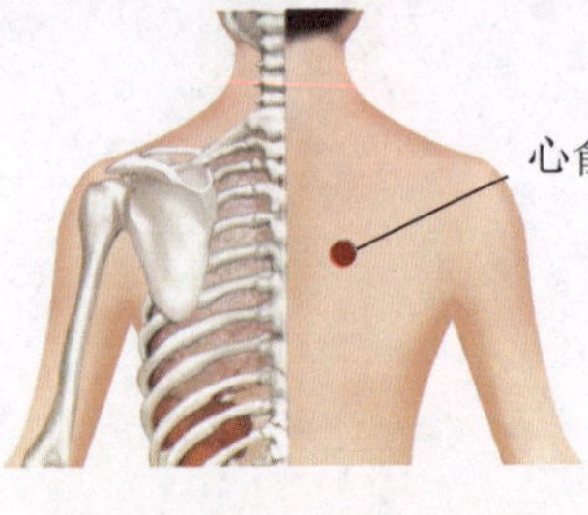

指推膻中穴

【定位取穴】该穴位于胸部，前正中线上，两乳头连线的中点。

【功效】理气止痛，生津增液。

【按摩方法】被按摩者仰卧，按摩者用拇指自下而上推膻中穴约 2 分钟，以局部出现酸、麻、胀感觉为佳。

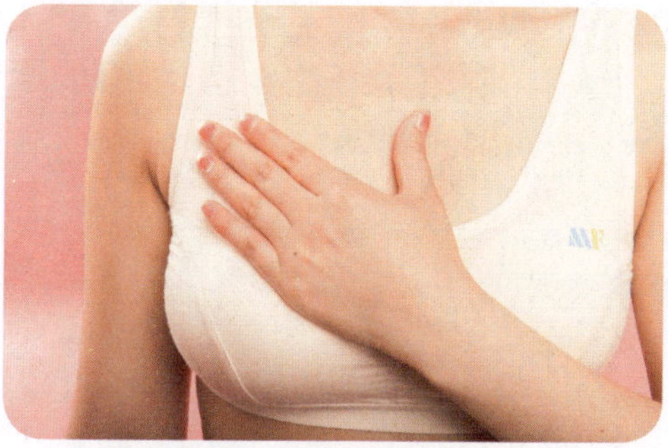

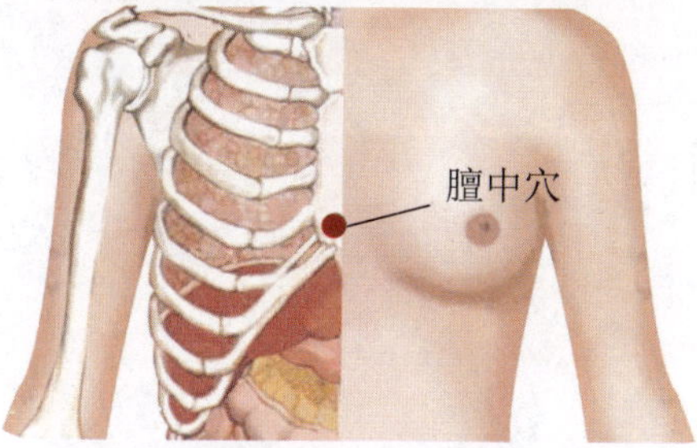

按揉中脘穴

【定位取穴】该穴位于上腹部，前正中线上，当脐中上 4 寸。取穴时，可采用仰卧位，脐中与胸剑联合部 (心窝上边) 的中点为取穴部位。

【功效】和胃健脾。

【按摩方法】被按摩者仰卧，按摩者用拇指指腹按压中脘穴约 30 秒，然后按顺时针方向按揉约 2 分钟，以局部出现酸、麻、胀感觉为佳。

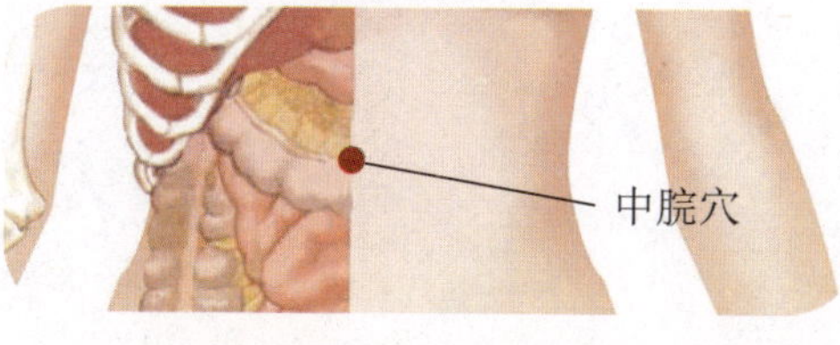

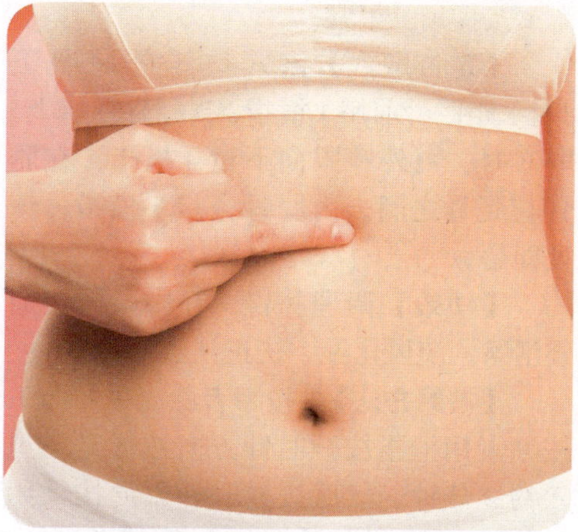

点按关元穴

【定位取穴】该穴位于脐中下 3 寸，腹中线上，仰卧取穴。

【功效】培根固元，培肾壮阳。

【按摩方法】被按摩者仰卧，按摩者用拇指指腹轻轻点按关元穴约2分钟，以局部出现酸、麻、胀感觉为佳。

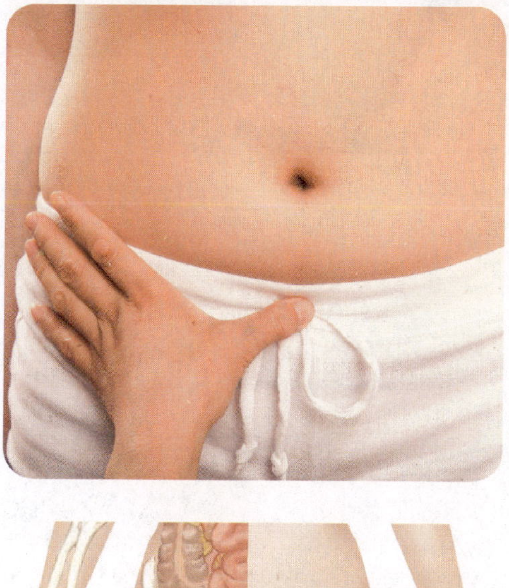

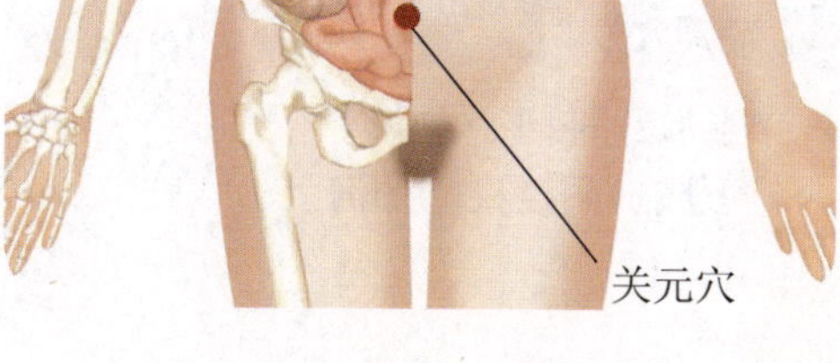

按揉足三里穴

【定位取穴】该穴位于外膝眼下3寸，距胫骨前嵴1横指，当胫骨前肌上。取穴时，由外膝眼向下量4横指，在腓骨与胫骨之间，由胫骨旁量1横指，该处即是。

【功效】调理脾胃，补中益气，通经活络，疏风化湿，扶正祛邪。

【按摩方法】被按摩者膝盖稍弯曲，按摩者用拇指按顺时针方向按揉足三里穴约2分钟，然后按逆时针方向按揉约2分钟，以局部出现酸、麻、胀感觉为佳。

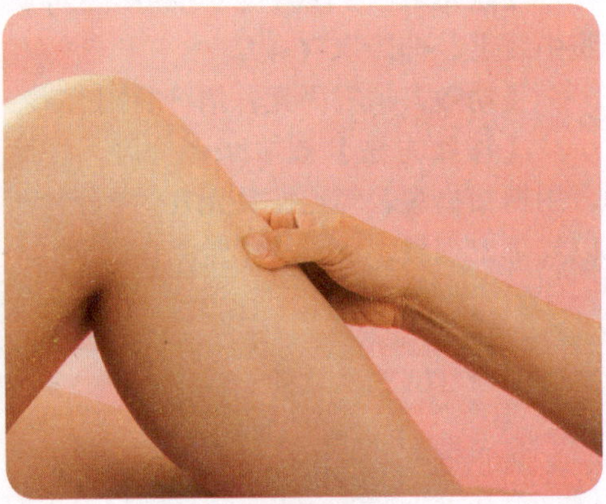

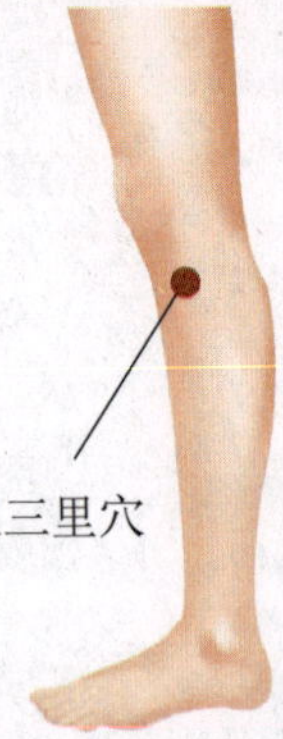

辅助穴位

上肢：神门、太渊

下肢：阴陵泉、照海

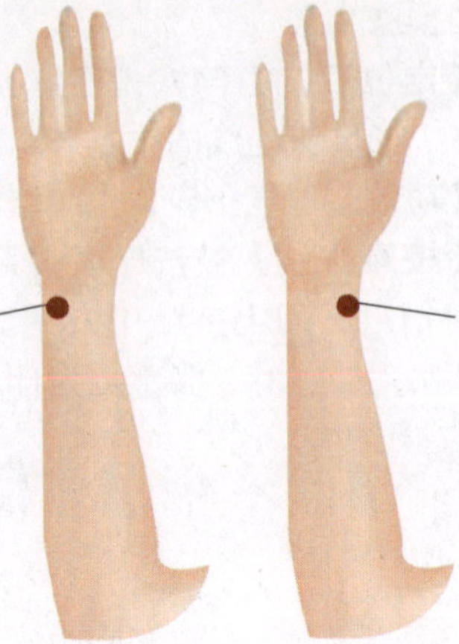

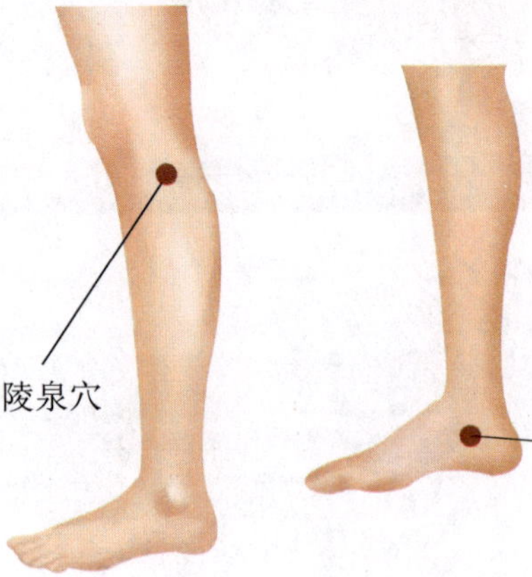

局部按摩

两手指放在前额部，向两侧颈部推摩，然后用掌根揉按两侧颈部，重复8～10次。

用空可乐瓶或拳头轻轻敲打足底15～20分钟，每日1次；用发卡或牙签刺激足跟15～20分钟，每日2次；旋转足踝15～20分钟，每日2次。

慢性肝炎

慢性肝炎是指由乙、丙、丁型肝炎病毒引起的，病程至少持续超过6个月以上的肝脏坏死和炎症。人患肝炎后，会产生一系列的临床症状，如全身乏力、不思饮食、腹胀、失眠、肌肉关节疼痛等，长久不能消除。用药治疗，又会增加肝脏负担。肝炎病人由于缺少锻炼，又吃高糖、高蛋白饮食，很容易使脂肪堆积，体重增加，甚至可能发展成脂肪肝。这也将加重肝炎症状的发展。按摩可以使患者肌肉、皮肤毛细血管扩张，促进新陈代谢，提高肌肉耐力，促进消化道蠕动以增加食欲，提高免疫能力。事实上，一次全身的按摩，等于为病人做一次不消耗体力的被动运动。变静为动，以动代静，有利于肝炎病人康复。

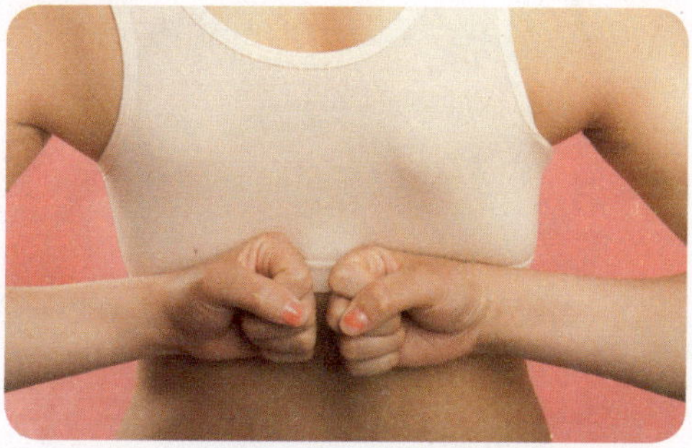

按摩主穴

按揉肝俞穴

【定位取穴】该穴位于背部，当第9胸椎棘突下，旁开1.5寸。由平双肩胛骨下角之椎骨(第7胸椎)，往下推2个椎骨，即第9胸椎棘突下缘，旁开约2横指(食、中指)处为取穴部位。

【功效】疏肝养血，养肝明目。治疗肝功能异常、肝肿大、厌食油腻等。

【按摩方法】被按摩者俯卧，按摩者站于一旁，用两手拇指指腹按顺时针方向按揉肝俞穴约2分钟，然后按逆时针方向按揉约2分钟，以局部出现酸、麻、胀感觉为佳。

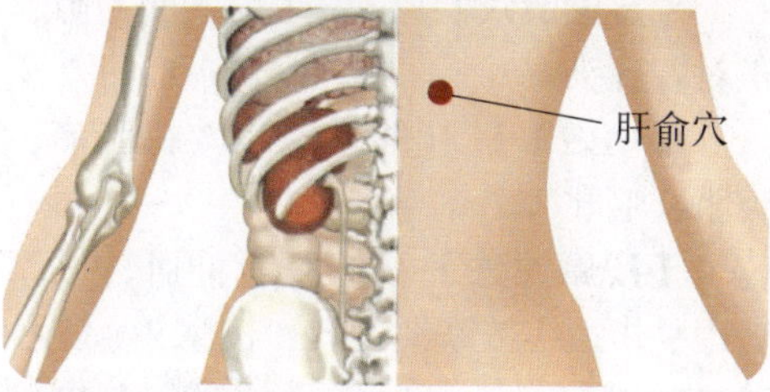

按揉脾俞穴

【定位取穴】该穴位于背部，当第11胸椎棘突下，旁开1.5寸。与肚脐中相对应处即为第2腰椎，由第2腰椎往上摸3个椎体，即为第11胸椎，其棘突下缘旁开约2横指(食、中指)处为取穴部位。

【功效】健脾和胃，利湿升清。治疗食欲不振、腹胀、腹泻、黄疸等。

【按摩方法】被按摩者俯卧，按摩者用两手拇指按在脾俞穴上，其余四指附着在肋骨上，按揉约2分钟；或捏空拳揉擦脾俞穴30 ~ 50次，擦至局部有热感为佳。

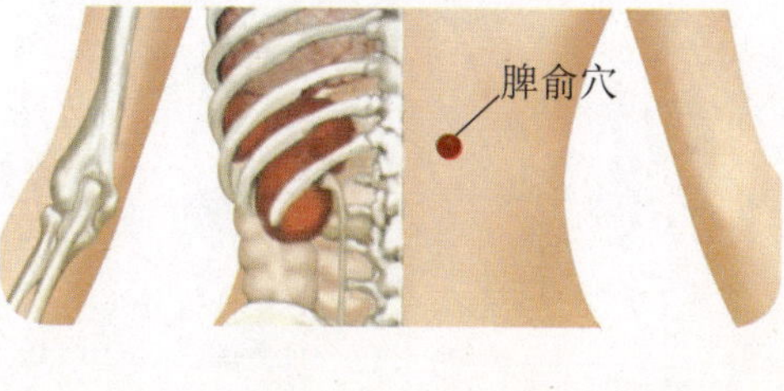

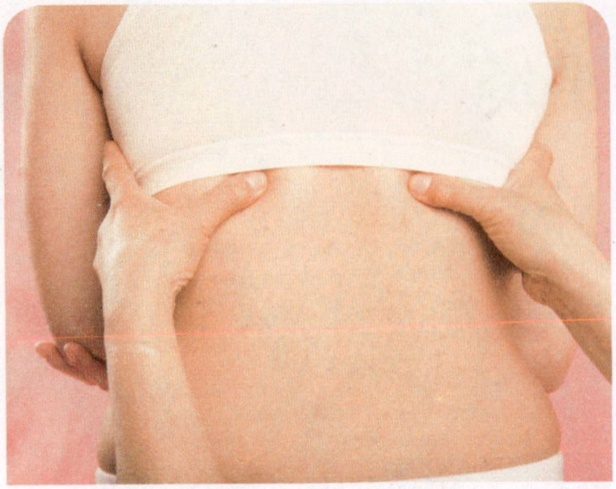

按揉期门穴

【定位取穴】该穴位于第六肋间隙，正对着乳头。

【功效】解肝郁。治疗胸胁胀痛、腹胀、呕吐等。

【按摩方法】被按摩者仰卧，按摩者用手指缓缓按摩期门穴，按摩3～5秒钟之后吐气，吐气时放手，吸气时再刺激穴道，如此反复，有酸麻的感觉才见效。可中间三个指头并起来，以加大按摩面积。

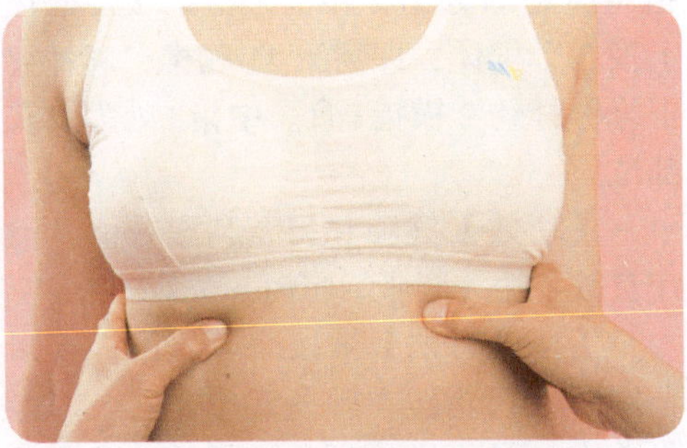

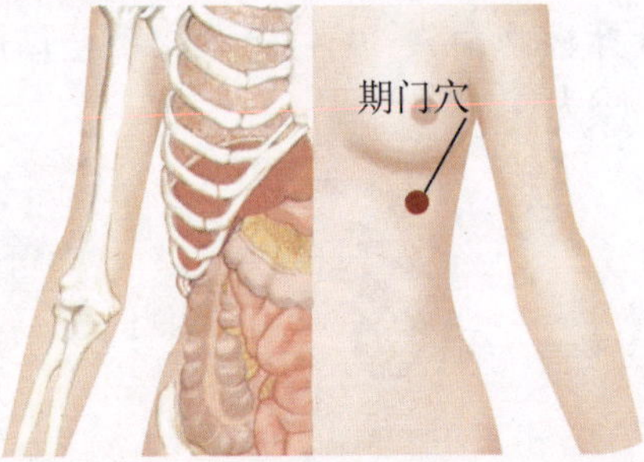

点按阳陵泉穴

【定位取穴】该穴位于小腿外侧，当腓骨头前下方凹陷处。取穴时，坐位，屈膝成90°，膝关节外下方，腓骨小头前缘与下缘交叉处的凹陷，为取穴部位。

【功效】行气解郁。

【按摩方法】被按摩者俯卧，按摩者站于一旁，用拇指指腹按顺时针方向按揉阳陵泉穴约2分钟，然后按逆时针方向按揉约2分钟，以局部出现酸、麻、胀感觉为佳。

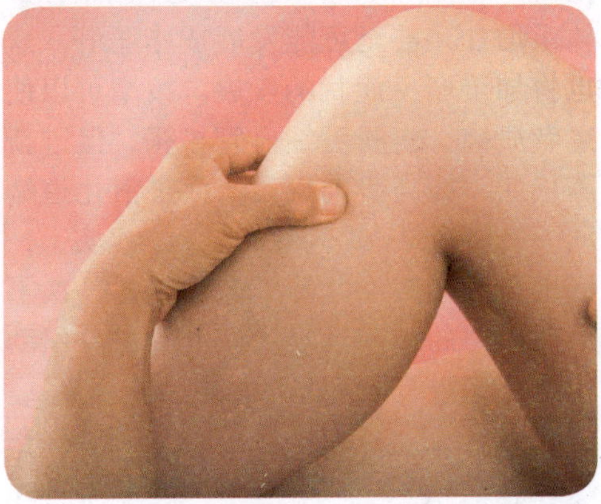

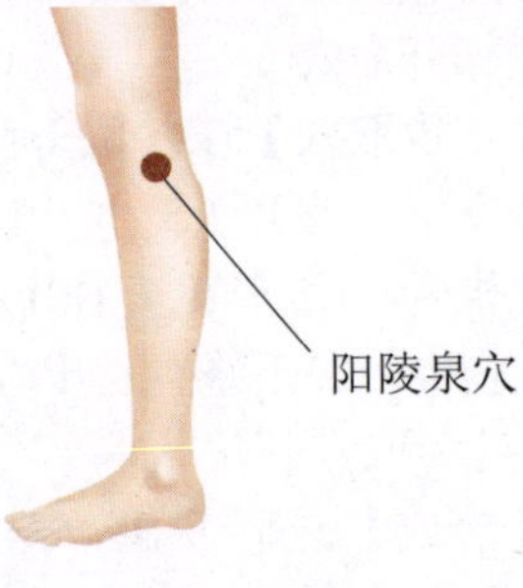

按揉足三里穴

【定位取穴】该穴位于外膝眼下3寸，距胫骨前嵴1横指，当胫骨前肌上。取穴时，由外膝眼向下量4横指，在腓骨与胫骨之间，由胫骨旁量1横指，该处即是。

【功效】调理脾胃，补中益气，通经活络，疏风化湿，扶正祛邪。

【按摩方法】被按摩者膝盖稍弯曲，按摩者用拇指按顺时针方向按揉足三里穴约 2 分钟，然后按逆时针方向按揉约 2 分钟，以局部出现酸、麻、胀感觉为佳。

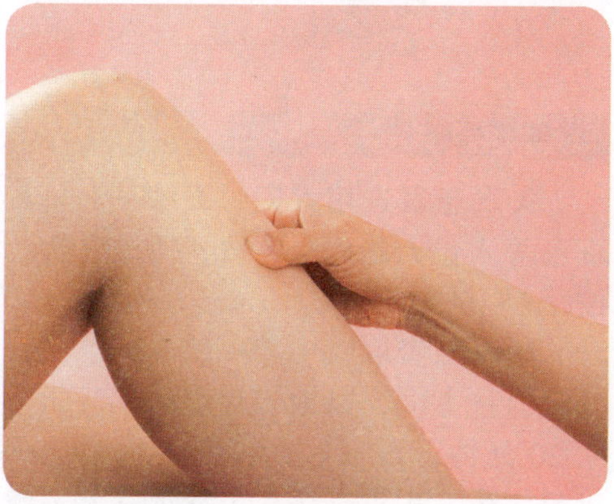

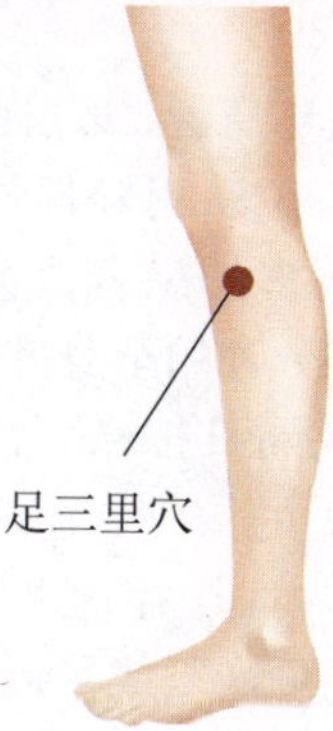

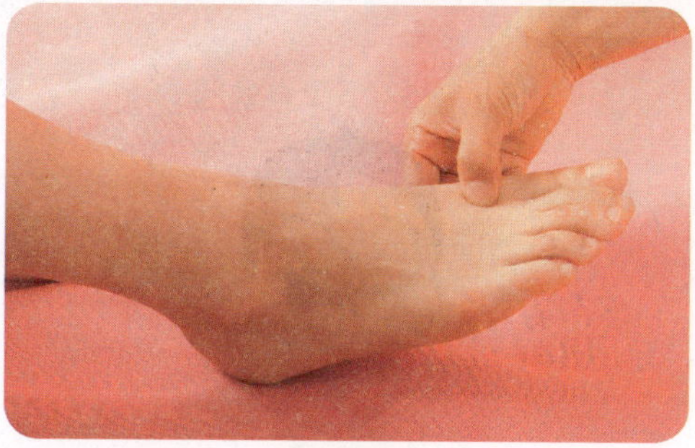

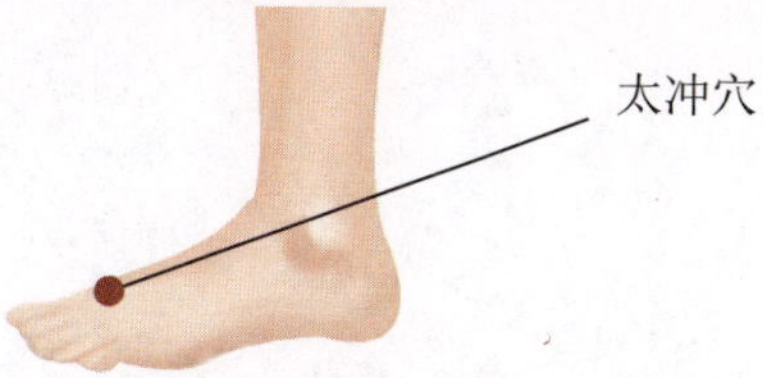

点按太冲穴

【定位取穴】该穴位于足背侧，第 1、2 趾跖骨连接部位中。取穴时，可采用正坐或仰卧的姿势，以手指沿拇趾、次趾夹缝向上移压，压至能感觉到动脉映手，即是太冲穴。

【功效】激发肝经气血，清肝利胆，平肝潜阳，活血化瘀，行气止痛。

【按摩方法】按摩者一手托着被按摩者的足部，另一手拇指点按太冲穴约 30 秒，按顺时针方向按揉约 1 分钟，然后按逆时针方向按揉约 1 分钟，以局部出现酸、麻、胀感为佳。

辅助穴位

头部：太阳、头维、上星、百会
胸部：膻中、中脘、天枢、章门
腰背部：胆俞、大肠俞、肾俞

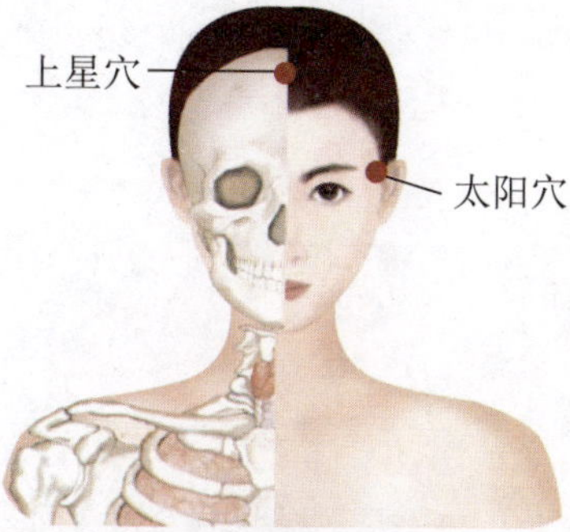

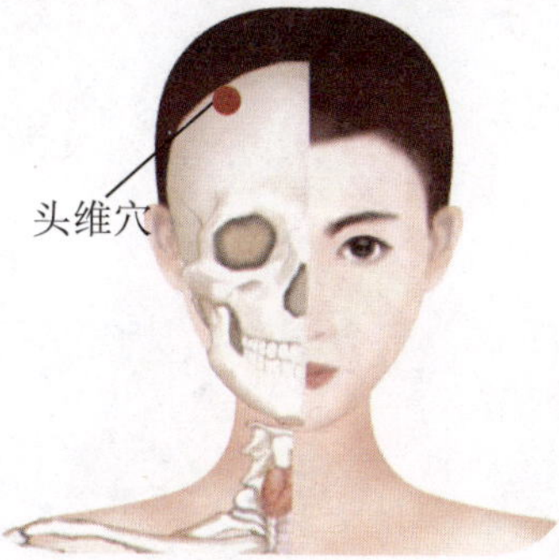

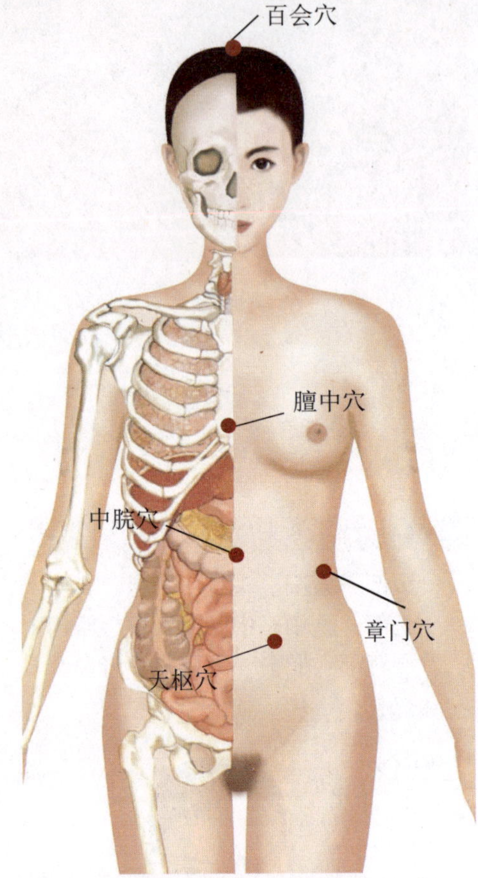

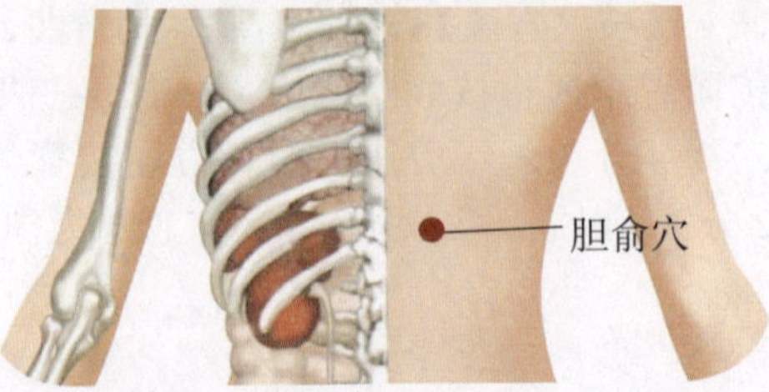

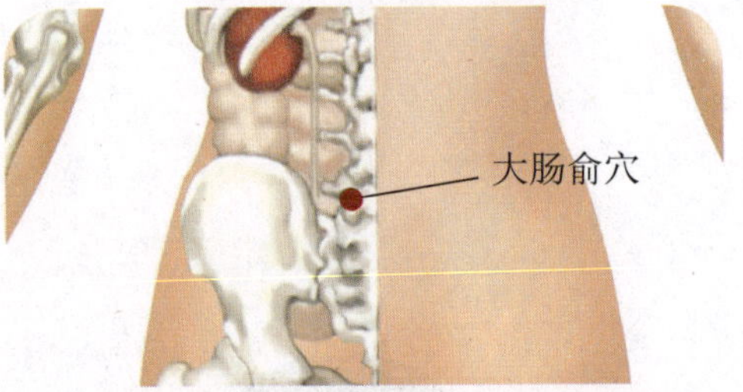

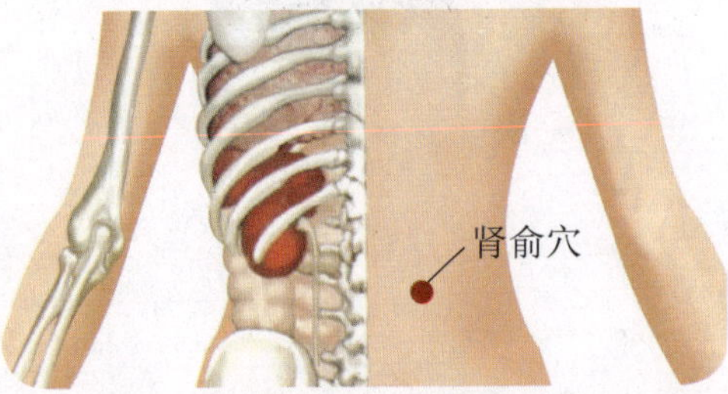

辨症按摩

失眠患者选用太阳、头维、上星、百会等穴位，施以点、按、揉等手法，按摩 15 ~ 30 分钟；

腹胀患者取膻中、中脘、天枢穴，按顺时针方向，以中等程度的手法，按摩 20 分钟，再取肾俞、大肠俞、足三里等穴位，用点、按、重揉手法，按摩 10 ~ 15 分钟；

肝区不适及疼痛者，取肝俞、胆俞、章门及中脘等穴位，用轻揉慢按手法按摩。全身症状较多的患者，可用综合手法进行 40 ~ 60 分钟的全身推拿按摩。

一般每日或隔日按摩一次，经过一个疗程（15 次）的治疗，患者的症状就会明显改善；3 ~ 4 个疗程之后，症状大多消失，肝功能可恢复或接近正常。

温馨小贴士

慢性肝炎饮食无特殊要求，注意营养均衡，多食用新鲜蔬菜水果，尽量少食用油炸食品，禁烟禁酒，保持正常体重，保证睡眠时间，注意劳逸结合，心情平和。含有丰富的多种维生素矿物质成分的药品，如蜂胶、螺旋藻、蜂王浆、虫草制剂等，对改善肝脏营养，提高免疫功能也有帮助。

神经衰弱

神经衰弱是由于大脑神经活动长期处于紧张状态，导致大脑兴奋与抑制功能失调而产生的一组以精神易兴奋，脑力易疲劳，情绪不稳定等症状为特点的神经功能性障碍。正如《灵枢·大惑论》所云：“卫气不得入于阴，常留于阳。留于阳则阳气满，阳气满则阳跷盛；不得入于阴则阴气虚，故目不瞑矣。”《灵枢·邪客篇》指出：“今厥气客于五脏六腑，则卫气独行于外，行于阳，不得入于阴。行于阳则阳气盛，阳气盛则阳跷陷，不得入于阴，阴虚，故不瞑。”可见，阴阳失和是神经衰弱的关键所在。掌握了下面的按摩方法，就能很好地缓解神经衰弱的症状。

按摩主穴

点揉安眠穴

【定位取穴】该穴位于耳后，在翳风与风池穴连线的中点。当项部肌肉隆起外缘的凹陷，与胸锁乳突肌停止部乳突下凹陷连线之中点取穴。

【功效】镇惊安神。

【按摩方法】被按摩者仰卧或取坐位，按摩者双手中指指腹按顺时针方向按揉安眠穴约2分钟，然后按逆时针方向按揉约2分钟，以局部出现酸、麻、胀感觉为佳。

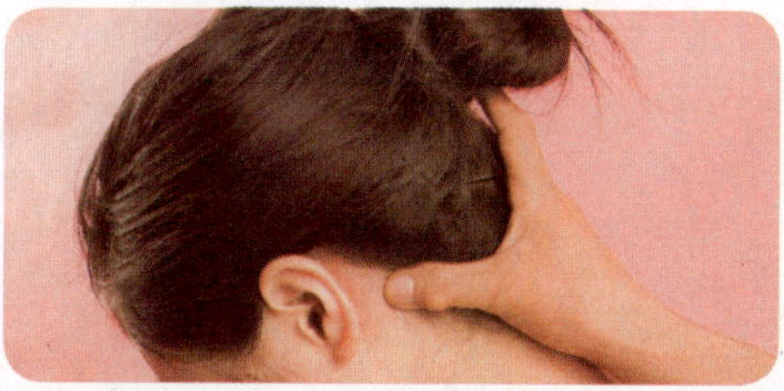

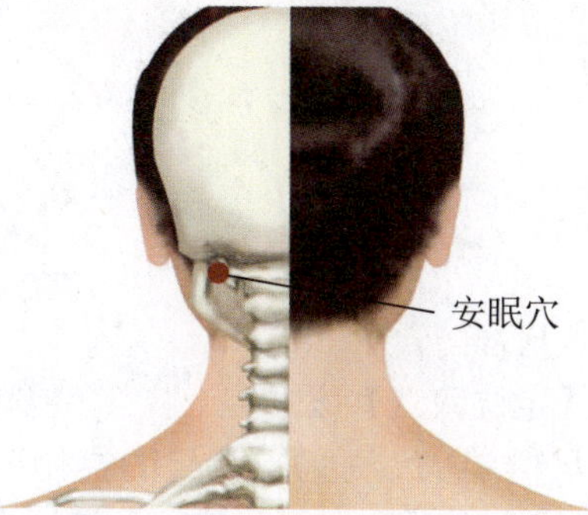

按揉心俞穴

【定位取穴】该穴位于背部，当第5胸椎棘突下，旁开1.5寸。由平双肩胛骨下角之椎骨(第7胸椎)，往上推2个椎骨，即第5胸椎棘突下缘，旁开约2横指(食、中指)处为取穴部位。

【功效】散发心室之热，理气宁心。

【按摩方法】被按摩者俯卧，按摩者站于一旁，用两手拇指指腹按顺时针方向按揉心俞穴约2分钟，然后按逆时针方向按揉约2分钟，以局部出现酸、麻、胀感觉为佳。

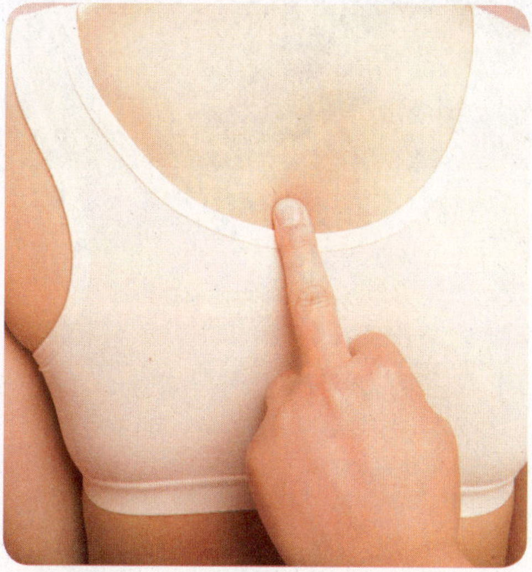

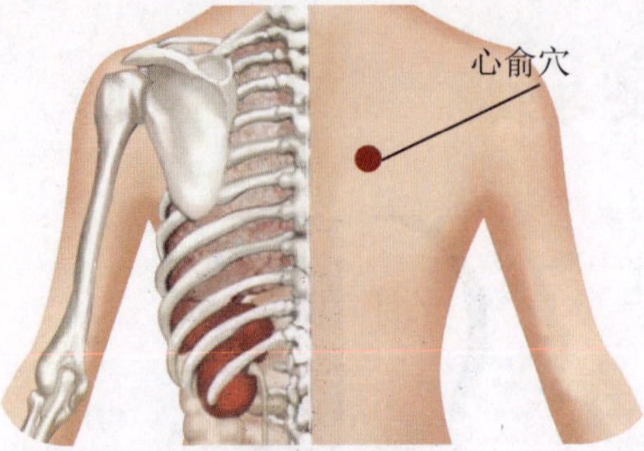

点揉神门穴

【定位取穴】该穴位于腕部，腕掌侧横纹尺侧端，尺侧腕屈肌腱的桡侧凹陷处。取穴时仰掌，在尺侧腕屈肌桡侧缘，腕横纹上取穴。

【功效】益心安神，通经活络。

【按摩方法】按摩者站在被按摩者一侧，一手托着其前臂，用拇指点按神门穴大约1分钟，左右手交替进行，以局部出现酸、麻、胀感觉为佳。

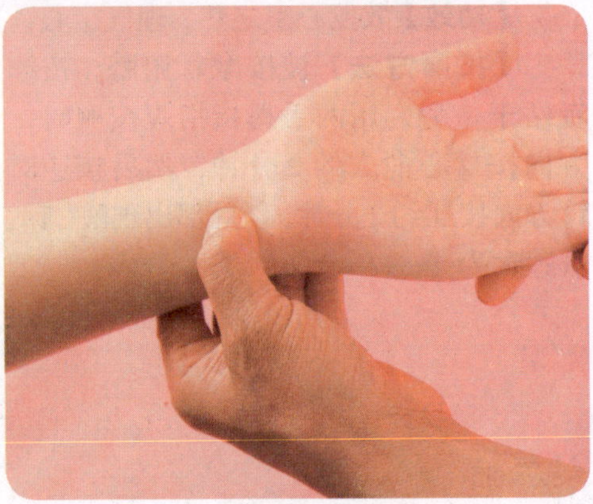

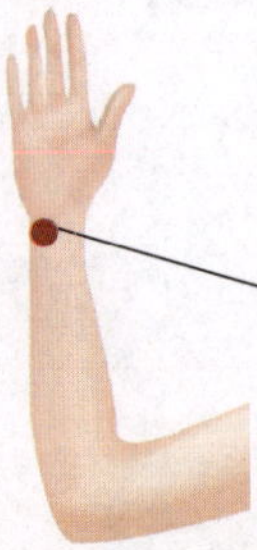

点按内关穴

【定位取穴】该穴位于前臂掌侧，当曲泽与大陵的连线上，腕横纹上2寸，掌长肌肌腱与桡侧腕屈肌肌腱之间。取穴时，患者采用正坐或仰卧，仰掌的姿势，从近手腕之横皱纹的中央，往上约两指宽的中央。

【功效】宁心安神。

【按摩方法】按摩者左手托着被按摩者的前臂，右手拇指或食指点按内关穴约1分钟，以局部感到酸胀并向腕部和手放射为佳。

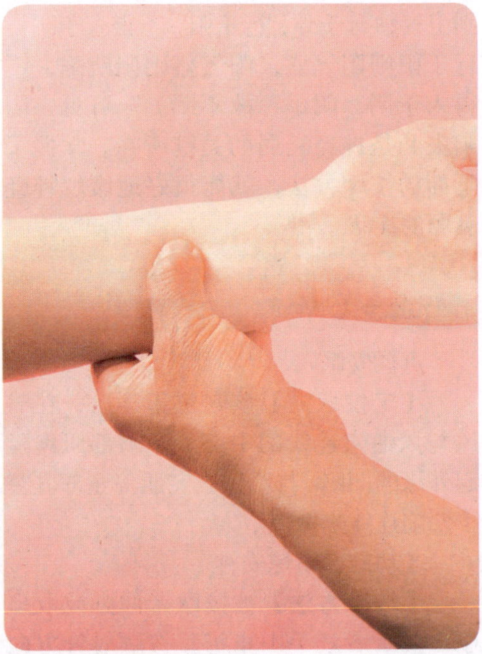

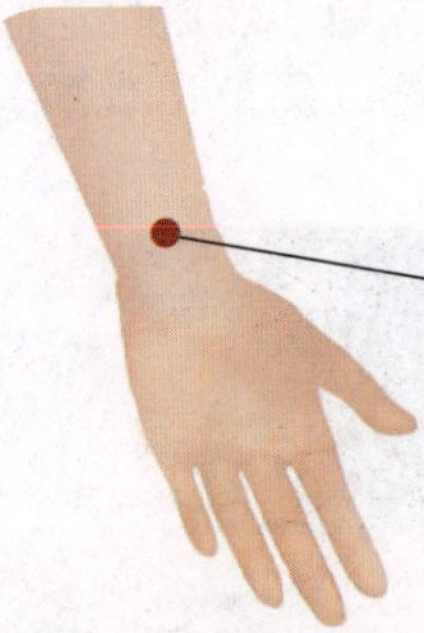

按揉三阴交穴

【定位取穴】该穴位于小腿内侧，当足内踝尖上 3 寸，胫骨内侧缘后方。取穴时正坐屈膝成直角，以手 4 指并拢，小指下边缘紧靠内踝尖上，食指上缘所在水平线在胫骨后缘的交点，为取穴部位。

【功效】健脾益血，调肝补肾，安神。

【按摩方法】被按摩者仰卧，按摩者用拇指按顺时针方向按揉三阴交穴约 2 分钟，然后按逆时针方向按揉约 2 分钟，以局部出现酸、麻、胀感觉为佳。

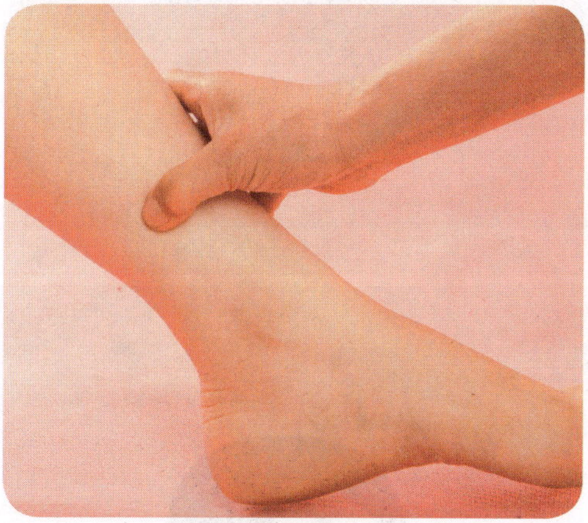

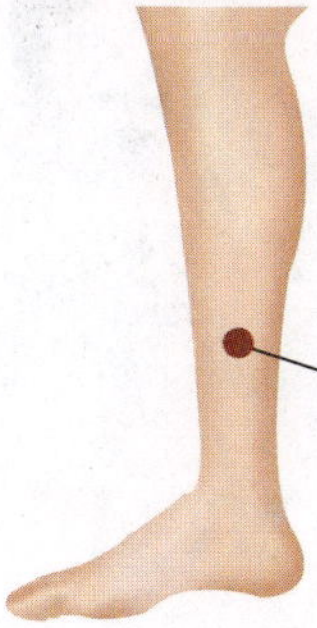

局部按摩

摩腹：取仰卧位，两手掌相叠，以神阙穴（肚脐）为圆心，在中腹、下腹部，沿顺时针方向摩动，以腹内有热感为宜，约 2 分钟。

脚部按摩：可用稳迈舒运动按摩轮，睡觉前可用于脚部按摩，针对足底和足侧产生按摩效果，缓解神经衰弱和失眠疲劳。

温馨小贴士

根据中国传统医学的观点，神经衰弱的患者可依照不同情况，选用以下食疗方法调理。

肝火上升型症状：心悸而烦、急躁易怒、失眠梦、脉弦细数。此类患者可选用具有清肝泻火、养心安神作用的食物，如：菠菜、油菜、荠菜、冬瓜、苦瓜、竹笋、鲜藕、芹菜、雍菜、黄花菜、小麦、桑葚、梨、桃、葵花子、绿豆、桂圆、鸡蛋、羊肉、鸭肉、乌骨鸡、蜂蜜等。

气血两虚型症状：心悸失眠、梦多易醒、头晕健忘、食欲不振、精神倦怠、脉沉细弱。此类患者可选用具有健脾益气、补血养心作用的食物，如：粳米、糯米、小米、黄豆及制品、大麦、胡萝卜、南瓜、西红柿、奶类、人参、鲤鱼、桂鱼、猪肝、猪肚、牛肉、羊心、兔肉、鸽蛋等。

心肾不交型症状：心悸不宁、虚烦不眠、健忘、盗汗、腰酸膝软、遗精、脉弦细数。此类患者可选用滋阴清热、通交心肾的食物，如：糯米、红枣、百合、酸枣仁、枸杞、银耳、鹅肉、猪肺、猪胰、冬瓜、苦瓜、茄子、鲫鱼等。

神经衰弱之成因众多，病程较长，患者应解除烦恼，树立信心，并根据各自体质积极进行适当的体育锻炼。同时，应选用必要的药物，对症治疗。

过敏性鼻炎

鼻炎指的是鼻腔黏膜和黏膜下组织的炎症。表现为充血或水肿，患者经常会出现鼻塞，流清水涕，鼻痒，喉部不适，咳嗽等症状。鼻腔分泌的稀薄液体样物质称为鼻涕或者鼻腔分泌物，其作用是帮助清除灰尘，细菌以保持肺部的健康。通常情况下，混合细菌和灰尘后的鼻涕吸至咽喉并最终进入胃内，因其分泌量很少，一般不会引起人们的注意。当鼻内出现炎症时，鼻腔内可以分泌大量的鼻涕，并可以因感染而变成黄色，流经咽喉时可以引起咳嗽，鼻涕量十分多时还可以经前鼻孔流出。中医认为，引起过敏性鼻炎的原因有内外之分。内因主要是病人的脏腑功能失调，肺、脾、肾等脏器出现虚损。在此基础上，如果再加上感受风寒、邪气侵袭等外在因素就会发病。可采用按摩疗法，通过按摩鼻部、面部，以及耳部等有关穴位，促使改善鼻、面部、鼻甲部的血液循环，恢复鼻腔组织的生理功能。

按摩主穴

按揉迎香穴

【定位取穴】该穴位于面部，鼻翼外缘中点旁，当鼻唇沟中。取穴时一般采用正坐或仰卧姿势，眼睛正视，在鼻孔两旁五分的笑纹（微笑时鼻旁八字形的纹线）中取穴。

【功效】疏经通窍，解痉止痛。

【按摩方法】被按摩者仰卧，按摩者用双手拇指指腹轻轻按顺时针方向按揉迎香穴约 1 分钟，然后按逆时针方向按揉约 1 分钟，以局部出现酸、麻、胀感觉为佳。

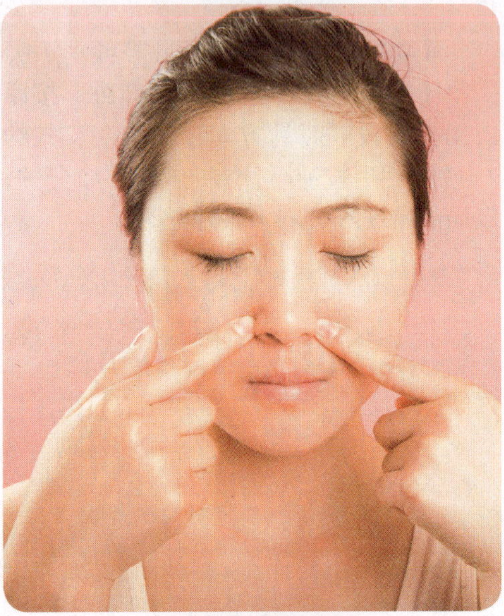

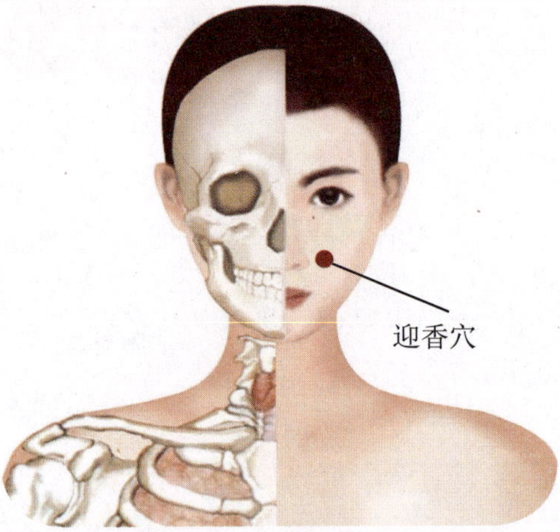

推抹印堂穴

【定位取穴】该穴位于前额部，当两眉头连线的中点处。取穴位时，患者可以采用正坐或仰靠、仰卧姿势，两眉头连线中点即是。

【功效】祛风通窍，安神定痛。

【按摩方法】被按摩者仰卧，按摩者用拇指从鼻子向额头方向推抹印堂穴约 2 分钟，以局部出现酸、麻、胀感觉为佳。

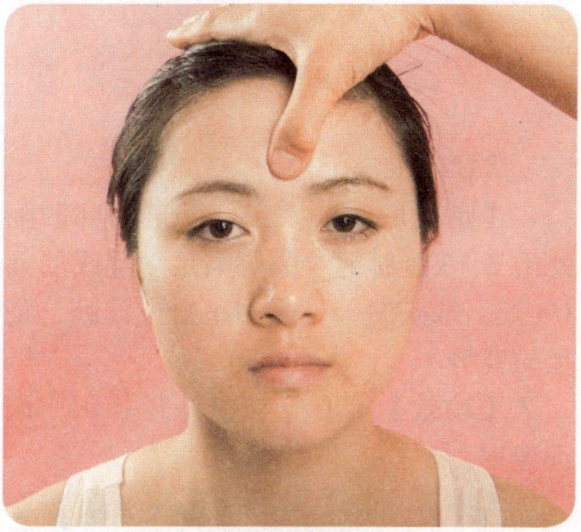

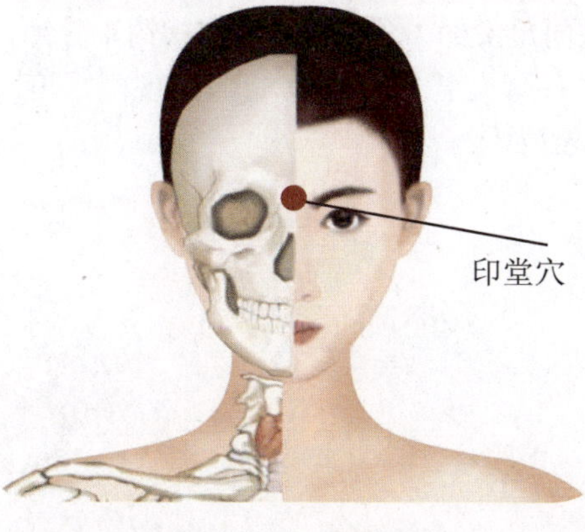

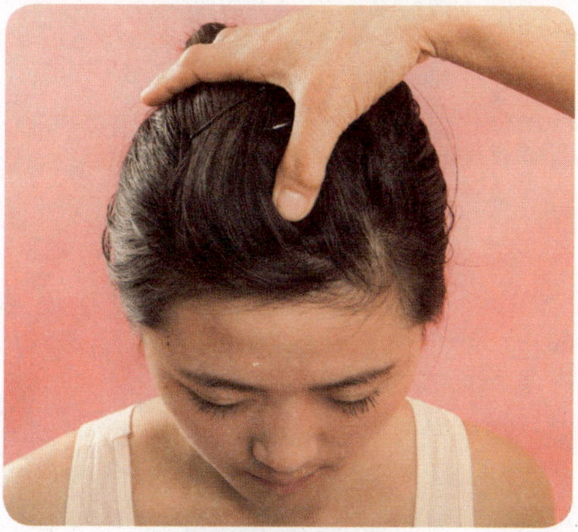

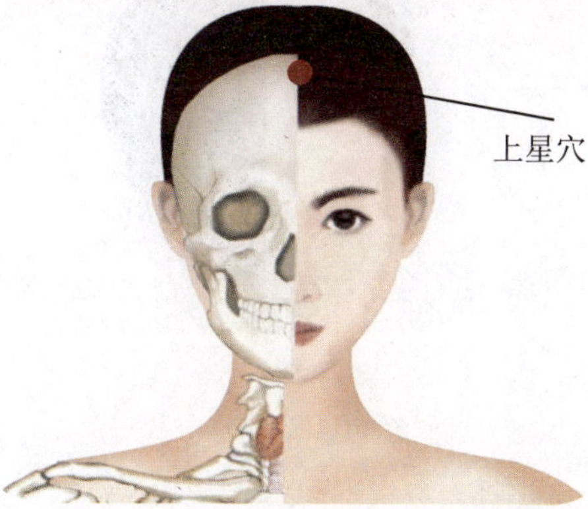

按揉上星穴

【定位取穴】该穴位于头部，当前发际正中直上 1 寸。

【功效】祛风通窍，安神定痛。

【按摩方法】被按摩者仰卧，按摩者用拇指按顺时针方向按揉上星穴约 2 分钟，然后按逆时针方向按揉约 2 分钟，以局部出现酸、麻、胀感觉为佳。

揉捏风池穴

【定位取穴】该穴位于项部，在枕骨之下，与风府穴相平，胸锁乳突肌与斜方肌上端之间的凹陷处。（或当后头骨下，两条大筋外缘陷窝中，相当于耳垂齐平。）

【功效】疏风清热，开窍镇痛。

【按摩方法】被按摩者取坐位，按摩者站在被按摩者背后，用拇指指腹或食指、中指两指并拢，用力环行揉按风池穴，同时头部尽力向后仰，以局部出现酸、沉、重、胀感为宜。每次按揉 10 分钟，早、晚各按揉一次。

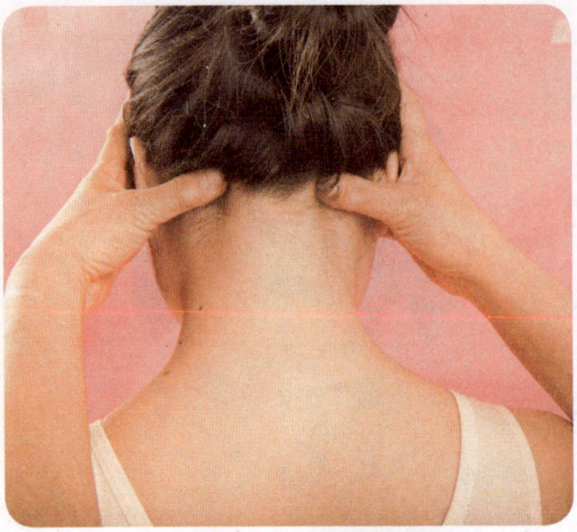

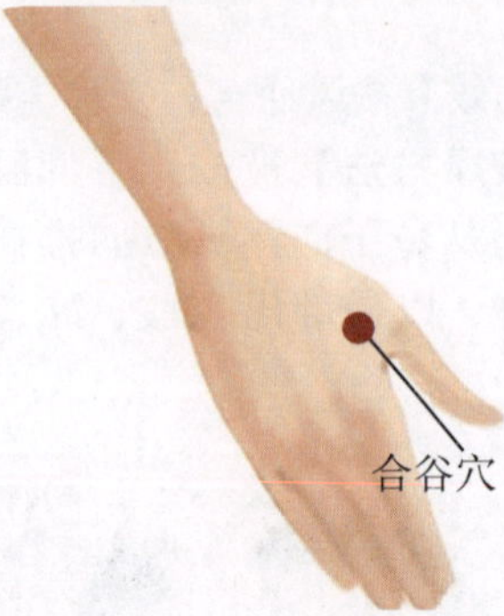

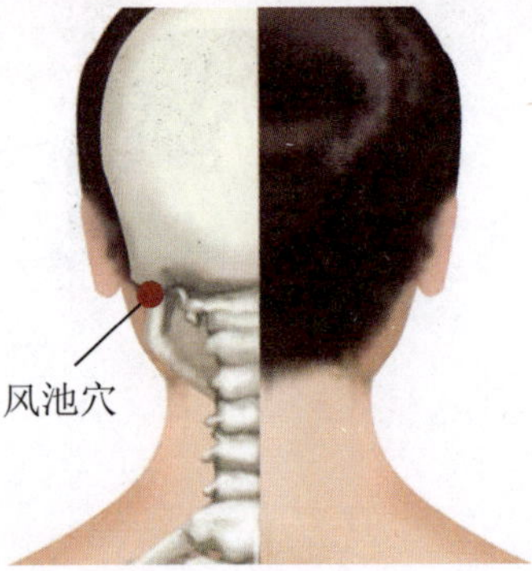

掐揉合谷穴

【定位取穴】该穴位于第1、第2掌骨间，当第2掌骨桡侧的中点处。取穴时，以一手的拇指掌面指关节横纹，放在另一手的拇、食指的指蹼缘上，屈指当拇指尖尽处为取穴部位。

【功效】疏风解表，开窍醒神。

【按摩方法】大拇指垂直往下按，做一紧一按一揉一松的按压，按压的力量要慢慢加强，频率约为每分钟30次，按压穴位时以出现酸、麻、胀感觉为佳。

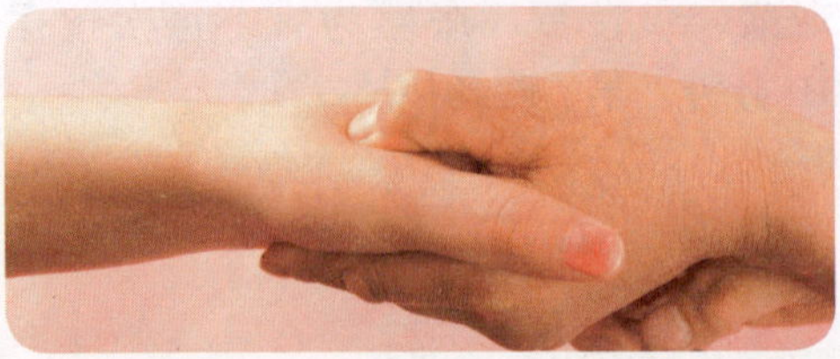

搓揉涌泉穴

【定位取穴】该穴位于足前部凹陷处第2、3趾趾缝纹头端与足跟连线的前1/3处。取穴时，可采用正坐或仰卧、跷足的姿势。

【功效】养心安神，补肾壮阳，调理脾胃。

【按摩方法】按摩者一手托着按摩者的脚，另一手拇指从足跟通过涌泉穴搓向足尖约1分钟，然后按揉约1分钟，左右脚交替进行，以局部出现酸、麻、胀感为佳。

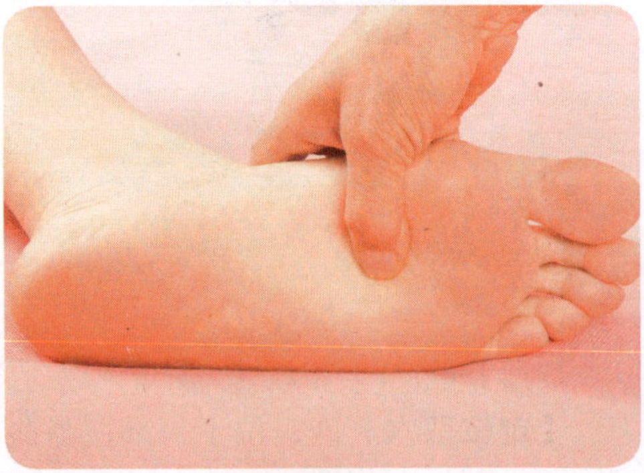

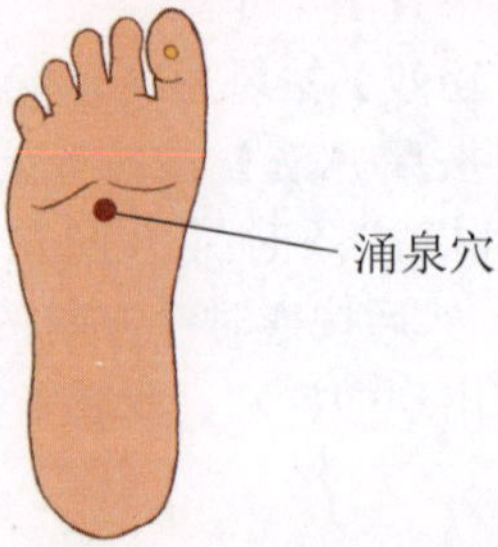

辅助穴位

头面部：攒竹、太阳
颈部：大椎
上肢：列缺、曲池
下肢：足三里、三阴交

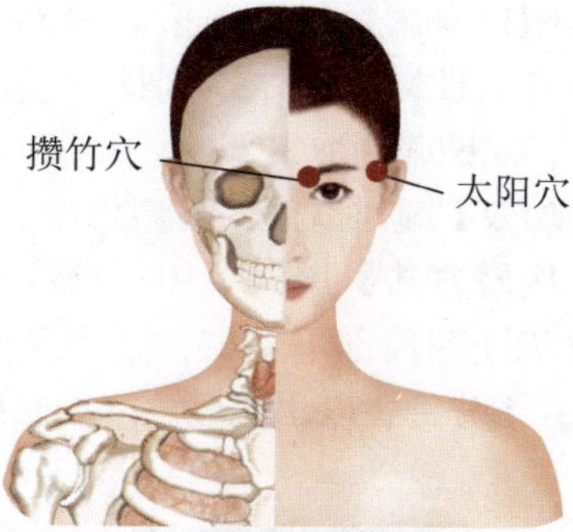

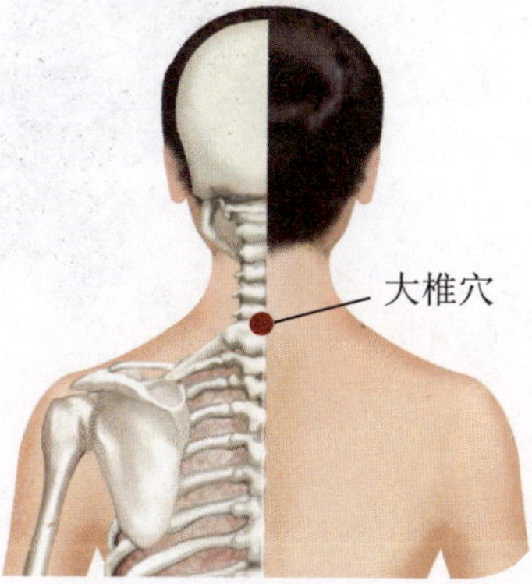

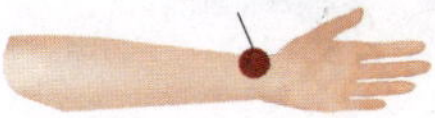

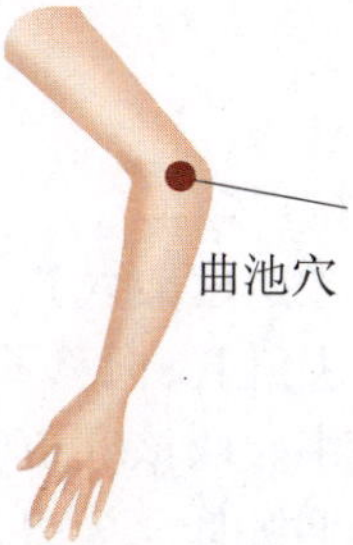

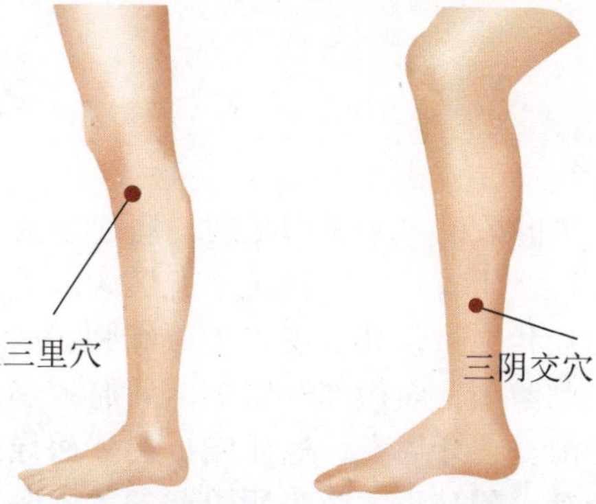

局部按摩

以两手食指同时按摩鼻孔两旁的迎香穴，持续 3 分钟，再以两手指由两眼内侧精明穴往迎香穴推压，来回摩擦生热，持续 30 次，简单易行，有助通畅鼻道，改善鼻黏膜循环与免疫力。

温馨小贴士

预防过敏性鼻炎，首先要清除过敏原，避免接触。室内进行一次大扫除，把灰尘扫尽。把枕芯、久未使用的被褥清洗干净，必要时被单被面枕芯都要用开水煮、太阳晒，不能拿出来就用。要避免接触各种过敏原，包括各类粉尘、花粉、蒲绒、荞麦皮枕芯、动物皮屑、禽类羽毛、各种烟尘、昆虫翎毛等。有过敏体质的人尽量不用化妆品，少用胶水，避开油漆，不进新装修的房屋。认真做到以上几点，就可以避免或减少发病。

牙痛

俗话说“牙痛不是病，痛起来要人命”。牙痛，是口腔科牙齿疾病最常见的症状之一，其表现为牙龈红肿、遇冷热刺激痛、面颊部肿胀等。牙痛大多由牙龈炎、牙周炎、蛀牙或折裂牙而导致牙髓（牙神经）感染所引起的。中医认为牙痛是由于外感风邪、胃火炽盛、肾虚火旺、虫蚀牙齿等原因所致。按摩相关穴位能够祛风泻火，通络止痛，从而改善症状。

按摩主穴

掐揉合谷穴

【定位取穴】该穴位于第1、第2掌骨间，当第2掌骨桡侧的中点处。取穴时，以一手的拇指掌面指关节横纹，放在另一手的拇、食指的指蹼缘上，屈指当拇指尖尽处为取穴部位。

【功效】镇静止痛，通经活络，清热解表。

【按摩方法】大拇指垂直往下按，做一紧一按一揉一松的按压，按压的力量要慢慢加强，频率约为每分钟30次左右，按压穴位时以出现酸、麻、胀感觉为佳。

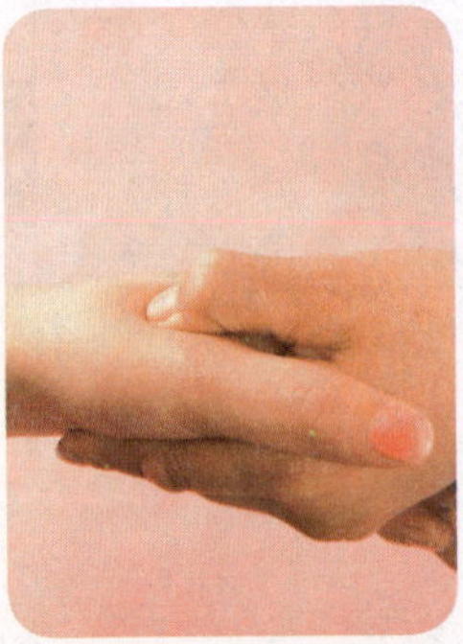

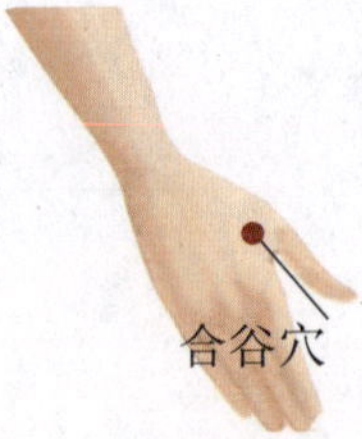

按揉下关穴

【定位取穴】该穴位于面部耳前方，当颧弓与下颌切迹所形成的凹陷中。取穴时，闭口，由耳屏向前摸有一高骨，其下方有一凹陷，若张口则该凹陷闭合和突起，此凹陷为取穴部位。

【功效】疏风清热，解痉止痛。

【按摩方法】用双手中指或食指指腹，放于同侧面部下关穴，适当用力按揉0.5 ~ 1分钟，以出现酸、麻、胀感觉为佳。

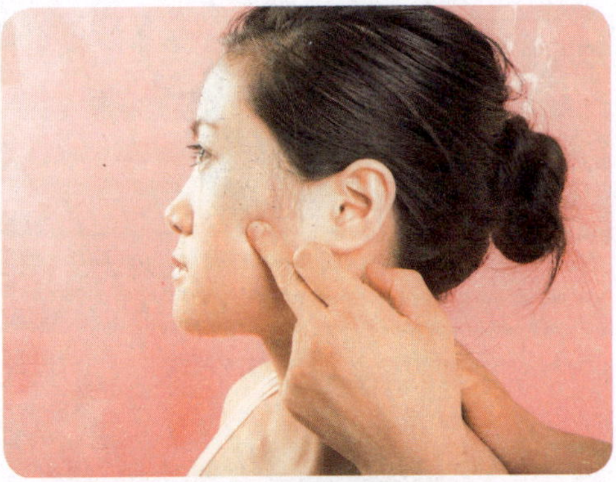

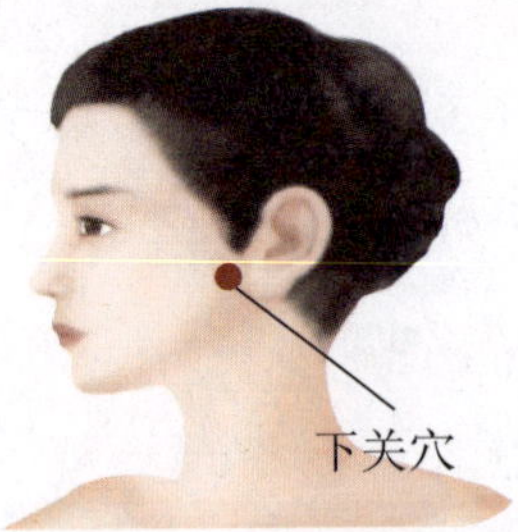

按揉颊车穴

【定位取穴】该穴位于头部侧面下颌骨边角上，向鼻子斜方向约1厘米处的凹陷中。取该穴道时一般让患者采用正坐或仰卧仰靠姿势，以方便实施者准确的找寻穴道。

【功效】解痉止痛，活血消肿。

【按摩方法】按摩者用双手拇指指腹，放于被按摩者同侧面部颊车穴，适当用力，由轻渐重按压 0.5 ~ 1 分钟，以出现酸、麻、胀感觉为佳。

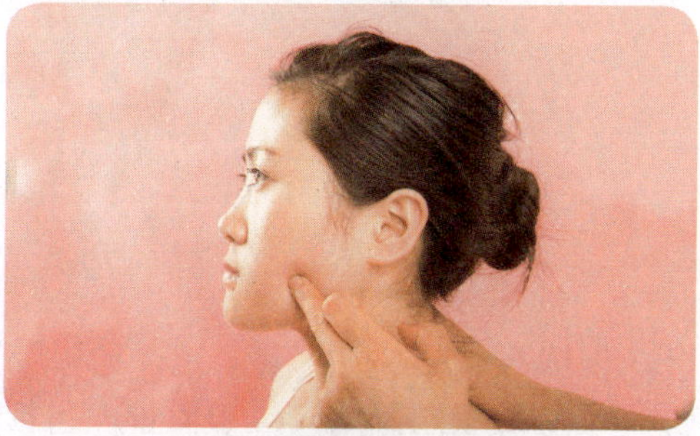

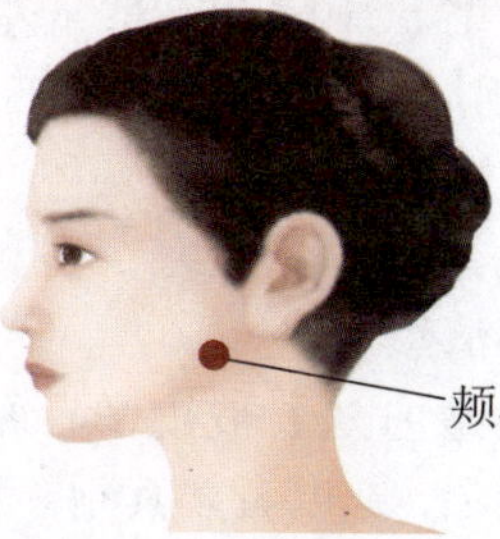

点揉阳溪穴

【定位取穴】该穴位于腕背横纹桡侧，手拇指向上翘时，当拇短伸肌腱与拇长伸肌腱之间的凹陷中。

【功效】通腑泄热，清热止痛。

【按摩方法】按摩者一手托着被按摩者腕部，用另一手点按阳溪穴 30 秒，随即按顺时针方向按揉约 1 分钟，然后按逆时针方向按揉约 1 分钟，以局部出现酸、麻、胀感觉为佳。

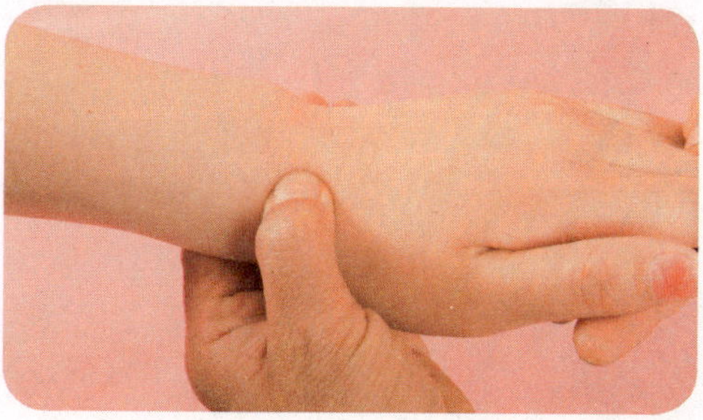

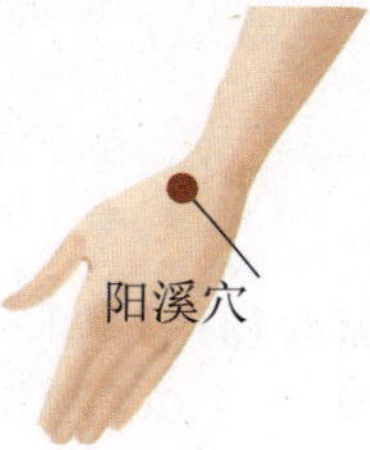

按揉曲池穴

【定位取穴】该穴位于肘横纹外侧端，屈肘时当尺泽与肱骨外上髁连线中点。取穴时，仰掌屈肘成 45°，肘关节桡侧，肘横纹头为取穴部位。

【功效】疏风清热。

【按摩方法】按摩者一手托着按摩者的手臂，另一手拇指按顺时针方向按揉曲池穴约 2 分钟，然后按逆时针方向按揉约 2 分钟，左右手交替进行，以局部出现酸、麻、胀感为佳。

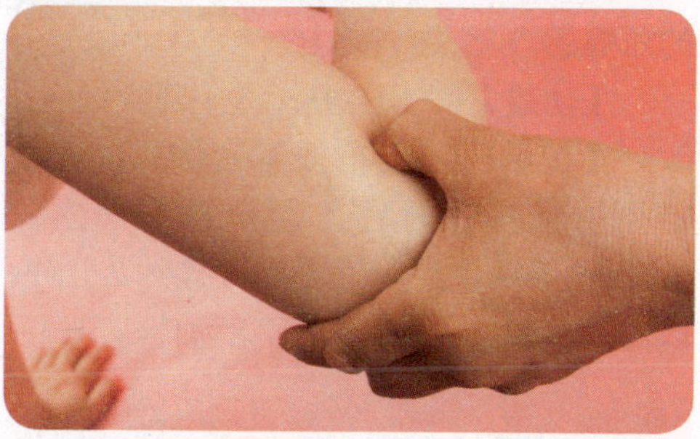

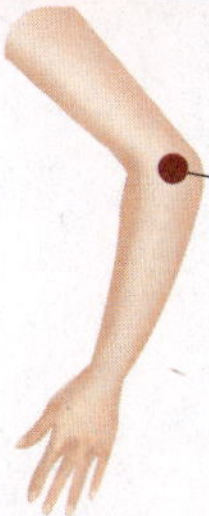

局部按摩

揉按面颊部：用双手掌掌心，分别放在同侧面颊部，适当用力揉按 0.5 ~ 1 分钟，以面颊部发热为佳。功效：活络散寒，缓痉止痛。

产后腰腹痛

产后腰腹痛指产妇分娩后出现的小腹和腰骶部疼痛，又叫作“儿枕痛”。其主要表现为分娩之后小腹或下腰部隐隐作痛，时痛时好，恶露不尽，严重的女性小腹疼痛剧烈，受凉后加重。按摩法对于气血不通、肾气不足、湿寒侵袭、过度劳累等原因造成的产后腰腹痛有较好的疗效。

按摩主穴

按揉命门穴

【定位取穴】该穴位于腰部，当后正中线上，第2腰椎棘突下凹陷处。取穴时采用俯卧的姿势，指压时，有强烈的压痛感。

【功效】固本温中，滋阴降火。

【按摩方法】被按摩者俯卧，按摩者用拇指按顺时针方向按揉命门穴约2分钟，然后按逆时针方向按揉约2分钟，以局部出现酸、麻、胀感觉为佳。

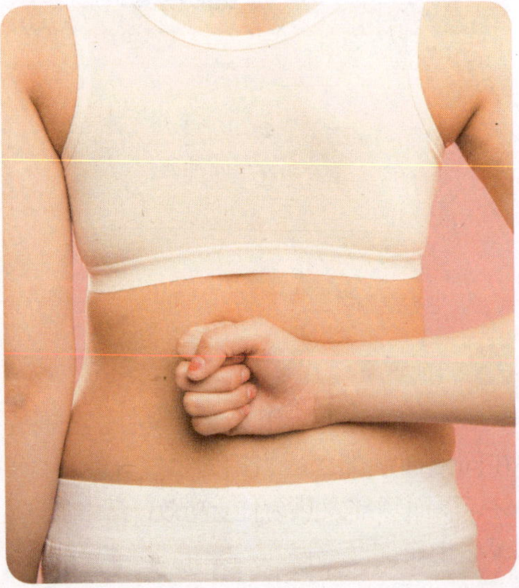

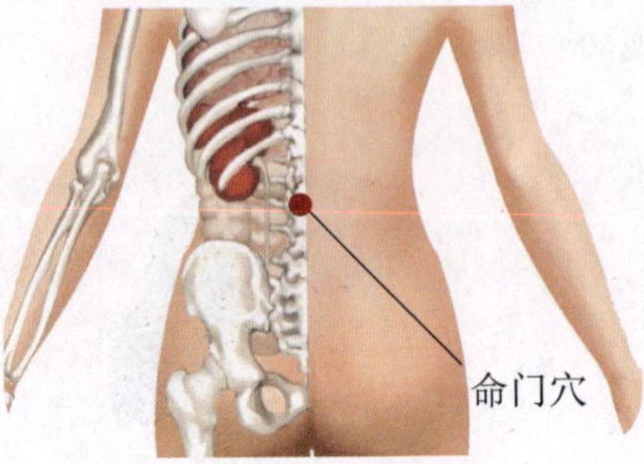

推擦八髎穴

【定位取穴】该穴位于骶椎。包括上髎、次髎、中髎和下髎，左右共八个穴位，分别在第一、二、三、四骶后孔中，合称“八髎”。

【功效】温经散寒，调和气血，补益下焦，清热利湿。

【按摩方法】被按摩者屈肘前俯，坐在矮凳上，按摩者立其侧，手掌伸直，用掌面着力，紧贴骶部两侧皮肤，自上向下连续不断地直线往返摩擦5 ~ 10分钟。

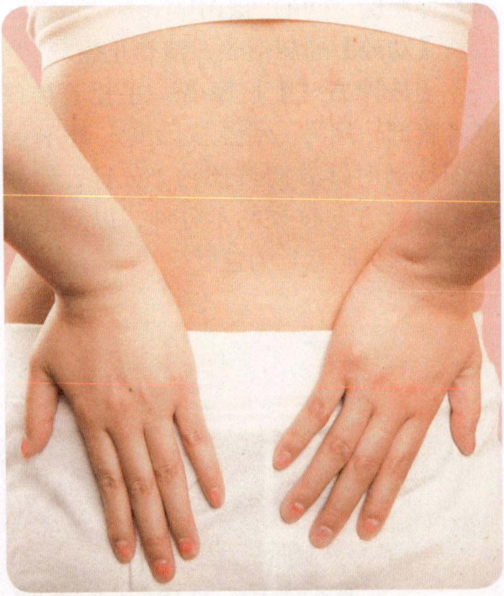

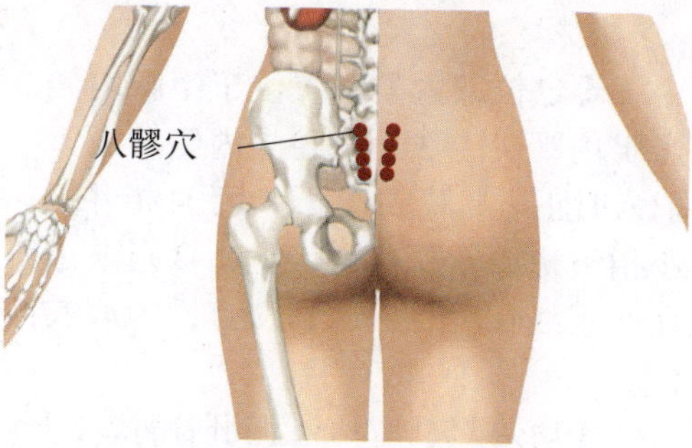

按揉气海穴

【定位取穴】该穴位于下腹部，前正中线上，当脐中下 1.5 寸。取穴时，可采用仰卧的姿势，直线连结肚脐与耻骨上方，将其分为十等分，从肚脐 3/10 的位置，即为此穴。

【功效】温阳益气，扶正固本，培元补虚。

【按摩方法】被按摩者仰卧，按摩者用拇指指腹按压气海穴约 30 秒，然后按顺时针方向按揉约 2 分钟，以局部出现酸、麻、胀感觉为佳。

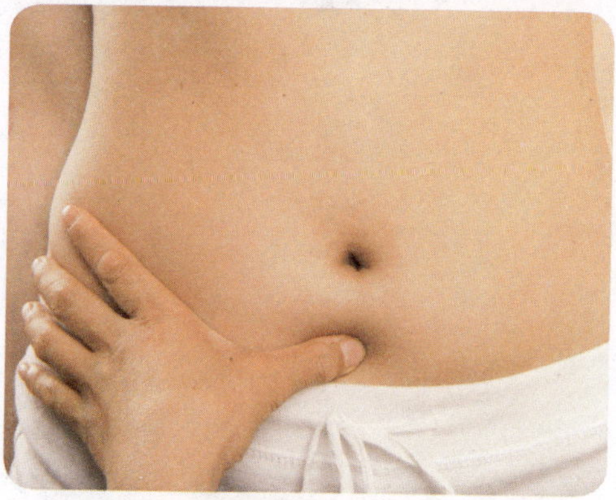

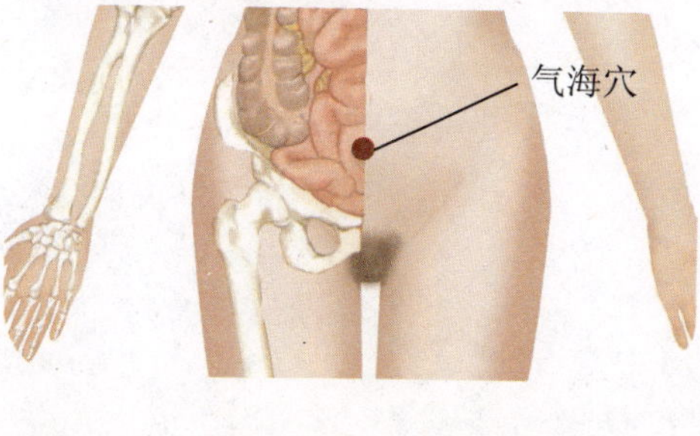

点按关元穴

【定位取穴】该穴位于脐中下 3 寸，腹中线上，仰卧取穴。

【功效】培根固元，培肾壮阳。

【按摩方法】被按摩者仰卧，按摩者用拇指指腹轻轻点按关元穴约 2 分钟，以局部出现酸、麻、胀感觉为佳。

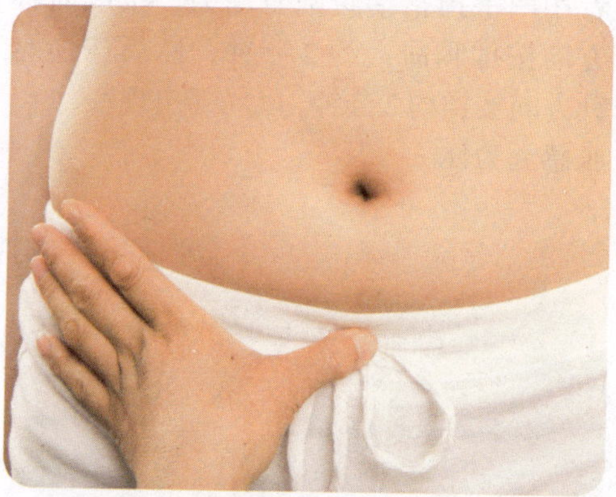

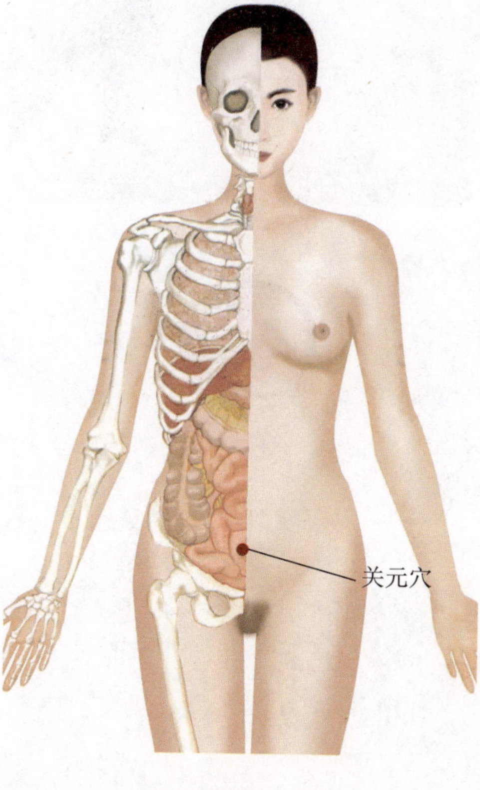

按揉膈俞穴

【定位取穴】 该穴位于背部，当第 7 胸椎棘突下，旁开 1.5 寸。由平双肩胛骨下角之椎骨 (第 7 胸椎)，其棘突下缘旁开约 2 横指 (食、中指) 处为取穴部位。

【功效】 和血止痒。

【按摩方法】 被按摩者俯卧，按摩者用两手拇指指腹同时用力，按顺时针方向按揉膈俞穴约 2 分钟，然后按逆时针方向按揉约 2 分钟，以局部出现酸、麻、胀感觉为佳。

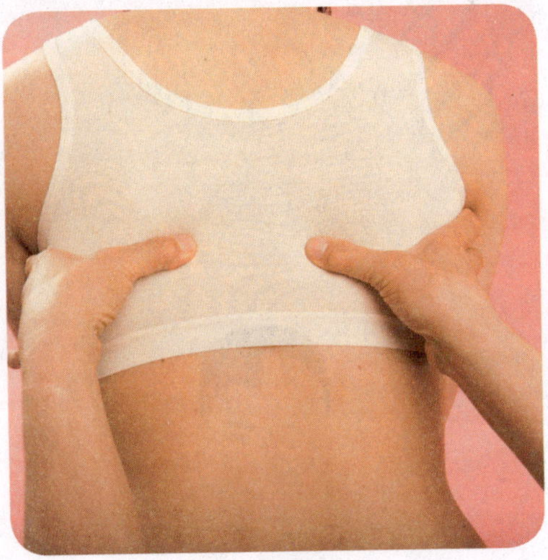

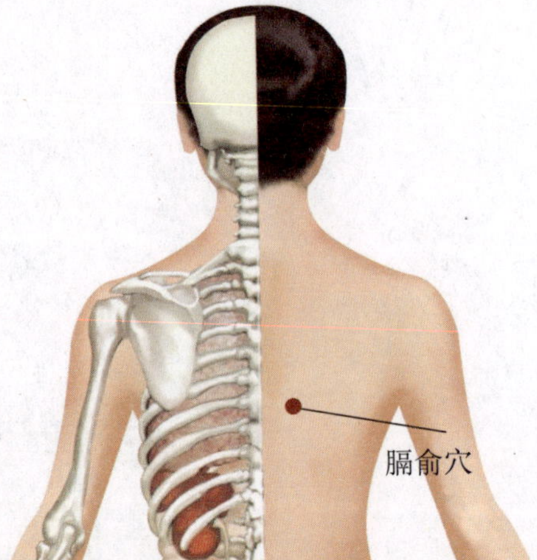

按揉三阴交穴

【定位取穴】 该穴位于小腿内侧，当足内踝尖上 3 寸，胫骨内侧缘后方。取穴时正坐屈膝成直角，以手 4 指并拢，小指下边缘紧靠内踝尖上，食指上缘所在水平线在胫骨后缘的交点，为取穴部位。

【功效】 健脾益血，调肝补肾，安神。

【按摩方法】 被按摩者仰卧，按摩者用拇指按顺时针方向按揉三阴交穴约 2 分钟，然后按逆时针方向按揉约 2 分钟，以局部出现酸、麻、胀感觉为佳。

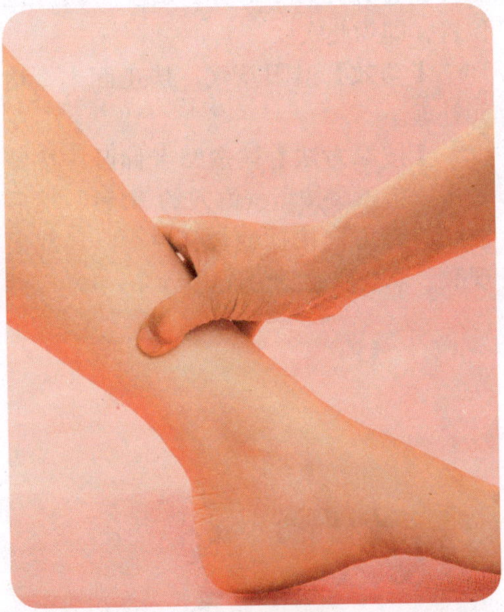

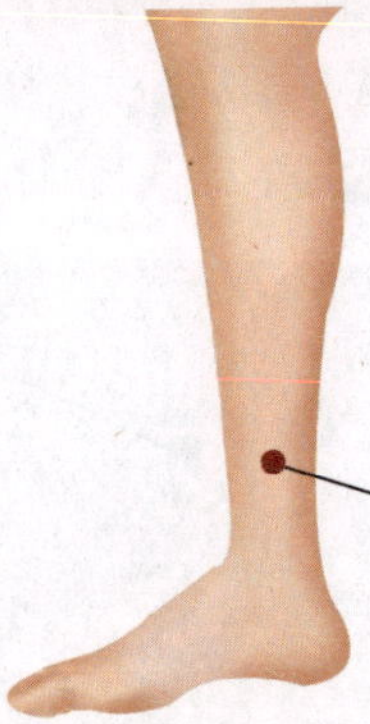

辅助穴位

腰背部：脾俞
上肢：合谷
下肢：地机、足三里

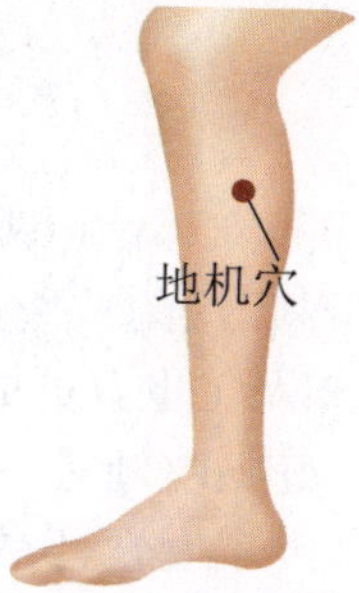

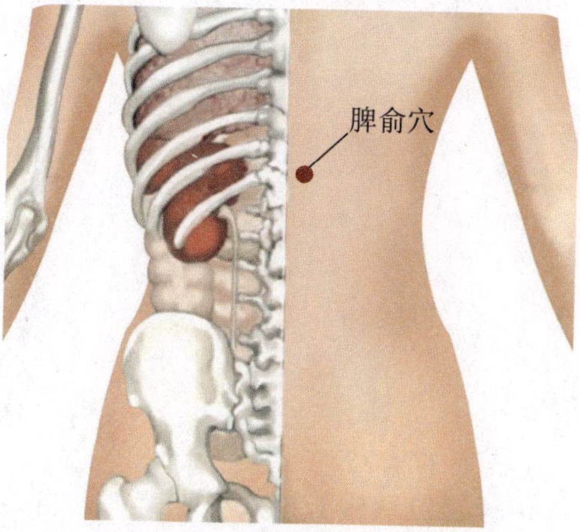

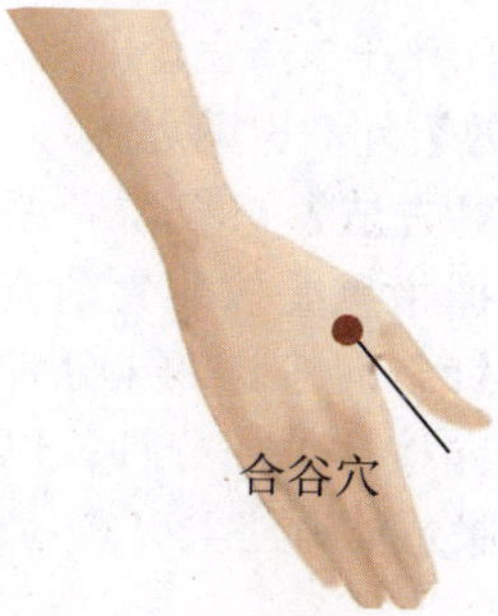

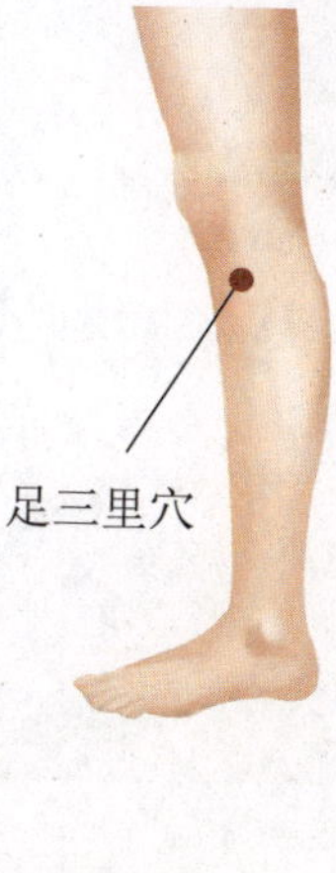

局部按摩

按摩小腹：按摩时用手掌轻轻按摩小腹部，再用手掌由上向下推揉小腹，反复进行5遍。

搓腰骶部：被按摩者俯卧，按摩者用掌根从上向下搓腰部正中和两侧肌肉，直到尾骨处，持续5分钟，以发热感向小腹发散为宜。

团摩脐周：右手掌心叠放在左手背上，将左手掌心放在肚脐下，适当用力顺时针绕脐团摩腹部0.5～1分钟，以腹部发热为佳。

温馨小贴士

产后腰腹痛饮食自疗法：母鸡一只，桑枝30克，共煮，吃鸡喝汤。产后不能吃生冷食品包括水果、饮料，2周内更应该注意。

灸神阙穴治产后腰腹痛：女子仰卧，按摩者用点燃的艾条对准肚脐眼，距以被按摩者能感到温热为合适，持续2～3分钟；或在肚脐眼上放一片厚3毫米的生姜片，然后再灸。

孕吐

孕吐是早孕反应的一种。妊娠以后，大约从第5周开始（也有更早些开始的）会发生孕吐。妊娠呕吐是一种正常的生理现象，它是由于女性怀孕后胃酸和消化酶的减少，使胃肠道正常的消化功能受到严重的影响，从而产生头晕、恶心、呕吐、食欲缺乏等妊娠反应。通常情况下，不剧烈的妊娠呕吐并不会给孕妇的身体健康造成影响，但为了避免给孕期女性造成不便，还是应当采取一些必要的按摩方法来缓解呕吐症状。调胃行气、降逆止呕，可改善妊娠期恶心呕吐、无法进食、神疲头晕等不适，还具有安胎的作用。

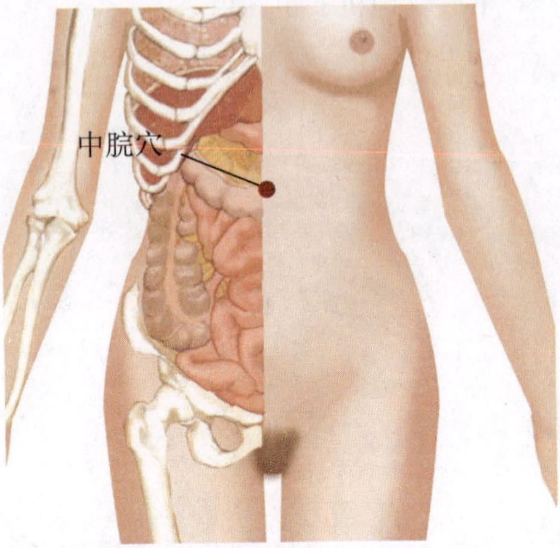

按摩主穴

按揉中脘穴

【定位取穴】该穴位于上腹部，前正中线上，当脐中上4寸。取穴时，可采用仰卧位，脐中与胸剑联合部（心窝上边）的中点为取穴部位。

【功效】和胃健脾。

【按摩方法】被按摩者仰卧，按摩者用拇指指腹按压中脘穴约30秒，然后按顺时针方向按揉约2分钟，以局部出现酸、麻、胀感觉为佳。

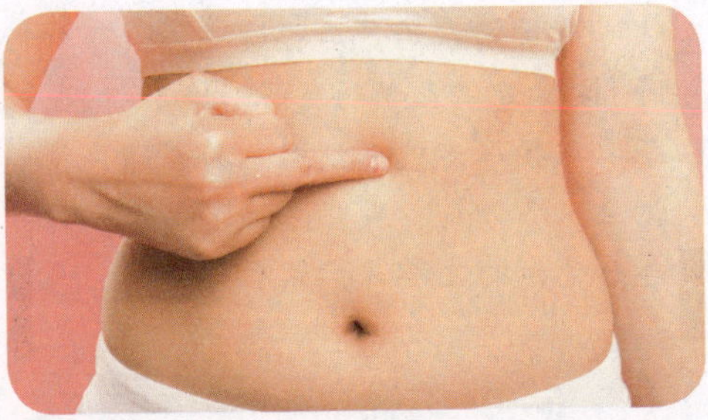

按揉胃俞穴

【定位取穴】该穴位于背部，当第12胸椎棘突下，旁开1.5寸。取穴时，可采用俯卧的取穴姿势，当第12胸椎棘突下，左右旁开2指宽处即是。

【功效】外散胃腑之热。

【按摩方法】被按摩者俯卧，按摩者用双手拇指重叠按压胃俞穴1分钟，再按顺时针方向按揉约1分钟，然后按逆时针方向按揉约1分钟，以局部出现酸、麻、胀感觉为佳。

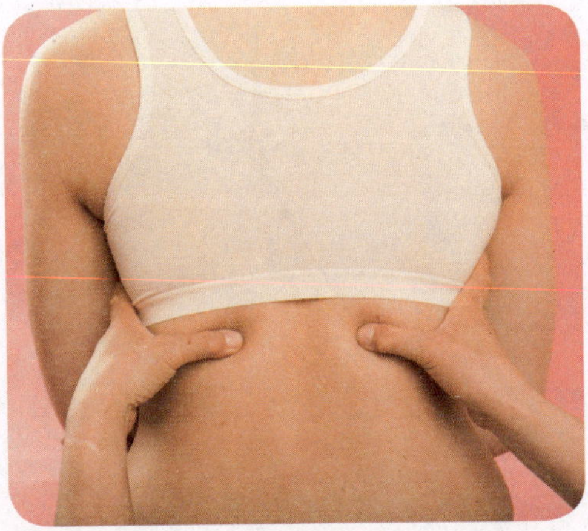

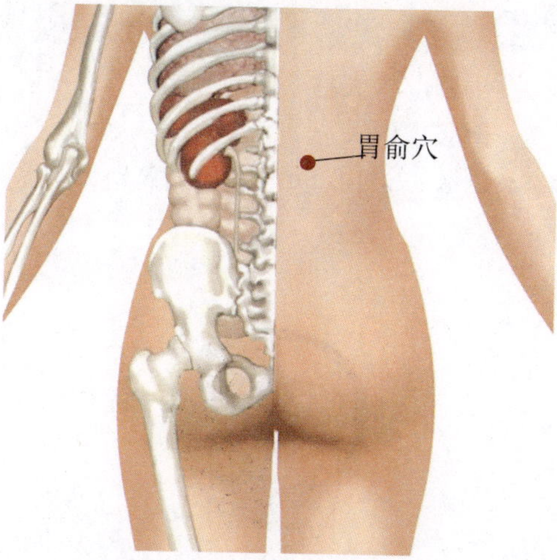

按揉肝俞穴

【定位取穴】该穴位于背部，当第9胸椎棘突下，旁开1.5寸。由平双肩胛骨下角之椎骨(第7胸椎)，往下推2个椎骨，即第9胸椎棘突下缘，旁开约2横指(食、中指)处为取穴部位。

【功效】疏肝养血，养肝明目。治疗肝功能异常、肝肿大、厌食油腻等。

【按摩方法】被按摩者俯卧，按摩者站于一旁，用两手拇指指腹按顺时针方向按揉肝俞穴约2分钟，然后按逆时针方向按揉约2分钟，以局部出现酸、麻、胀感觉为佳。

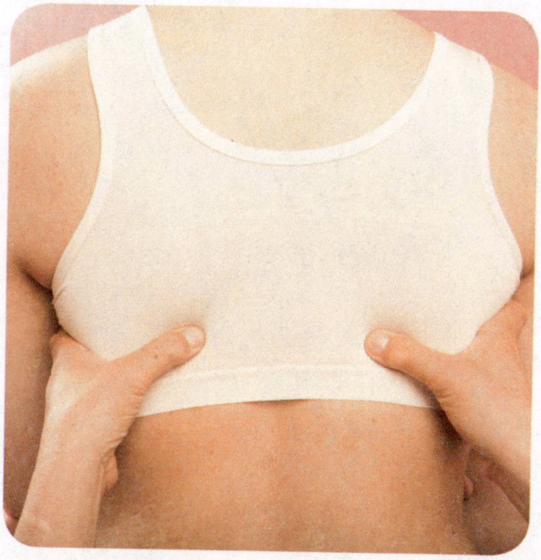

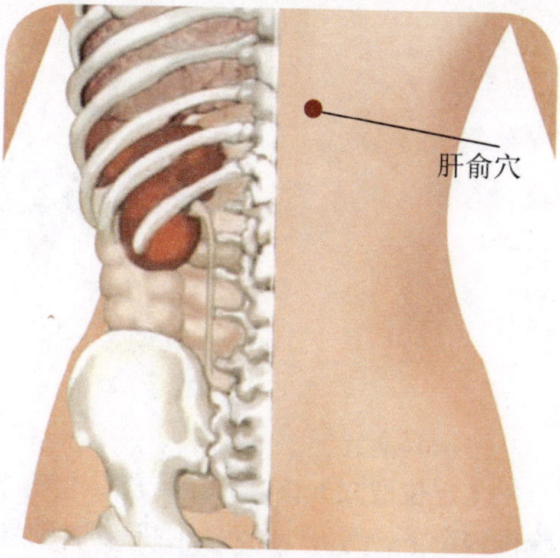

按揉脾俞穴

【定位取穴】该穴位于背部，当第11胸椎棘突下，旁开1.5寸。与肚脐中相对应处即为第2腰椎，由第2腰椎往上摸3个椎体，即为第11胸椎，其棘突下缘旁开约2横指(食、中指)处为取穴部位。

【功效】健脾和胃，利湿升清。治疗食欲不振、腹胀、腹泻、黄疸等。

【按摩方法】被按摩者俯卧，按摩者用两手拇指按在脾俞穴上，其余四指附着在肋骨上，按揉约2分钟；或捏空拳揉擦脾俞穴30～50次，擦至局部有热感为佳。

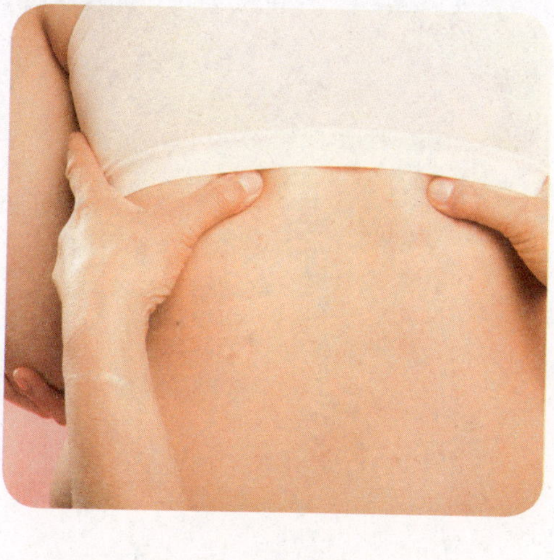

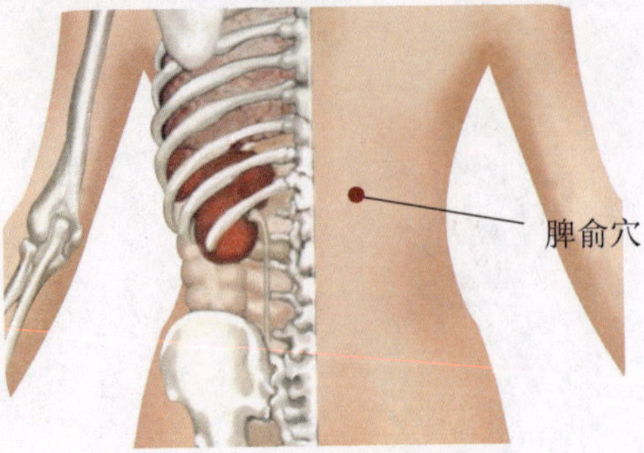

按揉膈俞穴

【定位取穴】该穴位于背部，当第7胸椎棘突下，旁开1.5寸。由平双肩胛骨下角之椎骨(第7胸椎)，其棘突下缘旁开约2横指(食、中指)处为取穴部位。

【功效】和血止痒。

【按摩方法】被按摩者俯卧，按摩者用两手拇指指腹同时用力，按顺时针方向按揉膈俞穴约2分钟，然后按逆时针方向按揉约2分钟，以局部出现酸、麻、胀感觉为佳。

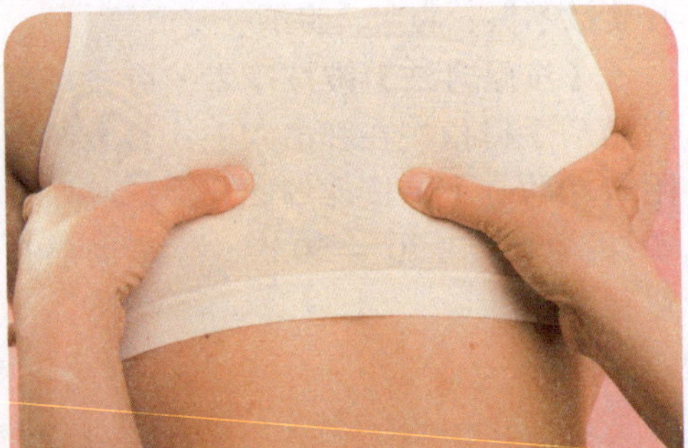

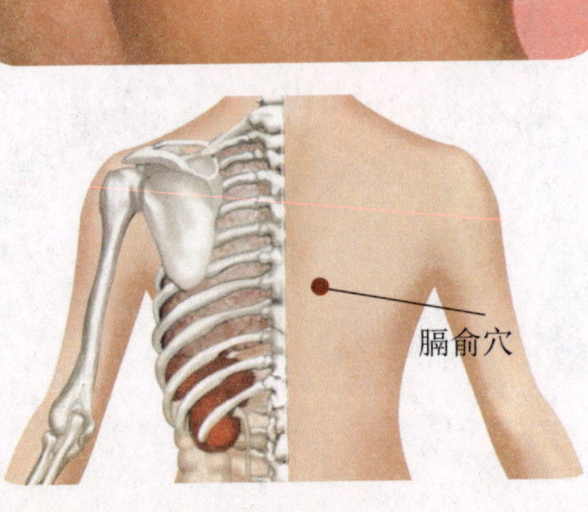

辅助穴位

头颈部：天柱

上肢：内关

下肢：梁丘、足三里

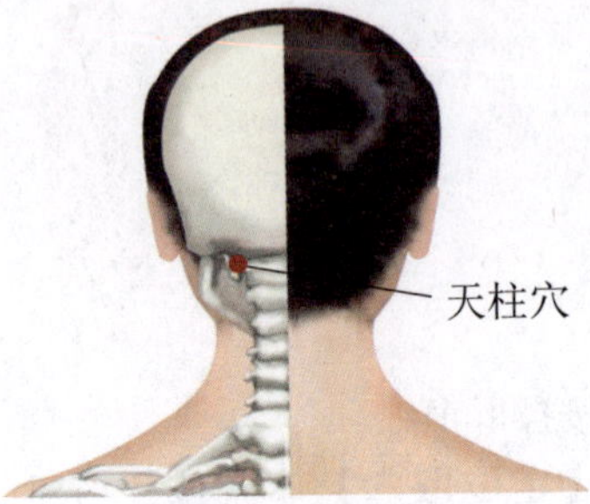

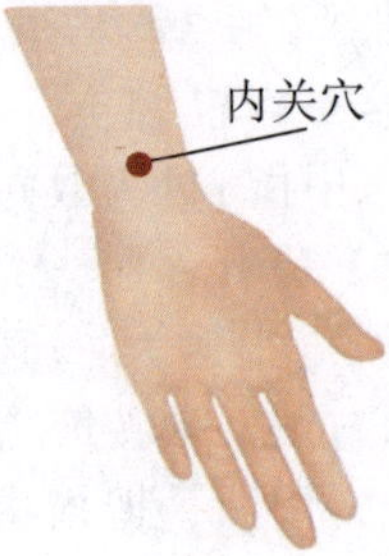

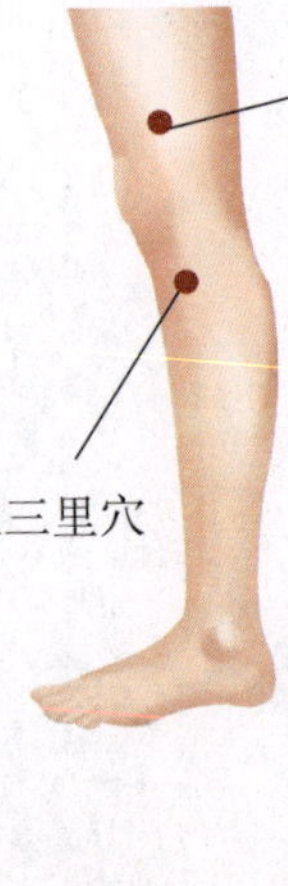

第三章

手到痛自消，舒筋活络筋骨通

颈椎病

颈椎病又称颈椎综合征，是由于颈部长期劳损，颈椎及其周围软组织发生病理改变或骨质增生等，导致颈神经根、颈部脊髓、椎动脉及交感神经受到压迫或刺激而引起的一组复杂的症候群。一般出现颈僵，活动受限，一侧或两侧颈、肩、臂出现放射性疼痛，头痛头晕，肩、臂、指麻木，胸闷心悸等症状。多由外感风寒湿邪，致督脉受损，气血滞涩，经络闭阴，或气血不足所致，另外各种慢性损伤也会造成颈椎及其周围不同程度损伤。推拿按摩是治疗颈椎病的一种常用方法，通过推拿按摩可缓解局部肌肉痉挛，改善局部血液循环，加强颈部肌肉的力量，增加颈椎的稳定性，达到解除症状的目的，它适用于大多数的颈椎病患者。

按摩主穴

揉捏风池穴

【定位取穴】该穴位于项部，在枕骨之下，与风府穴相平，胸锁乳突肌与斜方肌上端之间的凹陷处。（或当后头骨下，两条大筋外缘陷窝中，相当于耳垂齐平。）

【功效】通经活络，止痛。

【按摩方法】被按摩者取坐位，按摩者站在被按摩者背后，用拇指指腹或食指、中指两指并拢，用力环行揉按风池穴，同时头部尽力向后仰，以局部出现酸、沉、重、胀感为宜。每次按揉10分钟，早、晚各按揉一次。

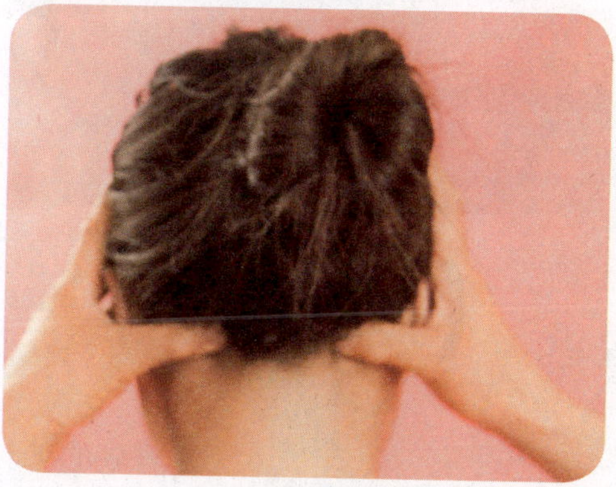

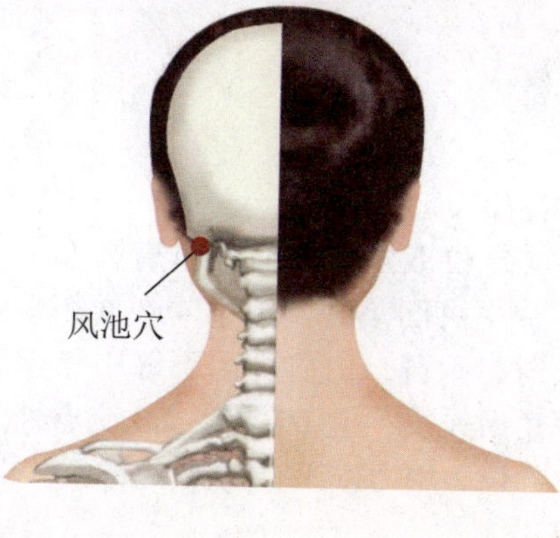

按揉肩井穴

【定位取穴】该穴位于大椎穴与肩峰连线中点，肩部最高处。取穴时一般采用正坐、俯伏或者俯卧的姿势，此穴位于肩上，前直乳中，当大椎与肩峰端连线的中点，即乳头正上方与肩线交接处。

【功效】祛风清热，活络消肿。

【按摩方法】被按摩者取坐位，按摩者用双手拇指按压肩井穴大约1分钟，然后按揉约2分钟，以局部出现酸、麻、胀感觉为佳。

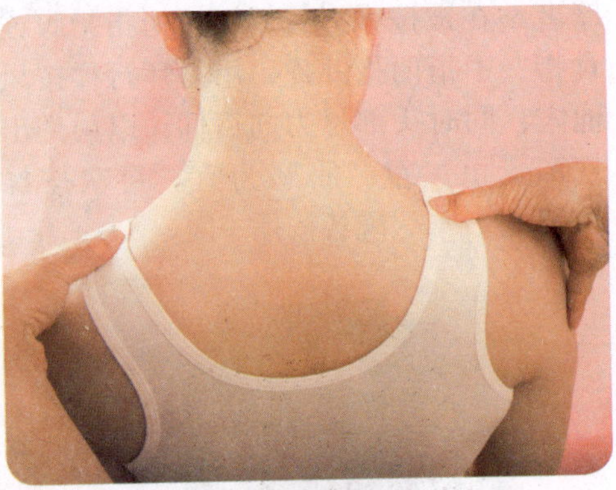

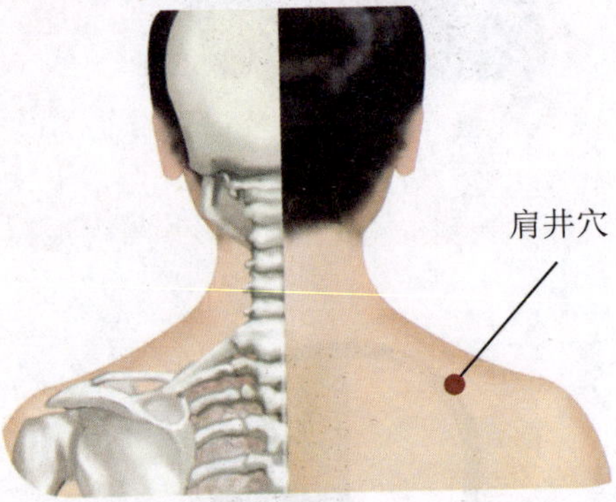

按揉天宗穴

【定位取穴】该穴位于肩胛部，当冈下窝中央凹陷处，与第4胸椎相平。取穴时，垂臂，由肩胛冈下缘中点至肩胛下角做连线，上1/3与下2/3交点处为取穴部位，用力按压有明显酸痛感。

【功效】升发阳气。

【按摩方法】被按摩者取坐位或俯卧，按摩者用两手拇指指腹按顺时针方向按揉天宗穴约1分钟，然后按逆时针方向按揉约1分钟，以局部出现酸、麻、胀感觉为佳。

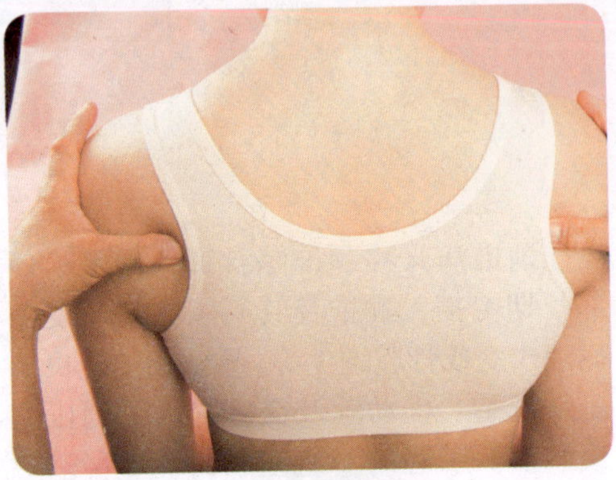

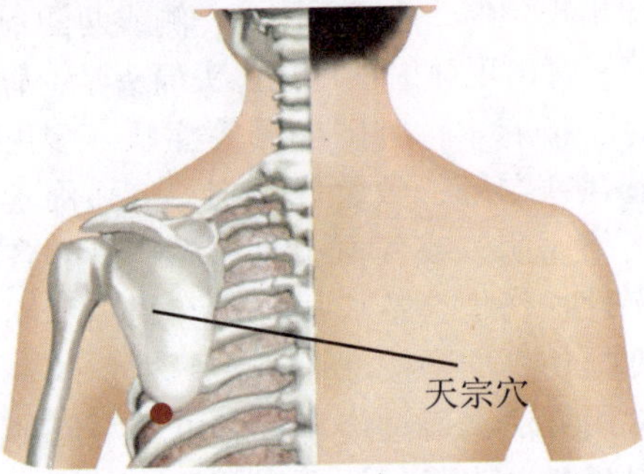

按揉曲池穴

【定位取穴】该穴位于肘横纹外侧端，屈肘时当尺泽与肱骨外上髁连线中点。取穴时，仰掌屈肘成45°，肘关节桡侧，肘横纹头为取穴部位。

【功效】疏风清热。

【按摩方法】按摩者一手托着被按摩者的手臂，另一手拇指按顺时针方向按揉曲池穴约2分钟，然后按逆时针方向按揉约2分钟，左右手交替进行，以局部出现酸、麻、胀感为佳。

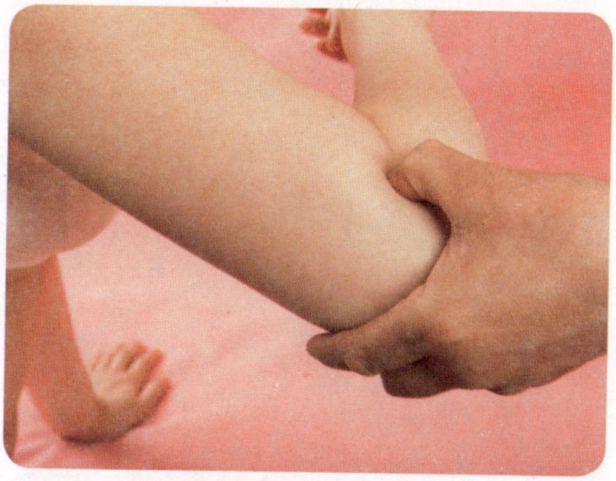

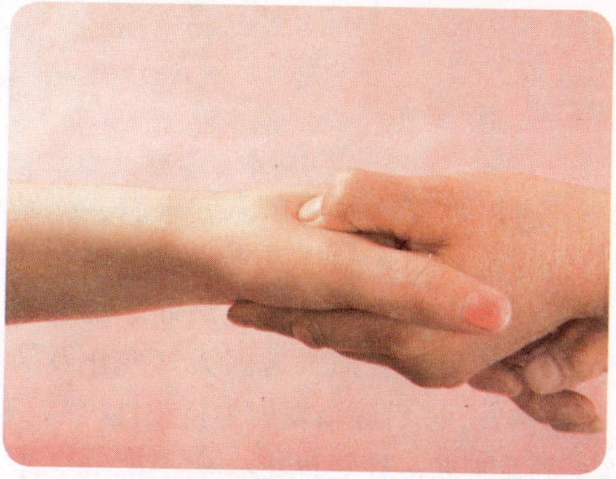

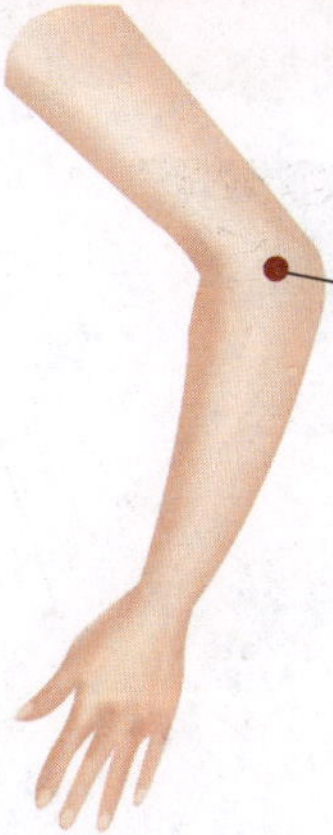

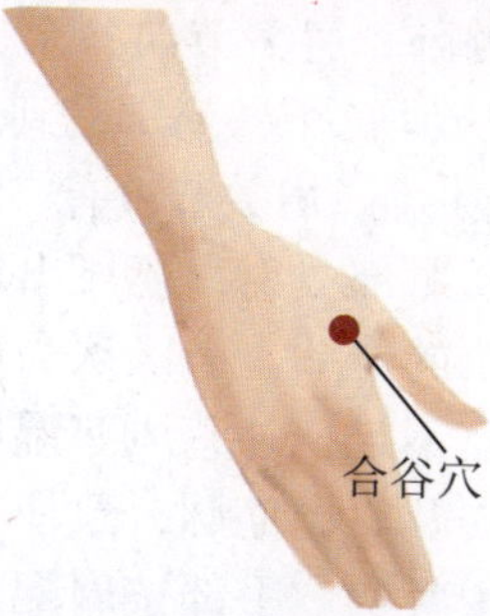

掐揉合谷穴

【定位取穴】该穴位于第1、第2掌骨间，当第2掌骨桡侧的中点处。取穴时，以一手的拇指掌面指关节横纹，放在另一手的拇、食指的指蹼缘上，屈指当拇指尖尽处为取穴部位。

【功效】镇静止痛，通经活络，清热解表。

【按摩方法】大拇指垂直往下按，做一紧一按一揉一松的按压，按压的力量要慢慢加强，频率为每分钟30次左右，按压穴位时以出现酸、麻、胀感觉为佳。

局部按摩

按摩治疗颈椎病两足分开同肩宽站立，一手叉腰，头稍后仰使颈部肌肉放松，另一手四指放在颈部，从下向上再从上向下按摩肌肉。两手交替，反复10次。

温馨小贴士

1. 颈椎病的按摩治疗要根据病情选择适宜的按摩手法，不当的手法操作可能会带来极大的危害性。

2. 按摩手法刺激量的大小因人而异，并非越大越好。因为颈椎病患者大多数为中老年人，体质较弱。在手法治疗时，应注意性别、年龄差异。如男性体强力大，耐受力较强，手法宜稍重；女性体质弱，耐受力较差，手法宜稍轻；老年人气血虚弱，肌肉无力，血管硬化，多骨质疏松，手法宜柔和、轻巧、准确，力到患部即可；年轻人则血旺气足，手法宜沉稳、准确，力到患部深处。

肩周炎

肩周炎又称漏肩风、五十肩、冻结肩，简称肩周炎，是以肩关节疼痛和活动不便为主要症状的常见病症。早期肩关节呈阵发性疼痛，常因天气变化及劳累而诱发，以后逐渐发展为持续性疼痛，并逐渐加重，昼轻夜重，夜不能寐，不能向患侧侧卧，肩关节向各个方向的主动和被动活动均受限。肩部受到牵拉时，可引起剧烈疼痛。肩关节可有广泛压痛，并向颈部及肘部放射，还可出现不同程度的三角肌的萎缩。中医认为肩周炎之发病与气血不足，外感风寒湿及闪挫劳伤有关，伤及肩周筋脉，致使气血不通而痛，遂生骨痹。手部按摩配合肩关节功能锻炼治疗肩关节周围炎疗效显著。手部按摩可改善患部的血液循环，加速渗出物的吸收，起到通络止痛的作用；功能锻炼可以松解粘连，滑利关节，以促进肩关节功能的恢复，两者相得益彰。

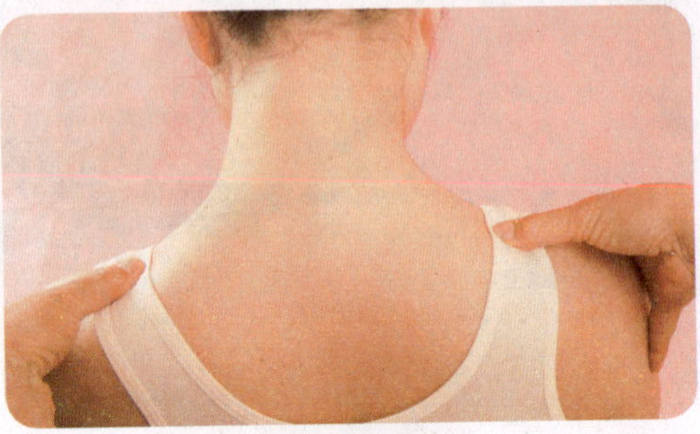

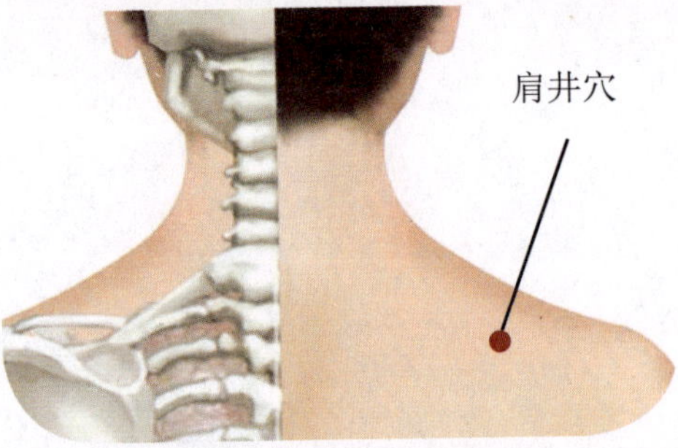

按摩主穴

按揉肩井穴

【定位取穴】该穴位于大椎穴与肩峰连线中点，肩部最高处。取穴时一般采用正坐、俯伏或者俯卧的姿势，此穴位于肩上，前直乳中，当大椎与肩峰端连线的中点，即乳头正上方与肩线交接处。

【功效】祛风清热，活络消肿。

【按摩方法】被按摩者取坐位，按摩者用双手拇指按压肩井穴大约1分钟，然后按揉约2分钟，以局部出现酸、麻、胀感觉为佳。

按揉肩贞穴

【定位取穴】该穴位于肩关节后下方，臂内收时，腋后纹头上1寸（指寸）。取穴时，正坐垂肩位，在肩关节后下方，当上臂内收时，当腋后纹头直上1寸处取穴。

【功效】散热，通经络。

【按摩方法】被按摩者取坐位，按摩者用双手拇指按压肩井穴大约1分钟，然后按揉约2分钟，以局部出现酸、麻、胀感觉为佳。

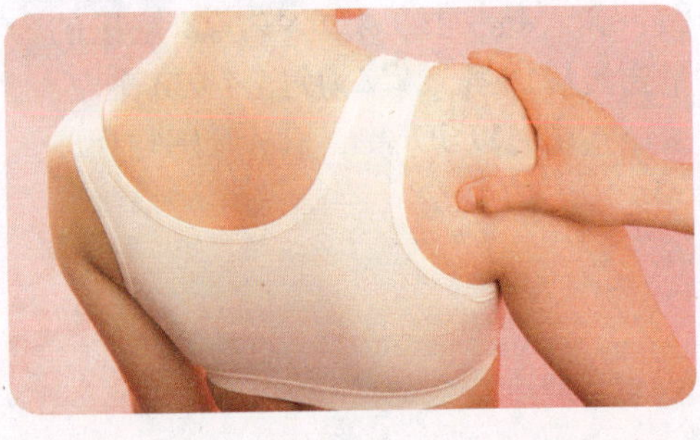

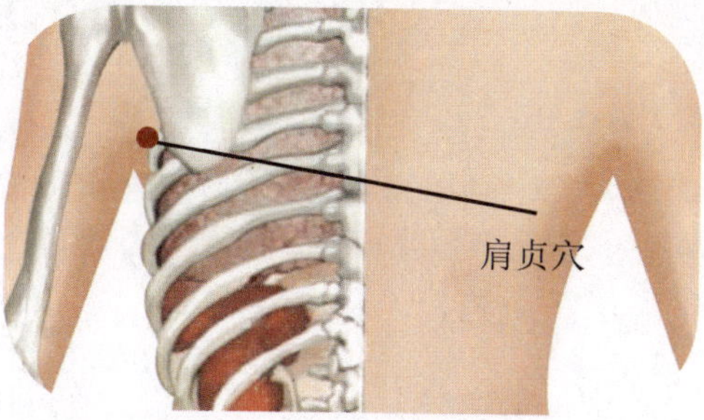

按揉肩髃穴

【定位取穴】该穴位于肩峰端下缘，当肩峰与肱骨大结节之间，三角肌上部中央。臂外展或平举时，肩部出现两个凹陷，前面一个凹窝中即为本穴。

【功效】通经活络，疏散风热。

【按摩方法】被按摩者取坐位，按摩者用拇指按顺时针方向按揉肩髃穴约2分钟，然后按逆时针方向按揉约2分钟，以局部出现酸、麻、胀感觉为佳。

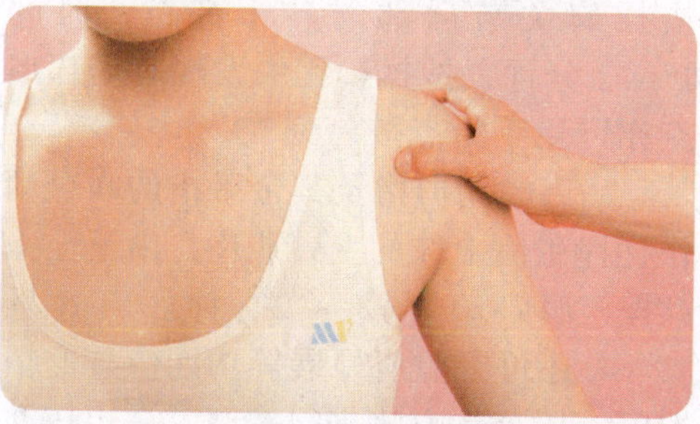

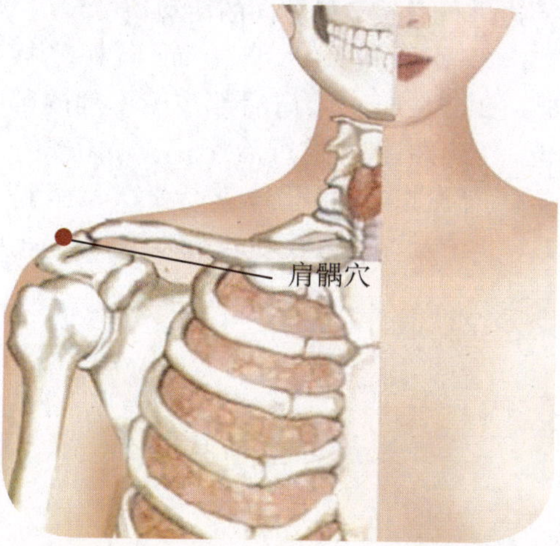

按揉肩髎穴

【定位取穴】该穴位于肩部，肩髃后方，当肩关节外展时于肩峰后下方呈现凹陷处。取穴时，上臂外展平举，肩关节部即可出现两个凹陷窝，后面一个凹陷窝即是本穴。

【功效】祛风湿，通经络。

【按摩方法】被按摩者取坐位，按摩者用拇指按顺时针方向按揉肩髎穴约2分钟，然后按逆时针方向按揉约2分钟，以局部出现酸、麻、胀感觉为佳。

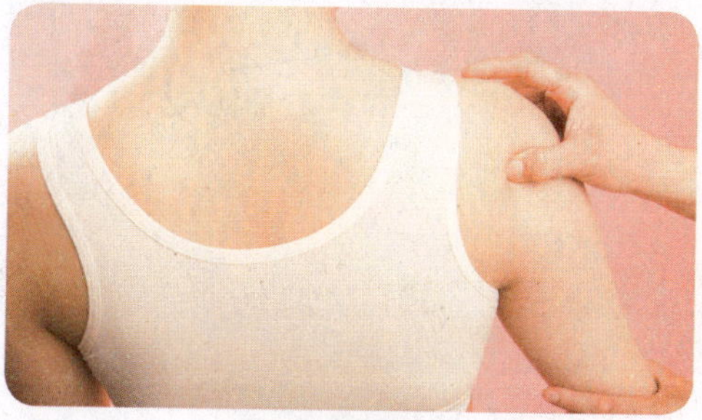

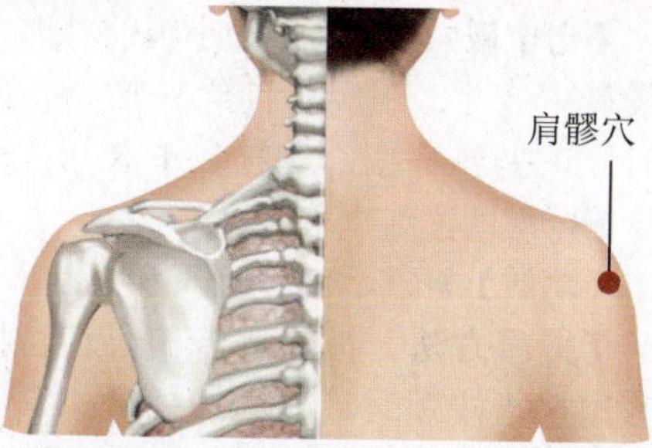

按揉曲池穴

【定位取穴】该穴位于肘横纹外侧端，屈肘时当尺泽与肱骨外上髁连线中点。取穴时，仰掌屈肘成45°，肘关节桡侧，肘横纹头为取穴部位。

【功效】疏风清热。

【按摩方法】按摩者一手托着按摩者的手臂，另一手拇指按顺时针方向按揉曲池穴约2分钟，然后按逆时针方向按揉约2分钟，左右手交替进行，以局部出现酸、麻、胀感为佳。

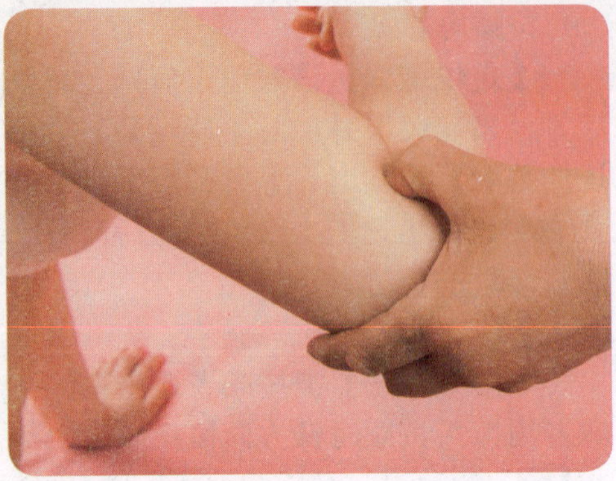

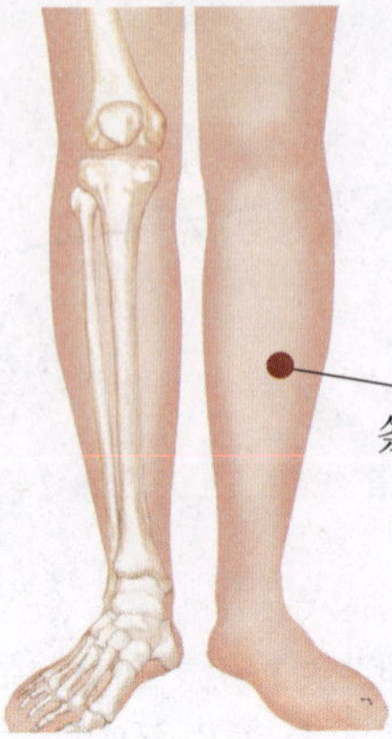

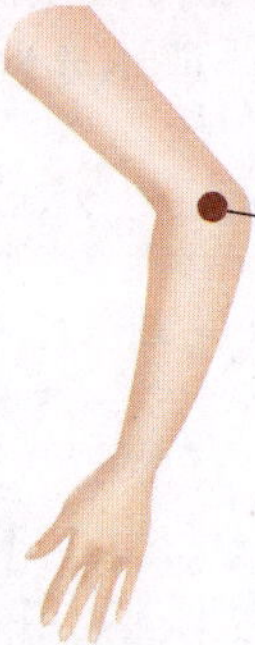

按揉条口穴

【定位取穴】该穴位于小腿前外侧，当犊鼻下8寸，距胫骨前缘一横指。取穴时，正坐屈膝位，在犊鼻下8寸，犊鼻与下巨虚的连线上取穴。

【功效】舒筋活络，理气和中。

【按摩方法】被按摩者俯卧位，按摩者用拇指按顺时针方向按揉条口穴约2分钟，然后按逆时针方向按揉约2分钟，以局部出现酸、麻、胀感觉为佳。

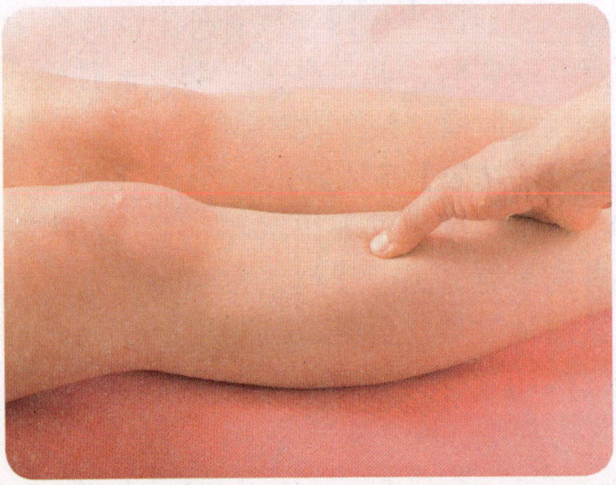

局部按摩

1. 用健侧的拇指或手掌自上而下按揉患侧肩关节的前部及外侧，时间1～2分钟，在局部痛点处可以用拇指点按片刻。

2. 用健侧手的第2～4指的指腹按揉肩关节后部的各个部位，时间1～2分钟，按揉过程中发现有局部痛点亦可用手指点按片刻。

3. 用健侧拇指及其余手指的联合动作揉捏患侧上肢的上臂肌肉，由下至上揉捏至肩部，时间1～2分钟。

4. 还可在患肩外展等功能位置的情况下，用上述方法进行按摩，一边按摩一边进行肩关节各方向的活动。

5. 最后用手掌自上而下地掌揉1～2分钟，对于肩后部按摩不到的部位，可用拍打法进行治疗。

自我按摩可每日进行1次，坚持1～2个月，会有较好的效果。

手臂疼痛

手、腕、肘、臂疼痛，有可能是软组织损伤、劳损所致。表现为疼痛、功能障碍、肌肉痉挛、畸形等。软组织损伤后可能出现的并发症有：血管舒缩功能紊乱引起的持久性局部发热和肿胀、营养性紊乱引起的肌萎缩、韧带松弛引起的关节不稳定、损伤性关节炎、关节周围骨化、关节内游离体等。按摩能调整机体气血阴阳，疏通气血、活血化瘀、消肿止痛。

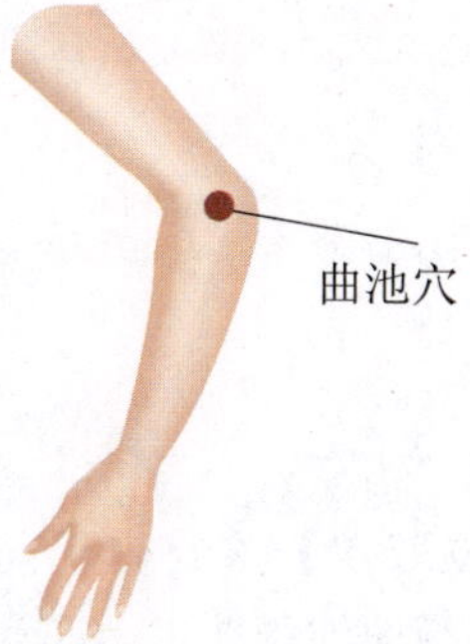

按摩主穴

按揉曲池穴

【定位取穴】 该穴位于肘横纹外侧端，屈肘时当尺泽与肱骨外上髁连线中点。取穴时，仰掌屈肘成 45°，肘关节桡侧，肘横纹头为取穴部位。

【功效】 疏风清热。

【按摩方法】 按摩者一手托着被按摩者的手臂，另一手拇指按顺时针方向按揉曲池穴约 2 分钟，然后按逆时针方向按揉约 2 分钟，左右手交替进行，以局部出现酸、麻、胀感为佳。

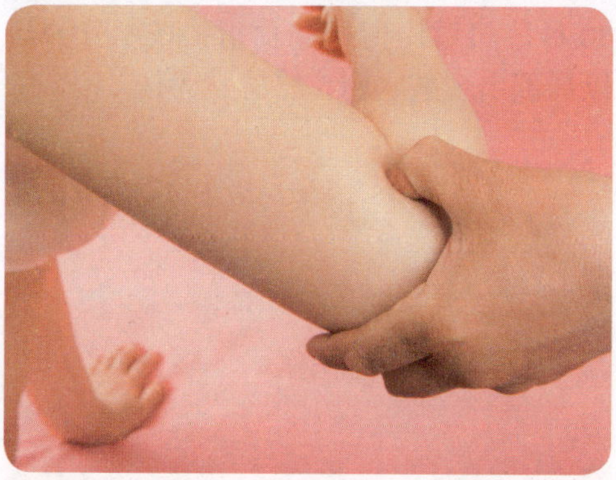

点按尺泽穴

【定位取穴】 该穴位于手臂肘部，取穴时先将手臂上举，在手臂内侧中央处有粗腱，腱的外侧外即是此穴（或在肘横纹中，肱二头肌桡侧凹陷处）。该穴上方 3~4 厘米处用手强压会感到疼痛处，就是“上尺泽穴”。

【功效】 散热去痛。

【按摩方法】 按摩者一手托着被按摩者的手臂，另一手拇指点按尺泽穴约 2 分钟，左右手交替进行，以局部出现酸、麻、胀感为佳。

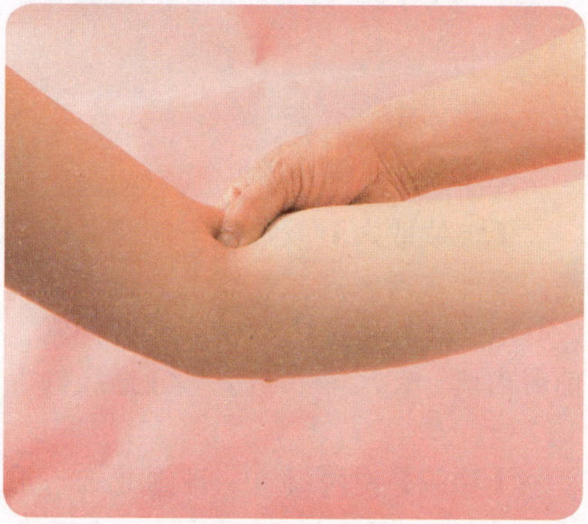

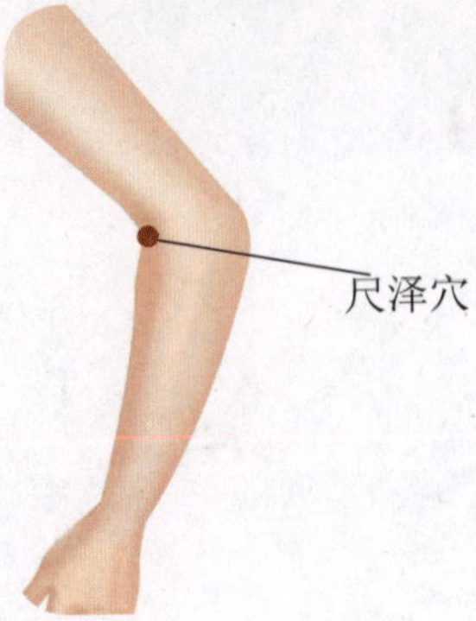

按揉手三里穴

【定位取穴】该穴位于前臂背面桡侧，当阳溪与曲池连线上，肘横纹下2寸。

【功效】通经活络，消肿止痛。

【按摩方法】按摩者一手托着被按摩者的手臂，另一手拇指按顺时针方向按揉手三里穴约2分钟，然后按逆时针方向按揉约2分钟，左右手交替进行，以局部出现酸、麻、胀感为佳。

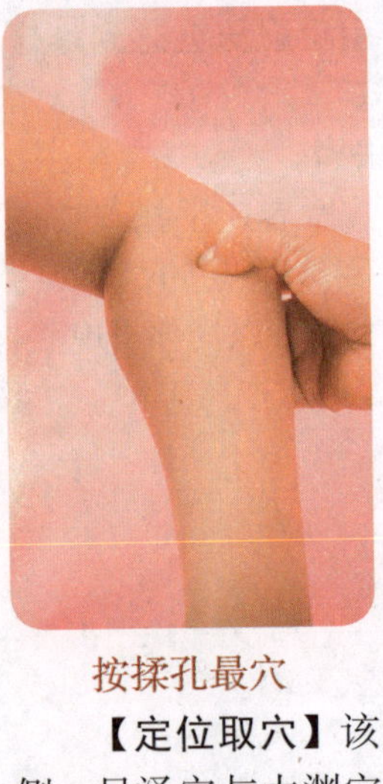

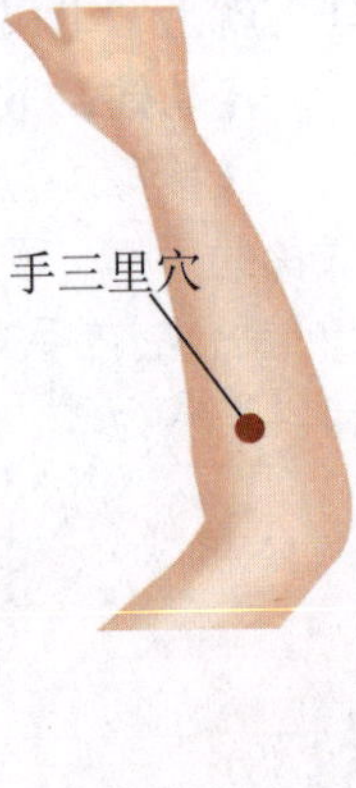

按揉孔最穴

【定位取穴】该穴位于前臂掌面桡侧，尺泽穴与太渊穴连线上，腕横纹上7寸处。取穴时应让患者伸前臂仰掌，前臂内侧，在尺泽穴与太渊穴连线的上5/12处。

【功效】肃降肺气，凉血止血，清热止血，润肺理气。

【按摩方法】按摩者一手托着被按摩者的手臂，另一手拇指按顺时针方向按揉孔最穴约2分钟，然后按逆时针方向按揉约2分钟，左右手交替进行，以局部出现酸、麻、胀感为佳。

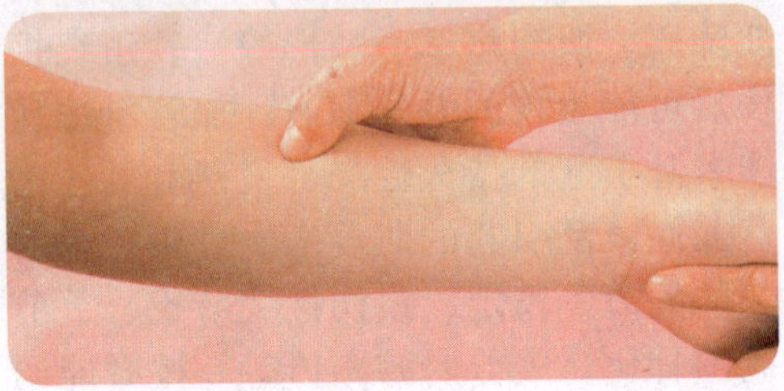

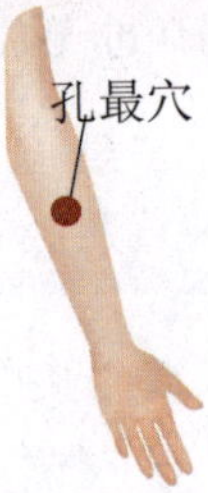

揉掐列缺穴

【定位取穴】该穴位于前臂桡侧缘，桡骨茎突上方，腕横纹上1.5寸处。肱桡肌腱与拇长展肌腱之间，拇长展肌腱沟的凹陷。

【功效】止咳平喘，通经活络，利水通淋。

【按摩方法】按摩者一手托住被按摩者的前臂，用另一手拇指轻揉列缺穴30秒，然后用拇指和食指掐按1分钟，以局部出现酸、麻、胀感觉为佳。

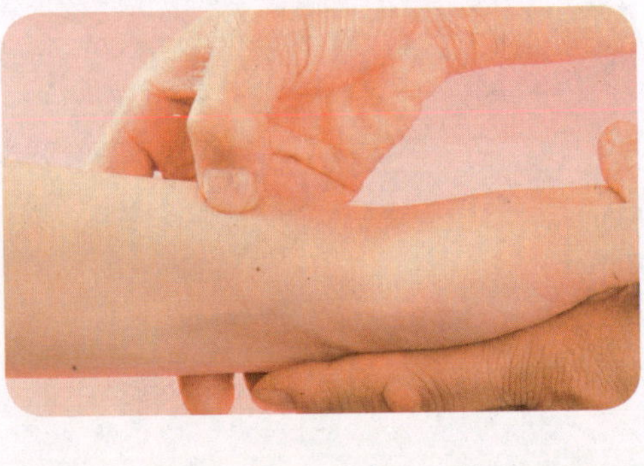

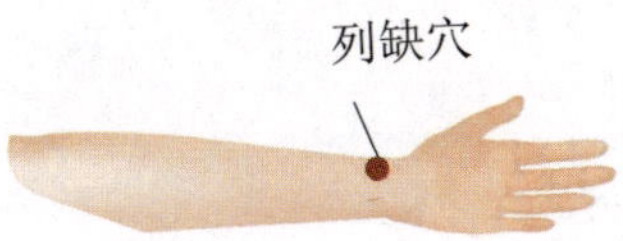

掐揉合谷穴

【定位取穴】该穴位于第1、第2掌骨间，当第2掌骨桡侧的中点处。取穴时，以一手的拇指掌面指关节横纹，放在另一手的拇、食指的指蹼缘上，屈指当拇指尖尽处为取穴部位。

【功效】镇静止痛，通经活络，清热解表。

【按摩方法】大拇指垂直往下按，做一紧一按一揉一松的按压，按压的力量要慢慢加强，频率为每分钟30次左右，按压穴位时以出现酸、麻、胀感觉为佳。

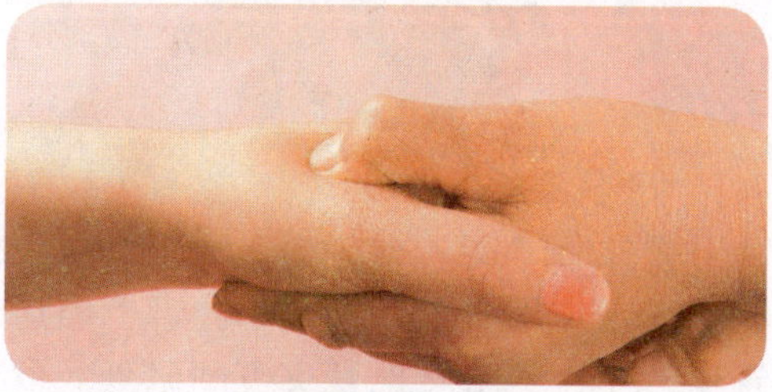

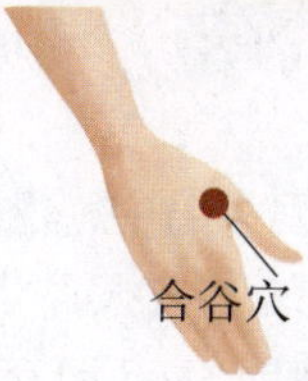

点揉阳池穴

【定位取穴】该穴位于腕背横纹中，当指伸肌腱的尺侧缘凹陷处。在关节背面，由第4掌骨向上到腕关节横纹处有一凹陷处取穴。

【功效】畅通血液循环。

【按摩方法】按摩者一手托着被按摩者，用拇指点按阳池穴30秒，随即按顺时针方向按揉约1分钟，然后按逆时针方向按揉约1分钟，以局部出现酸、麻、胀感觉为佳。

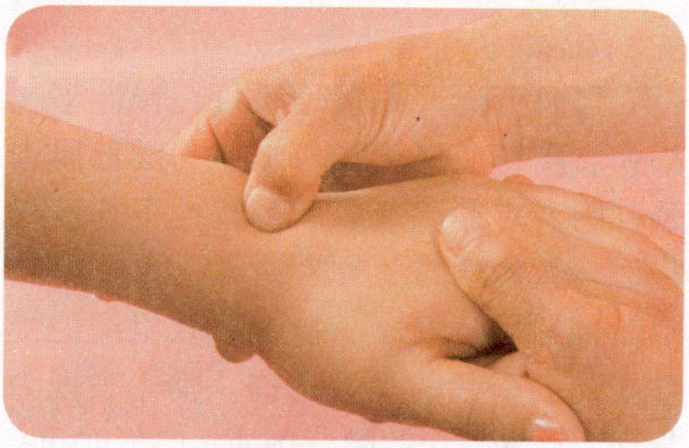

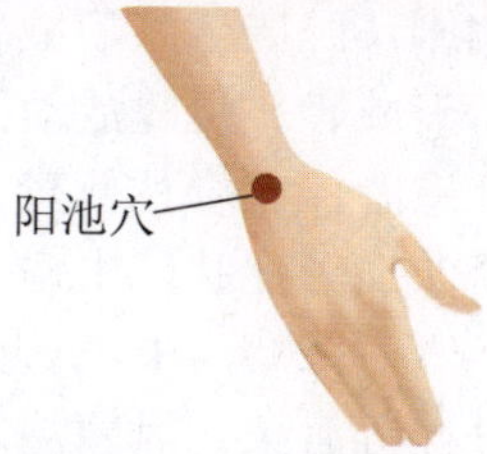

掐揉神门穴

【定位取穴】该穴位于腕部，腕掌侧横纹尺侧端，尺侧腕屈肌腱的桡侧凹陷处。取穴时仰掌，在尺侧腕屈肌桡侧缘，腕横纹上取穴。

【功效】益心安神，通经活络。

【按摩方法】按摩者一手拇指掐住被按摩者神门穴大约30秒，然后松开5秒，反复操作，直到出现酸、麻、胀感觉为止，左右手交替进行。

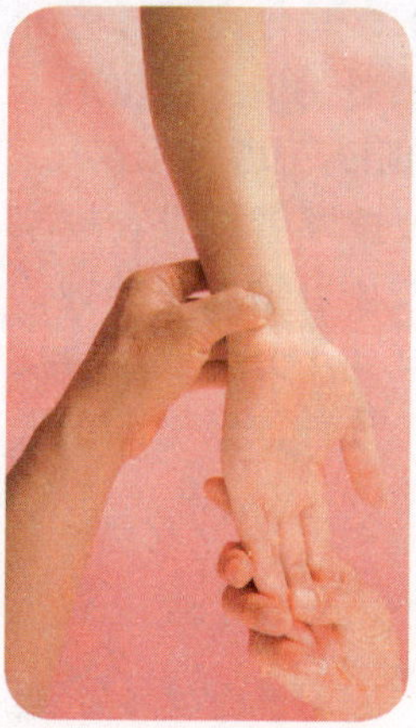

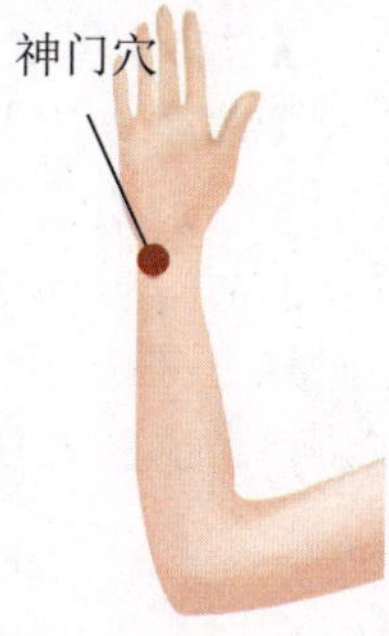

腰肌劳损

腰肌劳损又称慢性腰痛、慢性下腰损伤、腰臀肌筋膜炎等，实为腰部肌肉及其附着点筋膜或骨膜的慢性损伤性炎症，是腰痛的常见原因之一，主要是指腰骶部肌肉、筋膜、韧带等软组织的慢性损伤而引起的慢性疼痛。临床表现为长期、反复发作的腰背疼痛，时轻时重；劳累负重后加剧，卧床休息后减轻；阴雨天加重，晴天减轻；腰腿活动无明显障碍，但部分患者伴有脊柱侧弯、腰肌痉挛、下肢牵涉痛等症状。本病属于中医“腰痛”、痹症范畴，中医认为多与寒湿劳损、肾虚等有关，风寒湿之邪客于经络，弯腰负重时经络受阻，气血运行不畅而致，或久病、肾虚、劳欲过度，精血不足、筋脉失养而作痛。按摩相关穴位可舒筋活血，温经通络，解痉止痛，对慢性腰肌劳损有很好的防治效果。

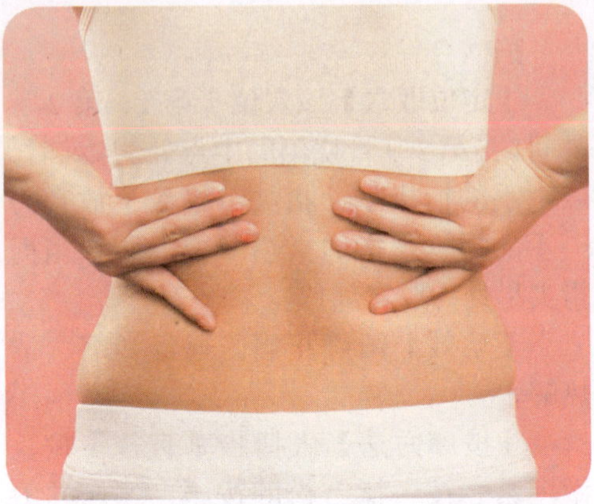

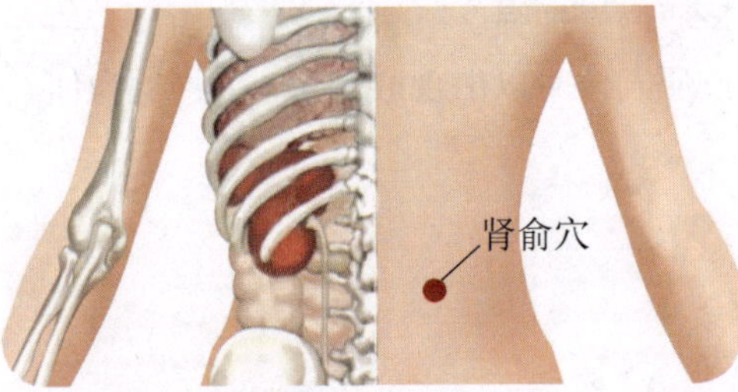

按摩主穴

按揉肾俞穴

【定位取穴】该穴位于腰部，当第2腰椎棘突下，旁开1.5寸。与肚脐中相对应处即为第2腰椎，其棘突下缘旁开约2横指(食、中指)处为取穴部位。

【功效】益肾助阳，强腰利水。

【按摩方法】被按摩者俯卧，按摩者用双手拇指重叠按压肾俞穴1分钟，再按顺时针方向按揉约1分钟，然后按逆时针方向按揉约1分钟，以局部出现酸、麻、胀感觉为佳。

按揉命门穴

【定位取穴】该穴位于腰部，当后正中线上，第2腰椎棘突下凹陷处。取穴时采用俯卧的姿势，指压时，有强烈的压痛感。

【功效】固本温中，滋阴降火。

【按摩方法】被按摩者俯卧，按摩者用拇指按顺时针方向按揉命门穴约2分钟，然后按逆时针方向按揉约2分钟，以局部出现酸、麻、胀感觉为佳。

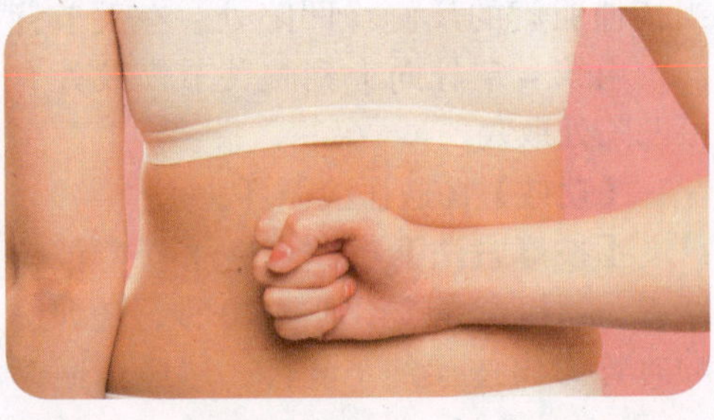

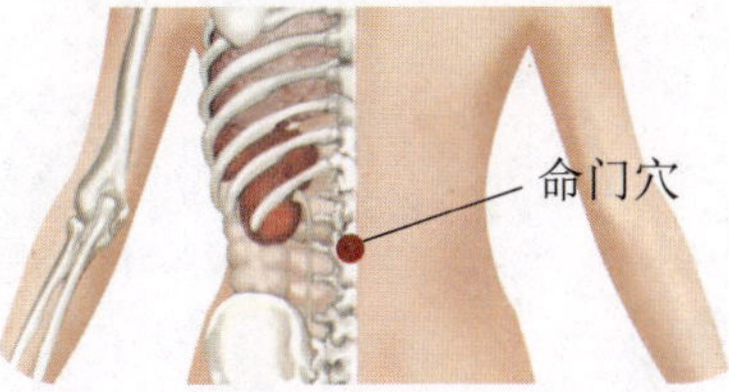

按揉志室穴

【定位取穴】该穴位于腰部，当第2腰椎棘突下，旁开3寸(与肚脐中相对应处即为第2腰椎，其棘突下缘旁开4横指处为取穴部位)。

【功效】清热，利湿，解郁。

【按摩方法】被按摩者俯卧，按摩者用双手拇指重叠按压志室穴1分钟，再按顺时针方向按揉约1分钟，然后按逆时针方向按揉约1分钟，以局部出现酸、麻、胀感觉为佳。

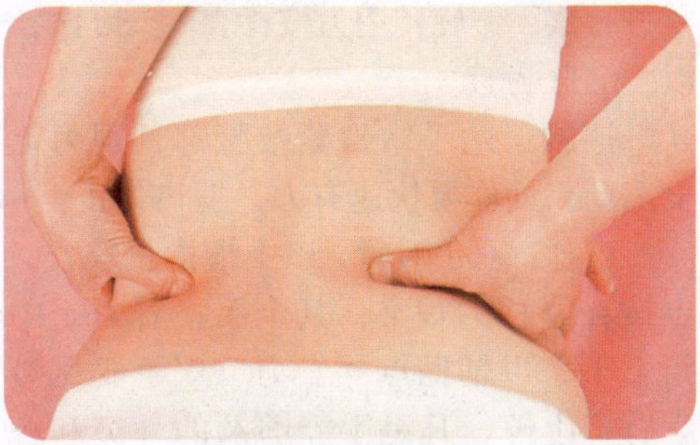

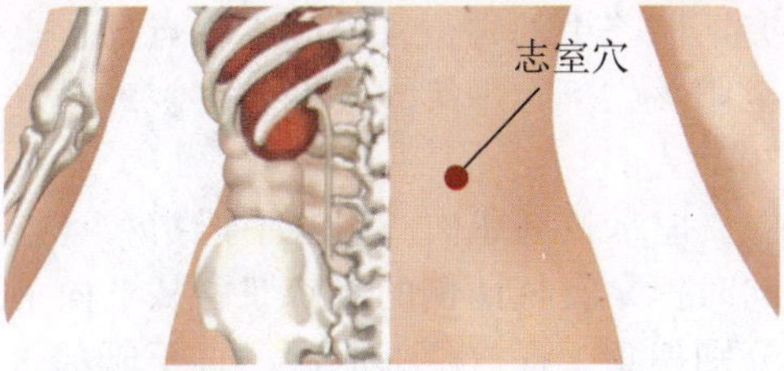

按揉腰眼穴

【定位取穴】该穴位于腰部，当第4腰椎棘突下，旁开约3.5寸凹陷中。

【功效】温煦肾阳，畅达气血，疏通带脉，强壮腰脊，固精益肾。

【按摩方法】被按摩者俯卧，按摩者用双手拇指按压腰眼穴1分钟，再按顺时针方向按揉约1分钟，然后按逆时针方向按揉约1分钟，以局部出现酸、麻、胀感觉为佳。

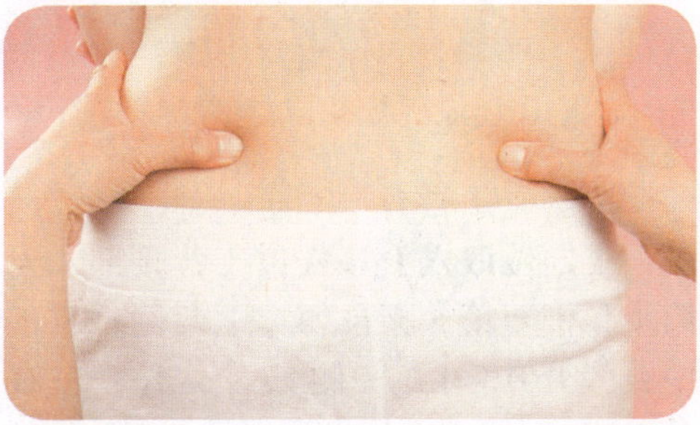

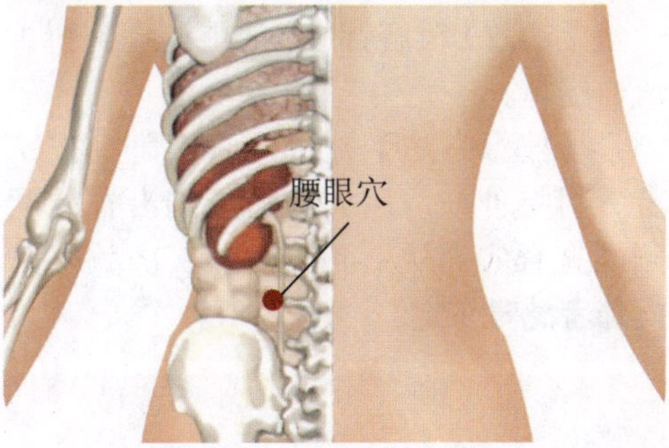

推擦八髎穴

【定位取穴】该穴位于骶椎。包括上髎、次髎、中髎和下髎，左右共八个穴位，分别在第一、二、三、四骶后孔中，合称“八髎”。

【功效】温经散寒，调和气血，补益下焦，清热利湿。

【按摩方法】被按摩者屈肘前俯，坐在矮凳上，按摩者立其侧，手掌伸直，用掌面着力，紧贴骶部两侧皮肤，自上向下连续不断地直线往返摩擦5～10分钟。

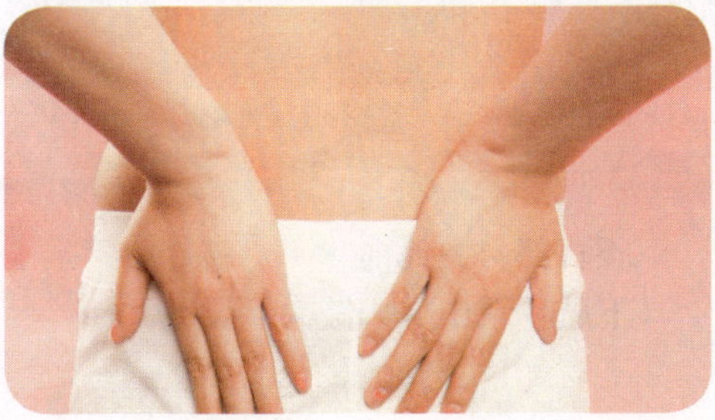

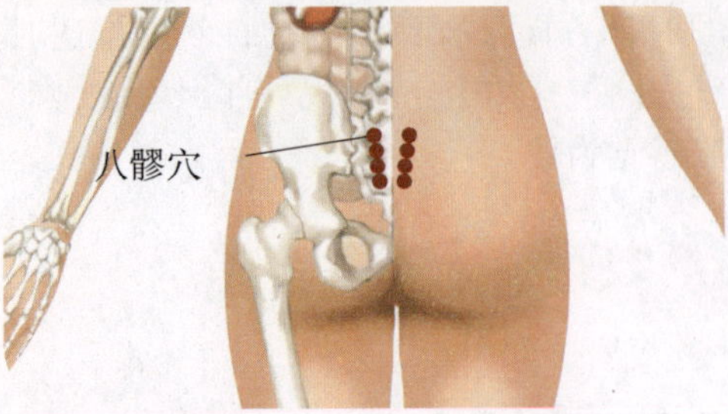

按揉夹脊穴

【定位取穴】该穴位于背腰部，当第 1 胸椎至第 5 腰椎棘突下两侧，后正中线旁开 0.5 寸，一侧 17 个穴位，左右共 34 穴。

【功效】缓解背痛，还能调理脏腑，疏通经脉。

【按摩方法】被按摩者俯卧，按摩者大拇指伸开，用大拇指指端沿脊柱两侧的夹脊穴，从上到下点揉，次数根据病痛者感觉来定。

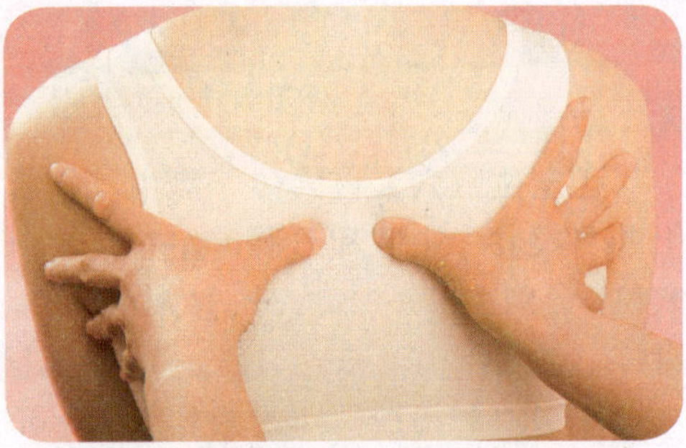

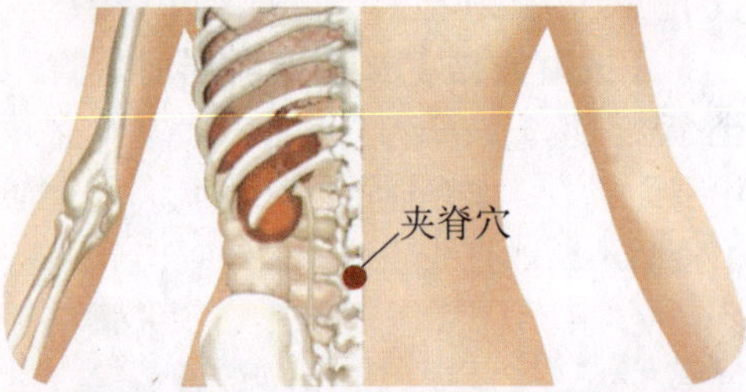

辅助穴位

腰背部：关元俞

下肢：承山、阳陵泉、昆仑

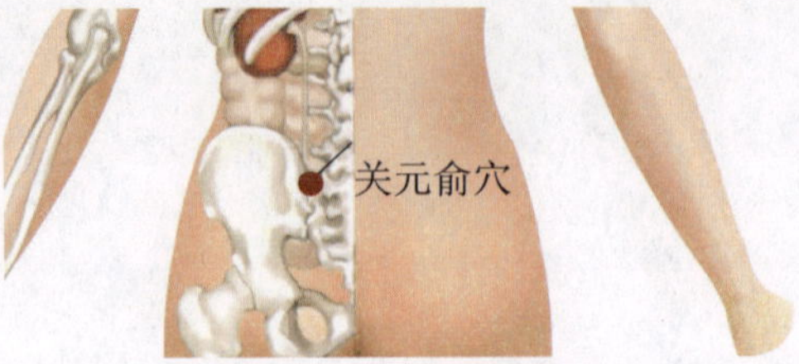

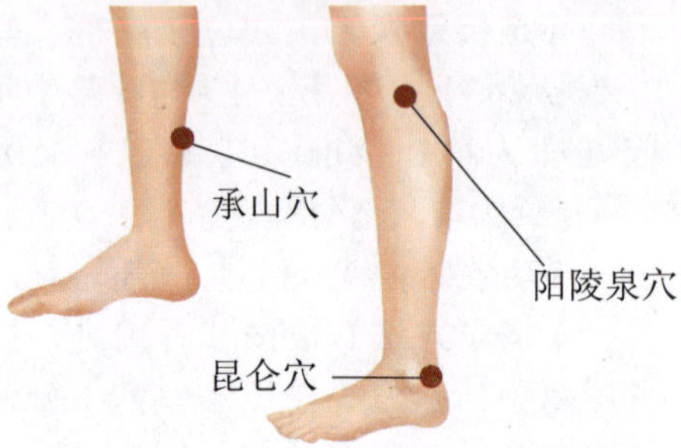

局部按摩

揉腰：两手握拳，用拇指掌指关节紧按腰眼，作旋转用力按揉 30 ~ 50 次，以腰酸胀为宜。

擦腰：两手掌根紧按腰部，用力上下擦动，动作要快速有力，发热为止。

点揉：双手后背，以中指指腹着力，点按在脊柱的棘突，其余手指着力于中指上下，以辅助点揉发力。双手要尽量后背、上够，凡是手能够及的棘突和棘突下凹陷中的穴位，均应逐一点揉，直至阳关穴下（即第 5 腰椎棘突），反复 30 次左右。

捏拿腰部肌肉，用双手拇指和食指同时捏拿脊柱两侧的骶棘肌。从上向下分别捏拿、提放腰部肌肉，直至骶部。如此自上而下捏拿 4 次。

抖动腰部肌肉：两手掌根部按压腰部，快速上下抖动 15 ~ 20 次。

叩击腰骶部：双手握空拳，以拳眼用力，有节奏地交替叩击腰骶部，注意由腕部发力，力度轻一点，从上至下，反复叩击 15 ~ 30 次。

腕关节扭伤

腕部结构复杂，关节多，骨块多，韧带多，有丰富的血管、肌腱、神经。由于手腕活动度大，常用力，所以损伤的机会也较大。腕部损伤大多由直接或间接暴力引起，亦有因腕关节长期反复操劳积累或超负荷过度劳累而引起，受直接或间接暴力撞击的必须排除腕骨骨折或尺、桡骨下端骨折。临床上腕关节的急性扭伤可见腕部肿胀疼痛，功能活动障碍，动辄加剧，局部压痛，慢性劳损者肿胀疼痛不明显，仅有乏力或不灵活感觉。按摩能松解粘连，解除痉挛，促进血肿消散，减轻疼痛，治疗腕关节的软组织损伤与劳损。

按摩主穴

点揉阳溪穴

【定位取穴】该穴位于腕背横纹桡侧，手拇指向上翘时，当拇短伸肌腱与拇长伸肌腱之间的凹陷中。

【功效】疏通经络，理顺气血，通利关节。

【按摩方法】按摩者一手托着被按摩者腕部，用另一手点按阳溪穴 30 秒，随即按顺时针方向按揉约 1 分钟，然后按逆时针方向按揉约 1 分钟，以局部出现酸、麻、胀感觉为佳。

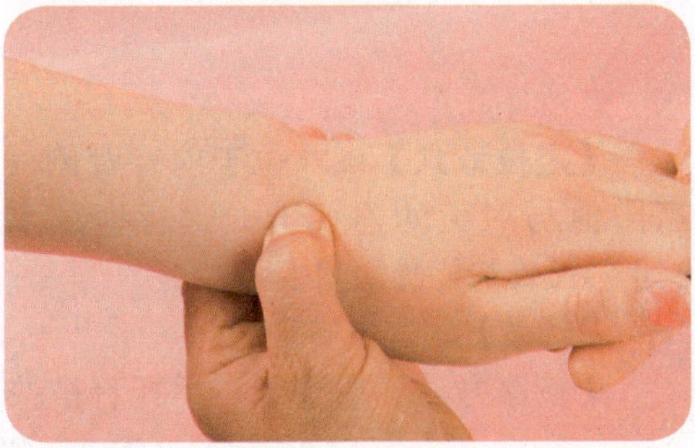

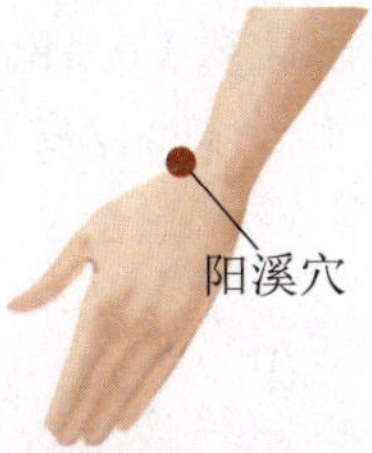

点揉阳谷穴

【定位取穴】该穴位于手腕尺侧，当尺骨茎突与三角骨之间的凹陷中。取穴时俯掌，在三角骨后缘，赤白肉际上，当豌豆骨与尺骨茎突之间取穴。

【功效】明目安神，通经活络。

【按摩方法】按摩者用拇指点按阳谷穴 30 秒，随即按顺时针方向按揉约 1 分钟，然后按逆时针方向按揉约 1 分钟，以局部出现酸、麻、胀感觉为佳。

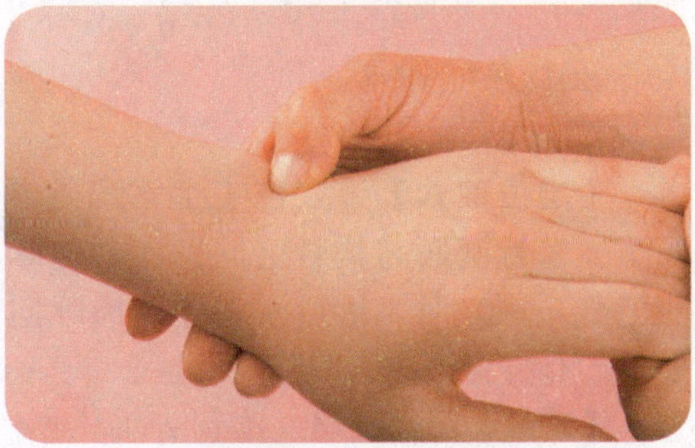

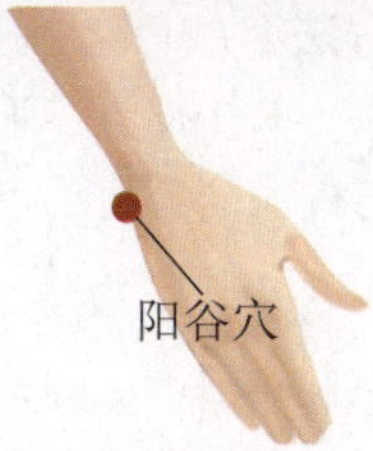

点揉阳池穴

【定位取穴】该穴位于腕背横纹中，当指伸肌腱的尺侧缘凹陷处。在关节背面，由第 4 掌骨向上到腕关节横纹处有一凹陷处取穴。

【功效】畅通血液循环。

【按摩方法】按摩者一手托着被按摩者，用拇指点按阳池穴 30 秒，随即按顺时针方向按揉约 1 分钟，然后按逆时针方向按揉约 1 分钟，以局部出现酸、麻、胀感觉为佳。

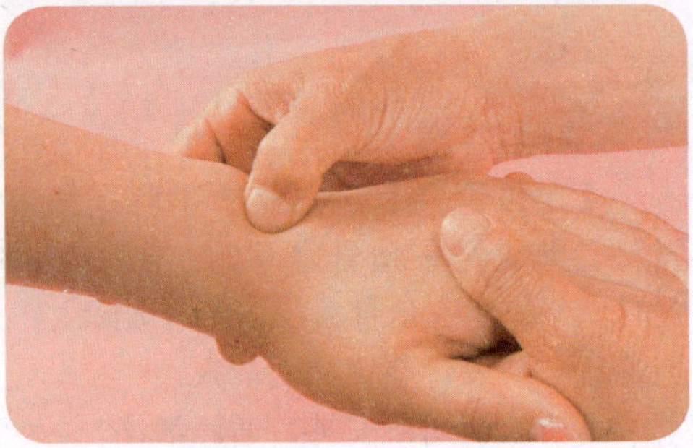

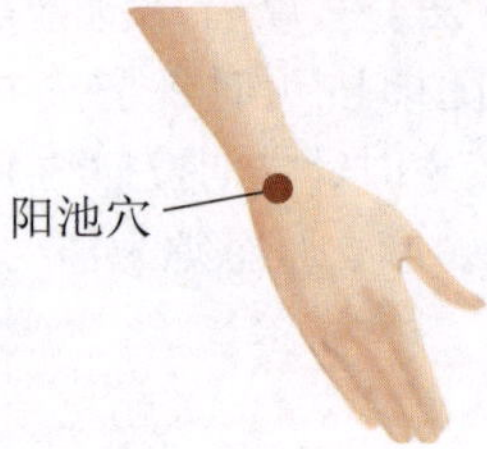

点按腕骨穴

【定位取穴】该穴位于手掌尺侧，当第 5 掌骨基底与钩骨之间，赤白肉际凹陷处。取穴时，沿后溪穴赤白肉际向上推，有高骨挡住，凹陷中即是。

【功效】舒筋活络，泌别清浊。

【按摩方法】按摩者用拇指点按腕骨穴约 1 分钟，以局部出现酸、麻、胀感觉为佳，左右手交替进行。

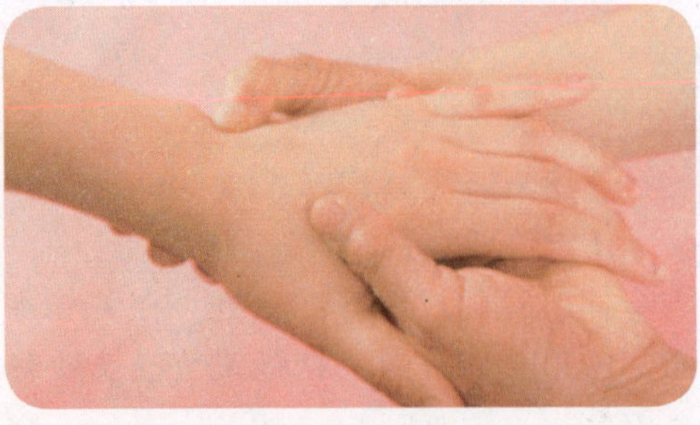

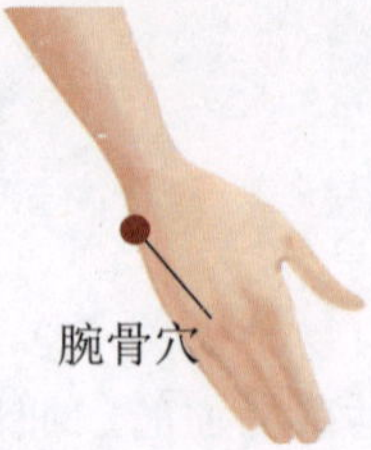

掐揉神门穴

【定位取穴】该穴位于腕部，腕掌侧横纹尺侧端，尺侧腕屈肌腱的桡侧凹陷处。取穴时仰掌，在尺侧腕屈肌桡侧缘，腕横纹上取穴。

【功效】益心安神，通经活络。

【按摩方法】按摩者一手拇指掐住被按摩者神门穴大约 30 秒，然后松开 5 秒，反复操作，直到出现酸、麻、胀感觉为止，左右手交替进行。

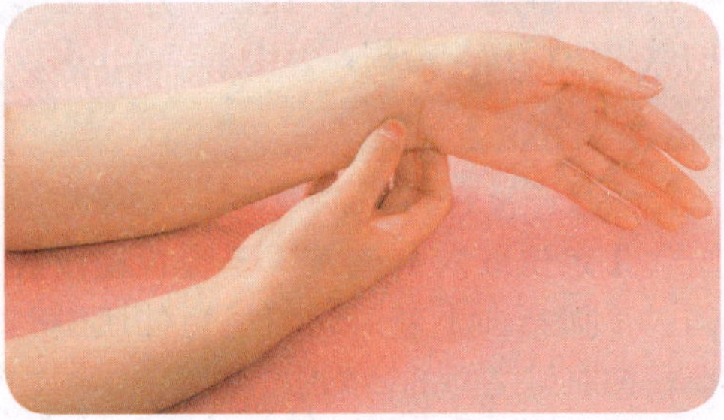

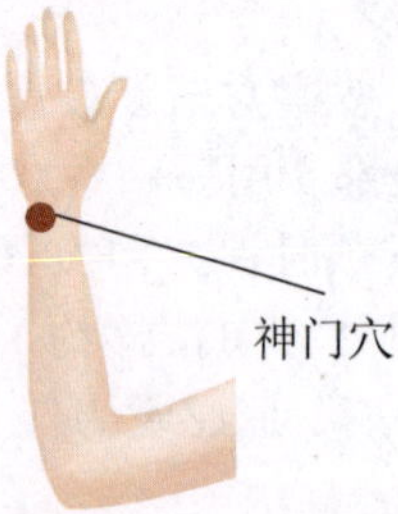

点按外关穴

【定位取穴】该穴位于前臂背侧，当阳池与肘尖的连线上，腕背横纹上 2 寸，尺骨与桡骨之间。

【功效】调气镇痛。

【按摩方法】按摩者一手托着被按

摩者前臂，用拇指点按外关穴 30 秒，随即按顺时针方向按揉约 1 分钟，然后按逆时针方向按揉约 1 分钟，以局部出现酸、麻、胀感觉为佳。

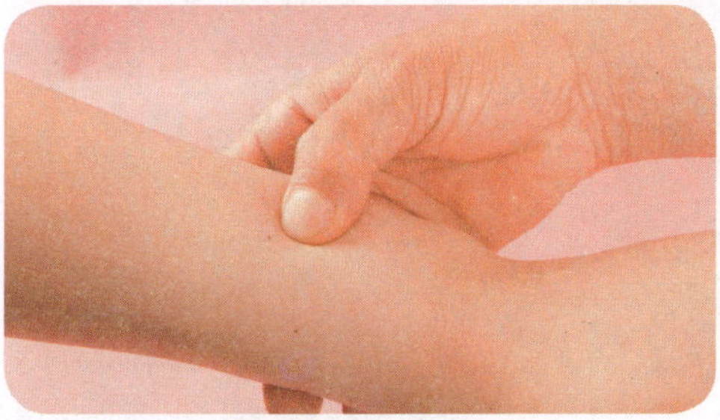

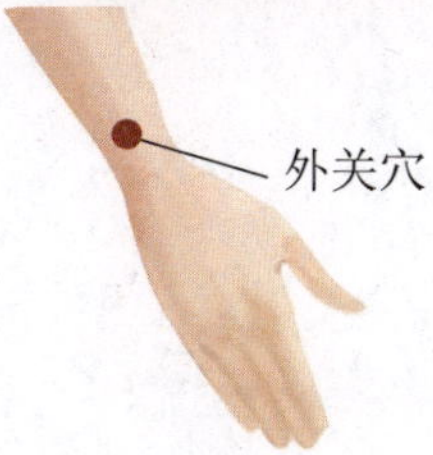

掐揉合谷穴

【定位取穴】该穴位于第 1、第 2 掌骨间，当第 2 掌骨桡侧的中点处。取穴时，以一手的拇指掌面指关节横纹，放在另一手的拇、食指的指蹼缘上，屈指当拇指尖尽处为取穴部位。

【功效】镇静止痛，通经活络，清热解表。

【按摩方法】大拇指垂直往下按，做一紧一按一揉一松的按压，按压的力量要慢慢加强，频率为每分钟 30 次左右，按压穴位时以出现酸、麻、胀感觉为佳。

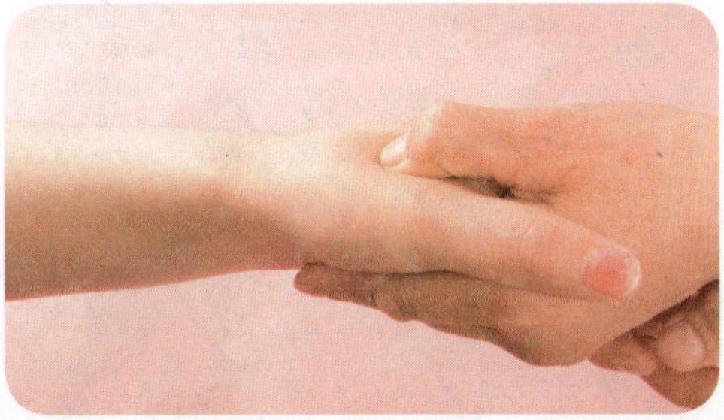

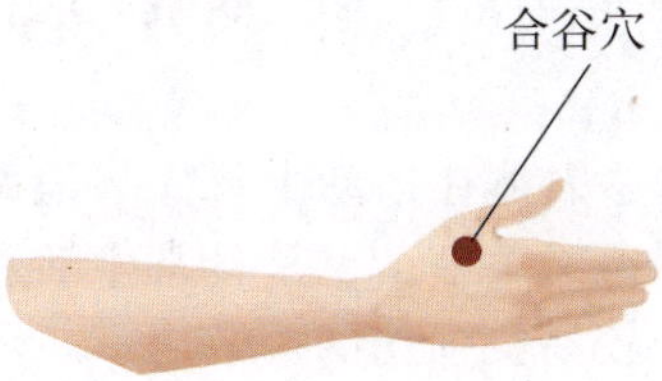

辅助穴位

上肢：大陵、曲泽

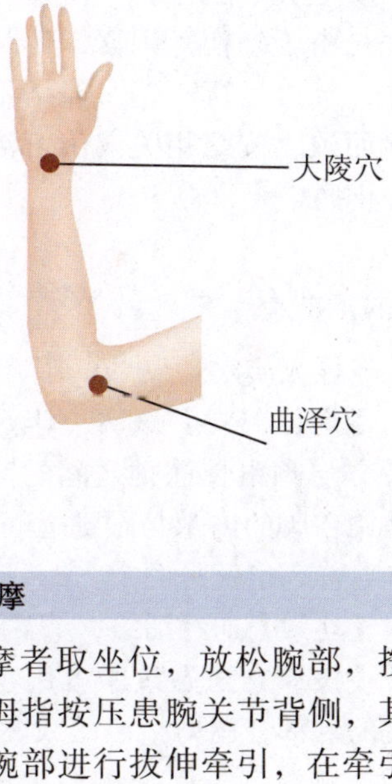

局部按摩

被按摩者取坐位，放松腕部，按摩者用双手拇指按压患腕关节背侧，其余四指握住腕部进行拔伸牵引，在牵引下将腕部旋转摇动 4 次。

被按摩者取坐位，按摩者立于患肢侧，一手固定患侧手臂，另一手置于腕关节周围，用拇指及四指以旋转式向前臂揉捏 2 分钟。

踝关节扭伤

踝关节是人体在运动中首先与地面接触的主要负重关节，也是日常生活和体育运动中较易受损伤的关节之一。踝关节周围韧带(包括内侧韧带、外侧韧带、下胫腓韧带等)在保持踝关节的稳定性中发挥了重要的作用，因而也较易受到损伤。在外力作用下，关节骤然向一侧活动而超过其正常活动度时，引起关节周围软组织如关节囊、韧带、肌腱等发生撕裂伤，称为关节扭伤。轻者仅有部分韧带纤维撕裂、重者可使韧带完全断裂或韧带及关节囊附着处的骨质撕脱，甚至发生关节脱位。中医认为，本病的发生是由于外伤等因素，使踝部的经脉受损，气血运行不畅，经络不通，气滞血瘀而致。按摩相关穴位可活血化瘀，消肿止痛。

按摩主穴

点揉太溪穴

【定位取穴】该穴位于足内侧，内踝后方与脚跟骨筋腱之间的凹陷处。也就是说在脚的内踝与跟腱之间的凹陷处。双侧对称，也就是两个。

【功效】通经活络，清热、止痛。

【按摩方法】按摩者用手握着被按摩者的踝部，用拇指点压太溪穴 30 秒，随即按顺时针方向按揉约 1 分钟，然后按逆时针方向按揉约 1 分钟，以局部出现酸、麻、胀感觉为佳。

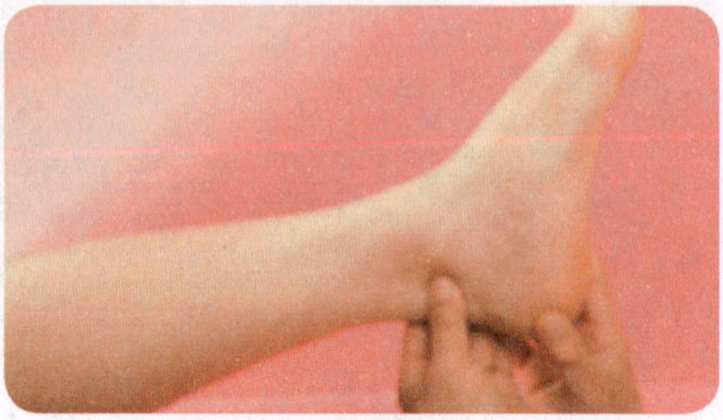

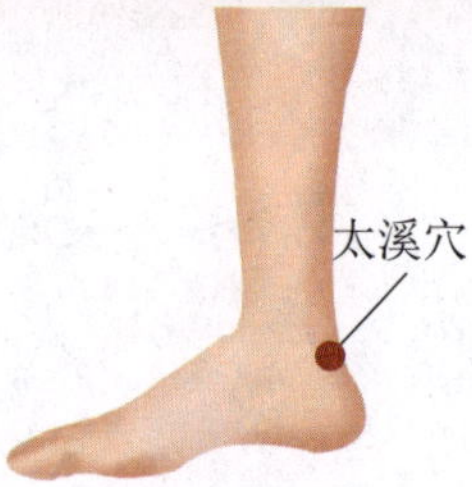

推按昆仑穴

【定位取穴】该穴位于脚踝外侧，在外踝顶点与脚跟相连线的中央点。(或足外踝后方，当外踝尖与跟腱之间的凹陷处。)

【功效】散热化气。

【按摩方法】按摩者用手握着被按摩者的踝部，用拇指指腹推按昆仑穴自上而下 2 分钟，以局部出现酸、麻、胀感觉为佳。

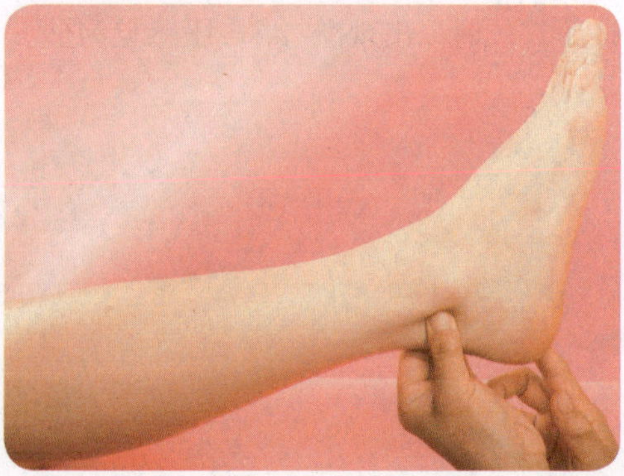

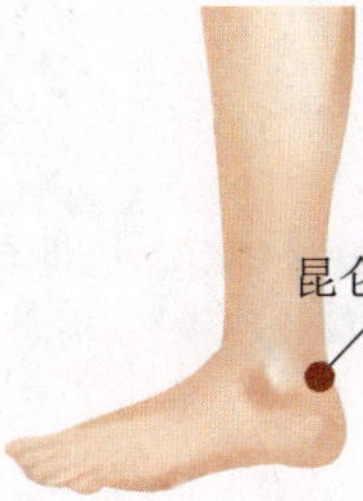

点按解溪穴

【定位取穴】该穴位于小腿与足背交界处的横纹中央凹陷处。取穴时患者应正坐平放足底或仰卧伸直下肢的取穴姿势，解溪穴位于小腿与足背交界处的横纹中央凹陷处。

【功效】舒筋活络，清胃化痰，镇惊安神。

【按摩方法】按摩者用手握着被按摩者的踝部，用拇指点压解溪穴大约30秒，然后松开5秒，反复操作，直到出现酸、麻、胀感觉为止，左右手交替进行。

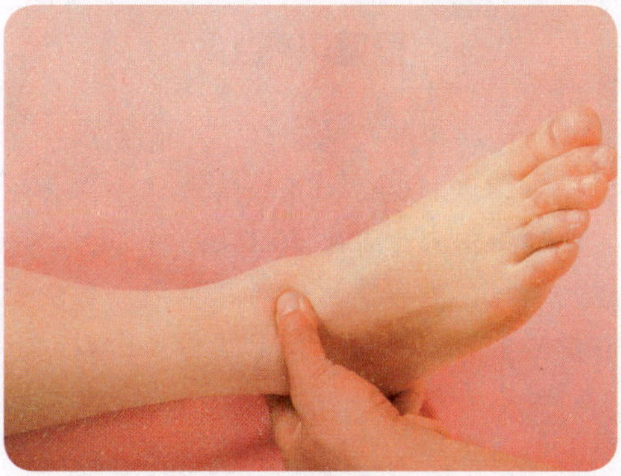

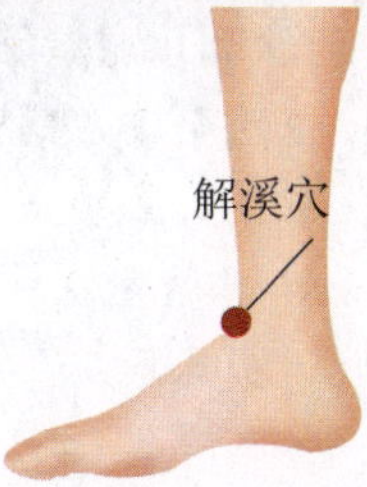

点揉丘墟穴

【定位取穴】该穴位于足外踝的前下方，当趾长伸肌腱的外侧凹陷处。

【功效】升发风气。

【按摩方法】按摩者用手握着被按摩者的踝部，用拇指点压丘墟穴30秒，随即按顺时针方向按揉约1分钟，然后按逆时针方向按揉约1分钟，以局部出现酸、麻、胀感觉为佳。

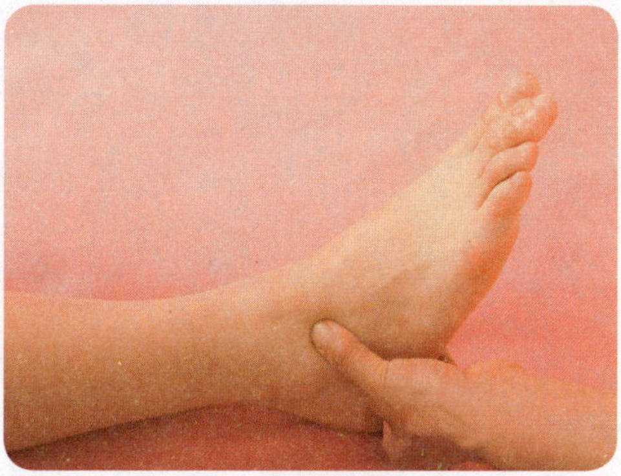

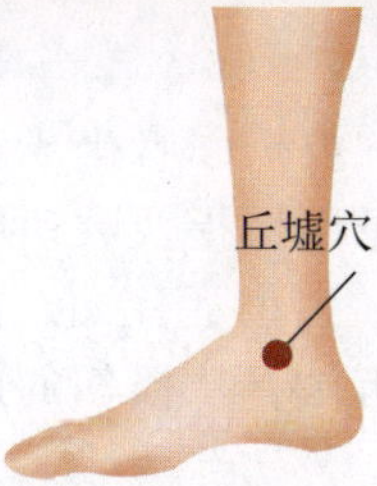

点揉照海穴

【定位取穴】该穴位于足内侧，内踝尖下方凹陷处。

【功效】吸热升气。

【按摩方法】按摩者用手握着被按摩者的踝部，用拇指点压照海穴1分钟，随即按顺时针方向按揉约1分钟，然后按逆时针方向按揉约1分钟，以局部出现酸、麻、胀感觉为佳。

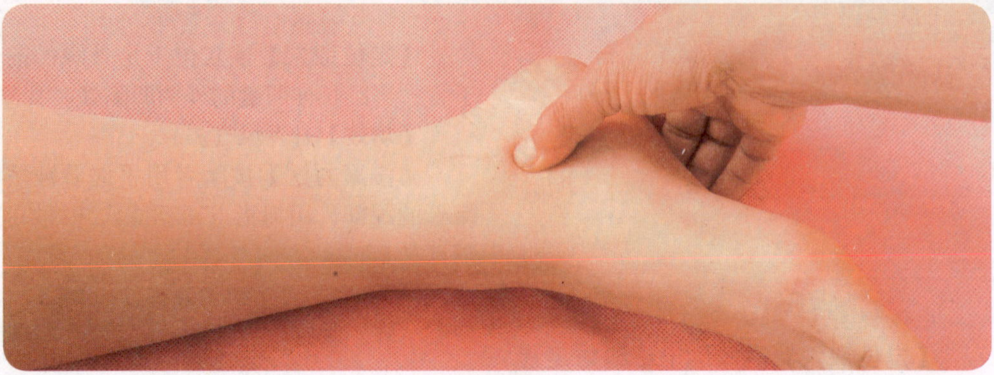

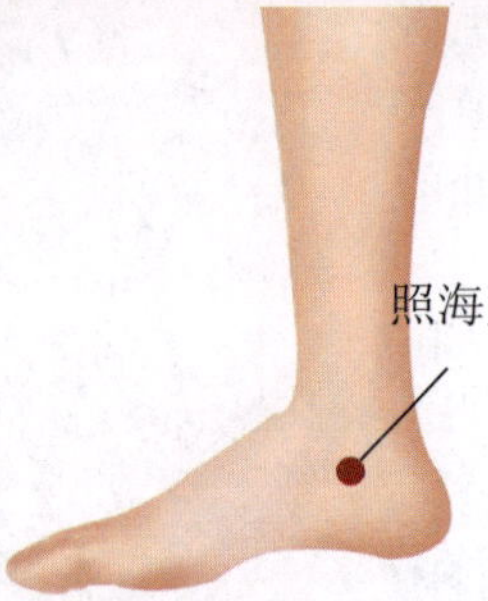

局部按摩

踝部揉法：被按摩者坐于床上，患肢伸直。按摩者以拇指及大鱼际按揉伤足。按揉的力量宜小不宜大，按揉的顺序为从远端至近端，从损伤的周围至损伤的局部。

踝部推法：接上法，在被按摩者损伤的局部涂少量按摩乳，做指摩法，然后从远端向近端做推法，以促使肿胀消除。

踝部摇法：按摩者一手托足跟，另一手握足背，进行环旋摇动，以不痛为度。本法不宜使用得太早，一般用于损伤2～3周以后，仍有疼痛且功能受限者。在摇动时，不可强力摇动，特别是在被按摩者感到最痛的角度，以免刚修复的韧带再度损伤。

温馨小贴士

1. 一般踝关节扭伤，应首先排除合并骨折、脱位，并分清内翻扭伤或外翻扭伤，方可给予推拿治疗。

2. 在踝关节扭伤的急性期，手法要轻柔和缓，以免加重损伤性出血，同时不要热敷。

3. 在恢复期，手法适当加重，同时可以配合局部热敷，或活血通络之中药外洗，常能收到比较满意的疗效。

4. 注意损伤的局部应防寒保暖。

5. 在扭伤早期，较重者宜制动，根据病情给予适当固定，1～2周后解除固定，进行功能锻炼。

膝关节痛

膝关节是人体各种活动中负荷较大的关节之一，日常生活中的行、走、坐、卧、跑、跳等活动都离不了它，所以受损伤的机会也较多。膝关节疼痛时有发生，而这种疼痛往往被忽视或者被人们武断地认为是关节炎等病症。其实，导致膝关节疼痛的原因有很多。在日常生活中，多数关节疼痛并不是由外伤所引起。关节长时间受凉和巨大的温差是导致关节疼痛的主要原因。尤其在秋天，冷暖交替之际，低温或巨大的温差会导致肌肉和血管收缩，引起膝关节疼痛。按摩相关穴位能通经活络，缓解疼痛。

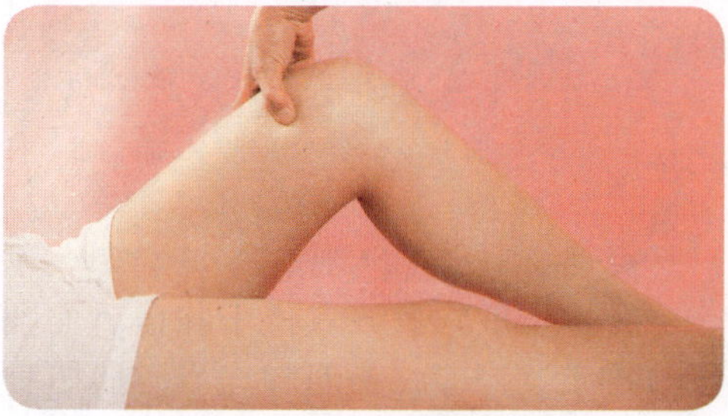

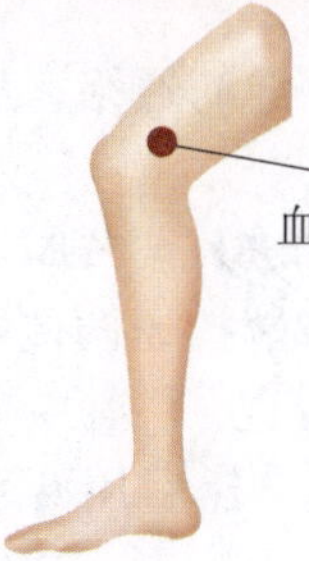

按摩主穴

按揉血海穴

【定位取穴】该穴位于大腿内侧，髌底内侧端上2寸，当股四头肌内侧头的隆起处。取穴时，坐位，屈膝成90°，医者立于患者对面，用左手掌心对准右髌骨中央，手掌伏于其膝盖上，拇指尖所指处为取穴部位。

【功效】祛风清热，舒筋活血。

【按摩方法】按摩者用双手拇指按顺时针方向按揉血海穴约1分钟，然后按逆时针方向按揉约1分钟，以局部出现酸、麻、胀感觉为佳。按摩的时间最好选在每天上午9～11点，效果最好，因为这个时段是脾经经气的旺时，人体阳气呈上升趋势，所以按揉此穴就可以达到最好的效果。

点揉膝眼穴

【定位取穴】该穴位于膝盖骨髌韧带两侧凹陷处，在内侧的称内膝眼，在外侧的称外膝眼。取穴时，患者应采用正坐的取穴姿势，膝眼穴位于膑部，取穴时将膝盖折成直角时，在它的下面凹陷处即是。

【功效】活血通络，疏利关节。

【按摩方法】按摩者用双手拇指、食指两指点揉膝眼穴1分钟，以局部出现酸、麻、胀感觉为佳。

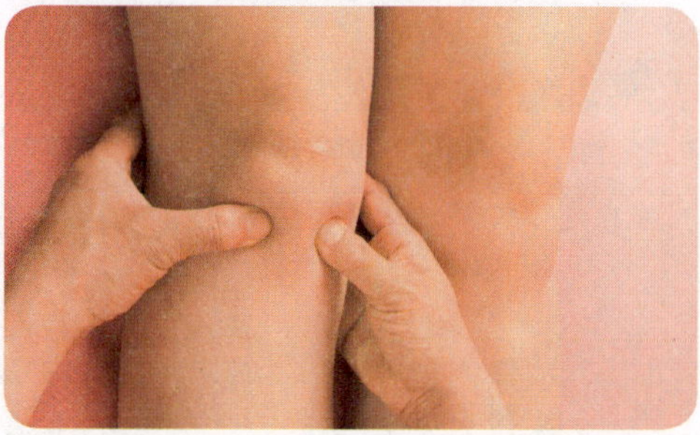

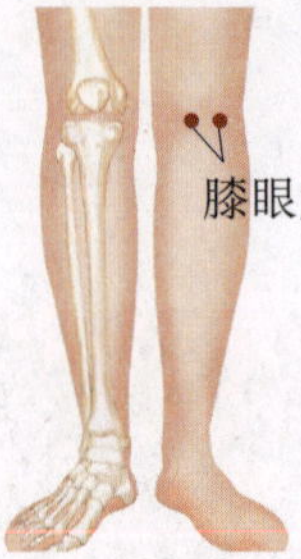

点揉委中穴

【定位取穴】该穴位于膝盖后面腘横纹中点，当股二头肌腱与半腱肌肌腱的中间。

【功效】舒筋通络，散瘀活血，清热解毒。

【按摩方法】被按摩者俯卧，按摩者用两手拇指端按压两侧委中穴，力度以稍感酸痛为宜，一压一松为1次，连做10 ~ 20次。然后用两手拇指指端置于两侧委中穴处，顺、逆时针方向各揉10次。

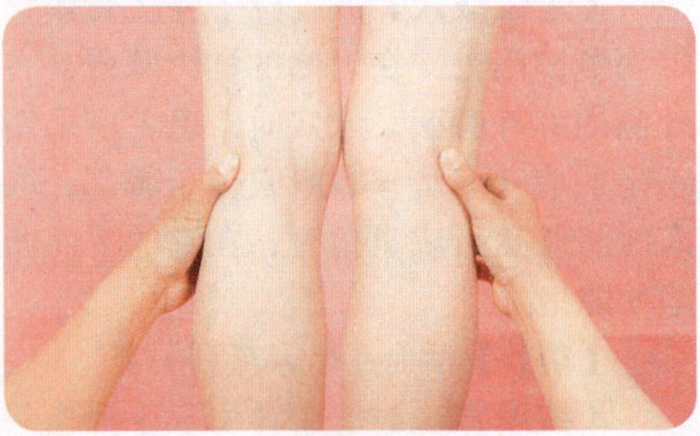

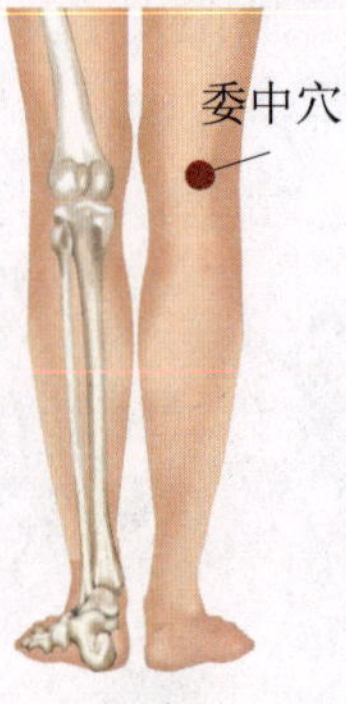

按揉阴陵泉穴

【定位取穴】该穴位于小腿内侧，当胫骨内侧髁后下方凹陷处。取穴时，坐位，用拇指沿小腿内侧骨内缘（胫骨内侧）由下往上推，至拇指抵膝关节下时，胫骨向内上弯曲之凹陷为取穴部位。

【功效】清利湿热，健脾理气，益肾调经，通经活络。

【按摩方法】被按摩者坐位或仰卧，膝盖稍弯曲，按摩者用拇指按顺时针方向按揉阴陵泉穴约2分钟，然后按逆时针方向按揉约2分钟，以局部出现酸、麻、胀感觉为佳。

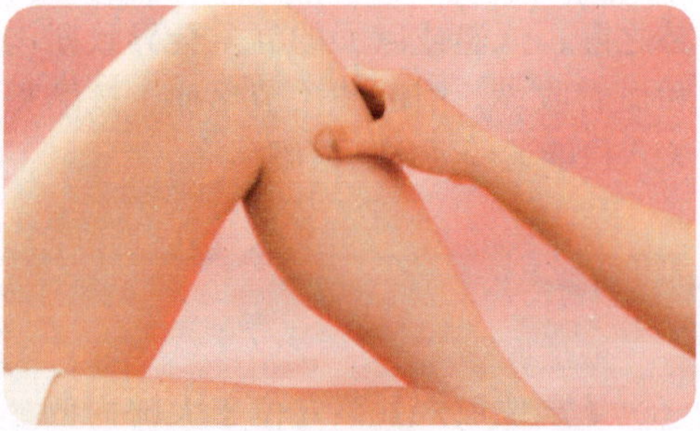

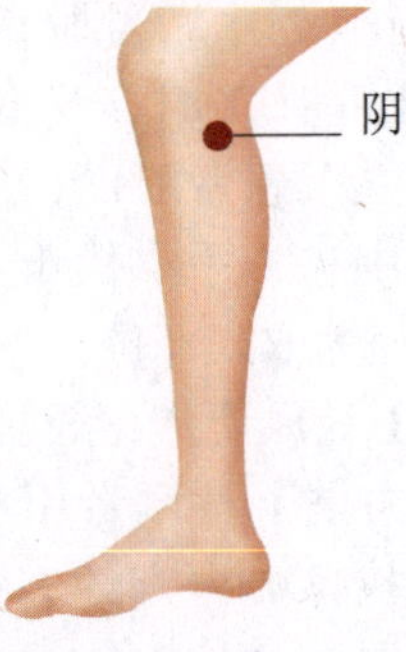

点按阳陵泉穴

【定位取穴】该穴位于小腿外侧，当腓骨头前下方凹陷处。取穴时，坐位，屈膝成90°，膝关节外下方，腓骨小头前缘与下缘交叉处的凹陷，为取穴部位。

【功效】行气解郁。

【按摩方法】被按摩者俯卧，按摩者站于一旁，用拇指指腹按顺时针方向按揉阳陵泉穴约 2 分钟，然后按逆时针方向按揉约 2 分钟，以局部出现酸、麻、胀感觉为佳。

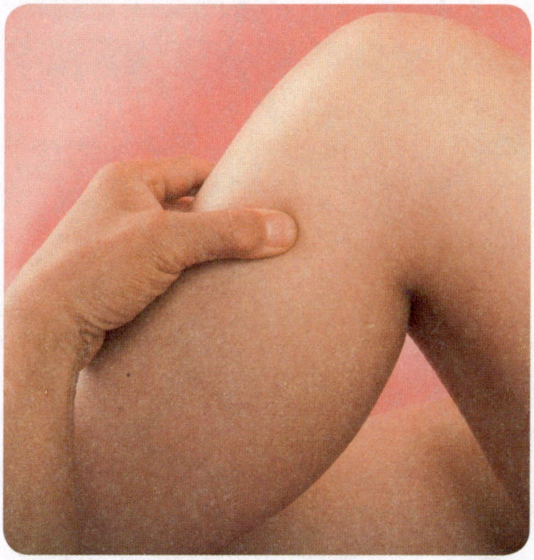

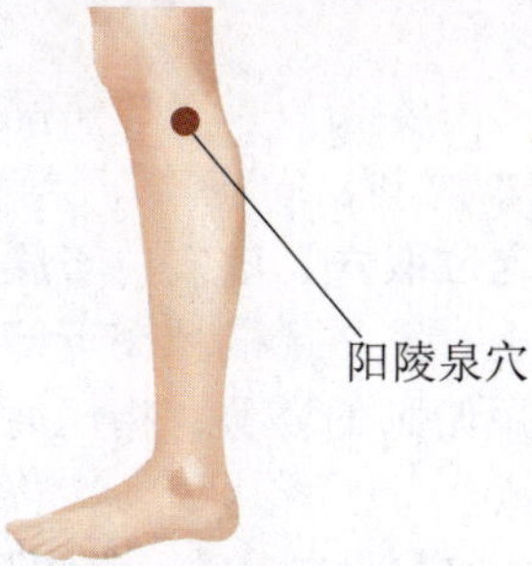

按揉足三里穴

【定位取穴】 该穴位于外膝眼下 3 寸，距胫骨前嵴 1 横指，当胫骨前肌上。取穴时，由外膝眼向下量 4 横指，在腓骨与胫骨之间，由胫骨旁量 1 横指，该处即是。

【功效】 调理脾胃，补中益气，通经活络，疏风化湿，扶正祛邪。

【按摩方法】 被按摩者膝盖稍弯曲，按摩者用拇指按顺时针方向按揉足三里穴约 2 分钟，然后按逆时针方向按揉约 2 分钟，以局部出现酸、麻、胀感觉为佳。

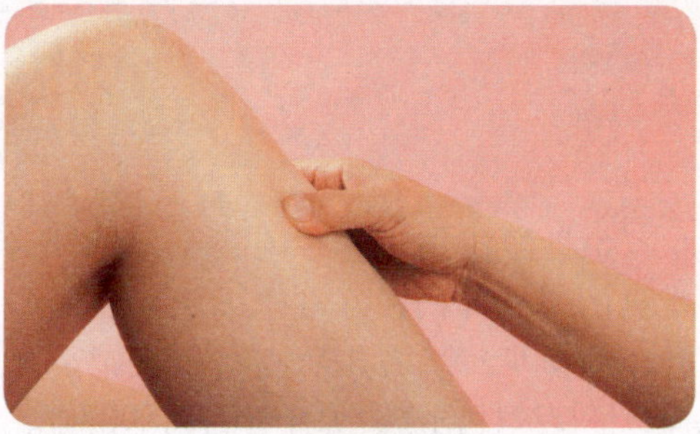

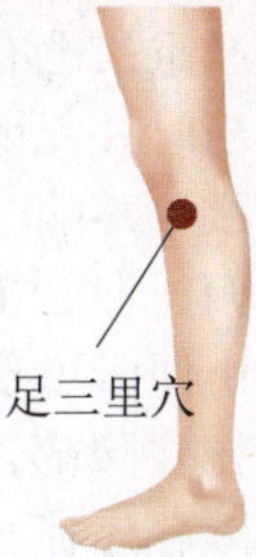

辅助穴位

下肢：承山、悬钟、昆仑

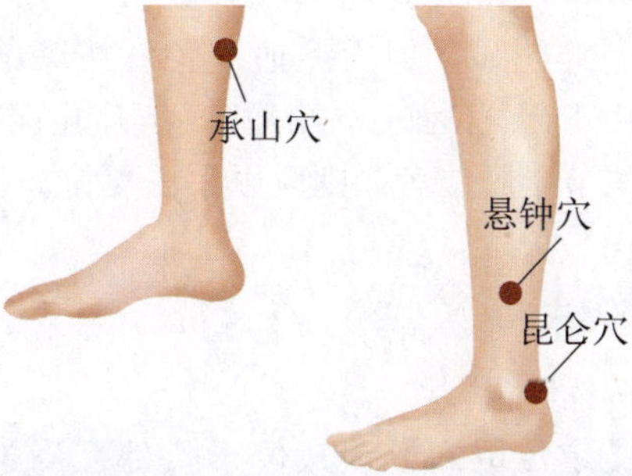

局部按摩

点揉痛点：用手指按压，找到膝关节周围的压痛点，用拇食指腹在压痛点处进行点揉，压痛点多位于膝关节内外骨上下及膝后腘窝处。膝后腘窝处可以用食中指点揉。按揉每个痛点时注意 20 次，再由重至轻点揉 20 次。此手法可以促进痛点炎症吸收，松解粘连，特别适用于各种慢性膝关节疾病。

急性腰扭伤

急性腰扭伤亦称“闪腰”，是较为常见的一种外伤，好发于下腰部，以青壮年为多见。患者伤后立即出现腰部疼痛，呈持续性剧痛，次日可因局部出血、肿胀、腰痛更为严重；也有的只是轻微扭转一下腰部，当时并无明显痛感，但休息后次日感到腰部疼痛。腰部活动受限，不能挺直，俯、仰、扭转感困难，咳嗽、喷嚏、大小便时可使疼痛加剧。站立时往往用手扶住腰部，坐位时用双手撑于椅子，以减轻疼痛。腰肌扭伤后一侧或两侧当即发生疼痛；有时可以受伤后半天或隔夜才出现疼痛、腰部活动受阻，静止时疼痛稍轻、活动或咳嗽时疼痛较甚。检查时局部肌肉紧张、压痛及牵引痛明显，但无瘀血现象。按摩的目的在于行气活血、舒筋通络、解痉止痛。伴有关节半脱位者，则应以手法复位。

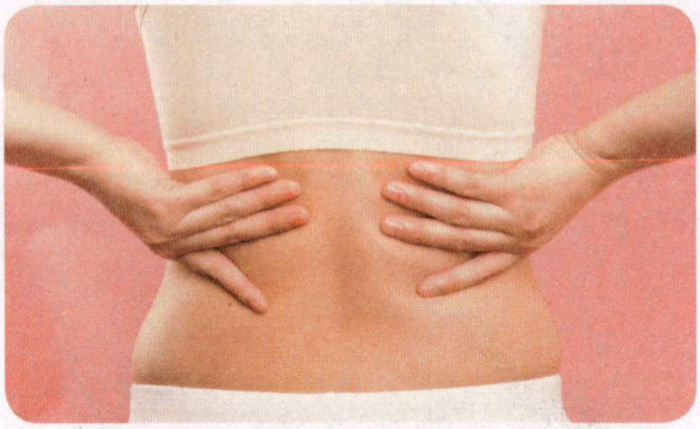

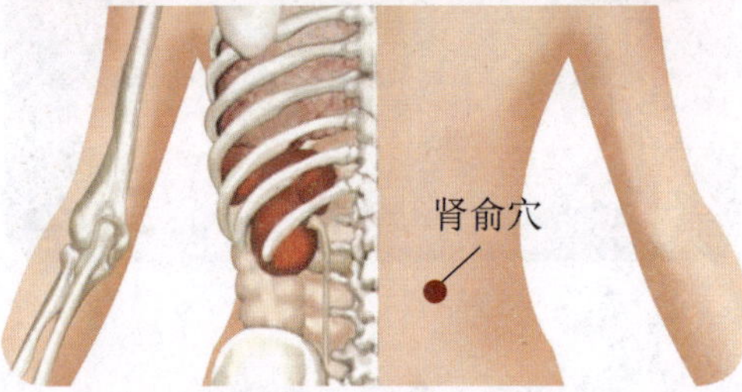

按摩主穴

按揉肾俞穴

【定位取穴】该穴位于腰部，当第2腰椎棘突下，旁开1.5寸。与肚脐中相对应处即为第2腰椎，其棘突下缘旁开约2横指(食、中指)处为取穴部位。

【功效】益肾助阳，强腰利水。

【按摩方法】被按摩者俯卧，按摩者用双手拇指重叠按压肾俞穴1分钟，再按顺时针方向按揉约1分钟，然后按逆时针方向按揉约1分钟，以局部出现酸、麻、胀感觉为佳。

按揉命门穴

【定位取穴】该穴位于腰部，当后正中线上，第2腰椎棘突下凹陷处。取穴时采用俯卧的姿势，指压时，有强烈的压痛感。

【功效】固本温中，滋阴降火。

【按摩方法】被按摩者俯卧，按摩者用拇指按顺时针方向按揉命门穴约2分钟，然后按逆时针方向按揉约2分钟，以局部出现酸、麻、胀感觉为佳。

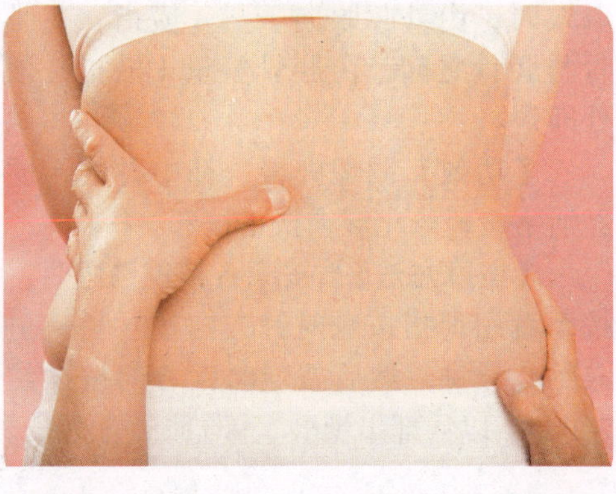

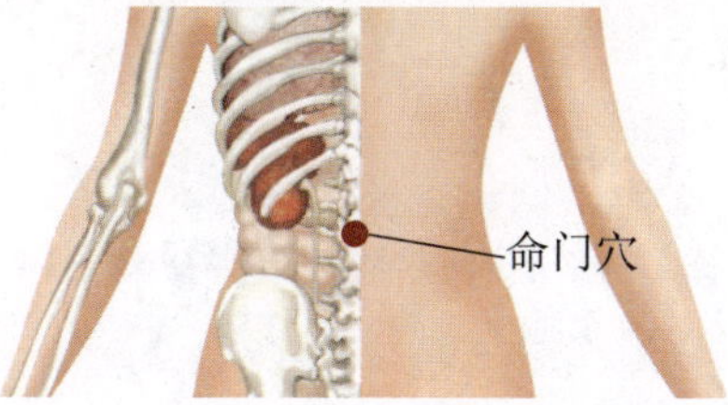

按揉腰眼穴

【定位取穴】该穴位于腰部，当第4腰椎棘突下，旁开约3.5寸凹陷中。

【功效】温煦肾阳，畅达气血，疏通带脉，强壮腰脊，固精益肾。

【按摩方法】被按摩者俯卧，按摩者用双手拇指按压腰眼穴1分钟，再按顺时针方向按揉约1分钟，然后按逆时针方向按揉约1分钟，以局部出现酸、麻、胀感觉为佳。

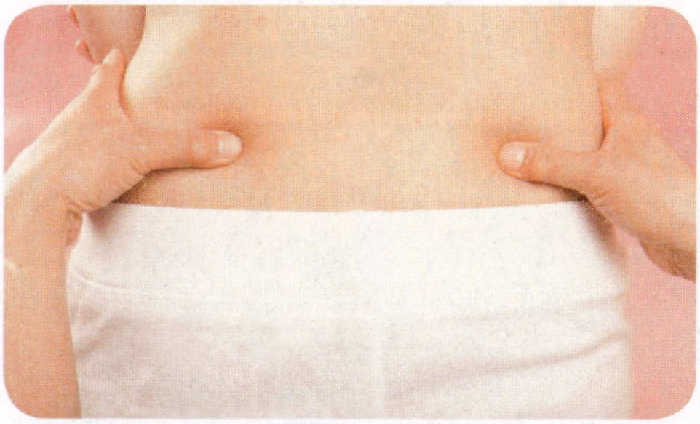

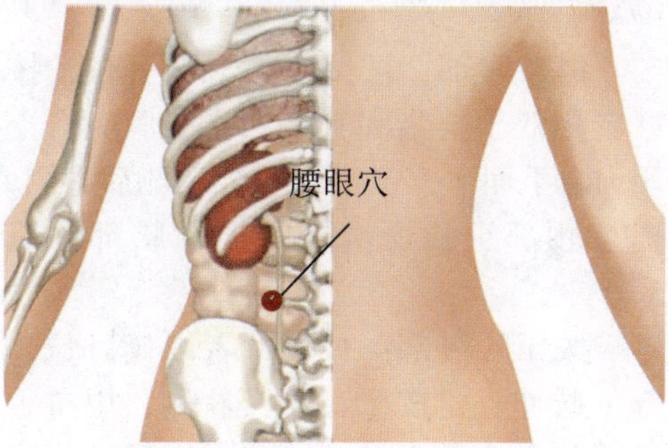

按揉八髎穴

【定位取穴】该穴位于骶椎。包括上髎、次髎、中髎和下髎，左右共八个穴位，分别在第一、二、三、四骶后孔中，合称“八髎”。

【功效】温经散寒，调和气血，补益下焦，清热利湿。

【按摩方法】被按摩者屈肘前俯，坐在矮凳上，按摩者立其侧，手掌伸直，用掌面着力，紧贴骶部两侧皮肤，自上向下连续不断地直线往返摩擦5 ~ 10分钟。

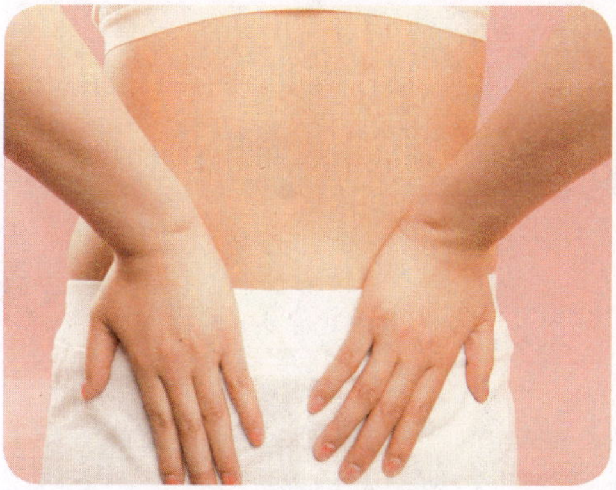

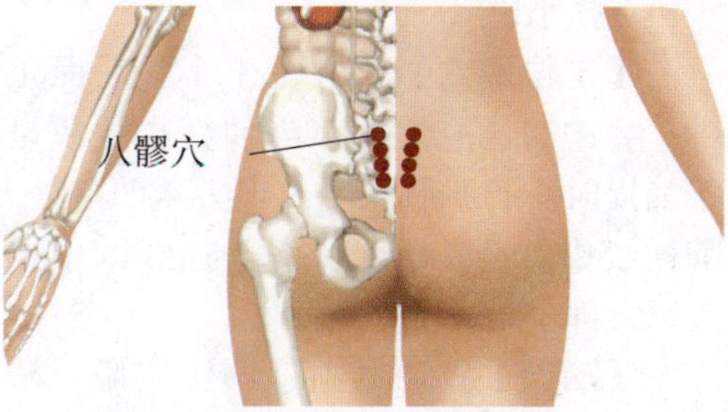

点揉委中穴

【定位取穴】该穴位于膝盖后面腘横纹中点，当股二头肌腱与半腱肌肌腱的中间。

【功效】舒筋通络，散瘀活血，清热解毒。

【按摩方法】被按摩者俯卧，按摩者用两手拇指端按压两侧委中穴，力度以稍感酸痛为宜，一压一松为1次，连做10 ~ 20次。然后用两手拇指指端置于两侧委中穴处，顺、逆时针方向各揉10次。

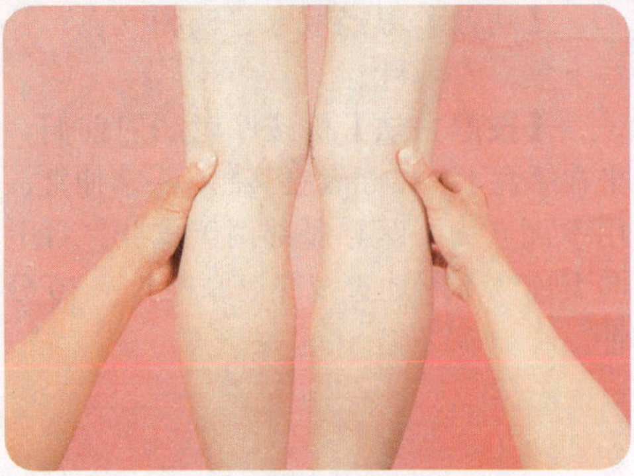

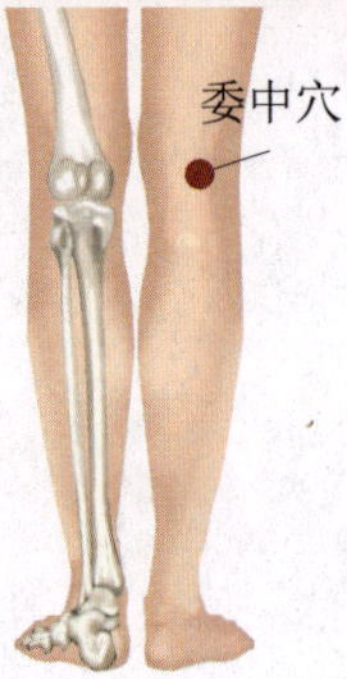

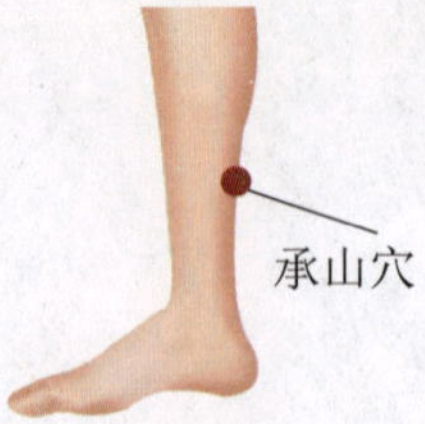

点揉承山穴

【定位取穴】该穴位于小腿后面正中，委中与昆仑之间，当伸直小腿或足跟上提时腓肠肌肌腹下出现尖角凹陷处。腘横纹中点至外踝尖平齐处连线的中点为取穴部位。

【功效】宣通气血，调整阴阳，扶正祛邪。

【按摩方法】被按摩者俯卧，按摩者用两手拇指端点按两侧承山穴，力度以稍感酸痛为宜，一压一松为 1 次，连做 10 ~ 20 次。

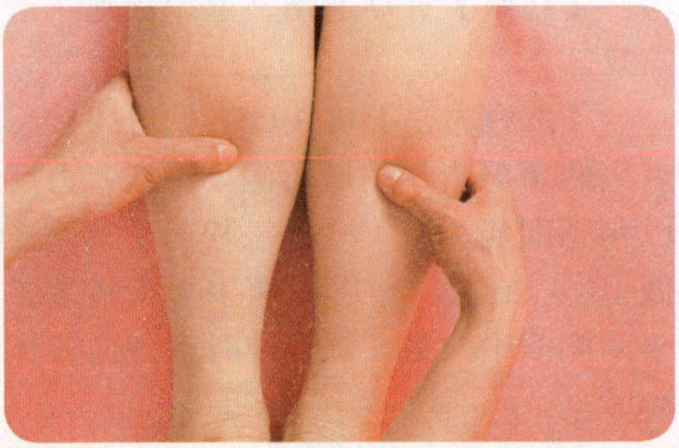

辅助穴位

腰背部：关元俞

下肢：阳陵泉、昆仑

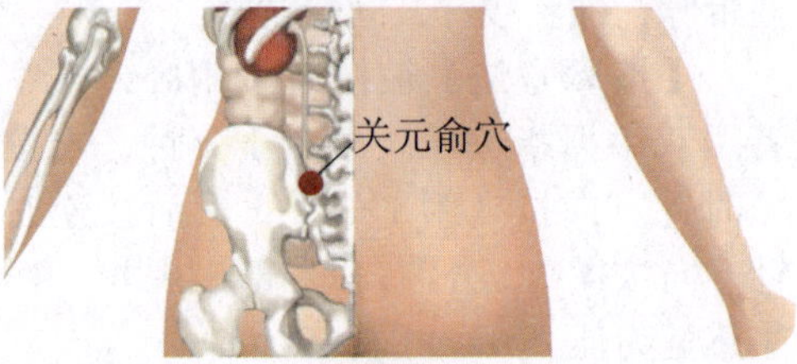

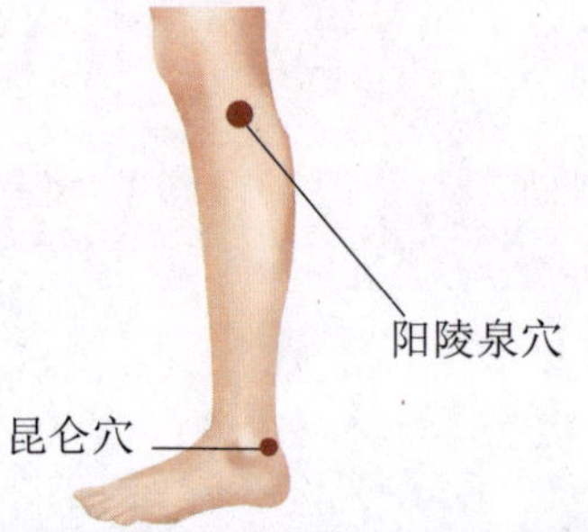

局部按摩

提拿腰部：被按摩者取俯卧位，按摩者用双手拇指和其余四指指腹对合，用力自上而下，先轻后重，先健侧后患侧，提拿腰部至腰骶部臀大肌、腰部诸肌 5 分钟。

按压腰骶部：被按摩者取俯卧位，双下肢伸直，按摩者立其右侧，用左手前臂将其双下肢大腿下 1/3 处环抱住，用右手掌按置其腰骶部，然后左手前臂用力将双下肢向后上抬起，向后过伸位，右手掌根用力按压腰骶部，两手交替用力，一起一落重复 10 次，最后将双下肢左、右摇摆 15 度，重复 3 次。

腰背痛

俗话说“腰背疼痛最难当，起步艰难步失常”，腰背疼痛影响之大由此可见一斑。腰背痛是常见的症状，内科、外科、神经科、妇科等疾病均能引起腰背痛。多由肌肉、骨骼、内脏疾病引起。按摩能调整机体气血阴阳，疏通气血、活血化瘀、消肿止痛，还可解除局部肌肉痉挛，促进局部血液、淋巴循环，改善皮肤肌肉的血液供应。

按摩主穴

按揉膈俞穴

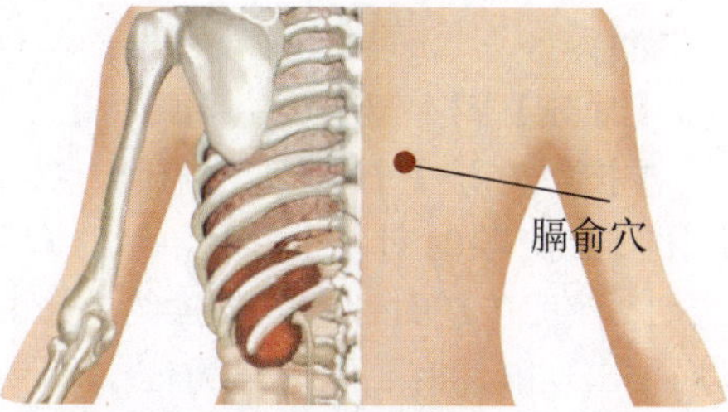

【定位取穴】该穴位于背部，当第7胸椎棘突下，旁开1.5寸。由平双肩胛骨下角之椎骨(第7胸椎)，其棘突下缘旁开约2横指(食、中指)处为取穴部位。

【功效】养血和营，理气止痛。

【按摩方法】被按摩者俯卧，按摩者用两手拇指指腹同时用力，按顺时针方向按揉膈俞穴约2分钟，然后按逆时针方向按揉约2分钟，以局部出现酸、麻、胀感觉为佳。

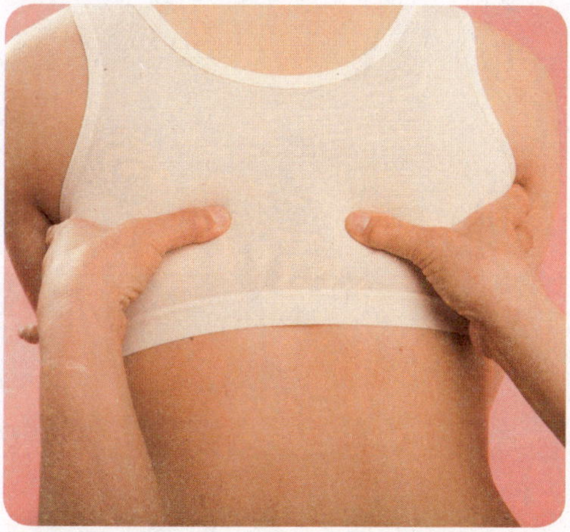

按揉肾俞穴

【定位取穴】该穴位于腰部，当第2腰椎棘突下，旁开1.5寸。与肚脐中相对应处即为第2腰椎，其棘突下缘旁开约2横指(食、中指)处为取穴部位。

【功效】益肾助阳，强腰利水。

【按摩方法】被按摩者俯卧，按摩者用双手拇指重叠按压肾俞穴1分钟，再按顺时针方向按揉约1分钟，然后按逆时针方向按揉约1分钟，以局部出现酸、麻、胀感觉为佳。

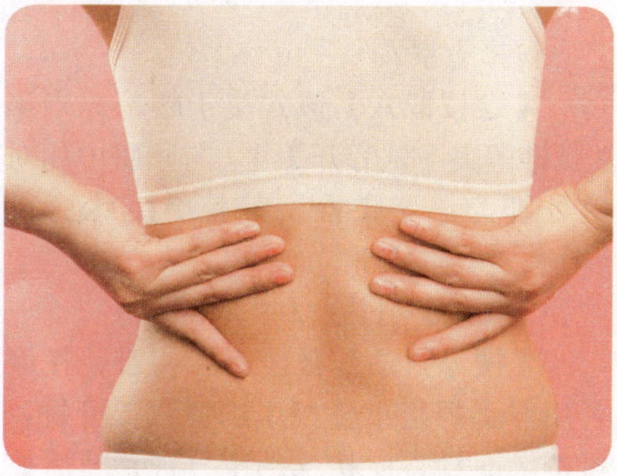

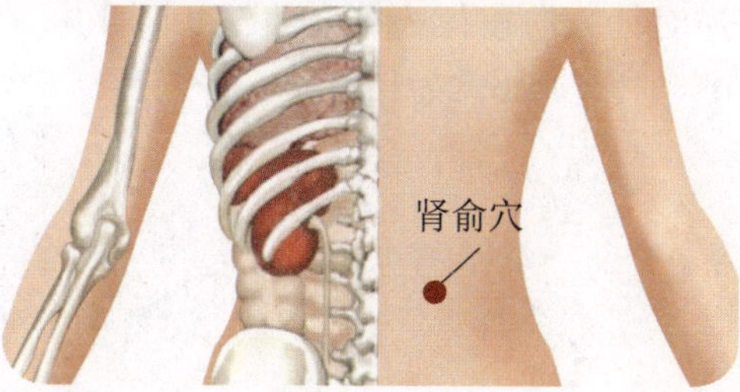

按揉命门穴

【定位取穴】该穴位于腰部，当后正中线上，第 2 腰椎棘突下凹陷处。取穴时采用俯卧的姿势，指压时，有强烈的压痛感。

【功效】固本温中，滋阴降火。

【按摩方法】被按摩者俯卧，按摩者用拇指按顺时针方向按揉命门穴约 2 分钟，然后按逆时针方向按揉约 2 分钟，以局部出现酸、麻、胀感觉为佳。

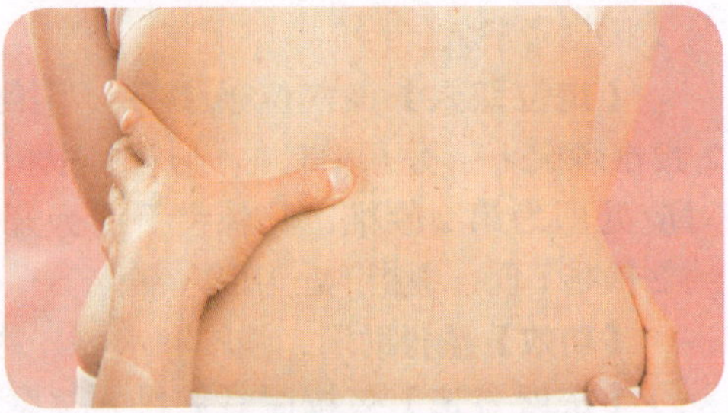

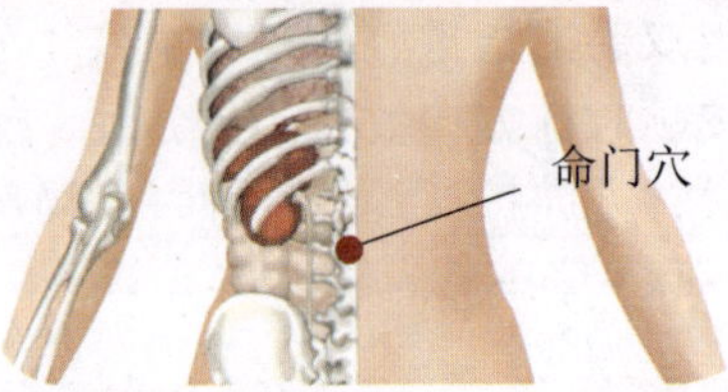

按揉志室穴

【定位取穴】该穴位于腰部，当第 2 腰椎棘突下，旁开 3 寸 (与肚脐中相对应处即为第 2 腰椎，其棘突下缘旁开 4 横指处为取穴部位)。

【功效】清热，利湿，解郁。

【按摩方法】被按摩者俯卧，按摩者用双手拇指重叠按压志室穴 1 分钟，再按顺时针方向按揉约 1 分钟，然后按逆时针方向按揉约 1 分钟，以局部出现酸、麻、胀感觉为佳。

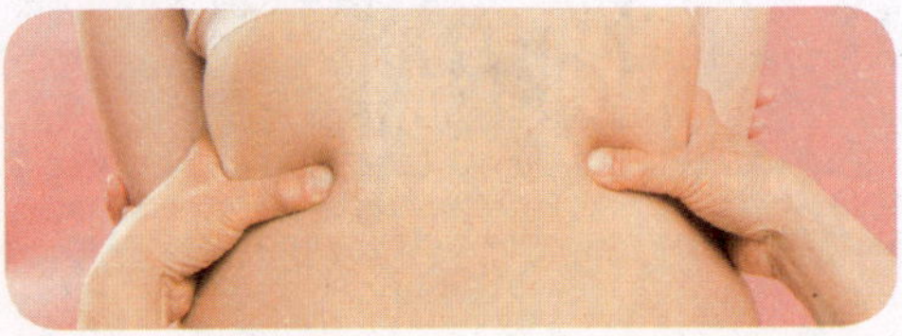

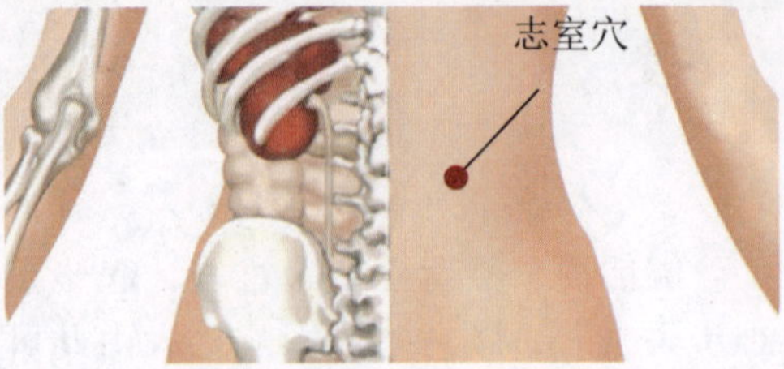

按揉八髎穴

【定位取穴】该穴位于骶椎。包括上髎、次髎、中髎和下髎，左右共八个穴位，分别在第一、二、三、四骶后孔中，合称“八髎”。

【功效】温经散寒，调和气血，补益下焦，清热利湿。

【按摩方法】被按摩者屈肘前俯，坐在矮凳上，按摩者立其侧，手掌伸直，用掌面着力，紧贴骶部两侧皮肤，自上向下连续不断地直线往返摩擦 5 ~ 10 分钟。

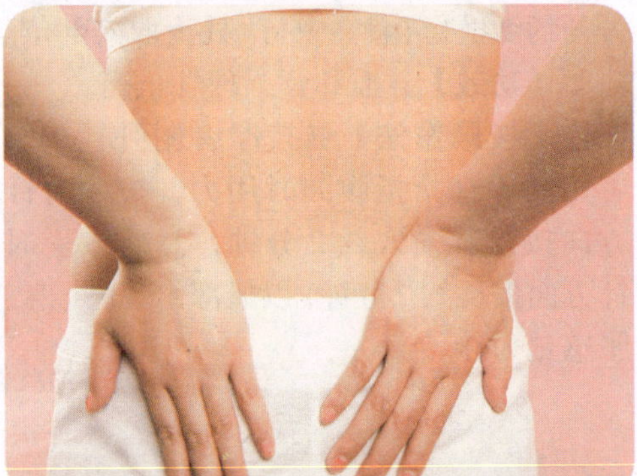

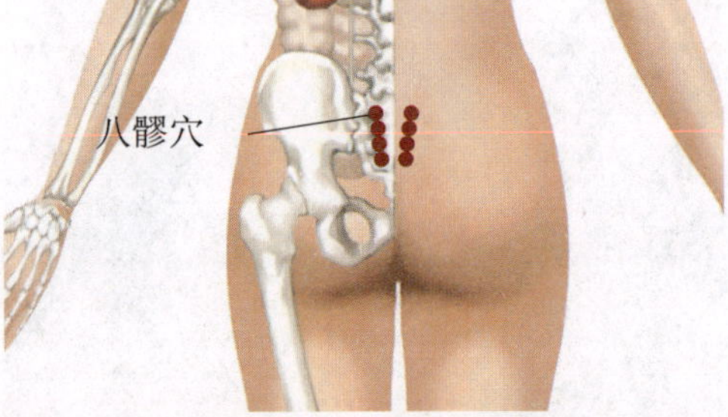

点揉委中穴

【定位取穴】该穴位于膝盖后面腘横纹中点，当股二头肌腱与半腱肌肌腱的中间。

【功效】舒筋通络，散瘀活血，清热解毒。

【按摩方法】被按摩者俯卧，按摩者用两手拇指端按压两侧委中穴，力度以稍感酸痛为宜，一压一松为 1 次，连做 10 ～ 20 次。然后用两手拇指指端置于两侧委中穴处，顺、逆时针方向各揉 10 次。

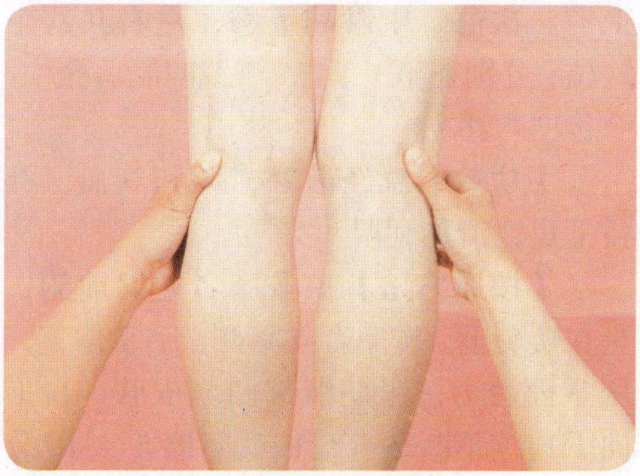

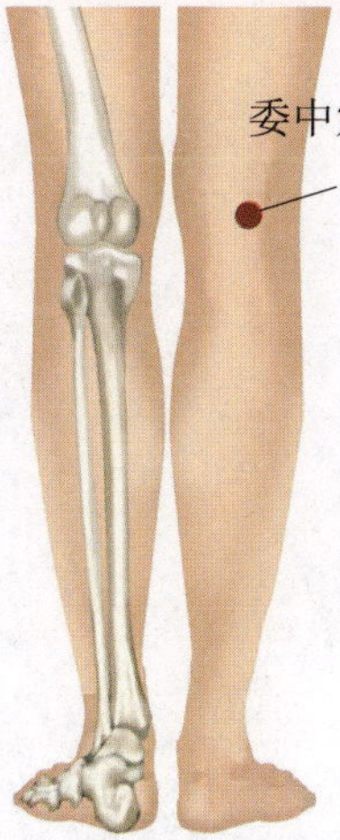

辅助穴位

下肢：阳陵泉、悬钟、环跳、承山

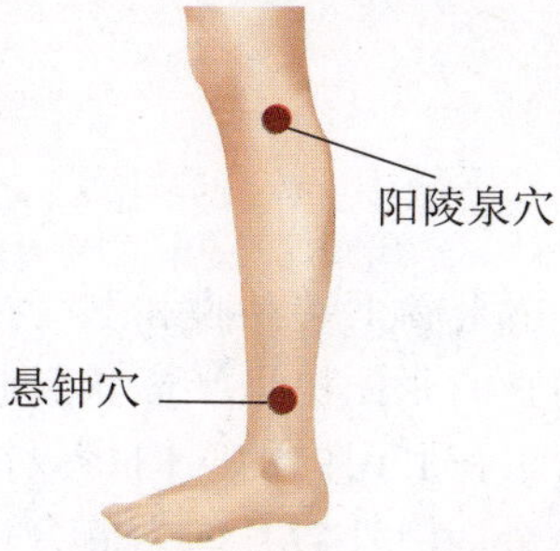

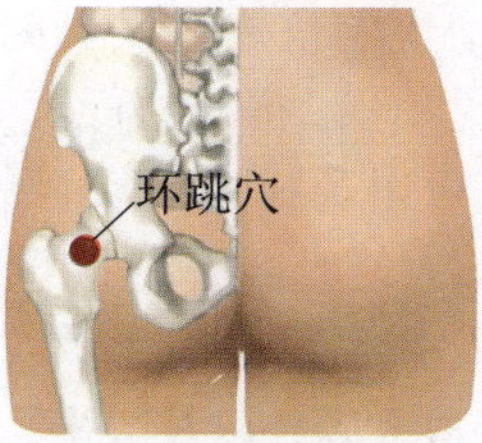

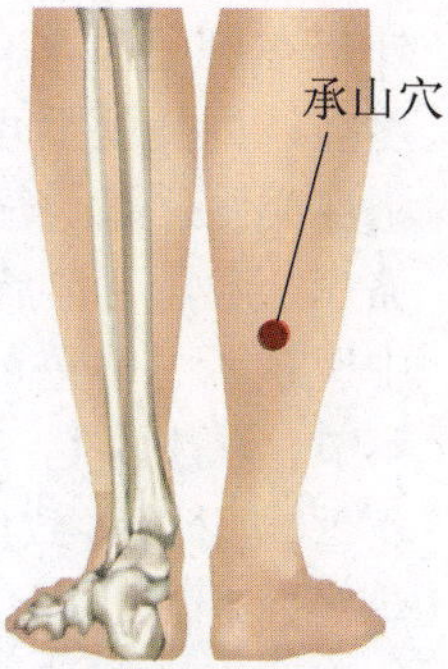

局部按摩

擦腰：站立两脚分开如肩宽。两手握拳，拳眼即握拳的拇指和食指侧，贴着腰部用力上下擦动。擦动从骶部开始，从下往上，尽可能高，擦动的速度要比较快。擦数十次，直至觉得皮肤发热为止。

揉臀：体位同上。用一只手掌的大鱼际处贴着同侧臀部，顺时针转或逆时针转地揉动数十次，然后用另一只手揉另一侧臀部。有疼痛的一侧臀部要多揉。

推腰部：站位，两脚分开如肩宽。两手叉腰，拇指在前。先用右手掌从右腰部开始推，向前和向左；然后用左手掌从左腰部开始推，向后和向右。推数十次，也可相反方向推。

推腰臀腿部：先左弓箭步站立。用右手掌，虎口分开，拇指在前，推住同侧腰部，然后用力向下推，经臀一直推到大腿和小腿为止，身体也随着向右侧弯。然后右弓箭步站立。用左手推左侧腰臀腿部。交替推 4 ～ 10 次。

痔疮

痔疮是指直肠下端黏膜和肛管远侧段皮下的静脉曲张团块呈半球状隆起的肉球。如发生在肛门内的叫内痔。在肛门外的叫外痔，内外均有的为混合痔。外痔在肛门边常有增生的皮瓣，发炎时疼痛；内痔便后可见出血，颜色鲜红，附在粪便外部；痔核可出现肿胀、疼痛、瘙痒、流水、出血等，大便时会脱出肛门。中医认为，痔疮的发生主要是由于饮食不节，燥热内生，下迫大肠，以及久坐、负重、远行等，致血行不利，而血液瘀积，热与血相搏，则气血纵横，筋脉交错，结滞不散而形成痔疮，穴位按摩即可使其缓解。

按摩主穴

点按长强穴

【定位取穴】该穴位于尾骨尖端下，尾骨尖端与肛门连线的中点处。

【功效】清热利湿，升阳举陷。

【按摩方法】被按摩者俯卧，双腿分开，按摩者用拇指轻轻点按揉长强穴约2分钟，以局部出现酸、麻、胀感觉为佳。

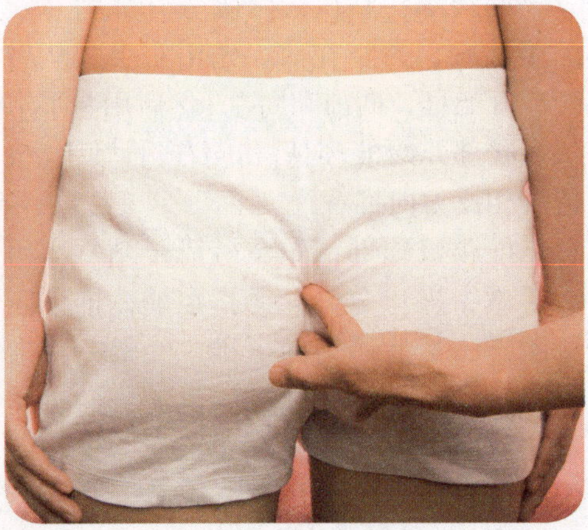

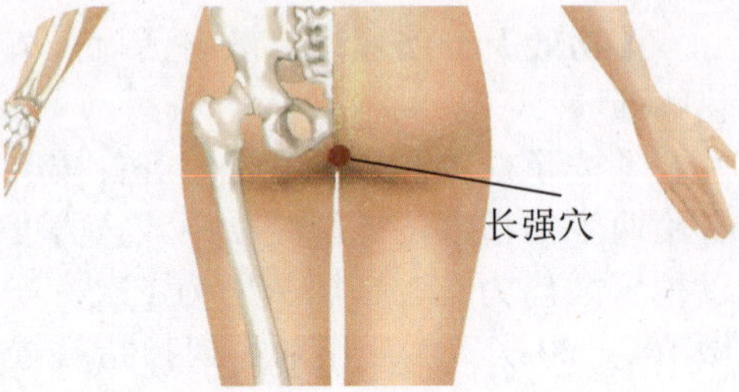

按揉八髎穴

【定位取穴】该穴位于骶椎。包括上髎、次髎、中髎和下髎，左右共八个穴位，分别在第一、二、三、四骶后孔中，合称“八髎”。

【功效】温经散寒，调和气血，补益下焦，清热利湿。

【按摩方法】被按摩者屈肘前俯，坐在矮凳上，按摩者立其侧，手掌伸直，用掌面着力，紧贴骶部两侧皮肤，自上向下连续不断地直线往返摩擦5～10分钟。

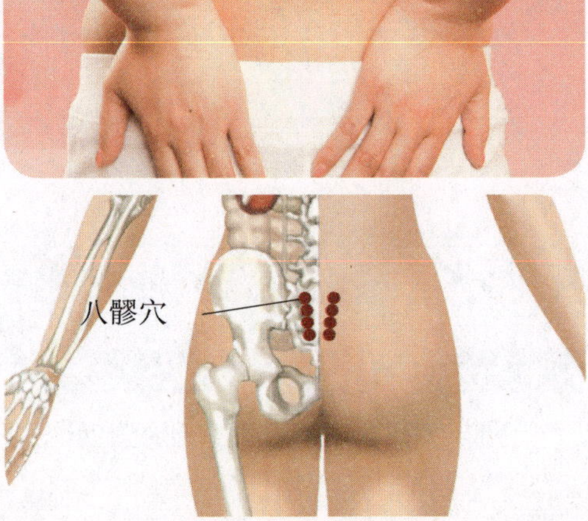

点揉承山穴

【定位取穴】该穴位于小腿后面正中，委中与昆仑之间，当伸直小腿或足跟上提时腓肠肌肌腹下出现尖角凹陷处。腘横纹中点至外踝尖平齐处连线的中点为取穴部位。

【功效】宣通气血，调整阴阳，扶正祛邪。

【按摩方法】被按摩者俯卧，按摩者用两手拇指端点按两侧承山穴，力度以稍感酸痛为宜，一压一松为1次，连做10～20次。

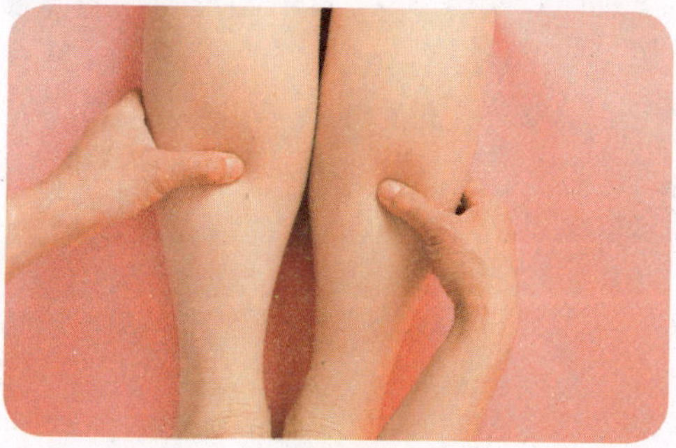

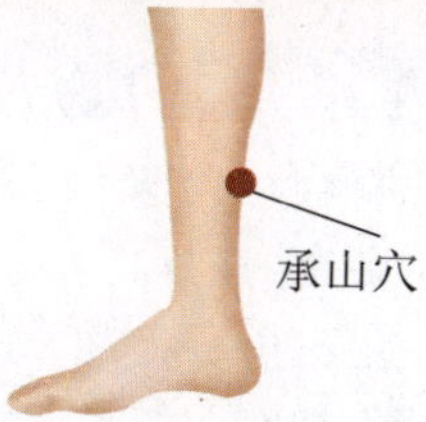

按揉肾俞穴

【定位取穴】该穴位于腰部，当第2腰椎棘突下，旁开1.5寸。与肚脐中相对应处即为第2腰椎，其棘突下缘旁开约2横指（食、中指）处为取穴部位。

【功效】益肾助阳，强腰利水。

【按摩方法】被按摩者俯卧，按摩者用双手拇指重叠按压肾俞穴1分钟，再按顺时针方向按揉约1分钟，然后按逆时针方向按揉约1分钟，以局部出现酸、麻、胀感觉为佳。

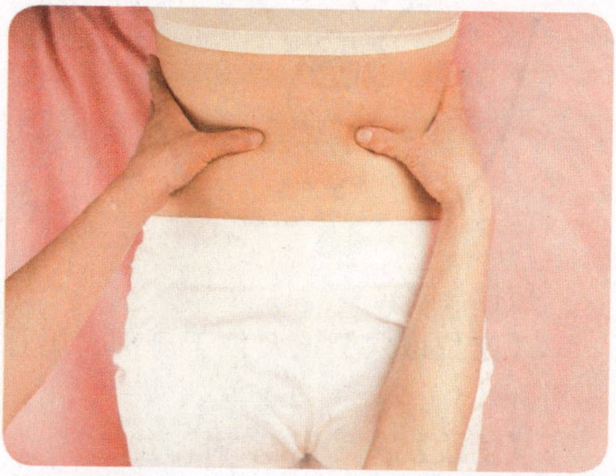

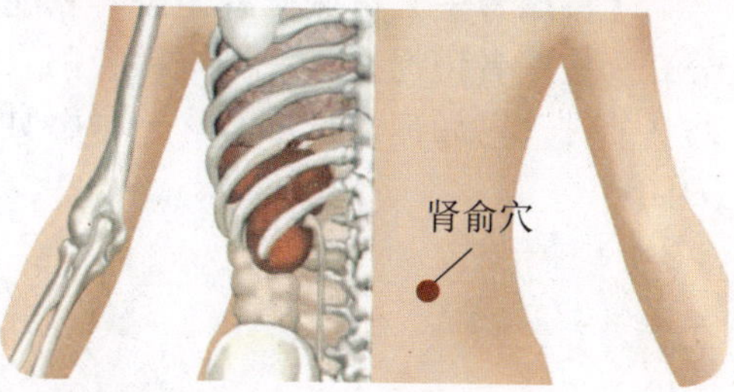

按揉会阴穴

【定位取穴】该穴位于肛门和生殖器的中间凹陷处。男性当阴囊根部与肛门连线的中点，女性当大阴唇后联合与肛门连线的中点。

【功效】疏通体内脉结，促进阴阳气的交接与循环。

【按摩方法】被按摩者俯卧，双腿分开，按摩者用拇指轻轻点按揉会阴穴约2分钟，当会阴穴有了热胀感时，即停止按摩。随着气力、体力增强之后，可以增加按摩次数。

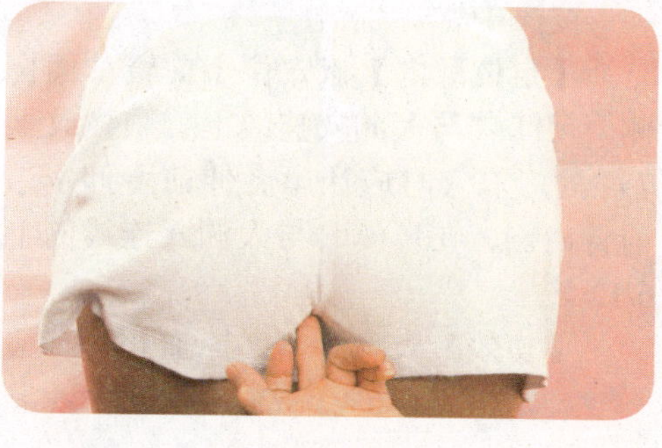

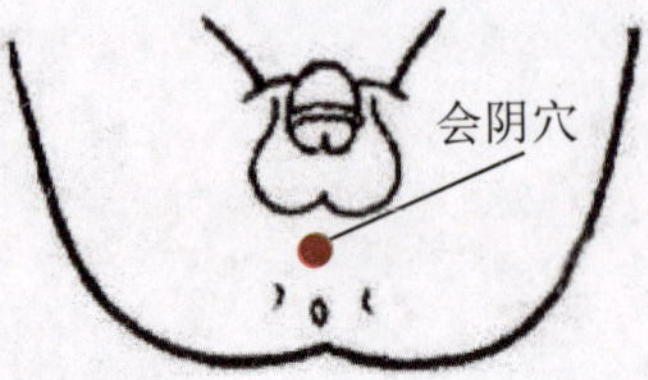

按揉会阳穴

【定位取穴】该穴位于骶部，尾骨端旁开 0.5 寸。

【功效】散发水湿，补阳益气。

【按摩方法】被按摩者俯卧，双腿分开，按摩者用拇指轻轻点按揉会阳穴约 2 分钟，以局部出现酸、麻、胀感觉为佳。

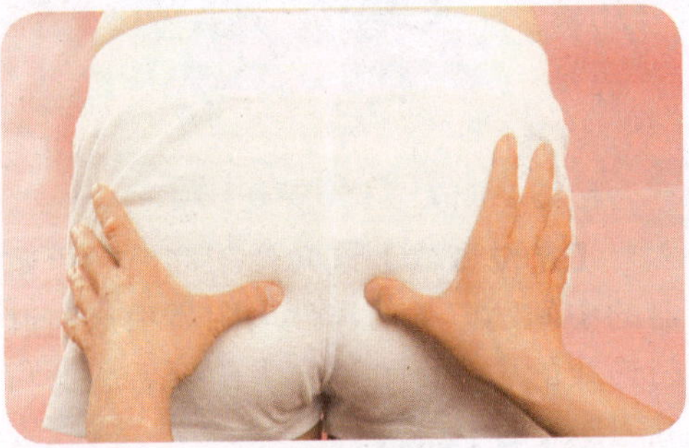

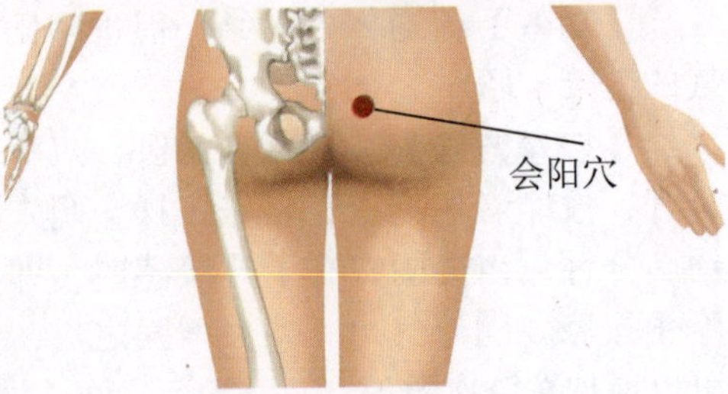

按揉孔最穴

【定位取穴】该穴位于前臂掌面桡侧，尺泽穴与太渊穴连线上，腕横纹上 7 寸处。取穴时应让患者伸前臂仰掌，前臂内侧，在尺泽穴与太渊穴连线的上 5/12 处。

【功效】肃降肺气，凉血止血，清热止血，润肺理气。

【按摩方法】按摩者一手托着按摩者的手臂，另一手拇指按顺时针方向按揉孔最穴约 2 分钟，然后按逆时针方向按揉约 2 分钟，左右手交替进行，以局部出现酸、麻、胀感为佳。有痔疮的人此处会明显感到疼痛，最好经常按压。

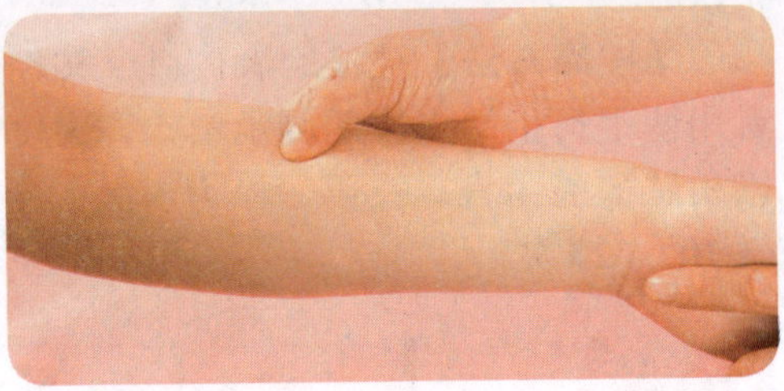

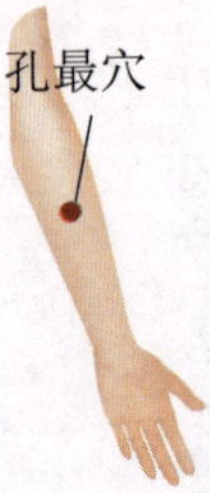

辅助按摩

头部：百会、大椎

上肢：劳宫、二白

下肢：足三里、太冲

腰腹部：神阙、气海

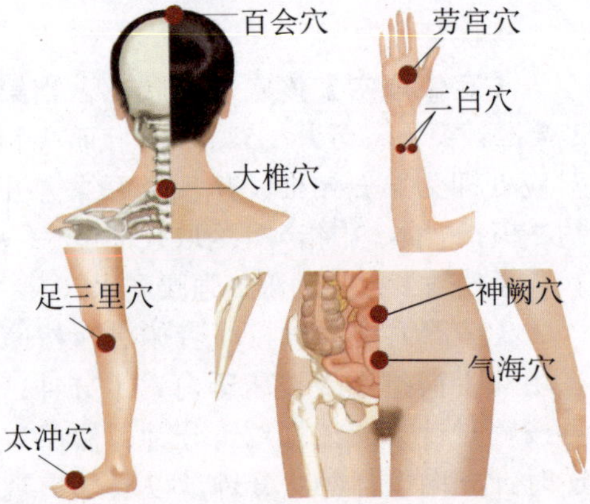

第四章

轻松一按，祛除难言之隐

痛经

痛经也称行经腹痛，是指妇女在行经前后或正值行经期间，小腹及腰部疼痛，甚至剧痛难忍，常伴有面色苍白，头面冷汗淋漓，手足厥冷，泛恶呕吐，并随着月经周期而发作。现代医学研究表明，长期痛经和月经不调的女性，容易引起色斑、暗疮，诱发妇科炎症，导致头疼失眠，情绪抑郁焦躁，导致不孕不育等数十种疾病的发生，是女人不能忽视的健康隐患。中医认为，痛经主要病机在于邪气内伏，经血亏虚，导致胞宫的气血运行不畅，“不通则痛”；或胞宫失于濡养，“不荣则痛”，因此导致痛经。按摩治疗痛经，一般多主张在经前 5 ~ 7 天开始治疗，月经来潮后停止，待下次月经来潮前再施手法治疗。按摩的目的是引血下行，因此治疗须在经前当下腹部、腰骶部出现疼痛时操作。如手法得当，可使经期提前 1 ~ 2 天，随着经血排出，疼痛也会随之消失或减轻。

按摩主穴

点揉十七椎穴

【定位取穴】该穴位腰部，当后正中线上，第 5 腰椎棘突下，俯卧取之。

【功效】畅通血脉，缓解疼痛。

【按摩方法】被按摩者俯卧，按摩者用拇指指关节按揉该穴，稍微使点劲，感觉按揉时有轻微的痛感，不能只按，一定还要揉，才能让血脉畅通，大约 2 分钟，以局部出现酸、麻、胀感觉为佳。只适用寒性体质者，就是手脚通常冰冷，经血中有大量的血块的女性。

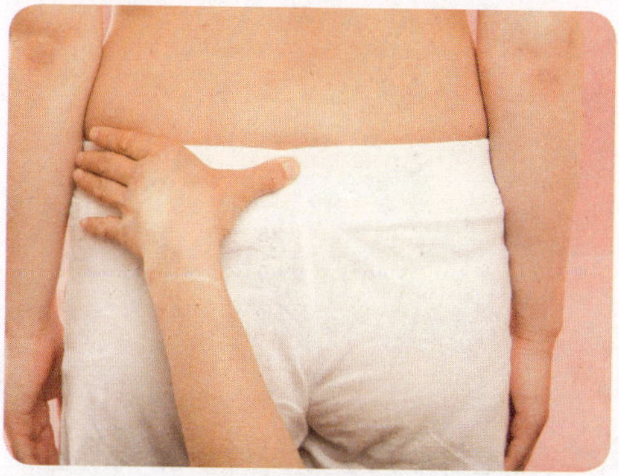

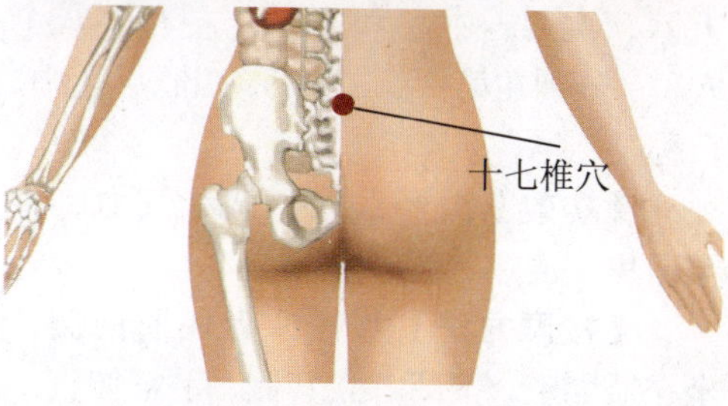

点揉子宫穴

【定位取穴】该穴位于下腹部，脐下一横掌处（脐下 4 寸）正中。左右旁开四横指(旁开正中线3寸)的距离各有一点即是此穴。

【功效】活血化瘀、理气止痛。

【按摩方法】按摩者用双手食指、中指按压住两旁子宫穴，稍加压力，缓缓点揉，以酸胀为度，操作5分钟，以腹腔内有热感为最佳。

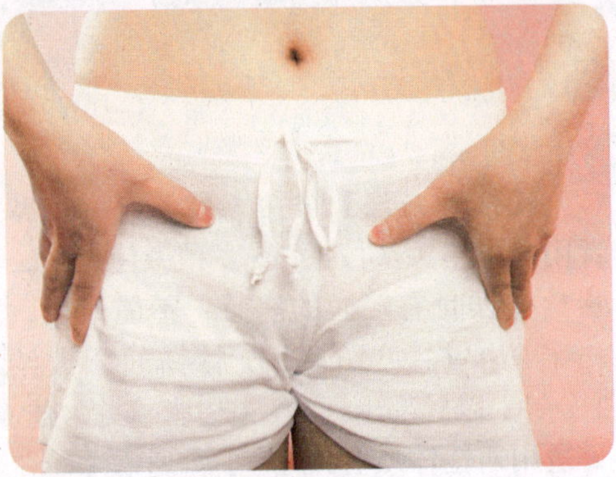

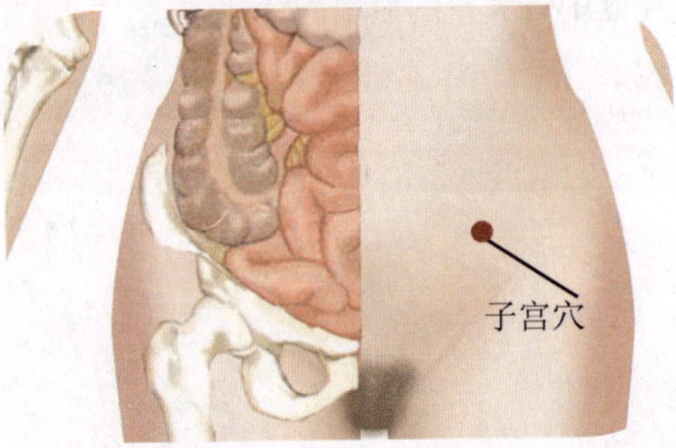

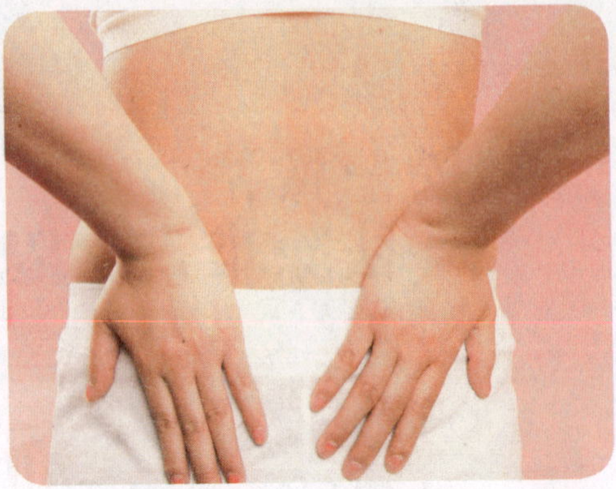

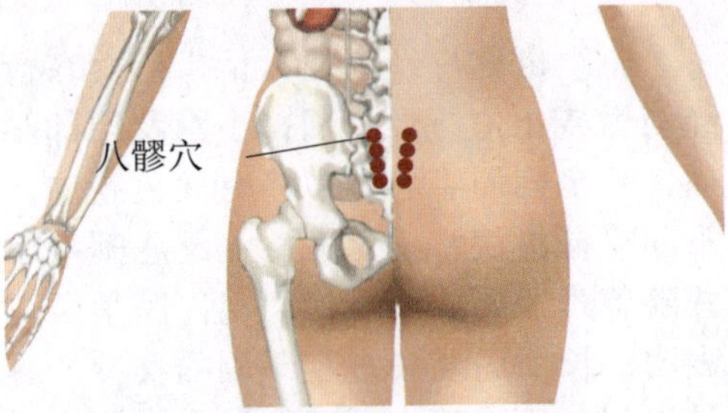

推擦八髎穴

【定位取穴】该穴位于骶椎。包括上髎、次髎、中髎和下髎，左右共八个穴位，分别在第一、二、三、四骶后孔中，合称“八髎”。

【功效】温经散寒、调和气血、补益下焦、清热利湿。

【按摩方法】被按摩者屈肘前俯，坐在矮凳上，按摩者立其侧，手掌伸直，用掌面着力，紧贴骶部两侧皮肤，自上向下连续不断地直线往返摩擦5～10分钟，以局部出现酸、麻、胀感觉为佳。

按揉三阴交

【定位取穴】该穴位于小腿内侧，当足内踝尖上3寸，胫骨内侧缘后方。取穴时正坐屈膝成直角，以手4指并拢，小指下边缘紧靠内踝尖上，食指上缘所在水平线在胫骨后缘的交点，为取穴部位。

【功效】交通心肾，引火下行的作用，对所有妇科疾病疼痛均有缓解作用。

【按摩方法】被按摩者仰卧，按摩者用拇指按顺时针方向按揉三阴交穴约2分钟，然后按逆时针方向按揉约2分钟，以局部出现酸、麻、胀感觉为佳。

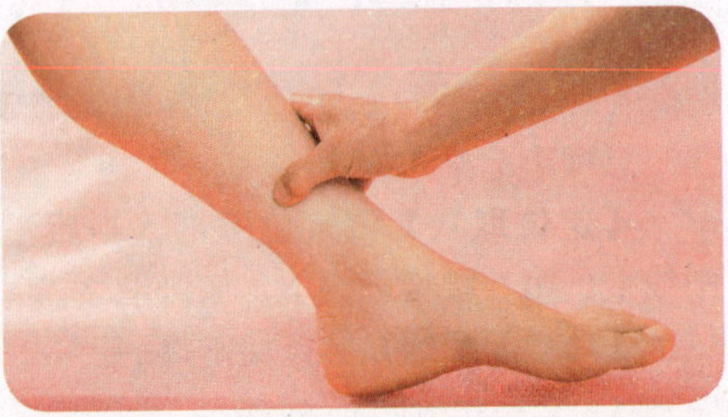

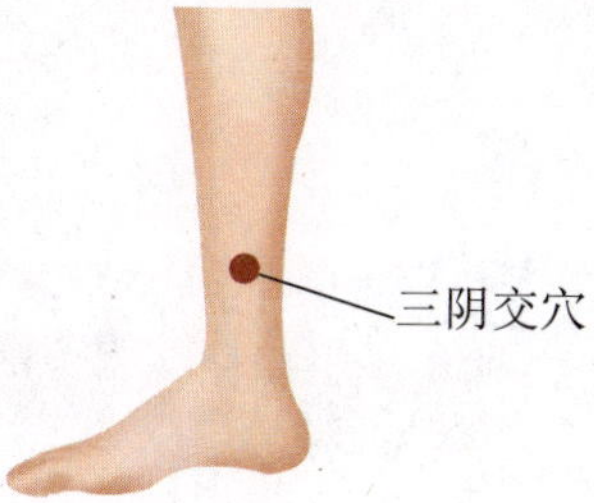

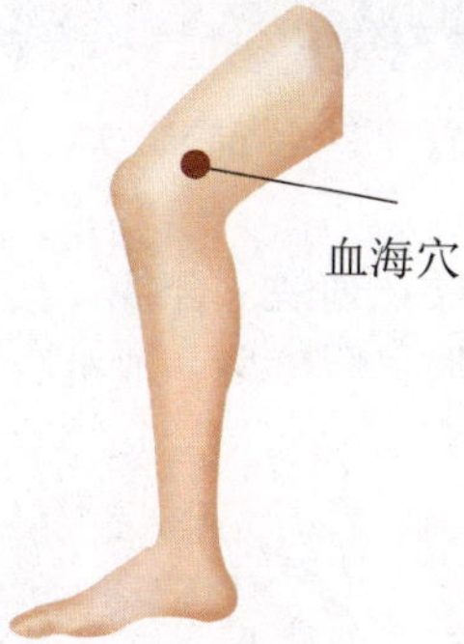

按揉血海穴

【定位取穴】该穴位于大腿内侧，髌底内侧端上2寸，当股四头肌内侧头的隆起处。取穴时，坐位，屈膝成90°，医者立于患者对面，用左手掌心对准右髌骨中央，手掌伏于其膝盖上，拇指尖所指处为取穴部位。

【功效】祛风清热，舒筋活血。

【按摩方法】按摩者用双手拇指按顺时针方向按揉血海穴约1分钟，然后按逆时针方向按揉约1分钟，以局部出现酸、麻、胀感觉为佳。按摩的时间最好选在每天上午9～11点，效果最好，因为这个时段是脾经经气的旺时，人体阳气呈上升趋势，所以按揉此穴就可以达到最好的效果。

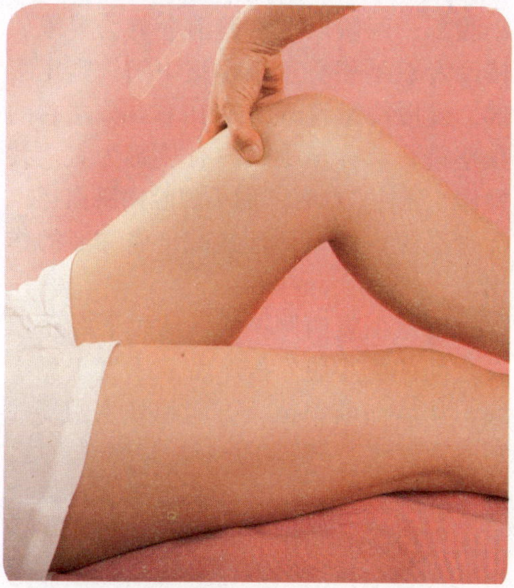

按揉足三里穴

【定位取穴】该穴位于外膝眼下3寸，距胫骨前嵴1横指，当胫骨前肌上。取穴时，由外膝眼向下量4横指，在腓骨与胫骨之间，由胫骨旁量1横指，该处即是。

【功效】调理脾胃，补中益气，通经活络，疏风化湿，扶正祛邪。

【按摩方法】被按摩者膝盖稍弯曲，按摩者用拇指按顺时针方向按揉足三里穴约2分钟，然后按逆时针方向按揉约2分钟，以局部出现酸、麻、胀感觉为佳。

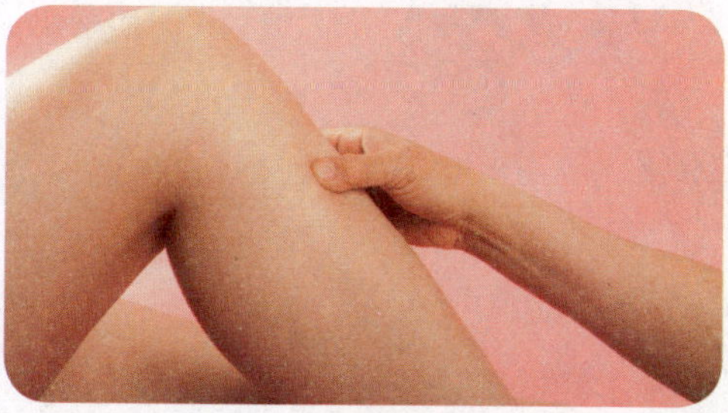

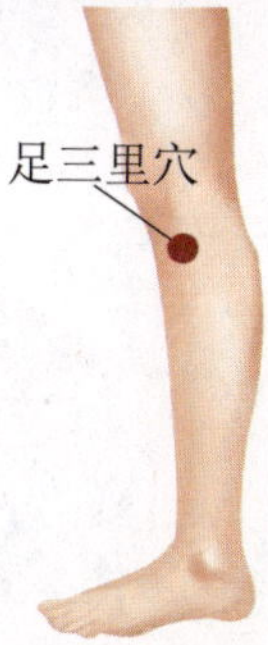

辅助穴位

腰背部：肾俞、命门、阳腰关、关元俞

上肢：列缺、合谷

下肢：阴陵泉、地机、太溪、太冲

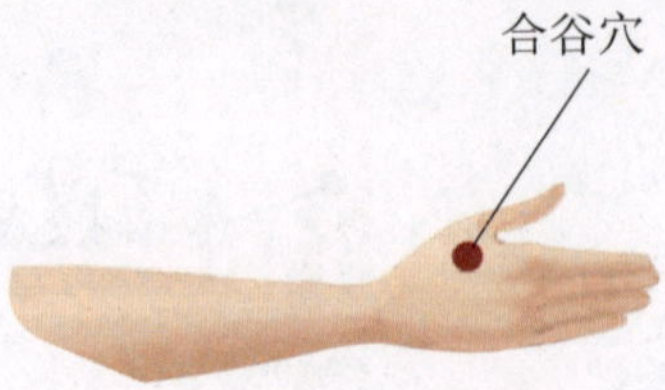

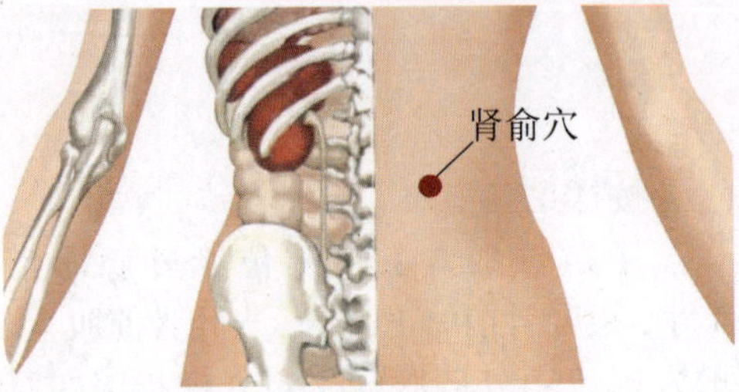

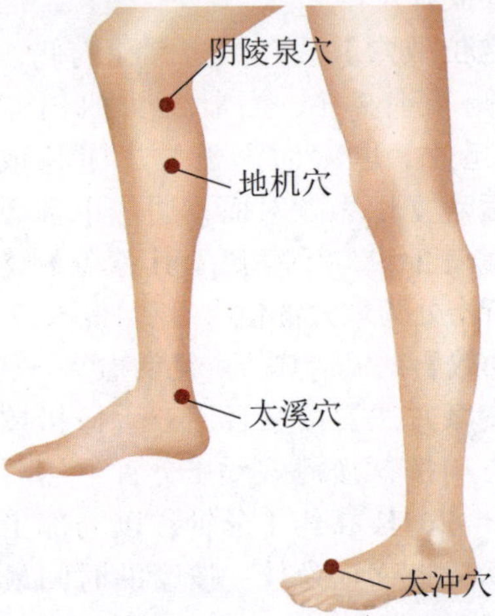

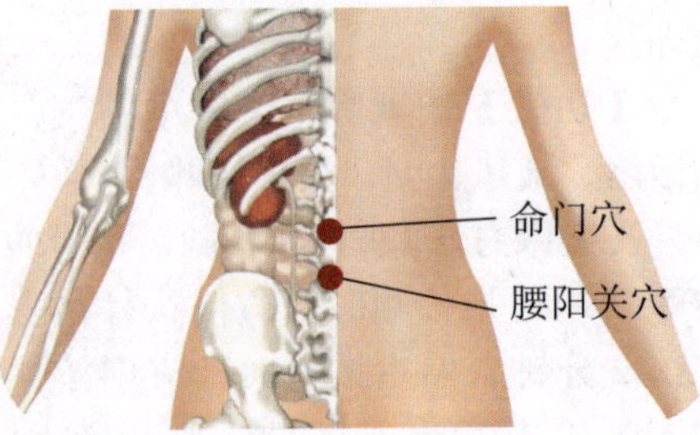

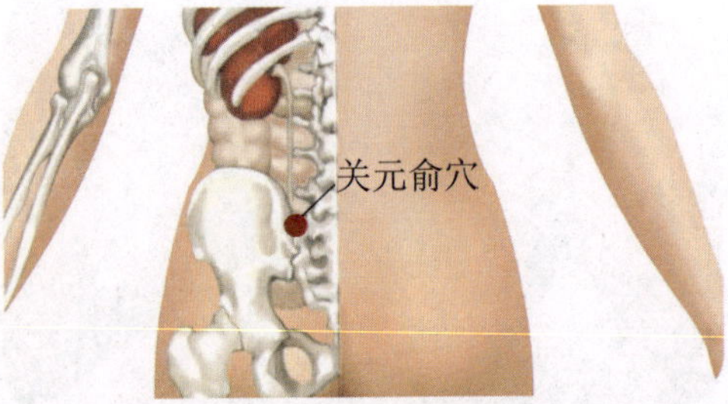

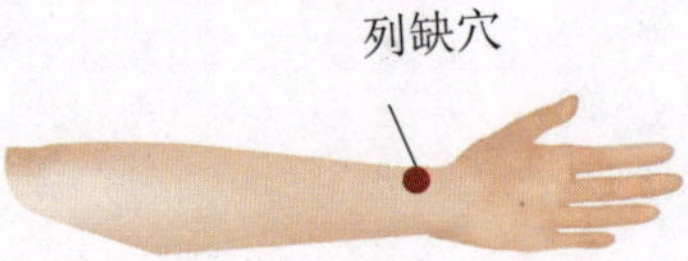

局部按摩

按摩小腹：肚脐至外生殖器之间的小腹部，两侧以左右髂前上棘为界限。按摩者双手相叠置于小腹中间，紧压腹部，慢慢按摩腹部，以 10 次 / 分左右的频率进行，直至小腹内有热感为宜。共操作 5 分钟。具有增加小腹腔内脏血运，促进小腹内微循环，具有止痛调经的作用。

斜擦小腹两侧：两侧肋弓下缘至髂骨之间的侧小腹。按摩者双手置于侧小腹，从后向前斜擦，方向朝外生殖器。不要往返擦动，要方向一致，以摩热为度。共操作 5 分钟。具有疏肝理气，止痛调经的作用。

月经不调

月经不调是指月经的周期、时间长短、颜色、经量、质地等发生异常改变的一种妇科常见疾病。临床表现为月经时间的提前或延后、量或多或少、颜色或鲜红或淡红、经质或清稀或赤稠，并伴有头晕、心跳快、心胸烦闷，容易发怒、夜晚睡眠不好、小腹胀满、腰酸腰痛、精神疲倦等症状。中医认为月经不调是由于血热、肾气气亏、气血虚弱等原因。大多患者都由于体质虚弱、内分泌失调所致，在按摩相关穴位可以调节气血，滋养肝肾，对治疗有积极的作用。

按摩主穴

按揉中极穴

【定位取穴】该穴位于下腹部，前正中线上，当脐中下 4 寸。

【功效】清湿热，改善血气运行，消痛止痒。

【按摩方法】被按摩者仰卧，按摩者用拇指按压中极穴 1 分钟，再按顺时针方向按揉约 1 分钟，然后按逆时针方向按揉约 1 分钟，以局部出现酸、麻、胀感觉为佳。

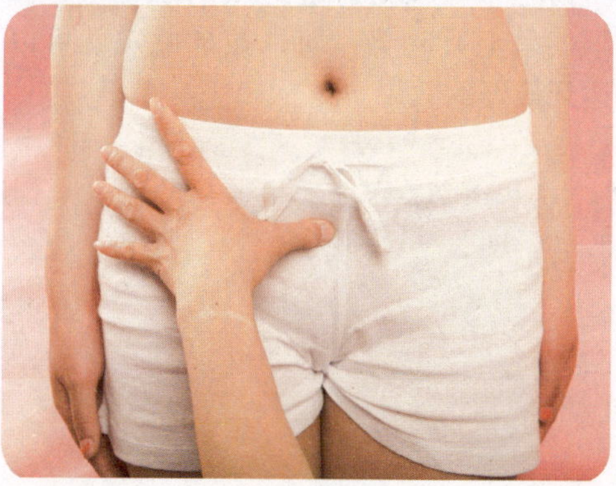

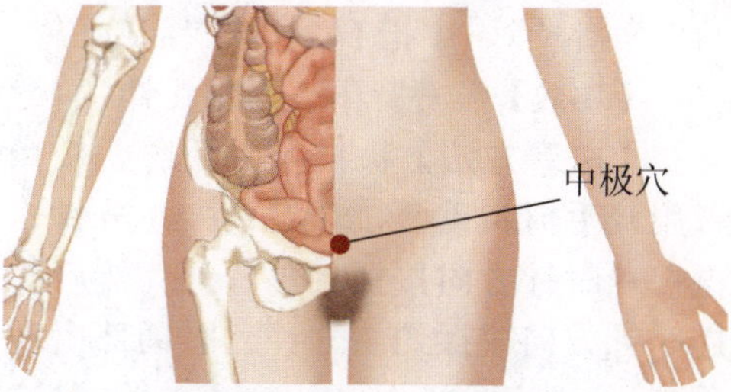

按揉关元穴

【定位取穴】该穴位于脐中下 3 寸，腹中线上，仰卧取穴。

【功效】滋养肝肾，调经止痛。

【按摩方法】被按摩者仰卧，按摩者用拇指指腹轻轻点按关元穴约 2 分钟，以局部有温热的感觉并持续向腹部渗透为有效。

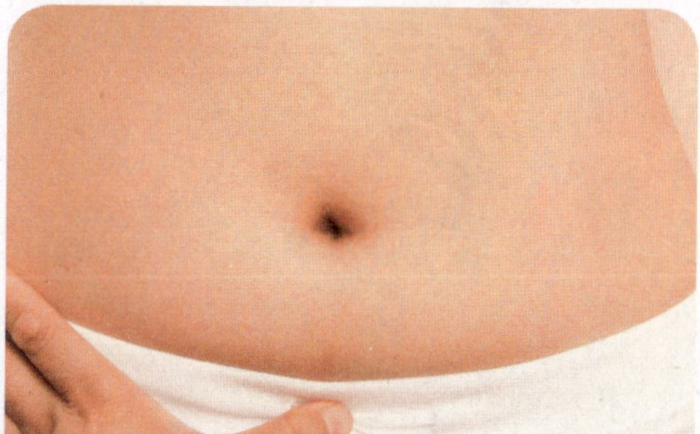

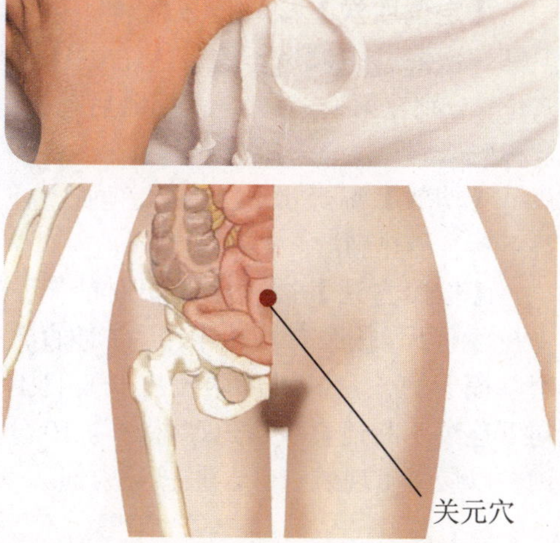

按揉肾俞穴

【定位取穴】该穴位于腰部，当第2腰椎棘突下，旁开1.5寸。与肚脐中相对应处即为第2腰椎，其棘突下缘旁开约2横指(食、中指)处为取穴部位。

【功效】温补肾阳，强腰壮骨。

【按摩方法】被按摩者俯卧，按摩者用双手拇指重叠按压肾俞穴1分钟，再按顺时针方向按揉约1分钟，然后按逆时针方向按揉约1分钟，以局部出现酸、麻、胀感觉为佳。

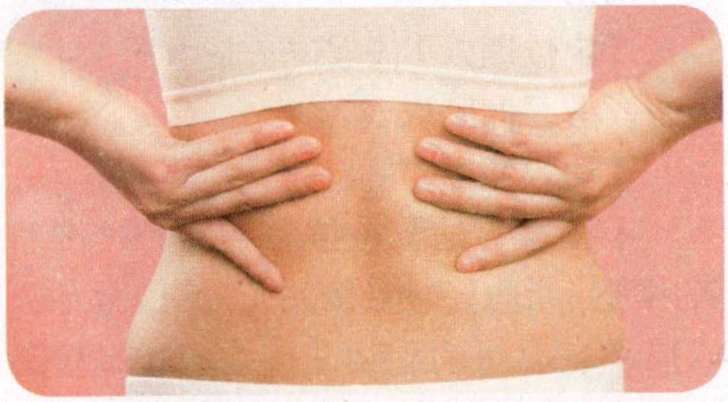

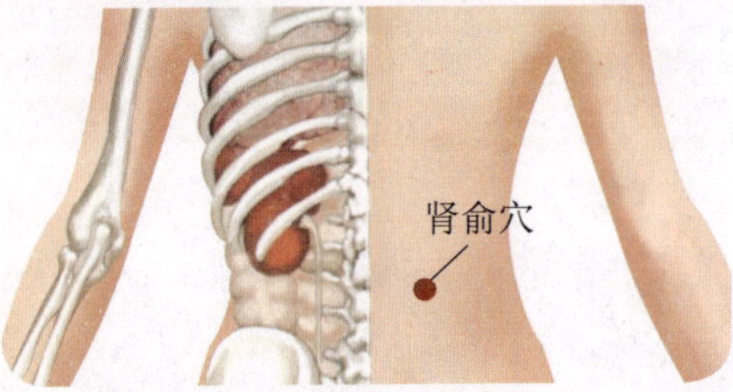

推擦八髎穴

【定位取穴】该穴位于骶椎。包括上髎、次髎、中髎和下髎，左右共八个穴位，分别在第一、二、三、四骶后孔中，合称“八髎”。

【功效】温经散寒、调和气血、补益下焦、清热利湿。

【按摩方法】被按摩者屈肘前俯，坐在矮凳上，按摩者立其侧，手掌伸直，用掌面着力，紧贴骶部两侧皮肤，自上向下连续不断地直线往返摩擦5 ~ 10分钟，以局部出现酸、麻、胀感觉为佳。

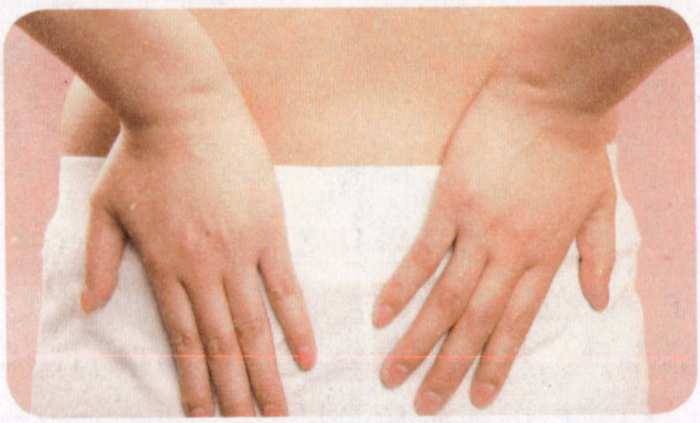

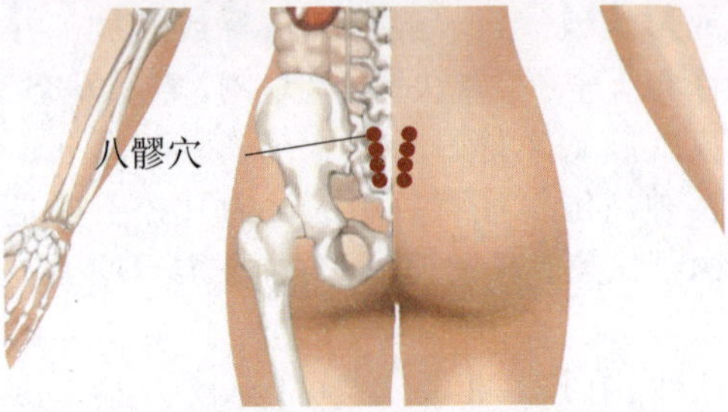

按揉血海穴

【定位取穴】该穴位于大腿内侧，髌底内侧端上2寸，当股四头肌内侧头的隆起处。取穴时，坐位，屈膝成90°，医者立于患者对面，用左手掌心对准右髌骨中央，手掌伏于其膝盖上，拇指尖所指处为取穴部位。

【功效】活血化瘀，通络止痛。

【按摩方法】按摩者用双手拇指按顺时针方向按揉血海穴约1分钟，然后按逆时针方向按揉约1分钟，以局部出现酸、麻、胀感觉为佳。按摩的时间最好选在每天上午9 ~ 11点，效果最好，因为这个时段是脾经经气的旺时，人体阳气呈上升趋势，所以按揉此穴就可以达到最好的效果。

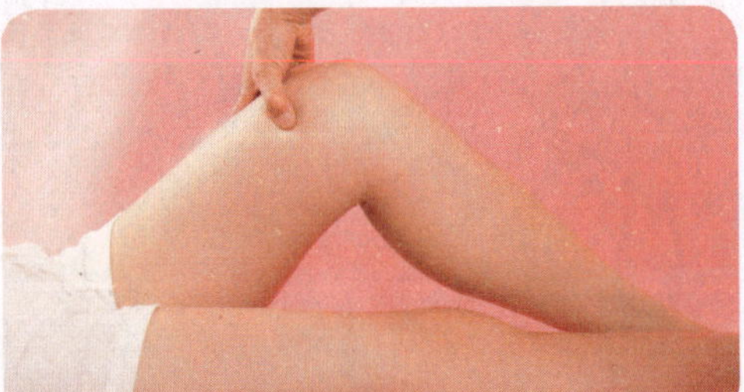

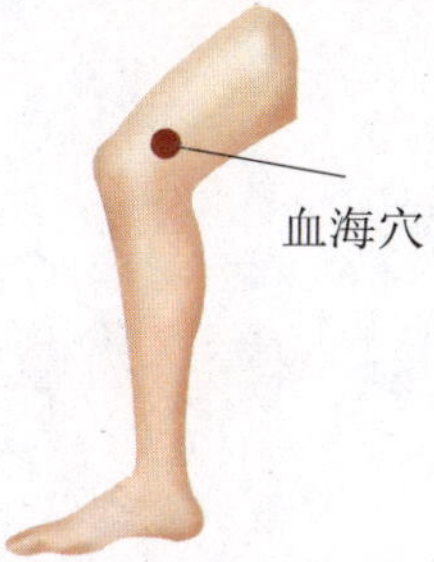

按揉三阴交

【定位取穴】该穴位于小腿内侧，当足内踝尖上 3 寸，胫骨内侧缘后方。取穴时正坐屈膝成直角，以手 4 指并拢，小指下边缘紧靠内踝尖上，食指上缘所在水平线在胫骨后缘的交点，为取穴部位。

【功效】交通心肾，引火下行的作用，对所有妇科疾病疼痛均有缓解作用。

【按摩方法】被按摩者仰卧，按摩者用拇指按顺时针方向按揉三阴交穴约 2 分钟，然后按逆时针方向按揉约 2 分钟，以局部出现酸、麻、胀感觉为佳。

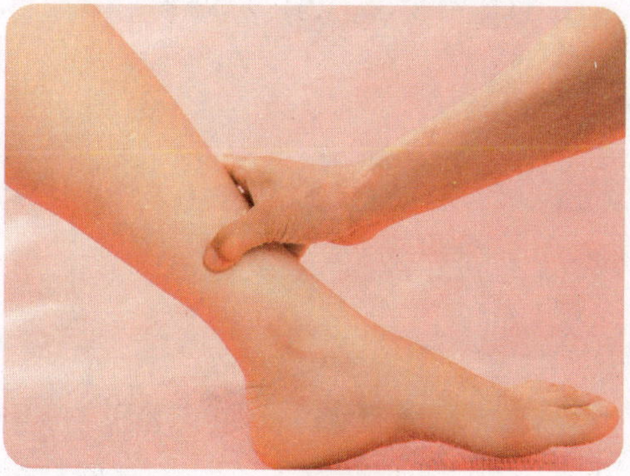

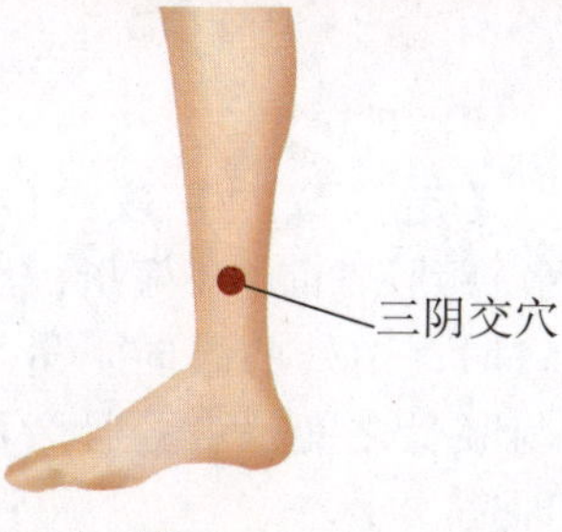

辅助穴位

腰背部：脾俞、志室
上肢：曲池、合谷
下肢：阴陵泉、太冲、隐白

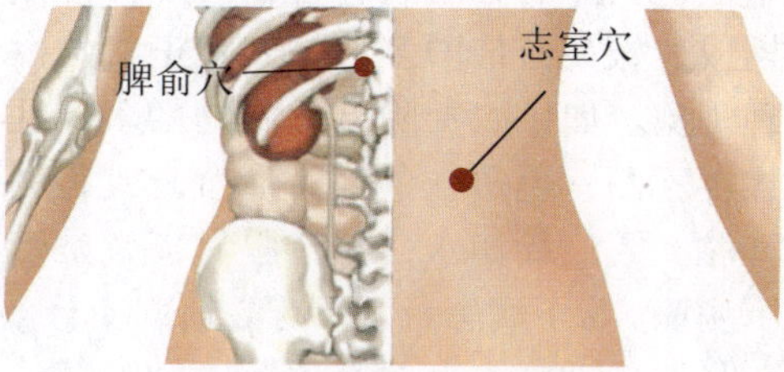

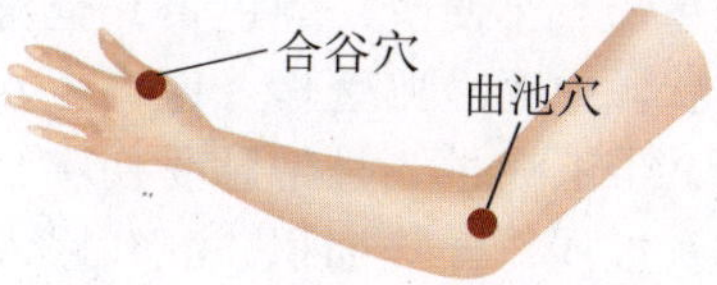

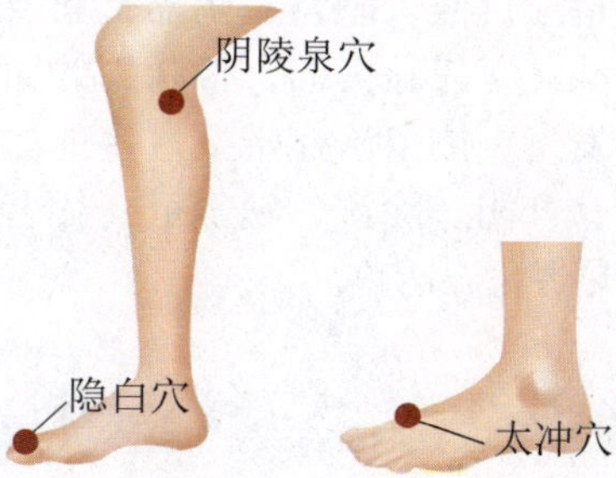

局部按摩

团摩下腹：左手掌心叠放在右手背上，将右手掌心放在下腹部，适当用力按顺时针、逆时针作环形摩动 1 ~ 3 分钟，以皮肤发热为佳。具有益气壮阳，交通心肾的功效。

团摩脐周：左手掌叠放在右手背上，将右手掌心放在肚脐下，适当用力按顺时针绕脐团摩腹部 1 ~ 3 分钟，至腹部发热为佳。具有温经散寒，调理气血的功效。

带下病

白带是指正常妇女阴道内流出的少量白色无味的分泌物。若在经期、排卵期或妊娠期白带增多，是妇女正常的生理现象。如果妇女阴道分泌物增多，且连绵不断，色黄、色红、带血，或黏稠如脓，或清稀如水，气味腥臭，就是带下病证。带下病患者常伴有心烦、口干、头晕、腰酸痛、小腹有下坠、肿痛感、阴部瘙痒、小便少，颜色黄，全身乏力等症状。中医经典著作《傅青主女科》认为，带下病主要是带脉受伤害，原因是脾气虚弱，肝气郁积，湿气侵入及热气急逼所引起，因而认为带下病大多是湿证，是湿热侵入胞宫、阴器，累及任脉和带脉，使任脉失固，带脉失约而导致妇女发病。按摩治疗带下过多的原则是健脾、升阳、除湿，辅舒肝、固肾，偏于湿热者化湿清热。

按摩主穴

按揉带脉穴

【定位取穴】该穴位于侧腹部，章门下 1.8 寸，当第 11 肋骨游离端下方垂线与脐水平线的交点上。

【功效】健脾利湿，调经止带。

【按摩方法】被按摩者仰卧，按摩者用拇指按顺时针方向按揉带脉穴约 2 分钟，然后按逆时针方向按揉约 2 分钟，以局部出现酸、麻、胀感觉为佳。

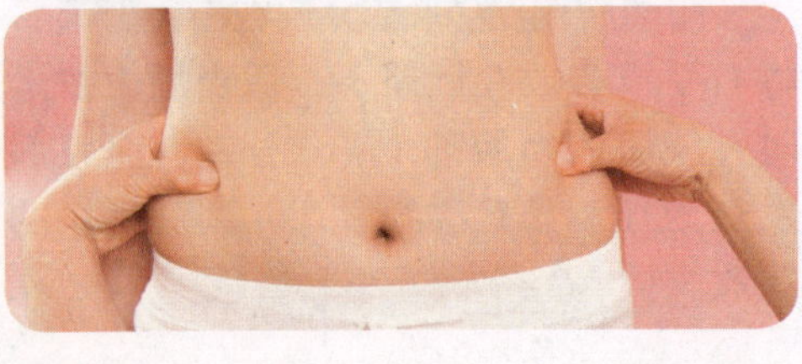

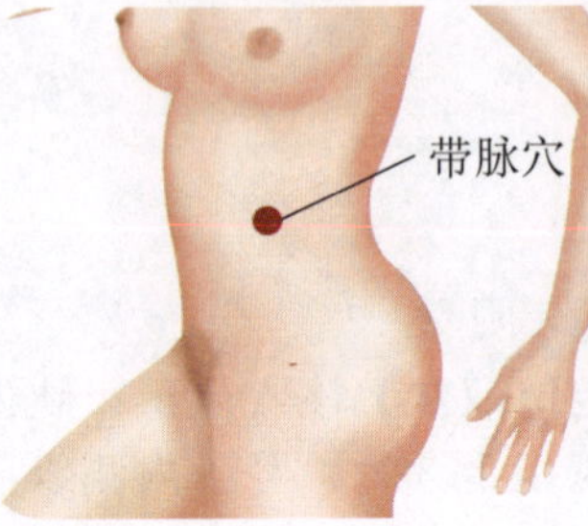

按揉关元穴

【定位取穴】该穴位于脐中下 3 寸，腹中线上，仰卧取穴。

【功效】滋养肝肾，调经止痛。

【按摩方法】被按摩者仰卧，按摩者用拇指指腹轻轻点按关元穴约 2 分钟，以局部有温热的感觉并持续向腹部渗透为有效。

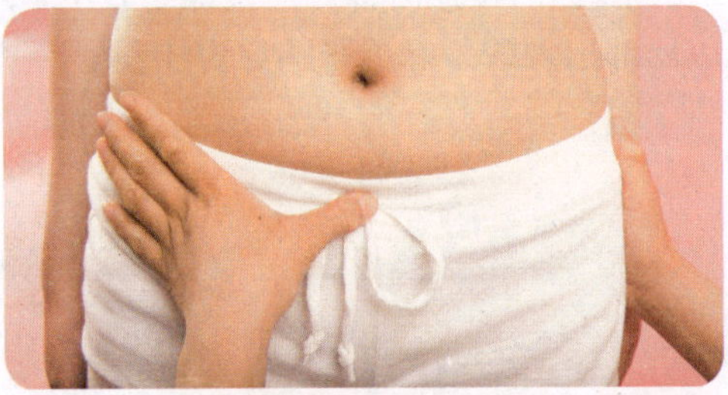

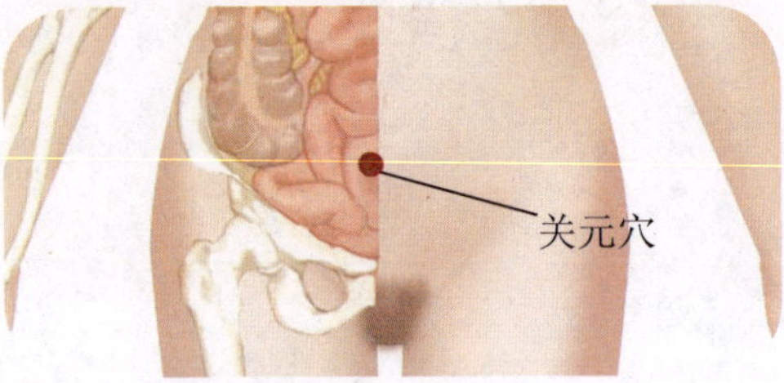

按揉足三里穴

【定位取穴】该穴位于外膝眼下 3 寸，距胫骨前嵴 1 横指，当胫骨前肌上。取穴时，由外膝眼向下量 4 横指，在腓骨与胫骨之间，由胫骨旁量 1 横指，该处即是。

【功效】调理脾胃，补中益气，通经活络，疏风化湿，扶正祛邪。

【按摩方法】被按摩者膝盖稍弯曲，按摩者用拇指按顺时针方向按揉足三里穴约 2 分钟，然后按逆时针方向按揉约 2 分钟，以局部出现酸、麻、胀感觉为佳。

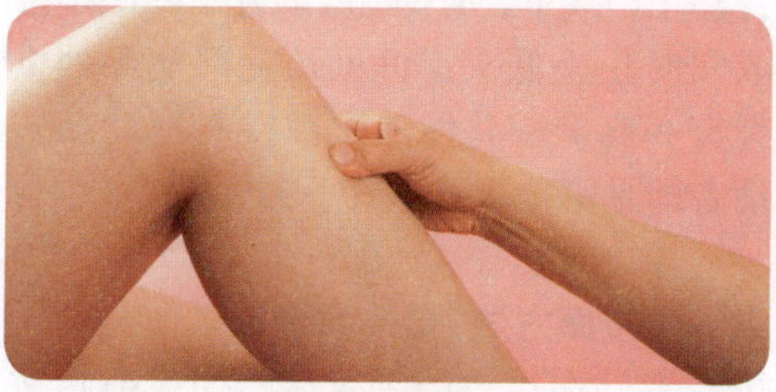

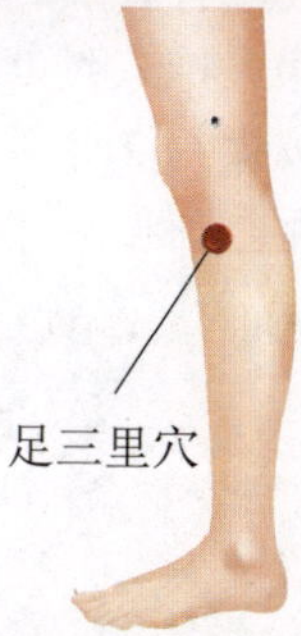

按揉阴陵泉穴

【定位取穴】该穴位于小腿内侧，当胫骨内侧髁后下方凹陷处。取穴时，坐位，用拇指沿小腿内侧骨内缘（胫骨内侧）由下往上推，至拇指抵膝关节下时，胫骨向内上弯曲之凹陷为取穴部位。

【功效】清利湿热，健脾理气，益肾调经，通经活络。

【按摩方法】被按摩者坐位或仰卧，膝盖稍弯曲，按摩者用拇指按顺时针方向按揉阴陵泉穴约 2 分钟，然后按逆时针方向按揉约 2 分钟，以局部出现酸、麻、胀感觉为佳。

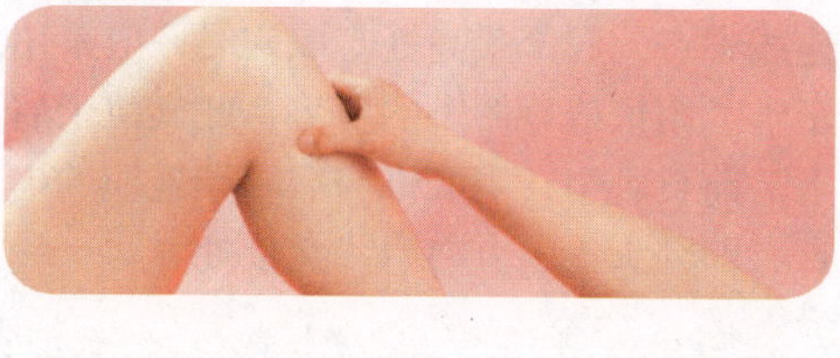

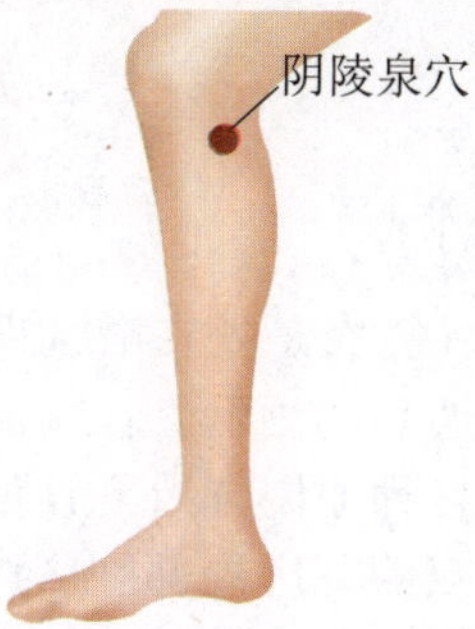

按揉三阴交

【定位取穴】该穴位于小腿内侧，当足内踝尖上 3 寸，胫骨内侧缘后方。取穴时正坐屈膝成直角，以手 4 指并拢，小指下边缘紧靠内踝尖上，食指上缘所在水平线在胫骨后缘的交点，为取穴部位。

【功效】交通心肾，引火下行的作用，对所有妇科疾病疼痛均有缓解作用。

【按摩方法】被按摩者仰卧，按摩者用拇指按顺时针方向按揉三阴交穴约 2 分钟，然后按逆时针方向按揉约 2 分钟，以局部出现酸、麻、胀感觉为佳。

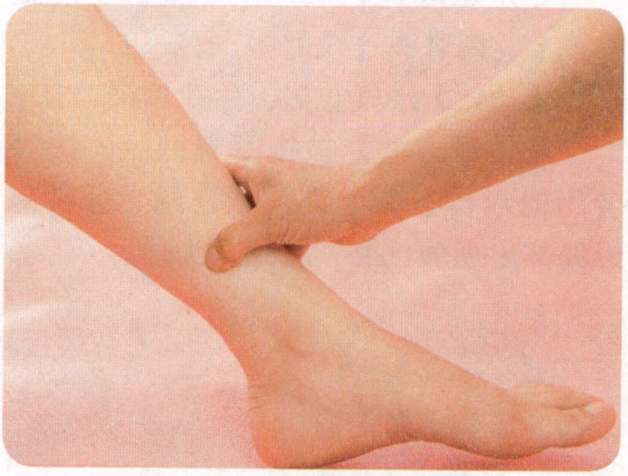

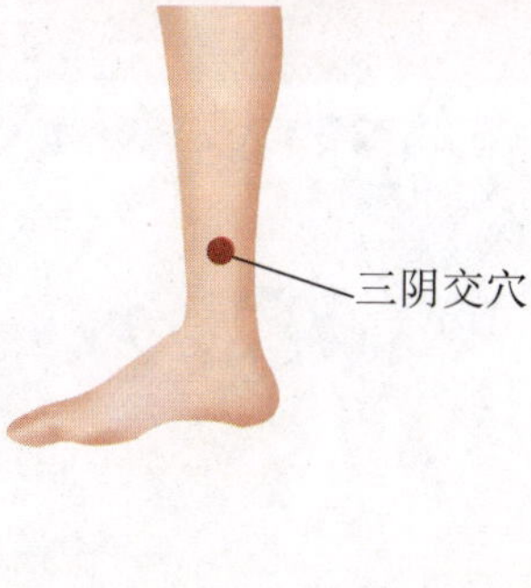

急性乳腺炎

急性乳腺炎是处在哺乳期的年轻妈妈们经常遇到的烦恼。在疾病的早期，往往是由各种原因导致乳汁淤积，而出现单侧或双侧乳房局部肿胀疼痛，乳房内可在短期内出现硬结肿块，部分人可能会伴有排乳困难。若疾病未经有效治疗而出现细菌沿乳管或淋巴管逆行性感染时，则会出现畏寒发烧、恶心烦渴、胸闷欲呕、全身疼痛等等不适症状。轻者影响正常哺乳，重者可能因为积乳化脓而需要手术治疗。运用中医传统推拿按摩的方法来疏通乳汁，可以起到调和气血、疏通乳管、凉血解毒、散结止痛的作用。

按摩主穴

指推膻中穴

【定位取穴】该穴位于胸部，前正中线上，两乳头连线的中点。

【功效】理气止痛，生津增液。

【按摩方法】被按摩者仰卧，按摩者用拇指自下而上推膻中穴约2分钟，以局部出现酸、麻、胀感觉为佳。

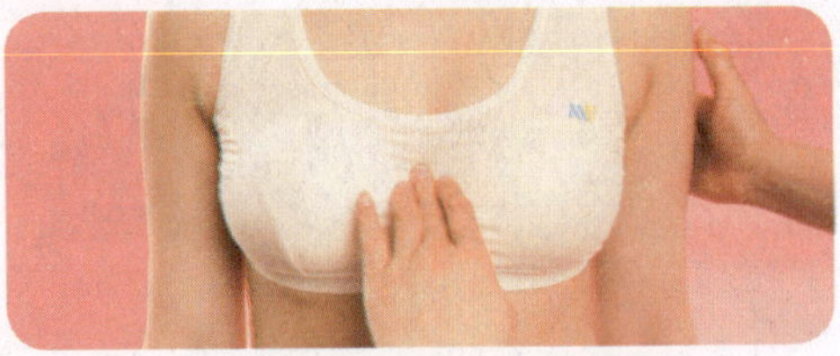

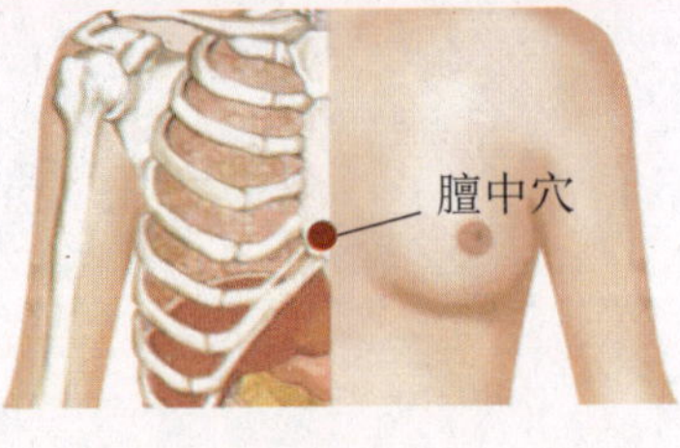

按揉大椎穴

【定位取穴】该穴位于颈部下端，背部正中线上，第7颈椎棘突下凹陷中。取穴时正坐低头，可见颈背部交界处椎骨有一高突，并能随颈部左右摆动而转动者即是第7颈椎，其下为大椎穴。

【功效】益气壮阳。

【按摩方法】被按摩者取坐位、低头，按摩者站在被按摩者背后，用大拇指按顺时针方向按揉大椎穴约2分钟，然后按逆时针方向按揉约2分钟，以局部出现酸、麻、胀感觉为佳。

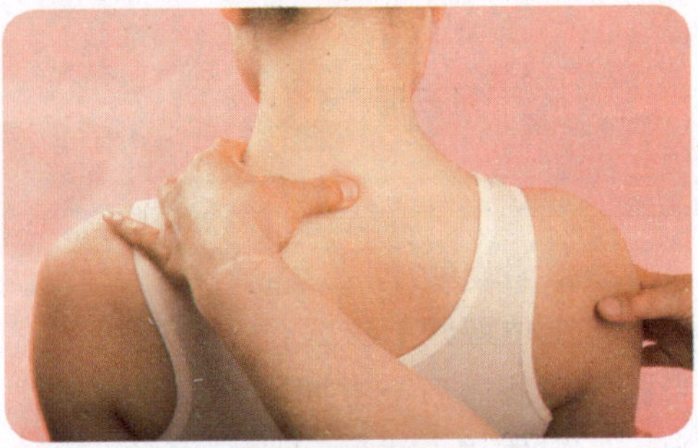

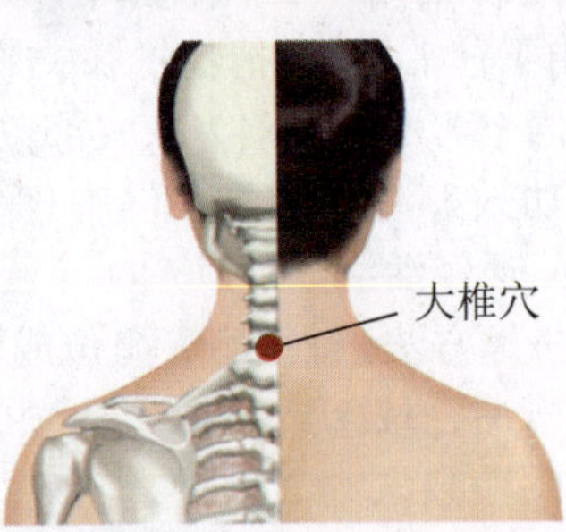

按揉肩井穴

【定位取穴】该穴位于大椎穴与肩峰连线中点，肩部最高处。取穴时一般采用正坐、俯伏或者俯卧的姿势，此穴位于肩上，前直乳中，当大椎与肩峰端连线的中点，即乳头正上方与肩线交接处。

【功效】祛风清热，活络消肿。

【按摩方法】被按摩者取坐位，按摩者用双手拇指按压肩井穴大约1分钟，然后按揉约2分钟，以局部出现酸、麻、胀感觉为佳。

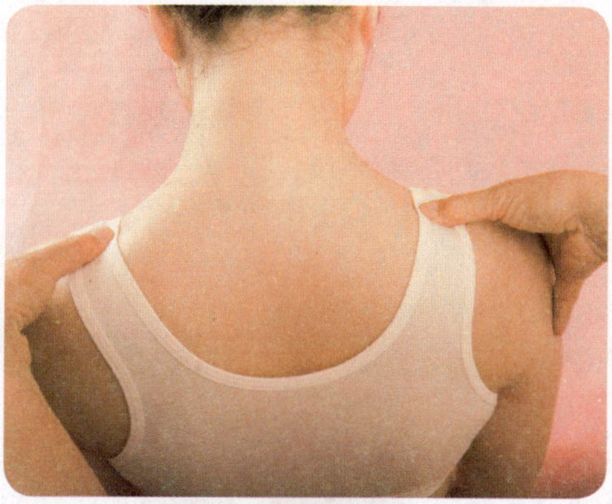

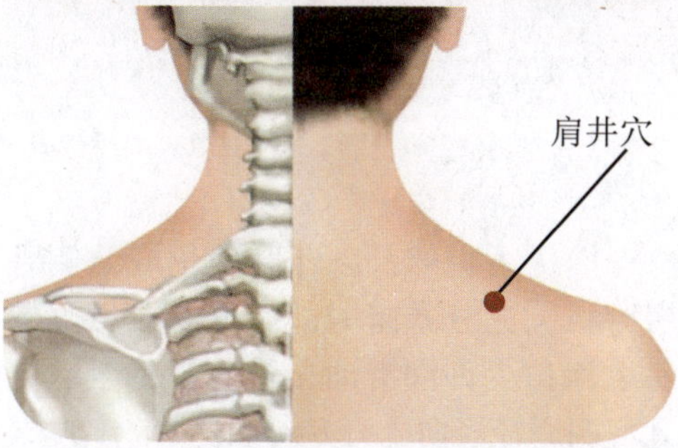

按揉天宗穴

【定位取穴】该穴位于肩胛部，当冈下窝中央凹陷处，与第4胸椎相平。取穴时，垂臂，由肩胛冈下缘中点至肩胛下角做连线，上1/3与下2/3交点处为取穴部位，用力按压有明显酸痛感。

【功效】升发阳气。

【按摩方法】被按摩者取坐位或俯卧，按摩者用两手拇指指腹按顺时针方向按揉天宗穴约1分钟，然后按逆时针方向按揉约1分钟，以局部出现酸、麻、胀感觉为佳。

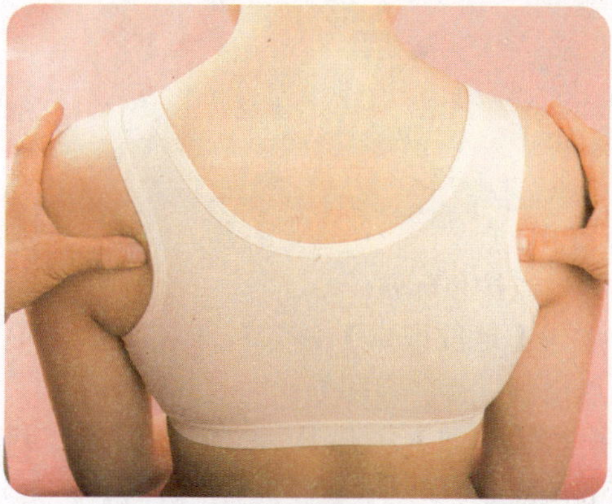

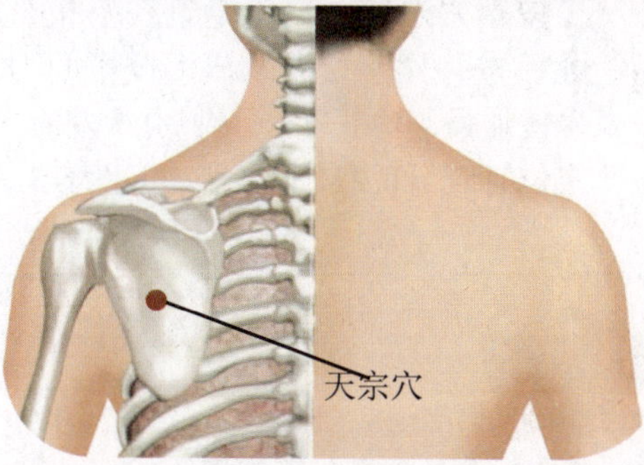

掐揉合谷穴

【定位取穴】该穴位于第1、第2掌骨间，当第2掌骨桡侧的中点处。取穴时，以一手的拇指掌面指关节横纹，放在另一手的拇、食指的指蹼缘上，屈指当拇指尖尽处为取穴部位。

【功效】镇静止痛，通经活络，清热解表。

【按摩方法】大拇指垂直往下按，做一紧一按一揉一松的按压，按压的力量要慢慢加强，频率为每分钟30次左右，按压穴位时以出现酸、麻、胀感觉为佳。

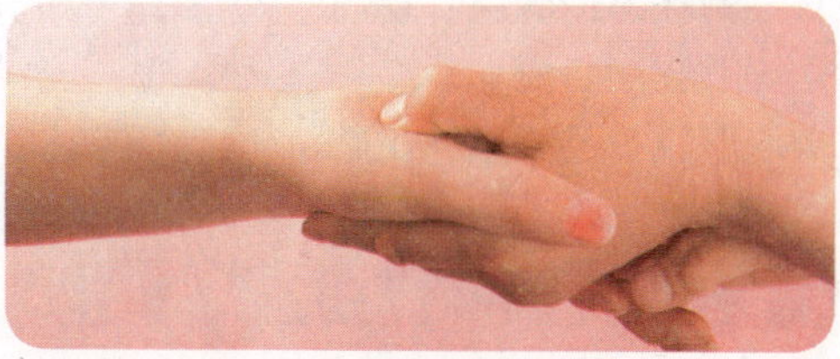

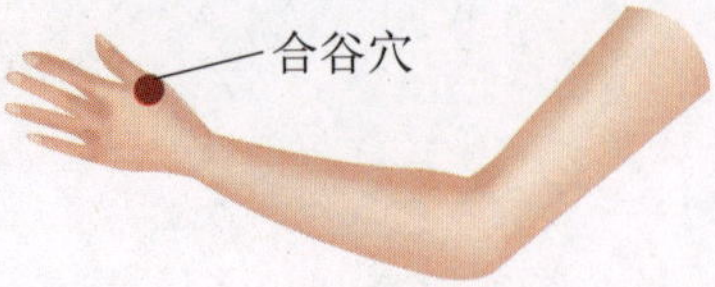

点按鱼际穴

【定位取穴】该穴位于第1掌骨中点桡侧，赤白肉际处。

【功效】泻热开窍，回阳救逆，利咽镇痉。

【按摩方法】大拇指垂直往下按，做一紧一按一揉一松的按压，按压的力量要慢慢加强，频率为每分钟30次左右，按压穴位时以出现酸、麻、胀感觉为佳。

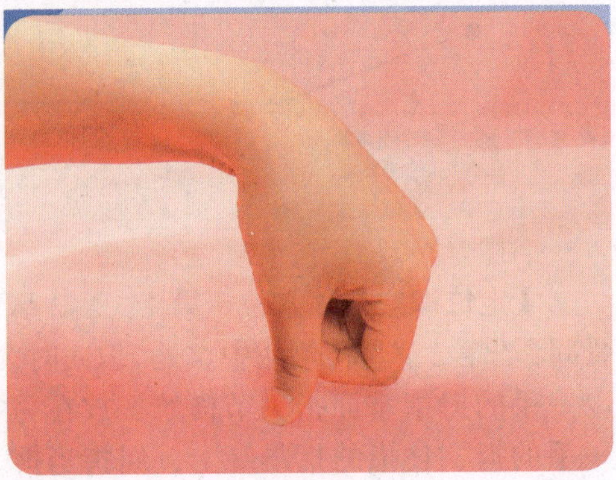

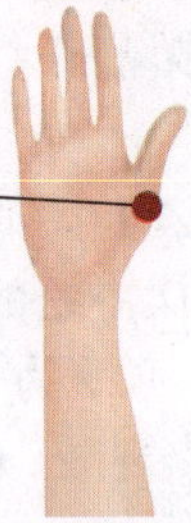

胸腹部：膺窗、期门

上肢：曲池

下肢：足三里、足临泣

局部按摩

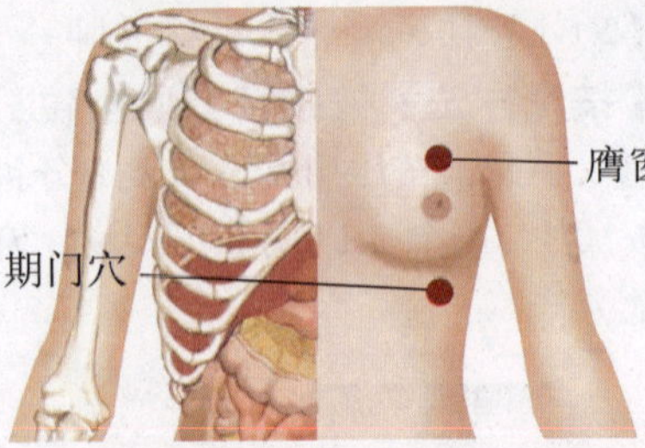

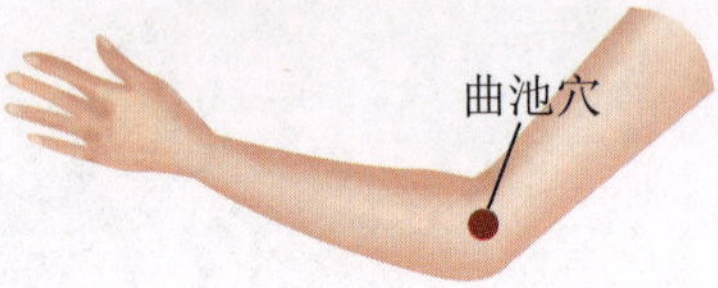

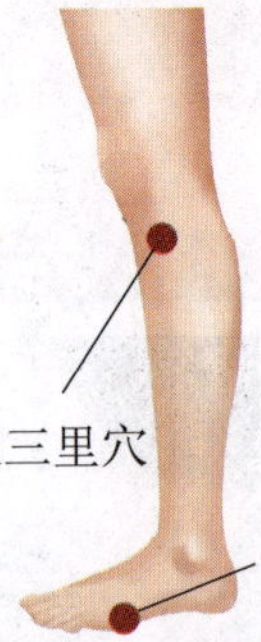

推抚法胸部：患者取坐位或健侧乳房卧位，充分暴露胸部。可以在患侧乳房上涂抹少许润滑油，然后双手全掌由乳房四周轻轻向乳头方向推抚50~100次，动作一定要温柔舒缓。

揉压乳房局部：以手掌上的小鱼际或大鱼际着力于患乳局部，在硬结处施以反复轻揉，顺、逆时针各100次。

揉、捏、拿乳房局部：以右手五指用力，抓捏患侧乳房局部，揉捏时要一紧一松，反复进行10~15次。左手轻轻将乳头向外推动数次，以扩张乳头部的输乳管。

振荡按摩乳房局部：以右手小鱼际部着力，从乳房肿结处，沿乳根向乳头方向作高速振荡推赶，反复3~5遍。局部出现有微热感时，效果更佳。

乳腺增生

乳腺增生是指乳腺上皮和纤维组织增生，乳腺组织导管和乳小叶在结构上的退行性病变及进行性结缔组织的生长，其发病原因主要是由于内分泌激素失调。乳腺增生是女性最常见的乳房疾病，多发于 30 ~ 50 岁女性，发病高峰为 35 ~ 40 岁。近些年来该病发病率呈逐年上升的趋势，年龄也越来越低龄化。主要症状以乳房疼痛及乳房肿块为主，且多与月经周期情志变化，劳累过度等因素有关，或伴乳头痛、乳头溢液等。中医认为乳腺小叶增生系肝气郁结，与情绪不快、情志抑郁等因素有关。乳腺增生的按摩治疗法主要是缓解乳腺增生带来的疼痛感，调节内分泌平衡，消除肿胀，长期按摩还可以得到肿块软化的效果。

按摩主穴

指推膻中穴

【定位取穴】该穴位于胸部，前正中线上，两乳头连线的中点。

【功效】理气止痛，生津增液。

【按摩方法】被按摩者仰卧，按摩者用拇指自下而上推膻中穴约 2 分钟，以局部出现酸、麻、胀感觉为佳。

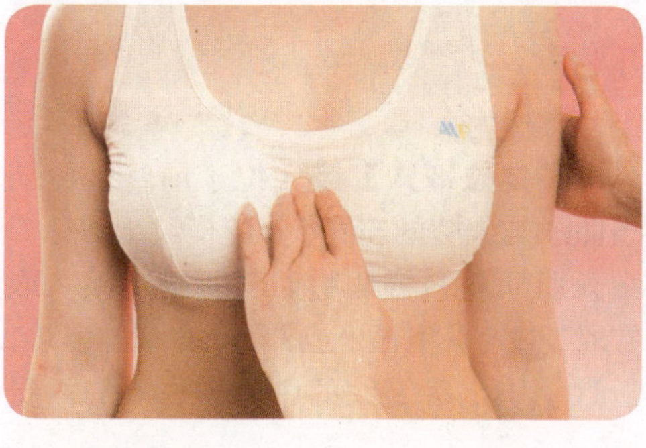

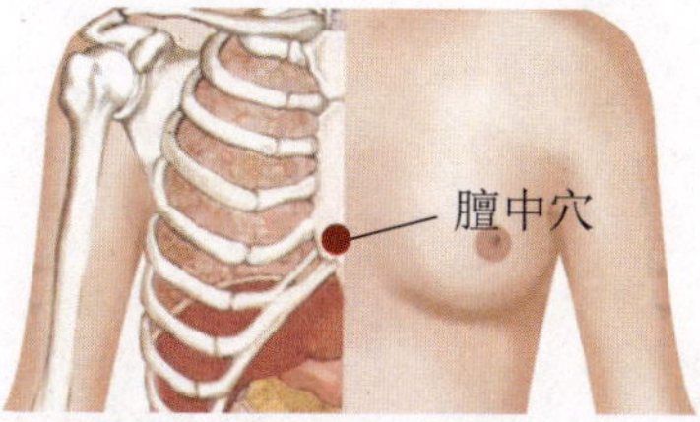

按揉屋翳穴

【定位取穴】该穴位于胸部，当第 2 肋间隙，距前正中线 4 寸。

【功效】涤痰通络，疏肝解郁。

【按摩方法】被按摩者仰卧，按摩者用两手拇指指腹按顺时针方向按揉屋翳穴约 2 分钟，然后按逆时针方向按揉约 2 分钟，以局部出现酸、麻、胀感觉为佳。

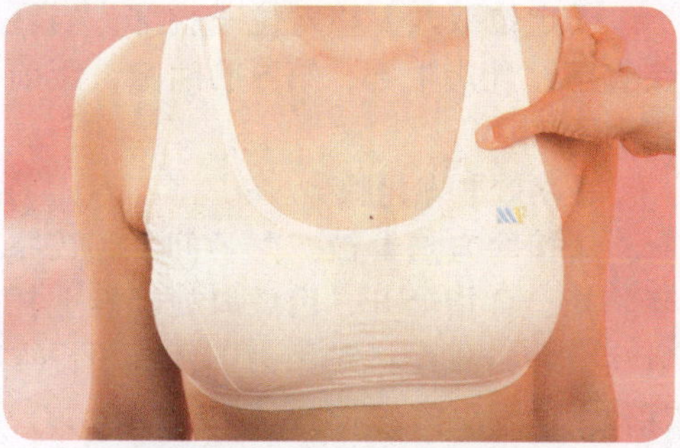

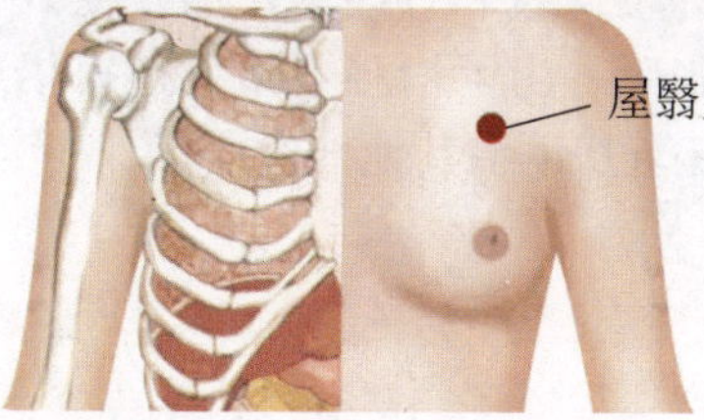

按揉天溪穴

【定位取穴】该穴位于胸外侧部，当第四肋间隙，距前正中线 6 寸处。

【功效】宽胸理气，止咳通乳。

【按摩方法】被按摩者仰卧，按摩者用食指指腹按顺时针方向按揉天溪穴约 2 分钟，然后按逆时针方向按揉约 2 分钟，以局部出现酸、麻、胀感觉为佳。

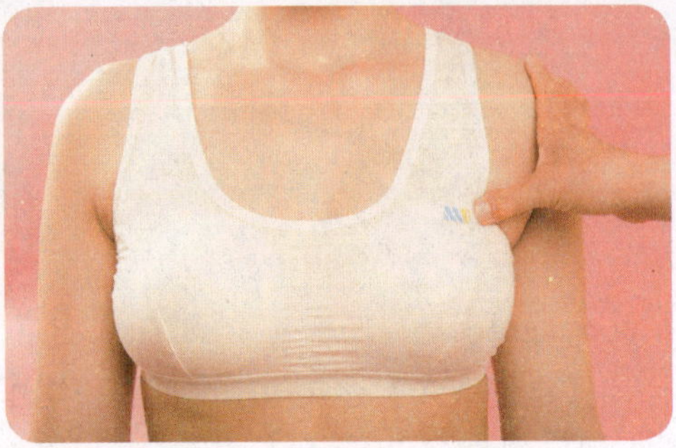

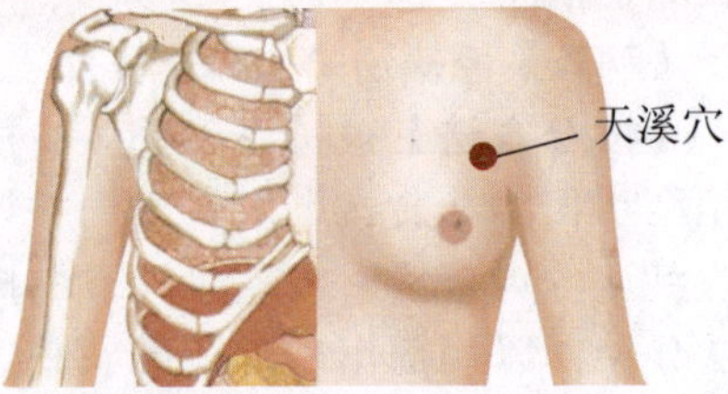

点揉乳根穴

【定位取穴】该穴位于胸部，当乳头直下，乳房根部，第 5 肋间隙，距前正中线 4 寸。

【功效】燥化脾湿。

【按摩方法】被按摩者仰卧，按摩者将拇、食指分开，用虎口处轻轻上托乳房，食指或中指稍用力下压，缓慢点揉位于肋间隙内的乳根穴 5 ~ 10 分钟，动作宜轻揉缓和，逐渐用力，使穴位出现酸胀感。为了增强效果，还可沿着肋间隙在乳房下缘其他部位点揉。

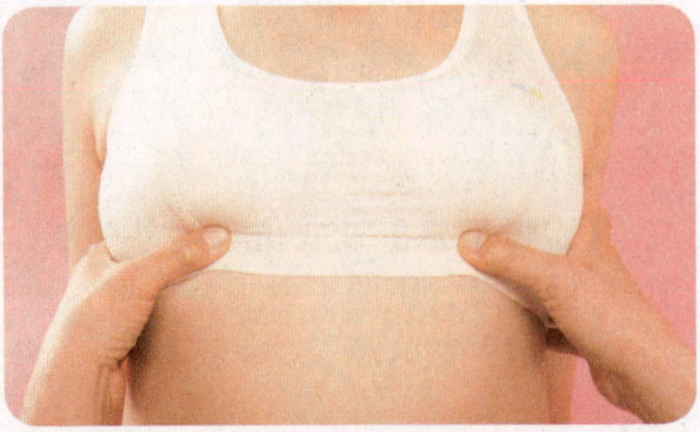

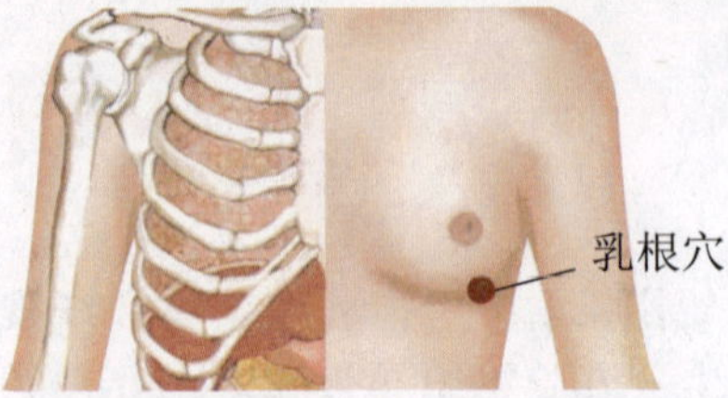

按揉乳四穴

【定位取穴】该穴在乳头为中心的垂直线、水平线上，分别距乳头 3 横指宽处，上、下、左、右各有一穴。

【功效】治疗乳房发育不良、乳腺增生、乳房平坦、乳头凹陷、乳房下垂、乳房腹痛、乳汁不足等。

【按摩方法】被按摩者仰卧，按摩者用中指或食指顺时针点揉乳四穴，每穴约 1 分钟，然后逆时针点揉约 1 分钟，以局部有酸胀感为佳。

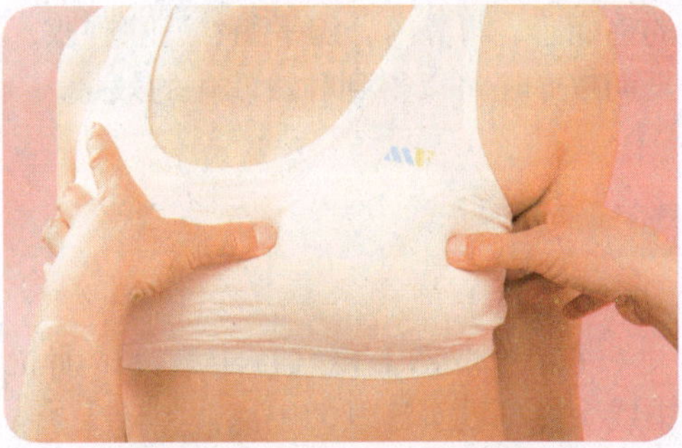

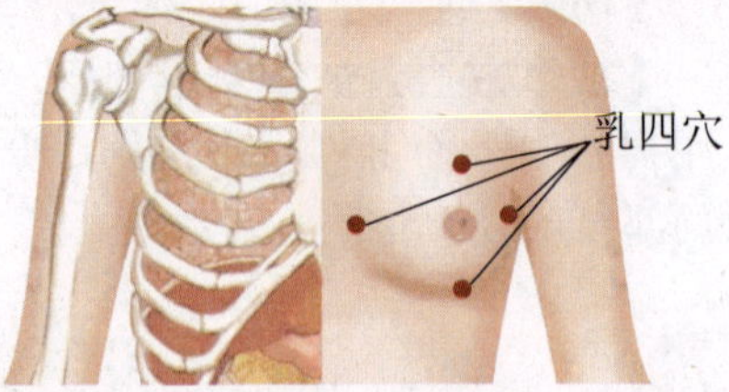

点按内关穴

【定位取穴】该穴位于前臂掌侧，当曲泽与大陵的连线上，腕横纹上 2 寸，掌长肌肌腱与桡侧腕屈肌肌腱之间。取穴时，患者采用正坐或仰卧，仰掌的姿势，从近手腕之横皱纹的中央，往上约两指宽的中央。

【功效】宁心安神，和胃降逆。

【按摩方法】按摩者左手托着被按摩者的前臂，右手拇指或食指点按内关穴约 1 分钟，以局部感到酸胀并向腕部和手放射为佳。

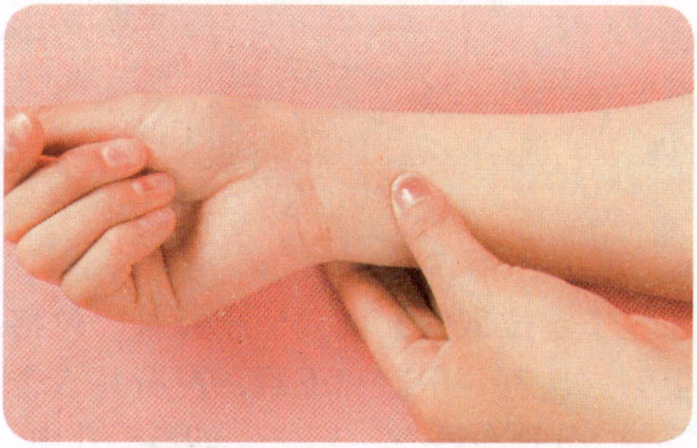

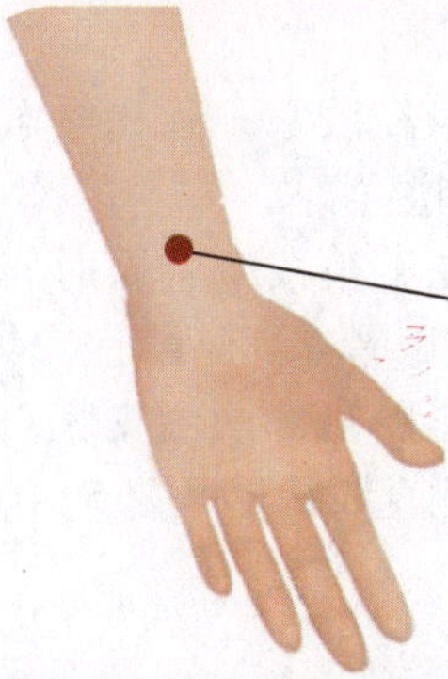

辅助穴位

胸腹部：膺窗、期门

上肢：合谷

下肢：三阴交

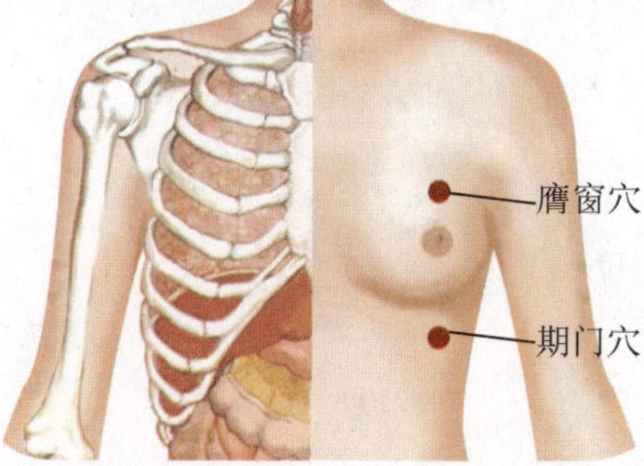

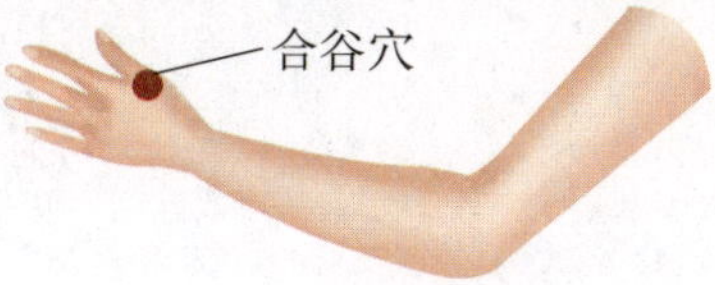

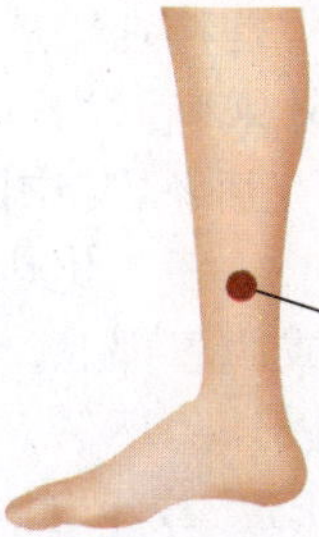

局部按摩

推抚法按摩乳房：被按摩者取坐位或侧卧位，充分暴露胸部。先在乳房上撒些滑石粉或涂上少许按摩乳，然后双手全掌由乳房四周沿乳腺管轻轻向乳头方向推抚 50~100 次。

揉压法按摩患部：以手掌上的小鱼际或大鱼际着力于患部，在红肿胀痛处施以轻揉手法，有硬块的地方反复揉压数次，直至肿块柔软为止。

温馨小贴士

乳腺增生的按摩治疗法只是用来缓解辅助治疗乳腺增生的一种方法，如果要根治乳腺增生，还需要去医院进行正规的治疗。乳腺增生的普遍性应该为每位女性朋友敲响警钟，早期预防乳腺增生才是关键。保持良好的生活习惯，健康的饮食，养成良好的卫生习惯才是保护自己不被疾病侵害的最好方法。

外阴瘙痒

外阴瘙痒是妇科疾病中很常见的一种症状，外阴是特别敏感的部位，妇科多种病变及外来刺激均可引起瘙痒，使人寝食难安、坐卧不宁。中医称为“阴痒”。多因脾虚湿盛，郁久化热，湿热蕴结，注于下焦；或忧思郁怒，肝郁生热，挟湿下注；或因外阴不洁，久坐湿地，病虫乘虚侵袭所致。或年老体弱，肝肾阴虚，精血亏耗，血虚生风化燥，而致外阴干涩作痒。阴痒发生的病因病机主要是感染湿、热、毒、虫邪，以及肝、肾、脾功能失调，侵扰阴部，或阴部肌肤失养所致。按摩相关穴位能够清泄肝胆湿热，滋阴养血，润燥祛风止痒。

按摩主穴

按揉中极穴

【定位取穴】该穴位于下腹部，前正中线上，当脐中下 4 寸。

【功效】清湿热，改善血气运行，消痛止痒。

【按摩方法】被按摩者仰卧，按摩者用拇指按压中极穴 1 分钟，再按顺时针方向按揉约 1 分钟，然后按逆时针方向按揉约 1 分钟，以局部出现酸、麻、胀感觉为佳。

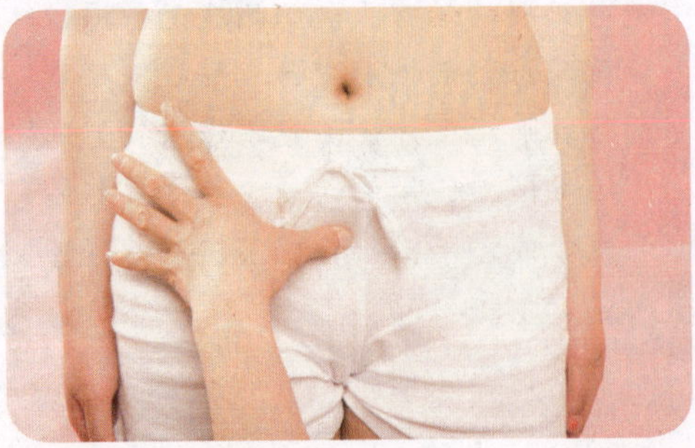

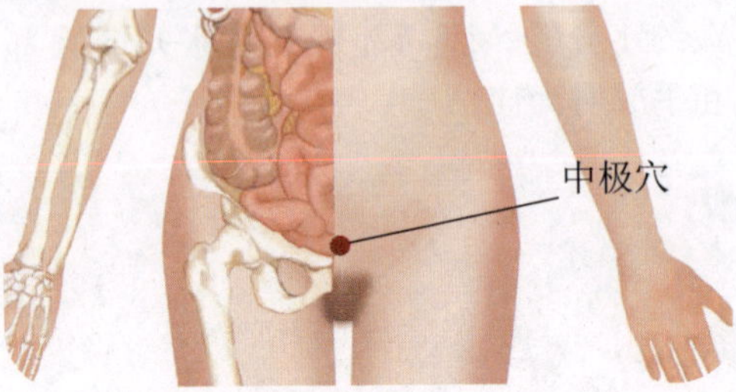

推擦八髎穴

【定位取穴】该穴位于骶椎。包括上髎、次髎、中髎和下髎，左右共八个穴位，分别在第一、二、三、四骶后孔中，合称“八髎”。

【功效】温经散寒，调和气血，补益下焦，清热利湿。

【按摩方法】被按摩者屈肘前俯，坐在矮凳上，按摩者立其侧，手掌伸直，用掌面着力，紧贴骶部两侧皮肤，自上向下连续不断地直线往返摩擦 5 ~ 10 分钟。

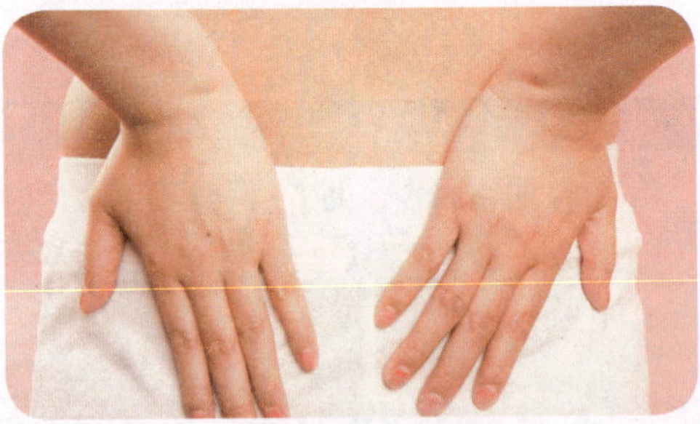

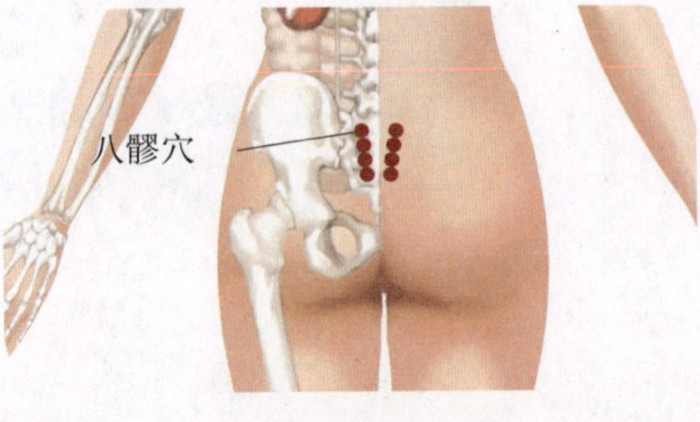

按揉血海穴

【定位取穴】该穴位于大腿内侧，髌底内侧端上 2 寸，当股四头肌内侧头的隆起处。取穴时，坐位，屈膝成 90°，医者立于患者对面，用左手掌心对准右髌骨中央，手掌伏于其膝盖上，拇指尖所指处为取穴部位。

【功效】祛风清热，舒筋活血。

【按摩方法】按摩者用双手拇指按顺时针方向按揉血海穴约 1 分钟，然后按逆时针方向按揉约 1 分钟，以局部出现酸、麻、胀感觉为佳。按摩的时间最好选在每天上午 9 ~ 11 点，效果最好，因为这个时段是脾经经气的旺时，人体阳气呈上升趋势，所以按揉此穴就可以达到最好的效果。

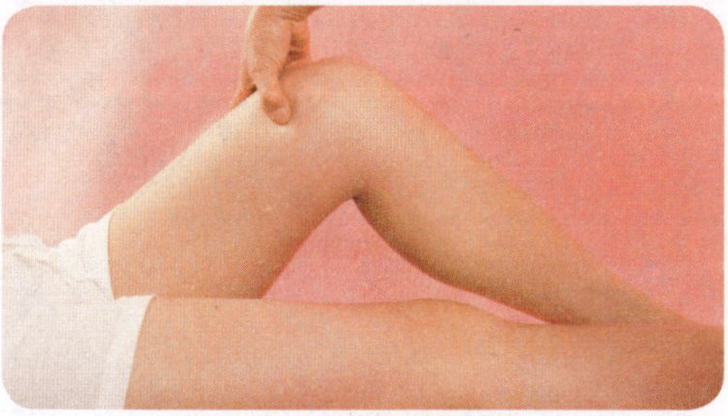

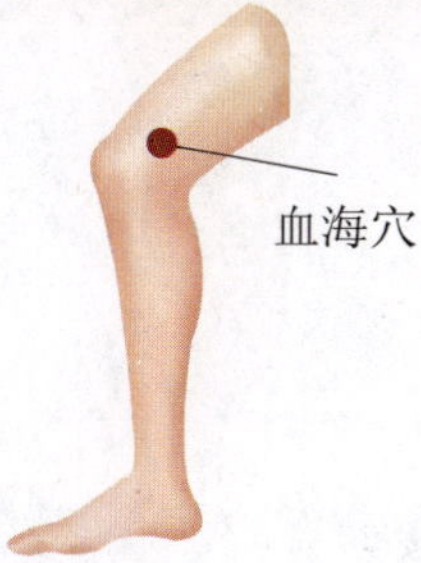

按揉蠡沟穴

【定位取穴】该穴位于小腿内侧，当足内踝尖上 5 寸，胫骨内侧面的中央。取穴时，正坐或仰卧位，先在内踝尖上 5 寸的胫骨内侧面上作一水平线，当胫骨内侧面的后中 1/3 交点处取穴。

【功效】舒肝理气，调经止带。

【按摩方法】被按摩者仰卧，小腿微微向外撇开，按摩者用中指按顺时针方向按揉蠡沟穴约 2 分钟，然后按逆时针方向按揉约 2 分钟，以局部出现酸、麻、胀感觉为佳。

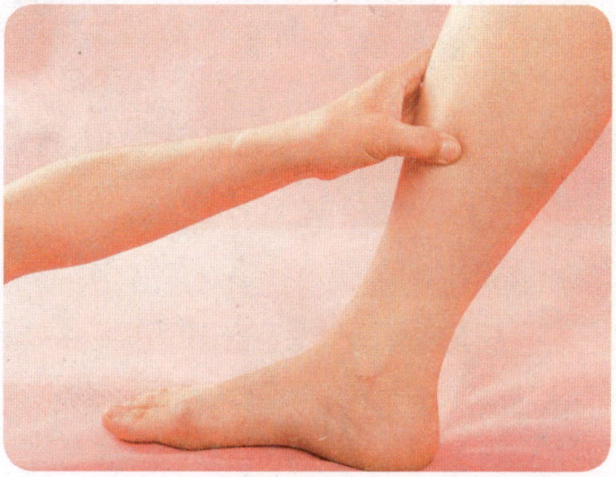

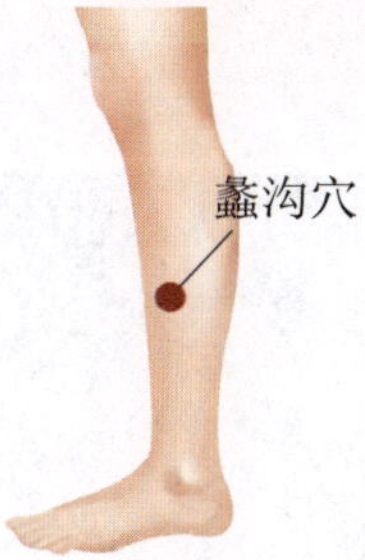

按揉三阴交

【定位取穴】该穴位于小腿内侧，当足内踝尖上 3 寸，胫骨内侧缘后方。取穴时正坐屈膝成直角，以手 4 指并拢，小指下边缘紧靠内踝尖上，食指上缘所在水平线在胫骨后缘的交点，为取穴部位。

【功效】交通心肾，引火下行的作用，对所有妇科疾病疼痛均有缓解作用。

【按摩方法】被按摩者仰卧，按摩者用拇指按顺时针方向按揉阴陵泉穴约 2 分钟，然后按逆时针方向按揉约 2 分钟，以局部出现酸、麻、胀感觉为佳。

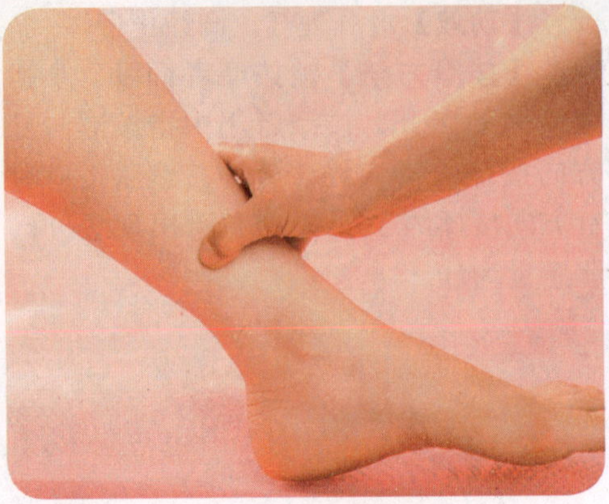

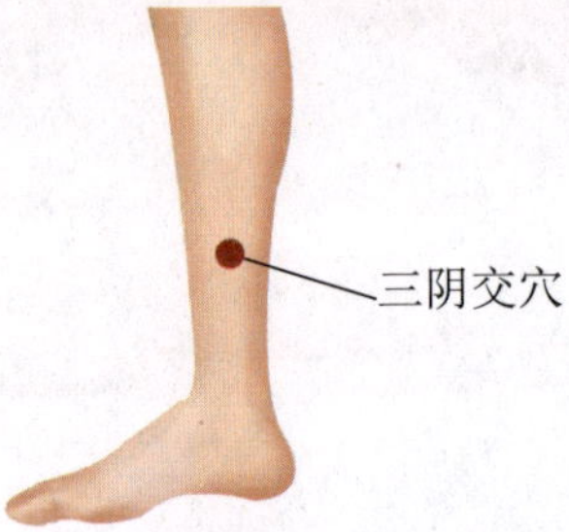

辅助穴位

腰背部：肝俞、脾俞、肾俞、命门、腰阳关

腹部：水分、天枢、气海、关元、曲骨

下肢：涌泉、阴陵泉、地机、太溪、阳陵泉、太冲

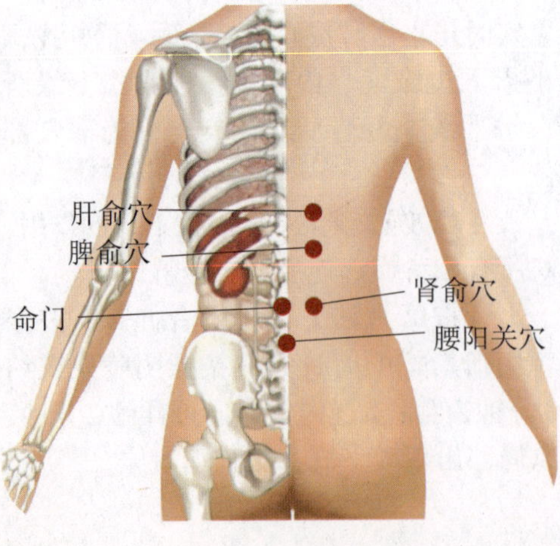

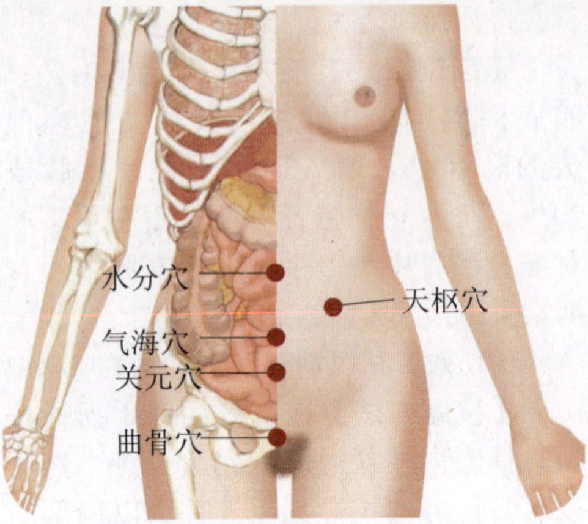

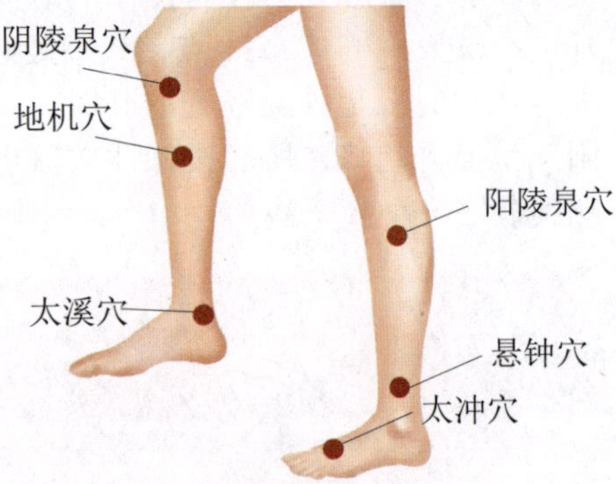

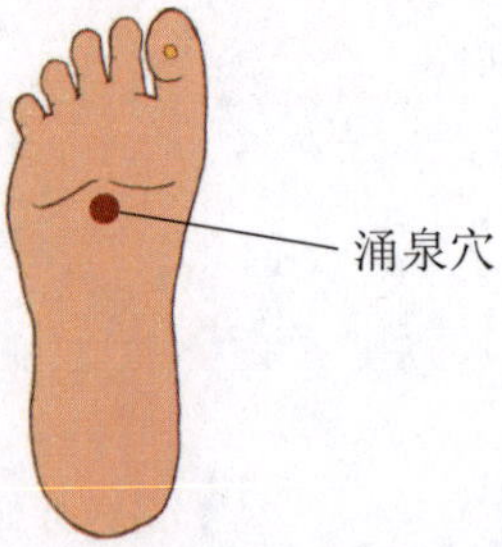

局部按摩

足底部反射区：腹腔神经丛、肝、心、脾、肾、膀胱、输尿管、生殖腺。

足内侧反射区：腰椎、骶骨、尿道及阴道、前列腺或子宫、内尾骨。

足外侧反射区：生殖腺、外尾骨。

慢性盆腔炎

慢性盆腔炎是妇科常见病，多由于急性盆腔炎治疗不当迁延所致，也有部分患者急性期不明显，一开始发病即为慢性。它主要表现为下腹部不适，有坠胀和疼痛感觉，下腰部酸痛，月经和白带量增多，可伴有疲乏、全身不适、失眠等症。在劳累、性交后、排便时及月经前后症状加重。中医认为盆腔炎伤于风、寒、湿之邪，或饮食七情之变，致脾肾功能失调，气机阻滞，淤血、痰饮、湿浊之邪相续而生，积聚胞宫而发病。按摩能理气活血，或散寒利湿，或清热利湿，分别治疗各型盆腔炎。

按摩主穴

按揉气海穴

【定位取穴】该穴位于下腹部，前正中线上，当脐中下 1.5 寸。取穴时，可采用仰卧的姿势，直线连结肚脐与耻骨上方，将其分为十等分，从肚脐 3/10 的位置，即为此穴。

【功效】温阳益气，扶正固本，培元补虚。

【按摩方法】被按摩者仰卧，按摩者用拇指指腹按压气海穴约 30 秒，然后按顺时针方向按揉约 2 分钟，以局部出现酸、麻、胀感觉为佳。

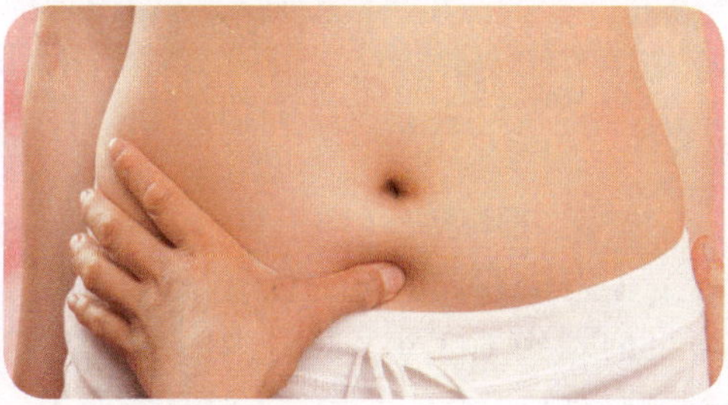

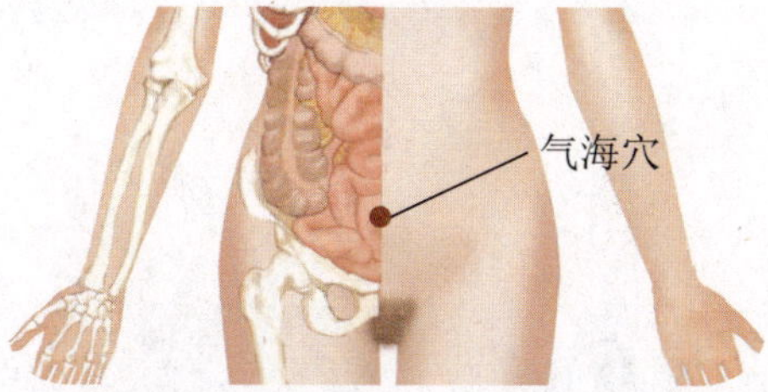

点按关元穴

【定位取穴】该穴位于脐中下 3 寸，腹中线上，仰卧取穴。

【功效】培根固元，培肾壮阳。

【按摩方法】被按摩者仰卧，按摩者用拇指指腹轻轻点按关元穴约 2 分钟，以局部出现酸、麻、胀感觉为佳。

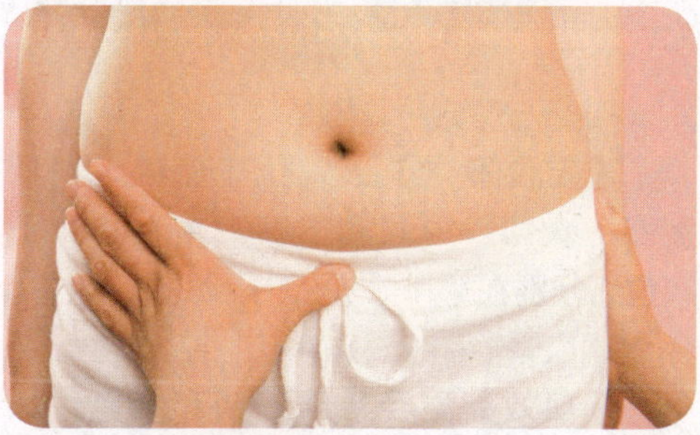

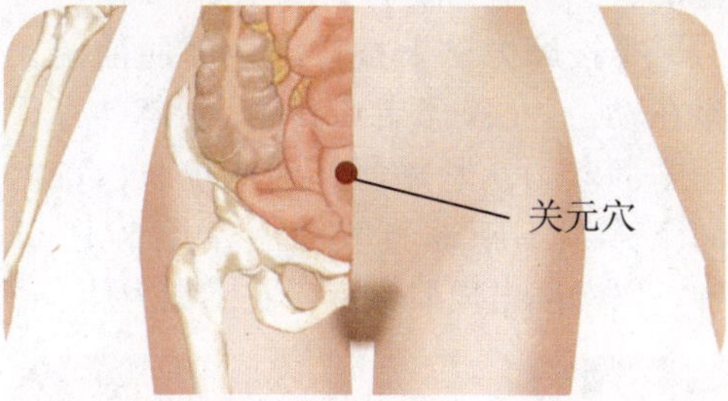

点揉子宫穴

【定位取穴】该穴位于下腹部，脐下一横掌处 (脐下 4 寸) 正中。左右旁开四横指 (旁开正中线 3 寸) 的距离各有一点即是此穴。

【功效】活血化瘀，理气止痛。

【按摩方法】按摩者用双手食指、中指按压住两旁子宫穴，稍加压力，缓缓点揉，以酸胀为度，操作5分钟，以腹腔内有热感为最佳。

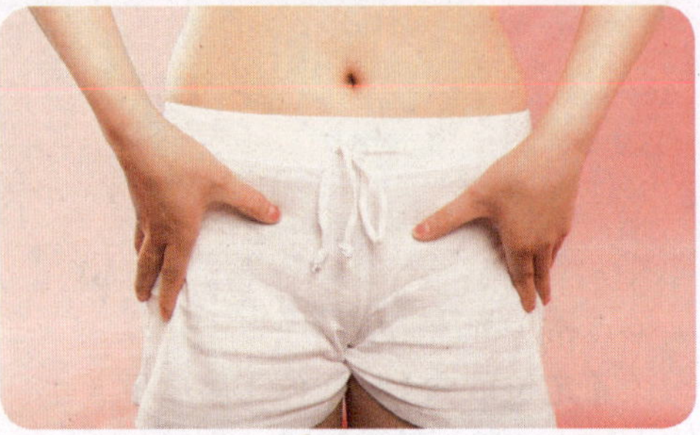

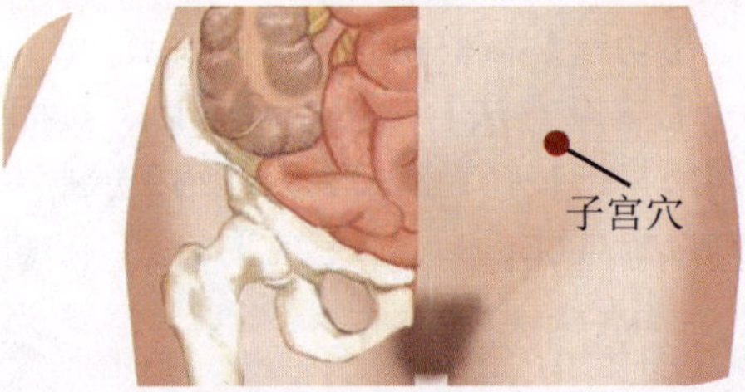

推擦八髎穴

【定位取穴】该穴位于骶椎。包括上髎、次髎、中髎和下髎，左右共八个穴位，分别在第一、二、三、四骶后孔中，合称“八髎”。

【功效】温经散寒，调和气血，补益下焦，清热利湿。

【按摩方法】被按摩者屈肘前俯，坐在矮凳上，按摩者立其侧，手掌伸直，用掌面着力，紧贴骶部两侧皮肤，自上向下连续不断地直线往返摩擦5~10分钟，以局部出现酸、麻、胀感觉为佳。

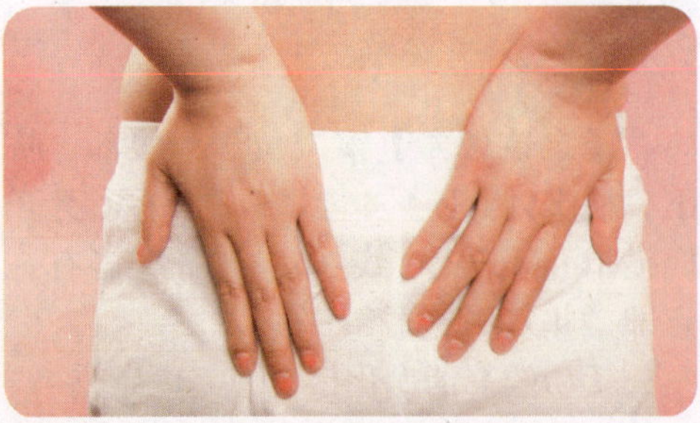

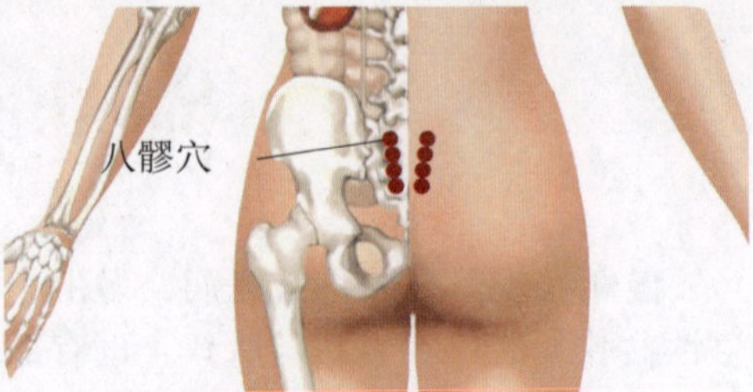

按揉阴陵泉穴

【定位取穴】该穴位于小腿内侧，当胫骨内侧髁后下方凹陷处。取穴时，坐位，用拇指沿小腿内侧骨内缘(胫骨内侧)由下往上推，至拇指抵膝关节下时，胫骨向内上弯曲之凹陷为取穴部位。

【功效】清利湿热，健脾理气，益肾调经，通经活络。

【按摩方法】被按摩者坐位或仰卧，膝盖稍弯曲，按摩者用拇指按顺时针方向按揉阴陵泉穴约2分钟，然后按逆时针方向按揉约2分钟，以局部出现酸、麻、胀感觉为佳。

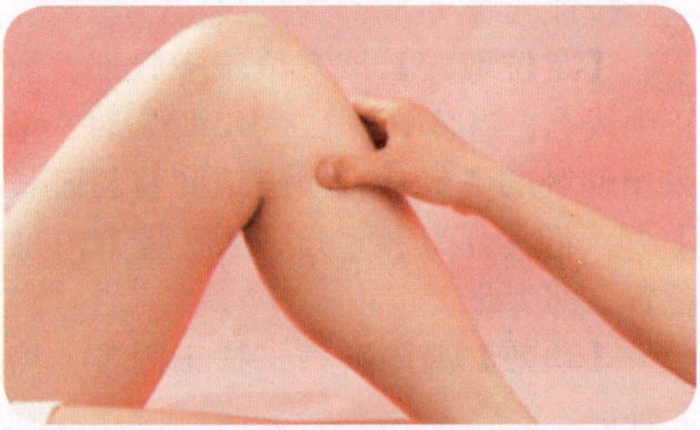

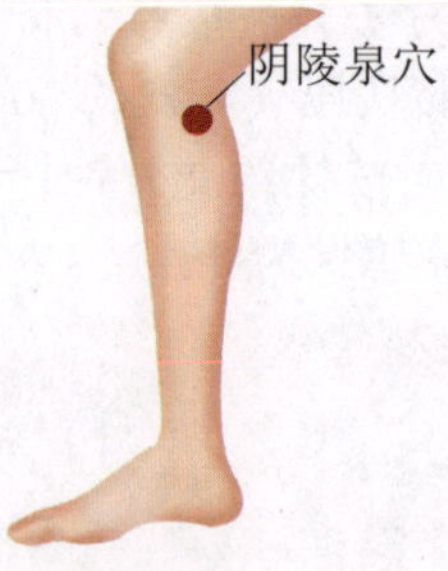

按揉三阴交穴

【定位取穴】该穴位于小腿内侧，当足内踝尖上3寸，胫骨内侧缘后方。

取穴时正坐屈膝成直角，以手4指并拢，小指下边缘紧靠内踝尖上，食指上缘所在水平线在胫骨后缘的交点，为取穴部位。

【功效】健脾益血，调肝补肾，安神。

【按摩方法】被按摩者仰卧，按摩者用拇指按顺时针方向按揉三阴交穴约2分钟，然后按逆时针方向按揉约2分钟，以局部出现酸、麻、胀感觉为佳。

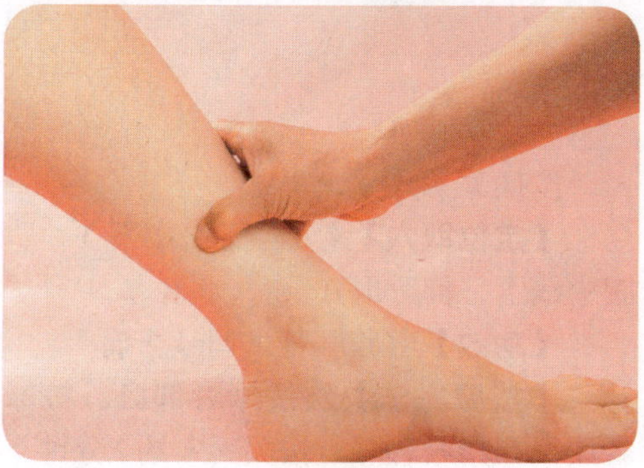

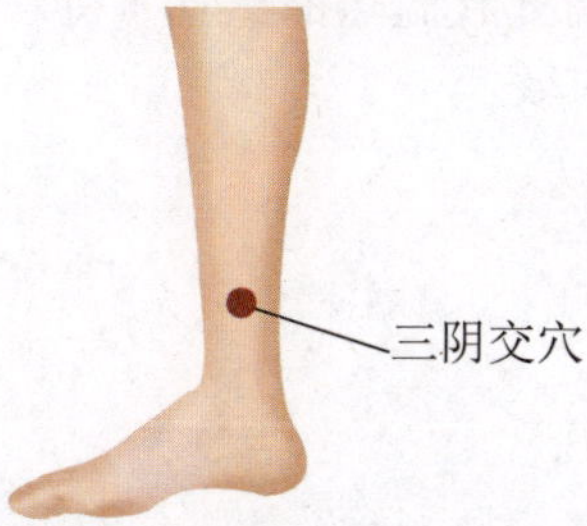

辅助穴位

腹部：天枢、归来

下肢：血海、足三里

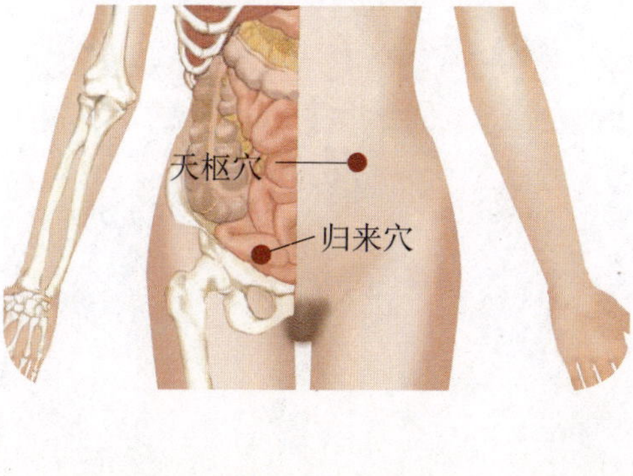

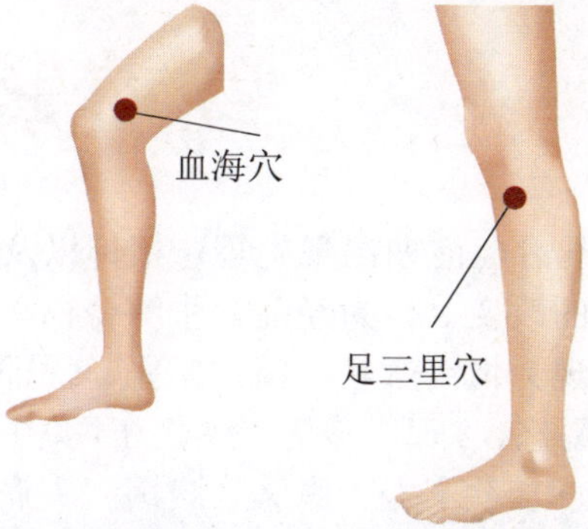

局部按摩

搓擦腰骶：将双手掌分别放在腰部两侧，自上而下用力搓擦腰骶部0.5~1分钟，以腰部发热为佳。具有强腰健肾，活血通络的功效。

团摩下腹：左手掌心叠放在右手背上，将右手掌心轻轻放在下腹部，适当用力做顺时针、逆时针环形摩揉0.5~1分钟，以腹部发热为佳。具有益气壮阳，调经止痛的功效。

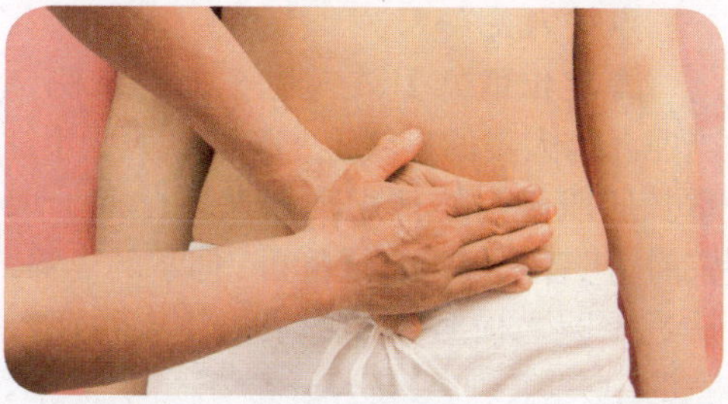

搓大腿内侧：将左(右)手掌心紧贴在同侧大腿内侧，适当用力搓擦0.5~1分钟，以皮肤发热为佳。具有健脾益胃，理气散寒的功效。

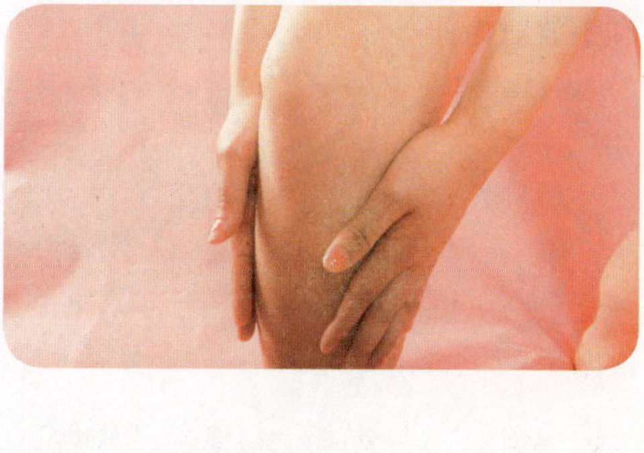

经前紧张综合征

凡月经前期出现生理、精神以及行为上的改变，称为经前紧张综合征。临床表现为情绪激动、精神紧张、忧郁、烦躁易怒、失眠、疲乏、注意力不集中、浮肿、食欲不振、腹胀、腹泻、头痛、乳房胀痛、全身疼痛等症。本病的发病率可达行经者的50%，以20～30岁之间患病率最高。城市妇女及脑力劳动妇女多见。每个人表现症状不同，病情有轻有重，轻者可以忍受，严重者影响工作和生活。中医称为“月经前后诸证”，认为心血不足、肝郁火旺、痰气郁结是本病发生的病因。按摩相关穴位能理气治血，益气宁心。

按摩主穴

点按内关穴

【定位取穴】该穴位于前臂掌侧，当曲泽与大陵的连线上，腕横纹上2寸，掌长肌肌腱与桡侧腕屈肌肌腱之间。取穴时，患者采用正坐或仰卧，仰掌的姿势，从近手腕之横皱纹的中央，往上约两指宽的中央。

【功效】宁心安神，和胃降逆。

【按摩方法】按摩者左手托着被按摩者的前臂，右手拇指或食指点按内关穴约1分钟，以局部感到酸胀并向腕部和手放射为佳。

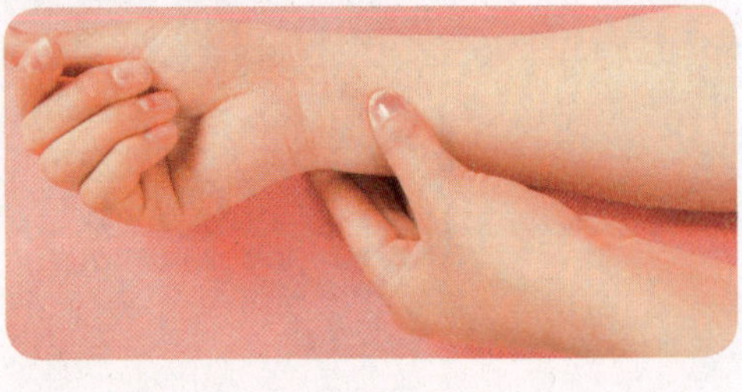

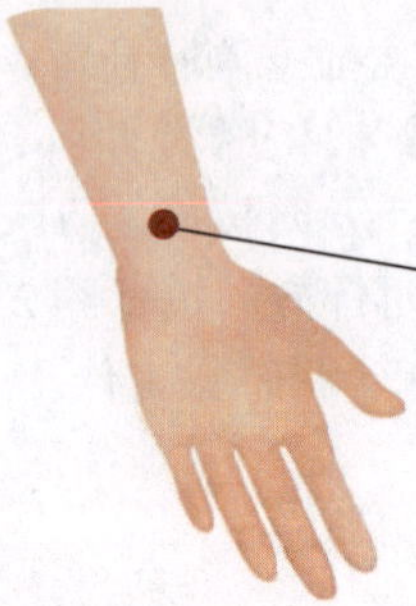

按揉关元穴

【定位取穴】该穴位于脐中下3寸，腹中线上，仰卧取穴。

【功效】滋养肝肾，调经止痛。

【按摩方法】被按摩者仰卧，按摩者用拇指指腹轻轻点按关元穴约2分钟，以局部有温热的感觉并持续向腹部渗透为有效。

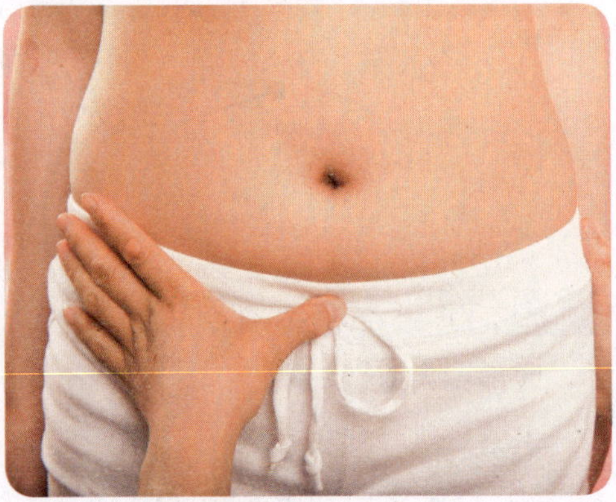

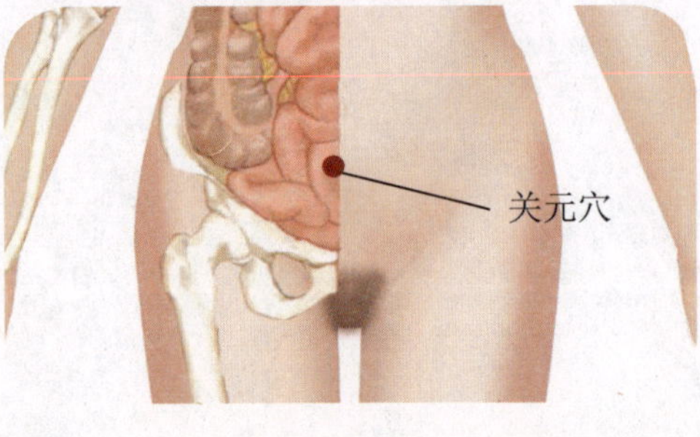

按揉中极穴

【定位取穴】该穴位于下腹部，前正中线上，当脐中下 4 寸。

【功效】清湿热，改善血气运行，消痛止痒。

【按摩方法】被按摩者仰卧，按摩者用拇指按压中极穴 1 分钟，再按顺时针方向按揉约 1 分钟，然后按逆时针方向按揉约 1 分钟，以局部出现酸、麻、胀感觉为佳。

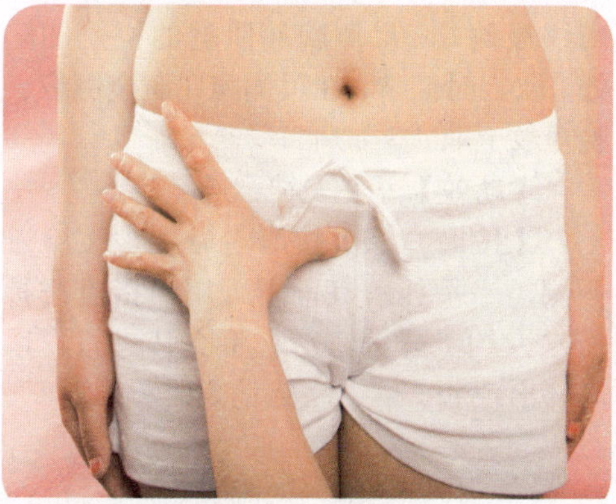

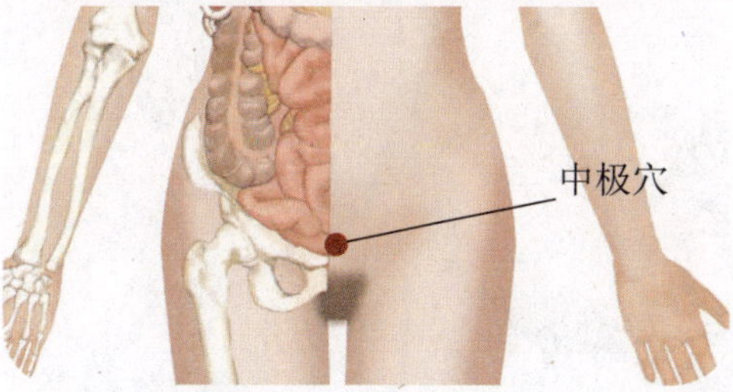

按揉心俞穴

【定位取穴】该穴位于背部，当第 5 胸椎棘突下，旁开 1.5 寸。由平双肩胛骨下角之椎骨 (第 7 胸椎)，往上推 2 个椎骨，即第 5 胸椎棘突下缘，旁开约 2 横指 (食、中指) 处为取穴部位。

【功效】散发心室之热，理气宁心。

【按摩方法】被按摩者俯卧，按摩者站于一旁，用两手拇指指腹按顺时针方向按揉心俞穴约 2 分钟，然后按逆时针方向按揉约 2 分钟，以局部出现酸、麻、胀感觉为佳。

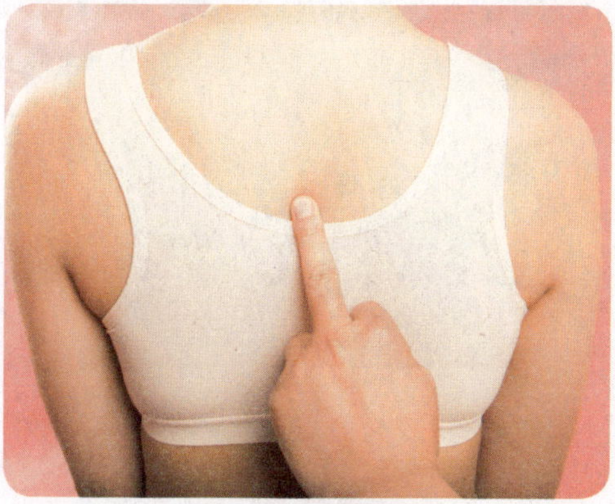

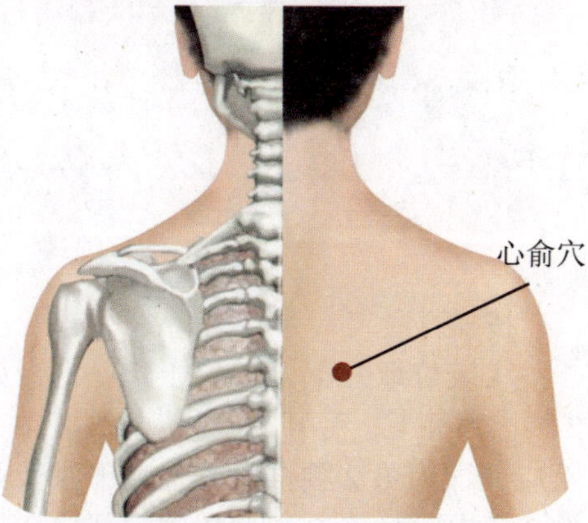

按揉肝俞穴

【定位取穴】该穴位于背部，当第 9 胸椎棘突下，旁开 1.5 寸。由平双肩胛骨下角之椎骨 (第 7 胸椎)，往下推 2 个椎骨，即第 9 胸椎棘突下缘，旁开约 2 横指 (食、中指) 处为取穴部位。

【功效】疏肝养血，养肝明目。治疗肝功能异常、肝肿大、厌食油腻等。

【按摩方法】被按摩者俯卧，按摩者站于一旁，用两手拇指指腹按顺时针方向按揉肝俞穴约 2 分钟，然后按逆时针方向按揉约 2 分钟，以局部出现酸、麻、胀感觉为佳。

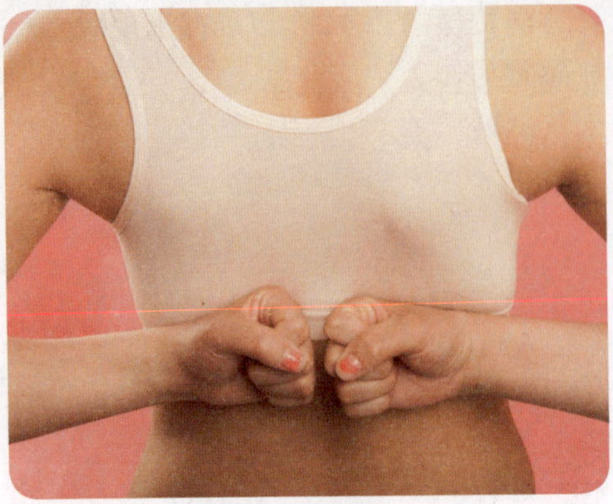

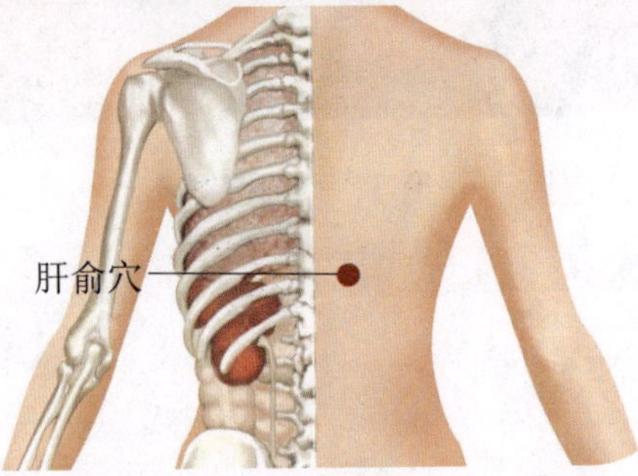

按揉肾俞穴

【定位取穴】 该穴位于腰部，当第2腰椎棘突下，旁开1.5寸。与肚脐中相对应处即为第2腰椎，其棘突下缘旁开约2横指(食、中指)处为取穴部位。

【功效】 益肾助阳，强腰利水。

【按摩方法】 被按摩者俯卧，按摩者用双手拇指重叠按压肾俞穴1分钟，再按顺时针方向按揉约1分钟，然后按逆时针方向按揉约1分钟，以局部出现酸、麻、胀感觉为佳。

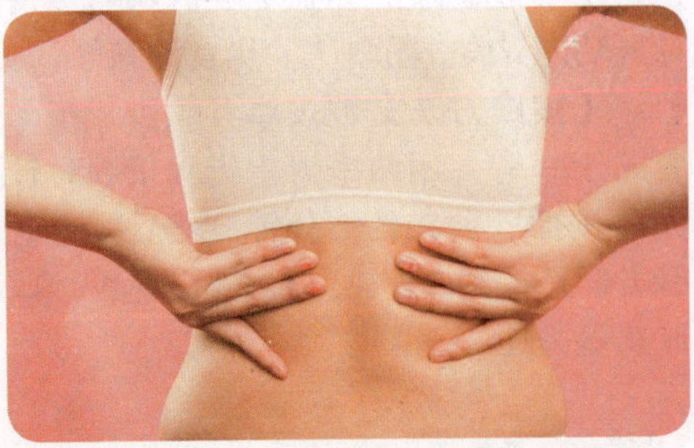

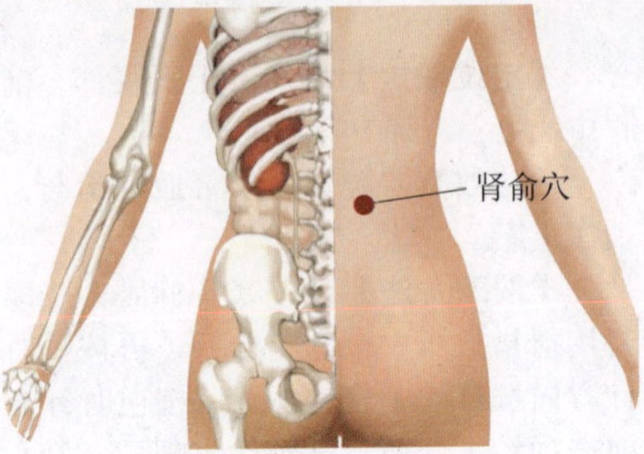

点揉神门穴

【定位取穴】 该穴位于腕部，腕掌侧横纹尺侧端，尺侧腕屈肌腱的桡侧凹陷处。取穴时仰掌，在尺侧腕屈肌桡侧缘，腕横纹上取穴。

【功效】 益心安神，通经活络。

【按摩方法】 按摩者站在被按摩者一侧，一手托着其前臂，用拇指点按神门穴大约1分钟，左右手交替进行，以局部出现酸、麻、胀感觉为佳。

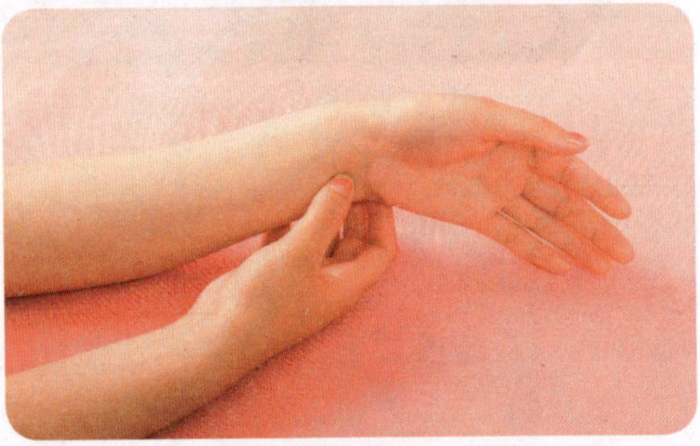

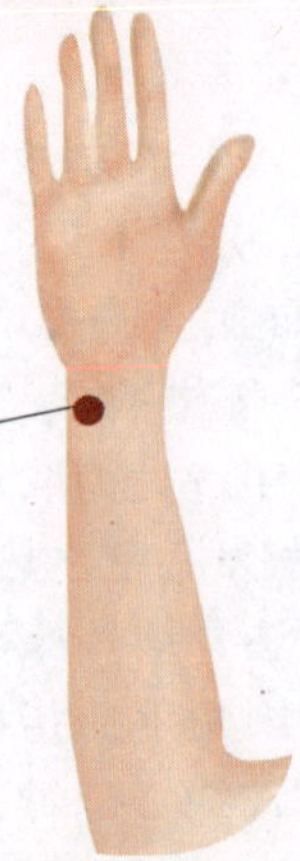

按揉三阴交穴

【定位取穴】该穴位于小腿内侧，当足内踝尖上3寸，胫骨内侧缘后方。取穴时正坐屈膝成直角，以手4指并拢，小指下边缘紧靠内踝尖上，食指上缘所在水平线在胫骨后缘的交点，为取穴部位。

【功效】健脾益血，调肝补肾，安神。

【按摩方法】被按摩者仰卧，按摩者用拇指按顺时针方向按揉三阴交穴约2分钟，然后按逆时针方向按揉约2分钟，以局部出现酸、麻、胀感觉为佳。

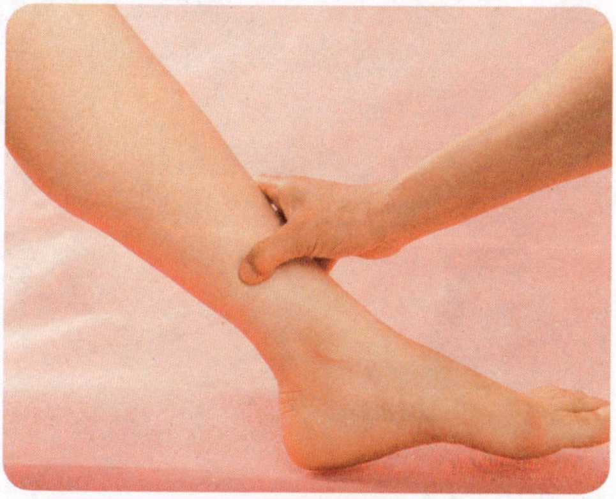

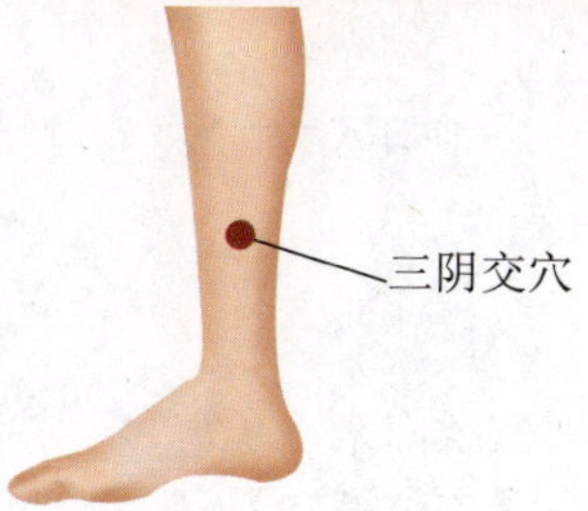

按揉脾俞穴

【定位取穴】该穴位于背部，当第11胸椎棘突下，旁开1.5寸。与肚脐中相对应处即为第2腰椎，由第2腰椎往上摸3个椎体，即为第11胸椎，其棘突下缘旁开约2横指(食、中指)处为取穴部位。

【功效】健脾和胃，利湿升清。

【按摩方法】被按摩者俯卧，按摩者用两手拇指按在脾俞穴上，其余四指附着在肋骨上，按揉约2分钟；或捏空拳揉擦脾俞穴30～50次，擦至局部有热感为佳。

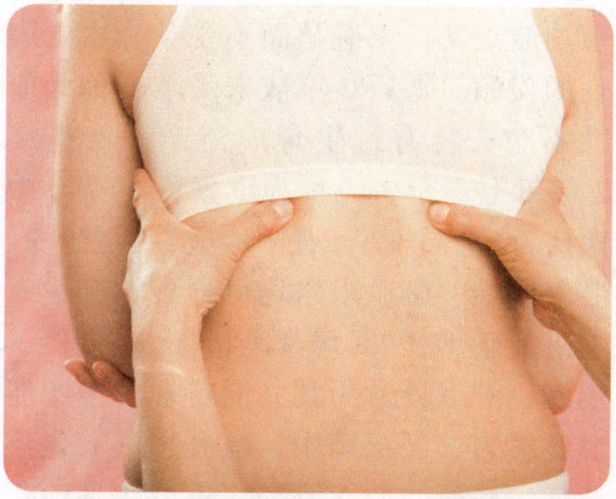

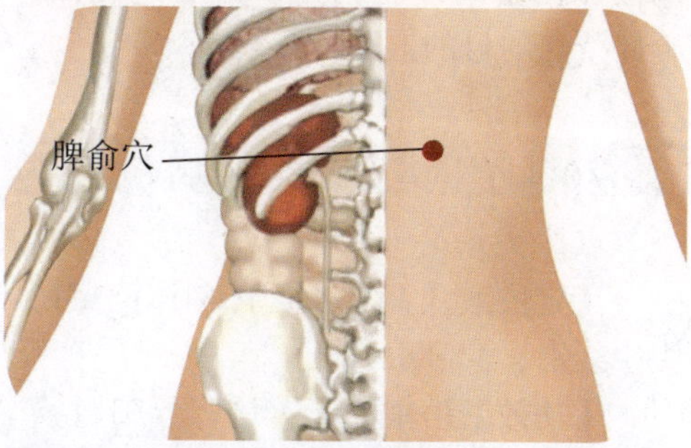

辅助穴位

头颈部：太阳、风池

腹部：中脘

上肢：外关、合谷

下肢：太溪、太冲

局部按摩

按揉腹部：被按摩者仰卧位，按摩者用一手掌于中下腹按顺时针方向进行推摩3～5分钟，要用力均匀，略下沉即可。再按揉中脘、关元、气海、气冲穴各1分钟。然后归回中下腹，轻揉按摩，施以震颤法，使下腹腔及盆腔器官均有震动且有温热感。

不孕症

不孕症是指以育龄期女子婚后或末次妊娠后，夫妇同居2年以上，男方生殖功能正常，未避孕而不受孕为主要表现的疾病。婚后2年从未受孕者称为原性不孕；曾有过生育或流产，又连续2年以上不孕者，称为继发性不孕。中医认为，肾阳不足、肾阴亏虚、痰湿阻滞、肝气郁结、瘀血阻络均可导致不怀孕。其诸多证型中，月经紊乱、痛经、闭经、崩漏、带下异常为其共同特征。按摩能温肾暖宫、滋肾调中、疏肝理气、化痰调任、祛瘀调冲而调经，最后达到治疗不怀孕症的目的。

按摩主穴

点按关元穴

【定位取穴】该穴位于脐中下3寸，腹中线上，仰卧取穴。

【功效】培根固元，培肾壮阳。

【按摩方法】被按摩者仰卧，按摩者用拇指指腹轻轻点按关元穴约2分钟，以局部出现酸、麻、胀感觉为佳。

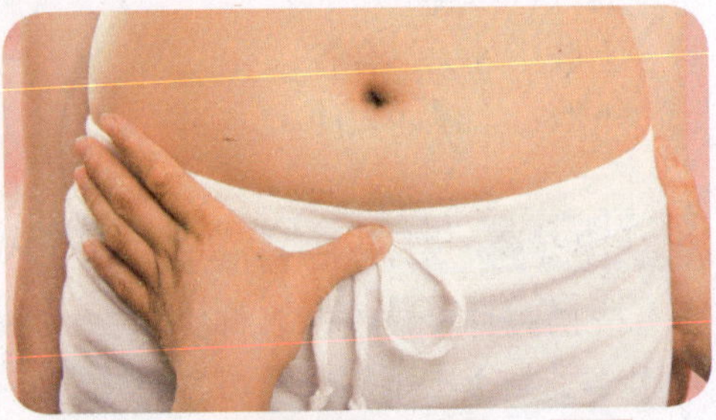

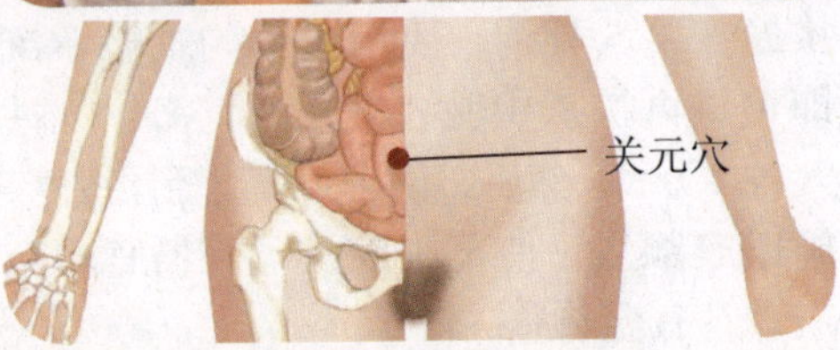

按揉曲骨穴

【定位取穴】该穴位于腹下部耻骨联合上缘上方凹陷处。

【功效】通利小便，调经止痛。

【按摩方法】被按摩者仰卧，按摩者用拇指按顺时针方向按揉曲骨穴约2分钟，然后按逆时针方向按揉约2分钟，以局部出现酸、麻、胀感觉为佳。

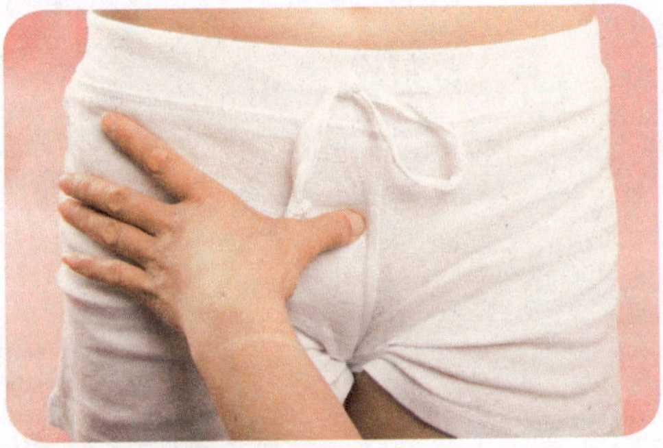

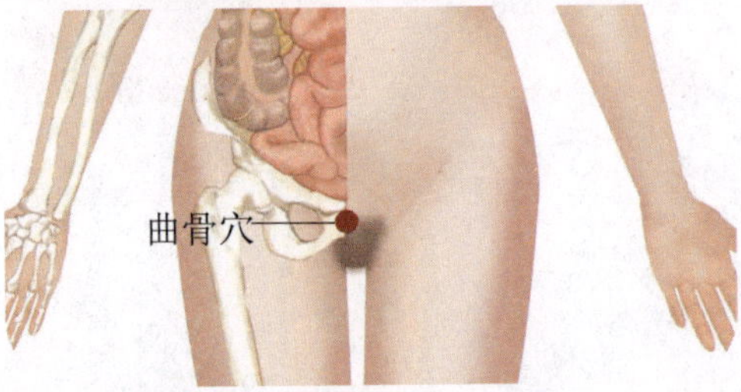

按揉归来、子宫穴

【定位取穴】下腹部，当脐中下4寸，距前正中线2寸为归来穴。当脐中下4寸，中极旁开3寸为子宫穴。

【功效】主治妇女不孕，月经失调等。

【按摩方法】被按摩者仰卧，按摩者用双手食指、中指按顺时针方向按揉归来、子宫穴约2分钟，然后按逆时针方向按揉约2分钟，以局部出现酸、麻、胀感觉为佳。

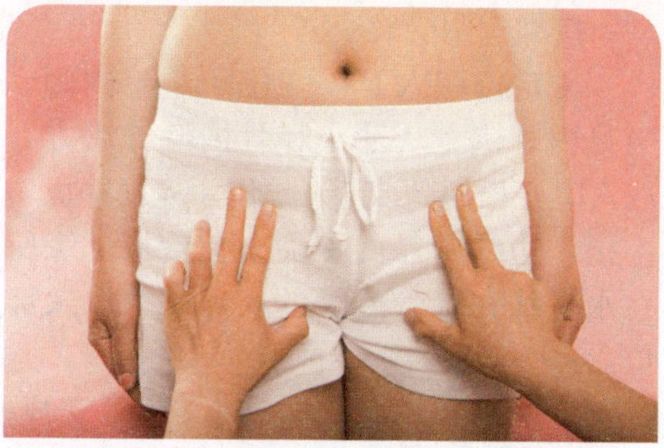

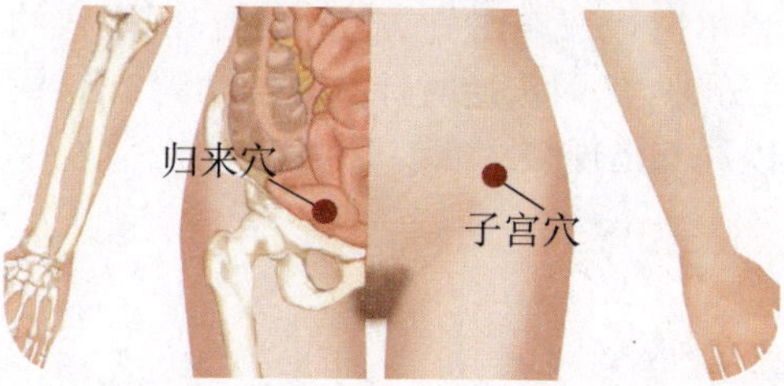

按揉肾俞穴

【定位取穴】该穴位于腰部，当第 2 腰椎棘突下，旁开 1.5 寸。与肚脐中相对应处即为第 2 腰椎，其棘突下缘旁开约 2 横指 (食、中指) 处为取穴部位。

【功效】益肾助阳，强腰利水。

【按摩方法】被按摩者俯卧，按摩者用双手拇指重叠按压肾俞穴 1 分钟，再按顺时针方向按揉约 1 分钟，然后按逆时针方向按揉约 1 分钟，以局部出现酸、麻、胀感觉为佳。

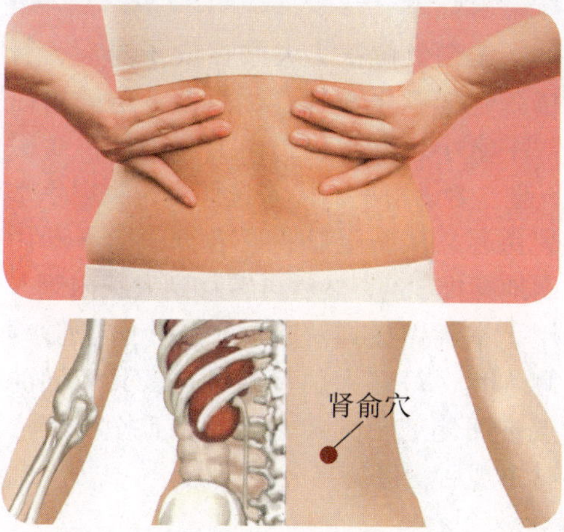

按揉命门穴

【定位取穴】该穴位于腰部，当后正中线上，第 2 腰椎棘突下凹陷处。取穴时采用俯卧的姿势，指压时，有强烈的压痛感。

【功效】固本温中，滋阴降火。

【按摩方法】被按摩者俯卧，按摩者用拇指按顺时针方向按揉命门穴约 2 分钟，然后按逆时针方向按揉约 2 分钟，以局部出现酸、麻、胀感觉为佳。

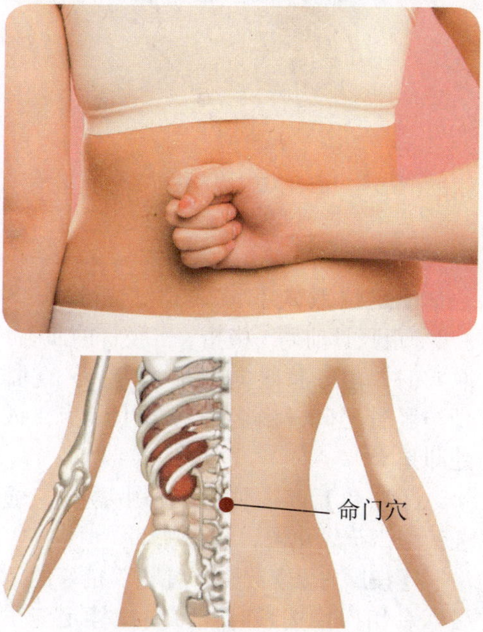

按揉志室穴

【定位取穴】该穴位于腰部，当第 2 腰椎棘突下，旁开 3 寸 (与肚脐中相对应处即为第 2 腰椎，其棘突下缘旁开 4 横指处为取穴部位)。

【功效】清热，利湿，解郁。

【按摩方法】被按摩者俯卧，按摩者用双手拇指重叠按压志室穴 1 分钟，再按顺时针方向按揉约 1 分钟，然后按逆时针方向按揉约 1 分钟，以局部出现酸、麻、胀感觉为佳。

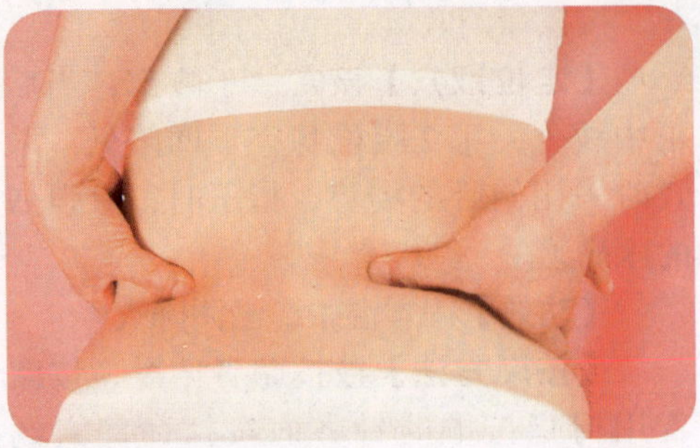

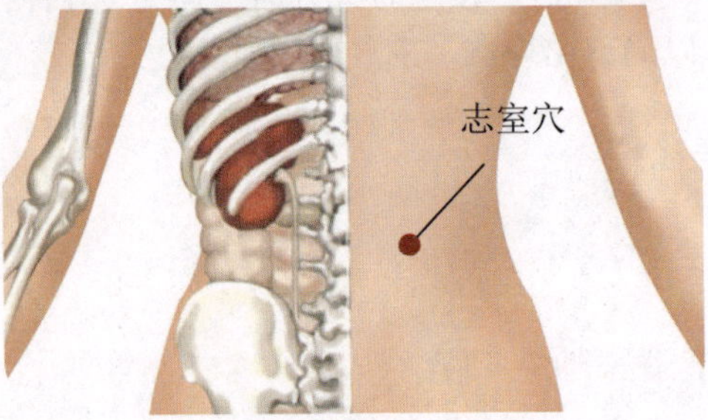

按揉足三里穴

【定位取穴】 该穴位于外膝眼下3寸，距胫骨前嵴1横指，当胫骨前肌上。取穴时，由外膝眼向下量4横指，在腓骨与胫骨之间，由胫骨旁量1横指，该处即是。

【功效】 调理脾胃，补中益气，通经活络，疏风化湿，扶正祛邪。

【按摩方法】 被按摩者膝盖稍弯曲，按摩者用拇指按顺时针方向按揉足三里穴约2分钟，然后按逆时针方向按揉约2分钟，以局部出现酸、麻、胀感觉为佳。

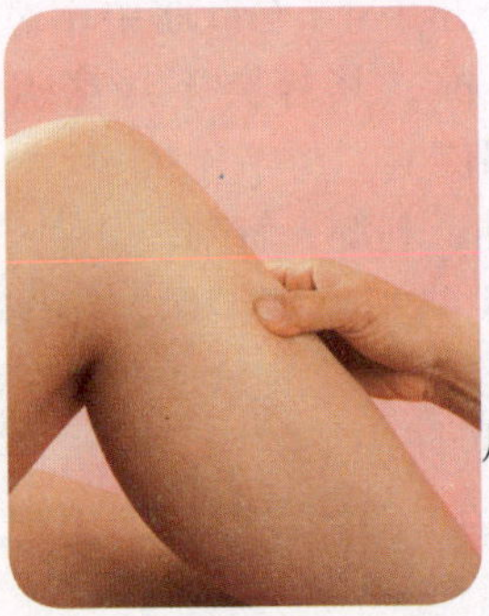

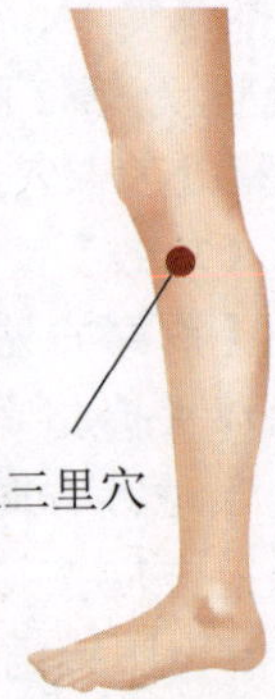

按揉三阴交穴

【定位取穴】 该穴位于小腿内侧，当足内踝尖上3寸，胫骨内侧缘后方。取穴时正坐屈膝成直角，以手4指并拢，小指下边缘紧靠内踝尖上，食指上缘所在水平线在胫骨后缘的交点，为取穴部位。

【功效】 健脾益血，调肝补肾，安神。

【按摩方法】 被按摩者仰卧，按摩者用拇指按顺时针方向按揉三阴交穴约2分钟，然后按逆时针方向按揉约2分钟，以局部出现酸、麻、胀感觉为佳。

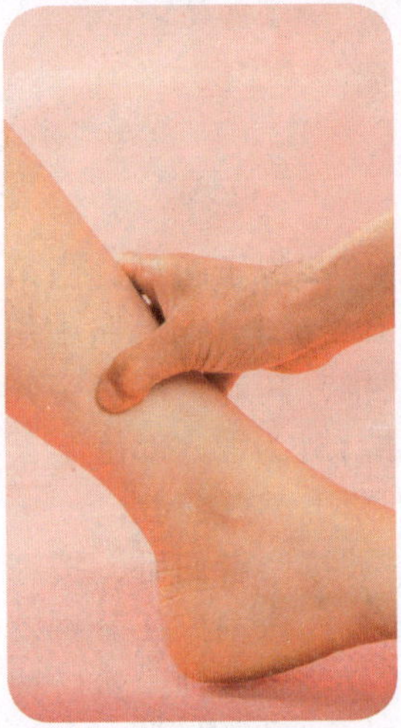

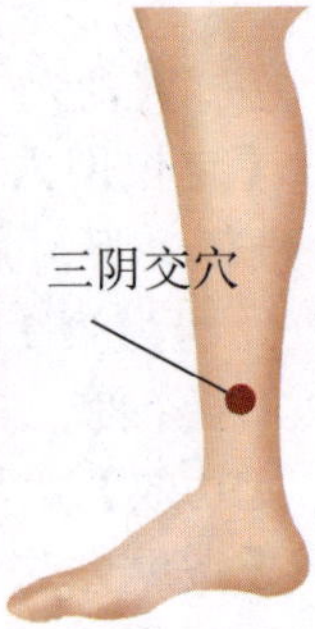

局部按摩：

先选坐位：丈夫站在妻子身后，行按弦走搓摩手法操作，反复5遍。再以双手掌小鱼际部位，由上向下擦推少腹5遍。力量稍重。接着选仰卧位：以手掌大鱼际，从脐至耻骨联合部，向下渐用力地揉推5遍。然后再转移到大腿内侧。用手掌部做按揉法，由下向上移至膝内侧为止，每侧大腿反复3遍。其后同时点按两侧三阴交穴，力量稍重至酸胀痛感出现后，保持半分钟以上。

遗精

遗精是指精液不因性交而遗出生殖器。其中夜梦而遗精的，称为“梦遗”，亦称“滑精”。一般体健男性，每月遗精1～2次属正常现象，所谓精满自溢，不属病态。本病所论述的范围是指精液不正常的频繁遗泄，或梦遗，或不梦而遗，甚至清醒时亦滑漏，并伴有精神委顿、腰酸腿软、头昏失眠等全身症状。现代医学认为这与神经、内分泌、精神等功能失调有关，大多数由于前列腺炎、精囊炎、神经衰弱等所致。中医根据临床症状把遗精分为虚实两类。虚者多系心肾亏耗，君相火旺或肾元虚惫，精关不固所致；实者则由于嗜食烟酒，而致下焦湿热，或情志不遂，肝火内蕴，扰动精室所致。两者共同症状除遗精外，每伴心烦意乱，腰膝酸软，虚者兼有头晕耳鸣、精神萎靡、形体消瘦；实者则可见面红目赤、烦躁易怒、口苦、大便不畅、舌红，苔腻、脉数等症。根据虚则补之，实则泻之的原则，按摩治疗遗精，虚证以补肾固精、交通心肾，实证以清肝泻火、清泄湿热。

按摩主穴

点按关元穴

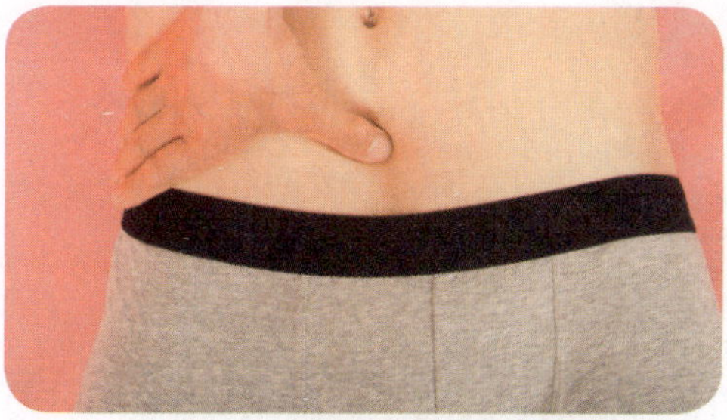

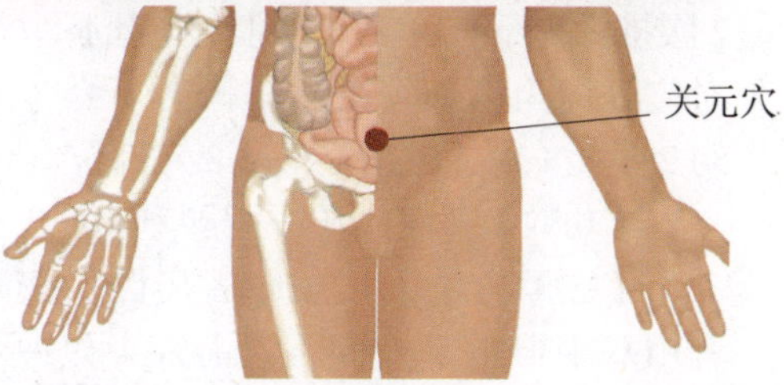

【定位取穴】该穴位于脐中下3寸，腹中线上，仰卧取穴。

【功效】培根固元，培肾壮阳。

【按摩方法】被按摩者仰卧，按摩者用拇指指腹轻轻点按关元穴约2分钟，以局部出现酸、麻、胀感觉为佳。

按揉三阴交穴

【定位取穴】该穴位于小腿内侧，当足内踝尖上3寸，胫骨内侧缘后方。取穴时正坐屈膝成直角，以手4指并拢，小指下边缘紧靠内踝尖上，食指上缘所在水平线在胫骨后缘的交点，为取穴部位。

【功效】健脾益血，调肝补肾，安神。

【按摩方法】被按摩者仰卧，按摩者用拇指按顺时针方向按揉三阴交穴约2分钟，然后按逆时针方向按揉约2分钟，以局部出现酸、麻、胀感觉为佳。

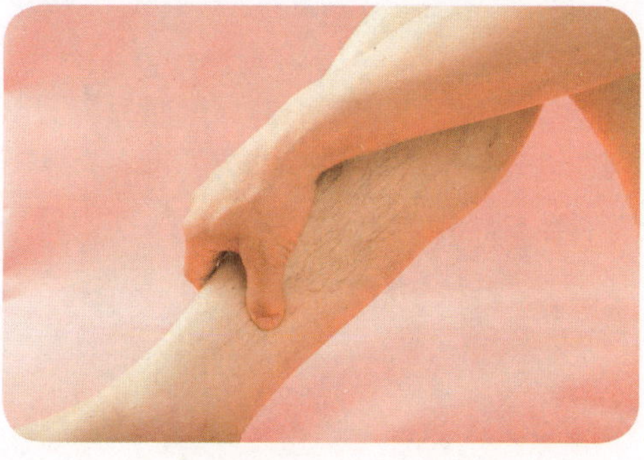

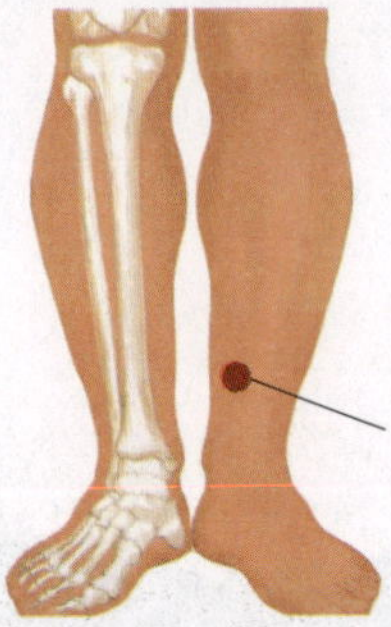

按揉肾俞穴

【定位取穴】该穴位于腰部，当第2腰椎棘突下，旁开1.5寸。与肚脐中相对应处即为第2腰椎，其棘突下缘旁开约2横指（食、中指）处为取穴部位。

【功效】益肾助阳，强腰利水。

【按摩方法】被按摩者俯卧，按摩者用双手拇指重叠按压肾俞穴1分钟，再按顺时针方向按揉约1分钟，然后按逆时针方向按揉约1分钟，以局部出现酸、麻、胀感觉为佳。

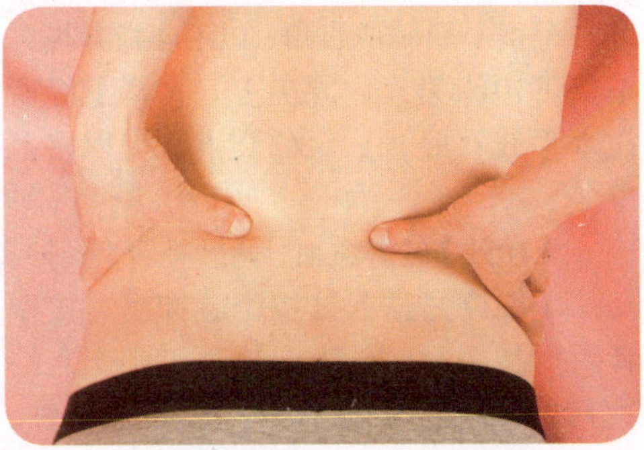

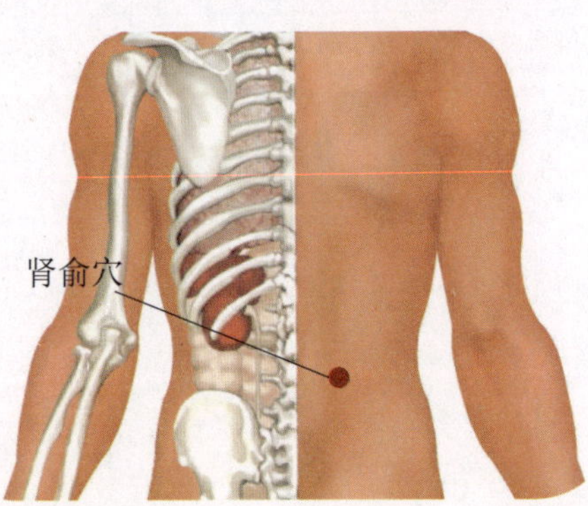

按揉心俞穴

【定位取穴】该穴位于背部，当第5胸椎棘突下，旁开1.5寸。由平双肩胛骨下角之椎骨（第7胸椎），往上推2个椎骨，即第5胸椎棘突下缘，旁开约2横指（食、中指）处为取穴部位。

【功效】散发心室之热，理气宁心。

【按摩方法】被按摩者俯卧，按摩者站于一旁，用两手拇指指腹按顺时针方向按揉心俞穴约2分钟，然后按逆时针方向按揉约2分钟，以局部出现酸、麻、胀感觉为佳。

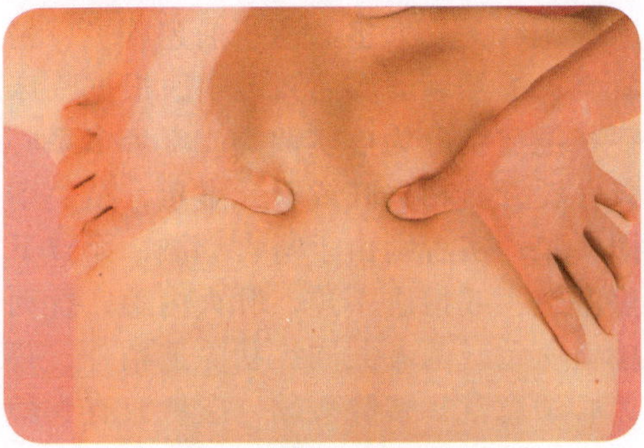

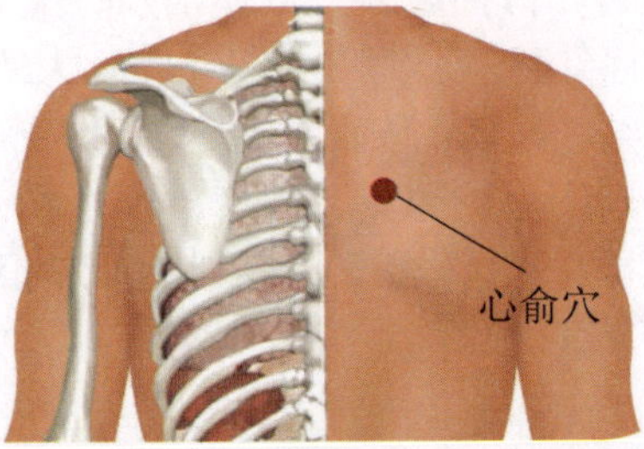

按揉命门穴

【定位取穴】该穴位于腰部，当后正中线上，第2腰椎棘突下凹陷处。取穴时采用俯卧的姿势，指压时，有强烈的压痛感。

【功效】固本温中，滋阴降火。

【按摩方法】被按摩者俯卧，按摩者用拇指按顺时针方向按揉命门穴约2分钟，然后按逆时针方向按揉约2分钟，以局部出现酸、麻、胀感觉为佳。

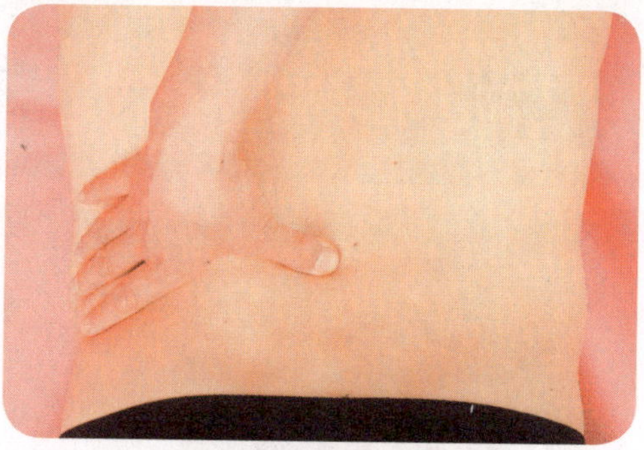

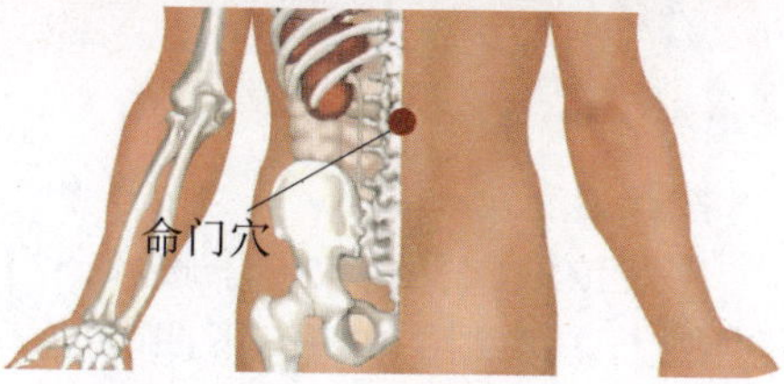

点揉神门穴

【定位取穴】 该穴位于腕部，腕掌侧横纹尺侧端，尺侧腕屈肌腱的桡侧凹陷处。取穴时仰掌，在尺侧腕屈肌桡侧缘，腕横纹上取穴。

【功效】 益心安神，通经活络。

【按摩方法】 按摩者站在被按摩者一侧，一手托着其前臂，用拇指点按神门穴大约 1 分钟，左右手交替进行，以局部出现酸、麻、胀感觉为佳。

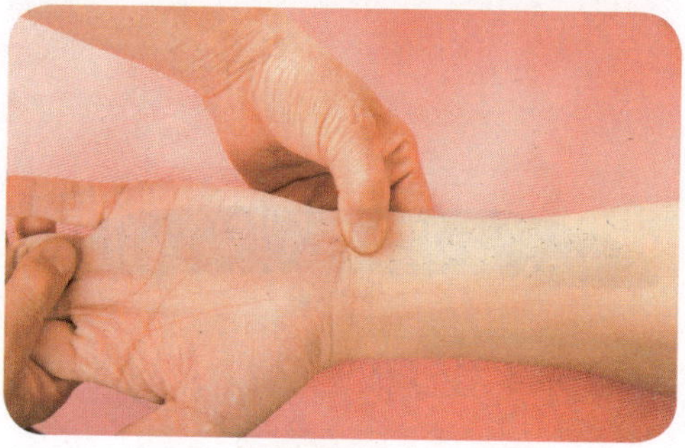

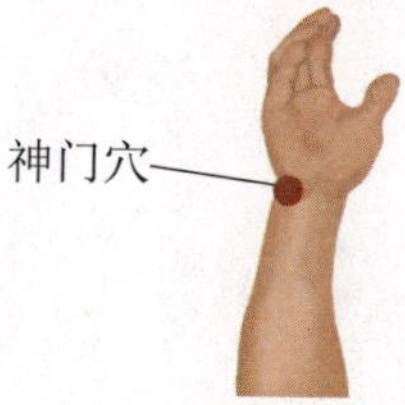

辅助穴位

腰部：小肠俞、腰眼、三焦俞

腹部：气海、中极

会阴部：长强、会阴

上肢：合谷、外关

下肢：阴陵泉、太溪、太冲、涌泉

辨证按摩

阴虚火旺证：指按揉内关、神门、曲池、三阴交、太溪，每穴约 1 分钟。擦涌泉，以透热为度。

湿热下注证：逆时针摩腹约 5 分钟。指按揉三焦俞、膀胱俞、曲池、阴陵泉，每穴约 1 分钟。

温馨小贴士

日常生活中，男性可以多做以下几组动作，减轻遗精的症状：

自我按摩法：用双手手指分别依顺时针与逆时针方向反复轻轻按摩丹田穴（腹部脐下方 2 指）和肾俞穴（腰部最细处的背部、第二腰椎棘突下旁开 3 指处），通过按摩这两个穴位，可以帮助调整和改善性功能。

冷水冲洗法：在气温、环境允许的情况下，每晚临睡前先用冷水擦身，然后用冷水冲洗阴囊数分钟，有助于降低性神经的兴奋性。开始时，冲洗的时间不宜过长，体质虚弱者慎用此法。

提肛运动法：坐在床上做收缩肛门的动作，酷似强忍大便的样子，每晚睡前进行，每次可收缩 48 ~ 64 次。收缩时吸气，放松时呼气，动作宜柔和、缓慢而富有节奏，用力均匀。持之以恒，长期坚持下去必有效果。

阳痿、早泄

阳痿是指在有性欲要求时，阴茎不能勃起或勃起不坚，或者虽然有勃起且有一定程度的硬度，但不能保持性交的足够时间，因而妨碍性交或不能完成性交。早泄和阳痿有内在的联系，男人长期早泄，心理压力会很大，心理压力大会导致阳痿，一般通过“渐进式延时训练法”来解决早泄，并结合心理咨询师的心理指导来缓解心理压力，达到解决早泄和阳痿一起解决的目的。按摩相关穴位可疏通经络、滋养肾脏，从而治疗疾病。

按摩主穴

按揉肾俞穴

【定位取穴】该穴位于腰部，当第 2 腰椎棘突下，旁开 1.5 寸。与肚脐中相对应处即为第 2 腰椎，其棘突下缘旁开约 2 横指 (食、中指) 处为取穴部位。

【功效】益肾助阳，强腰利水。

【按摩方法】被按摩者俯卧，按摩者用双手拇指重叠按压肾俞穴 1 分钟，再按顺时针方向按揉约 1 分钟，然后按逆时针方向按揉约 1 分钟，以局部出现酸、麻、胀感觉为佳。

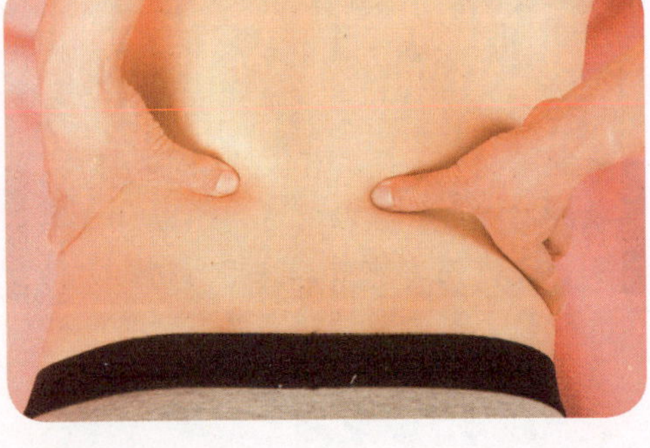

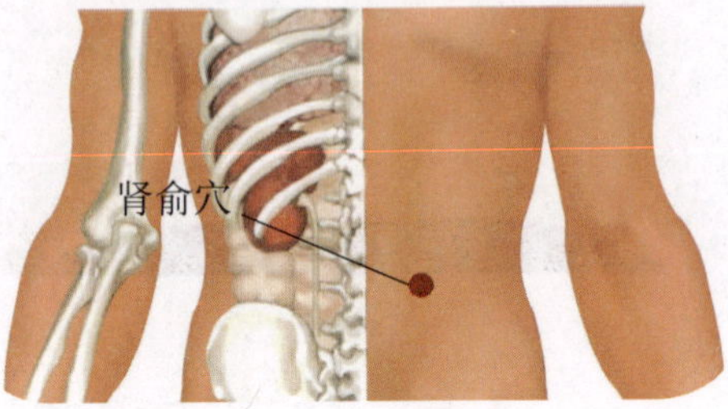

按揉命门穴

【定位取穴】该穴位于腰部，当后正中线上，第 2 腰椎棘突下凹陷处。取穴时采用俯卧的姿势，指压时，有强烈的压痛感。

【功效】固本温中，滋阴降火。

【按摩方法】被按摩者俯卧，按摩者用拇指按顺时针方向按揉命门穴约 2 分钟，然后按逆时针方向按揉约 2 分钟，以局部出现酸、麻、胀感觉为佳。

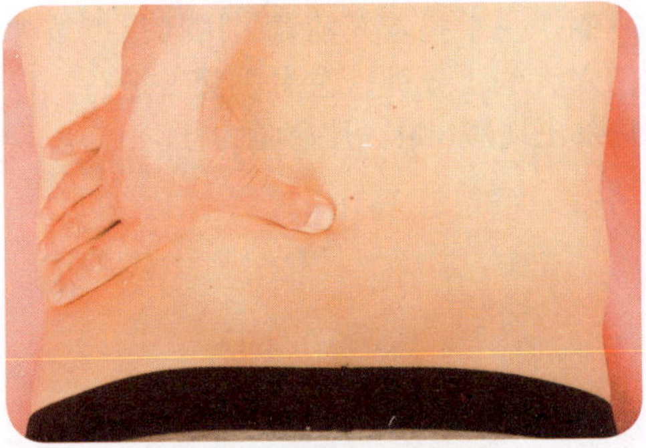

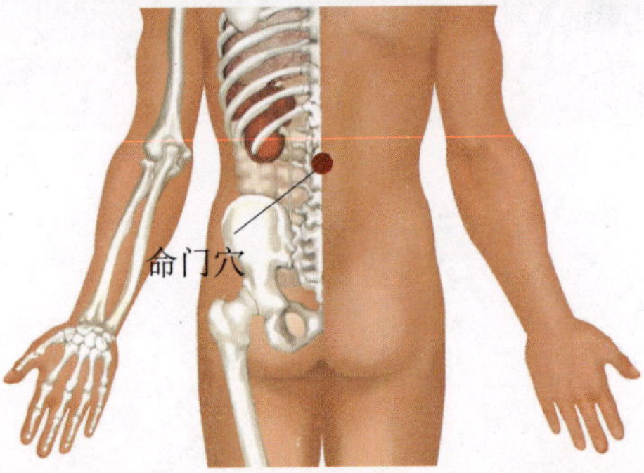

点按关元穴

【定位取穴】该穴位于脐中下3寸，腹中线上，仰卧取穴。

【功效】培根固元，培肾壮阳。

【按摩方法】被按摩者仰卧，按摩者用拇指指腹轻轻点按关元穴约2分钟，以局部出现酸、麻、胀感觉为佳。

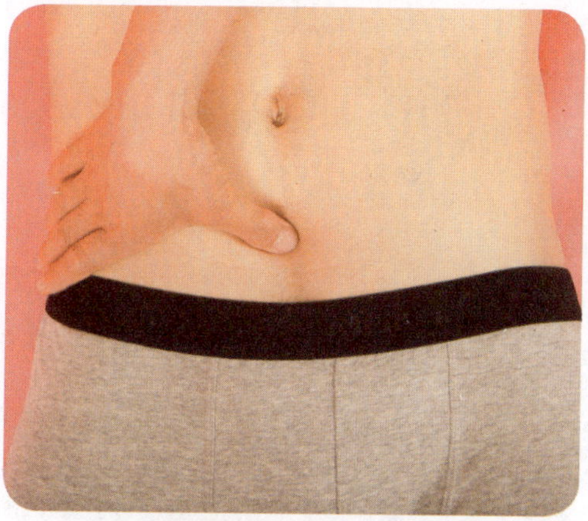

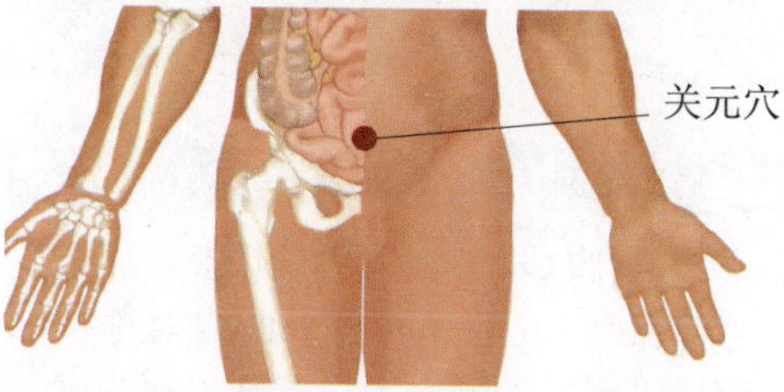

按揉三阴交穴

【定位取穴】该穴位于小腿内侧，当足内踝尖上3寸，胫骨内侧缘后方。取穴时正坐屈膝成直角，以手4指并拢，小指下边缘紧靠内踝尖上，食指上缘所在水平线在胫骨后缘的交点，为取穴部位。

【功效】健脾益血，调肝补肾，安神。

【按摩方法】被按摩者仰卧，按摩者用拇指按顺时针方向按揉三阴交穴约2分钟，然后按逆时针方向按揉约2分钟，以局部出现酸、麻、胀感觉为佳。

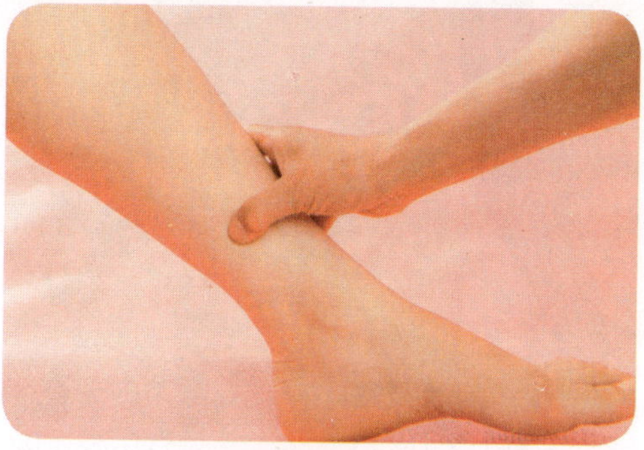

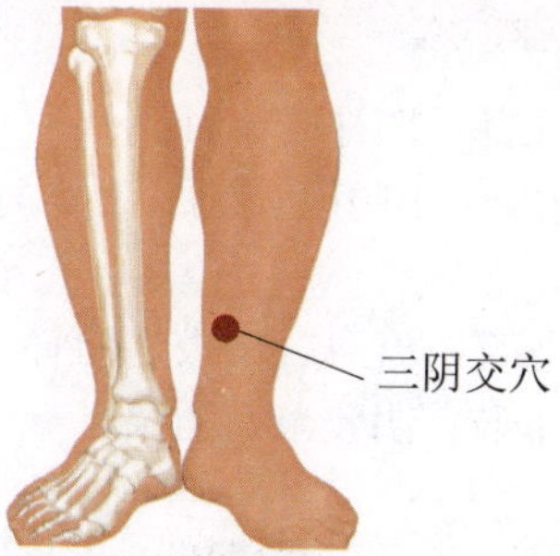

推擦八髎穴

【定位取穴】该穴位于骶椎。包括上髎、次髎、中髎和下髎，左右共八个穴位，分别在第一、二、三、四骶后孔中，合称“八髎”。

【功效】温经散寒，调和气血，补益下焦，清热利湿。

【按摩方法】被按摩者屈肘前俯，坐在矮凳上，按摩者立其侧，手掌伸直，用掌面着力，紧贴骶部两侧皮肤，自上向下连续不断地直线往返摩擦5 ~ 10分钟。

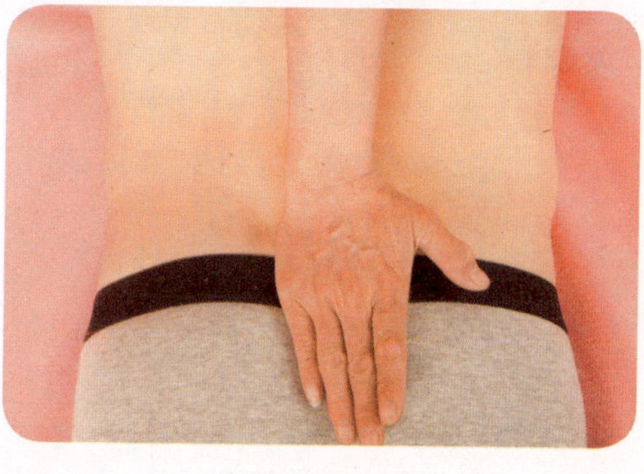

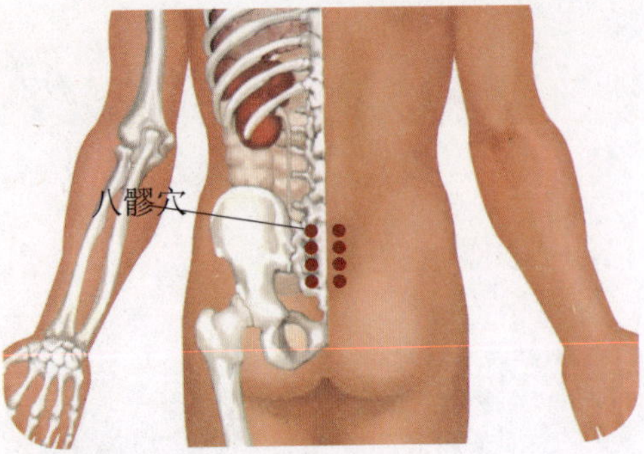

辅助穴位

头部：四神聪、百会

腰部：小肠俞、腰眼、三焦俞、关元俞、长强

腹部：气海、中极、曲骨

下肢：阴陵泉、涌泉

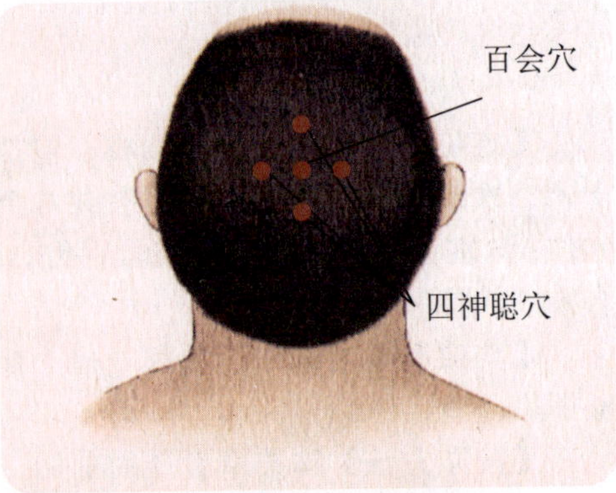

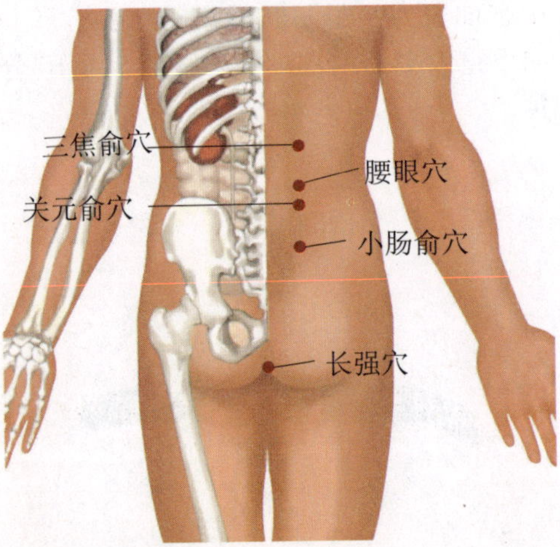

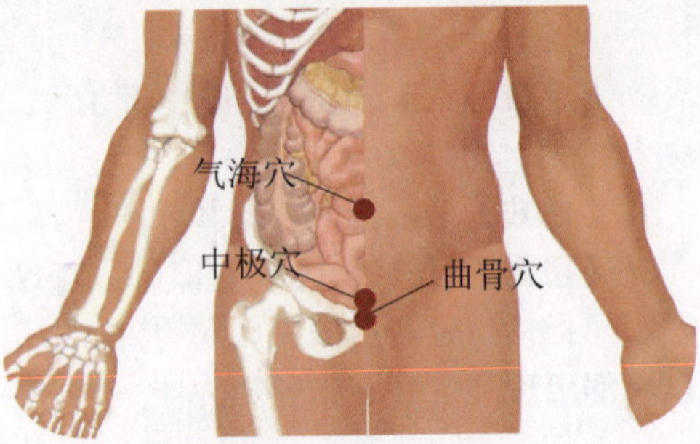

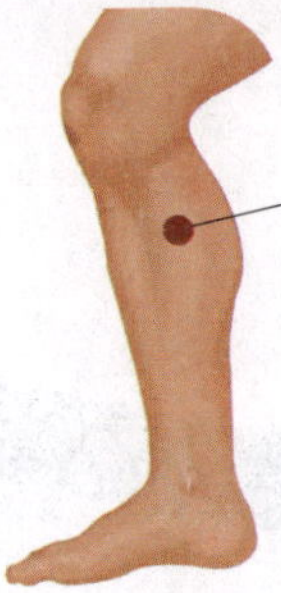

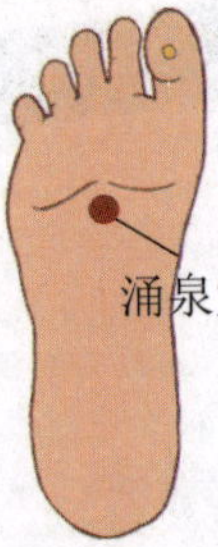

局部按摩

按摩腹股沟：用双手拇指、食指、中指指腹向根部方向自外而内对称按摩两侧腹股沟，按摩之力以舒适不痛为度，左右各50次。

搓揉睾丸：以双手的食指、中指托住同侧睾丸的下面，再用拇指按压其上，如数念珠一样轻轻揉搓两侧睾丸，其力量以睾丸不痛或微酸胀为宜，左右各150 ~ 200次。

捻动精索：以双手拇指、食指、中指对称捻动根部、阴囊上方之精索，其用力以酸胀或舒适感为度，左右各50次。

按摩涌泉：以左手按摩右足心涌泉穴100次，以右手按摩左足心涌泉穴100次，若每晚热水足浴后按摩疗效更佳。

慢性前列腺炎

慢性前列腺炎包括慢性细菌性前列腺炎和非细菌性前列腺炎两部分。慢性细菌性前列腺炎主要表现为有反复发作的下尿路感染症状，如尿频、尿急、尿痛、排尿烧灼感，排尿困难、尿潴留，后尿道、肛门、会阴区坠胀不适。持续时间超过3个月。慢性非细菌性前列腺炎主要表现为骨盆区域疼痛，可见于会阴、阴茎、肛周部、尿道、耻骨部或腰骶部等部位。排尿异常可表现为尿急、尿频、尿痛和夜尿增多等。由于慢性疼痛久治不愈，患者生活质量下降，并可能有性功能障碍、焦虑、抑郁、失眠、记忆力下降等。前列腺按摩疗法就是通过定期对前列腺按摩、引流前列腺液，排出炎性物质而达到解除前列腺分泌液郁积，改善局部血液循环，促使炎症吸收和消退的一种疗法。

按摩主穴

掐按大敦穴

【定位取穴】该穴位于大拇趾（靠第二趾一侧）甲根边缘约2毫米处。

【功效】调理肝肾，熄风开窍，安神定痫，理血。

【按摩方法】被按摩者仰卧，按摩者用拇指指甲掐按大敦穴3分钟，以出现酸、麻、胀感觉为佳。

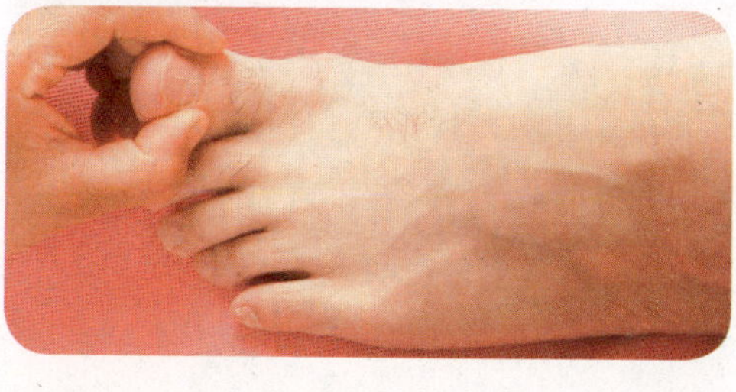

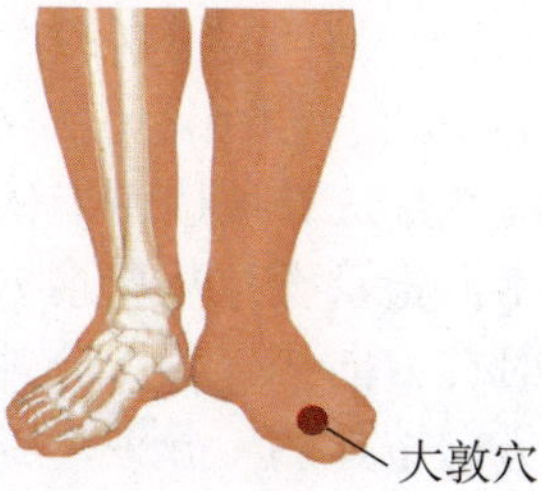

按揉曲泉穴

【定位取穴】该穴位于膝内侧横纹头上方，半腱肌、半膜肌止端的前缘凹陷处。

【功效】清利湿热，通调下焦。

【按摩方法】被按摩者仰卧屈膝，按摩者用拇指按揉曲泉穴3分钟，以出现酸、麻、胀感觉为佳。

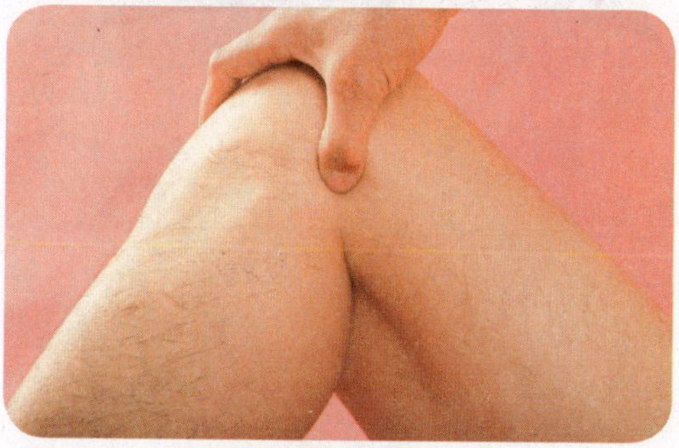

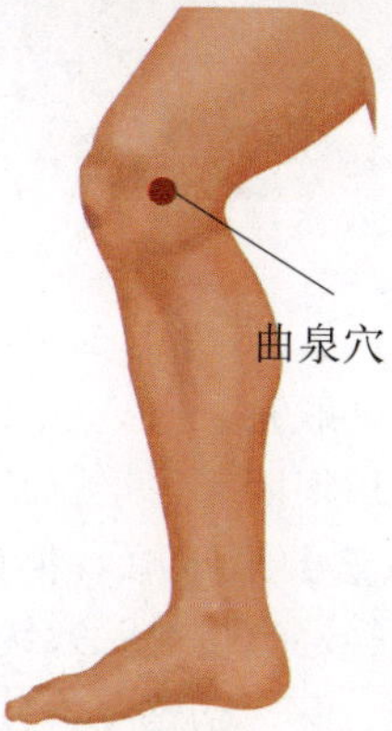

按揉肾俞穴

【定位取穴】该穴位于腰部，当第2腰椎棘突下，旁开1.5寸。与肚脐中相对应处即为第2腰椎，其棘突下缘旁开约2横指(食、中指)处为取穴部位。

【功效】益肾助阳，强腰利水。

【按摩方法】被按摩者俯卧，按摩者用双手拇指重叠按压肾俞穴1分钟，再按顺时针方向按揉约1分钟，然后按逆时针方向按揉约1分钟，以局部出现酸、麻、胀感觉为佳。

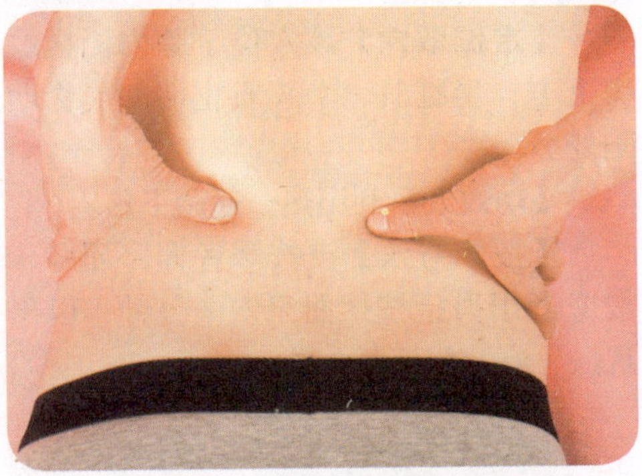

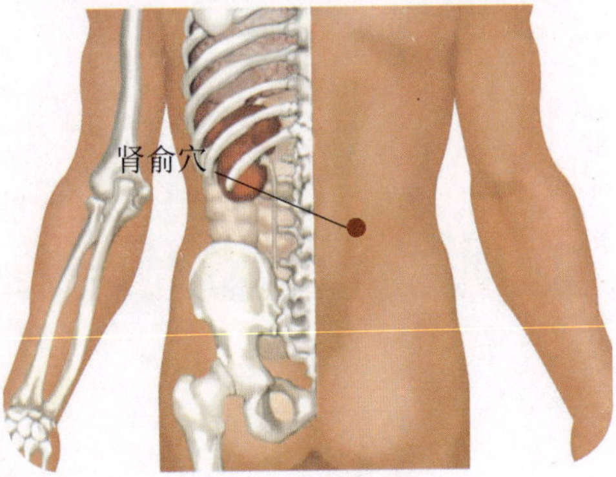

点按关元穴

【定位取穴】该穴位于脐中下3寸，腹中线上，仰卧取穴。

【功效】培根固元，培肾壮阳。

【按摩方法】被按摩者仰卧，按摩者用拇指指腹轻轻点按关元穴约2分钟，以局部出现酸、麻、胀感觉为佳。

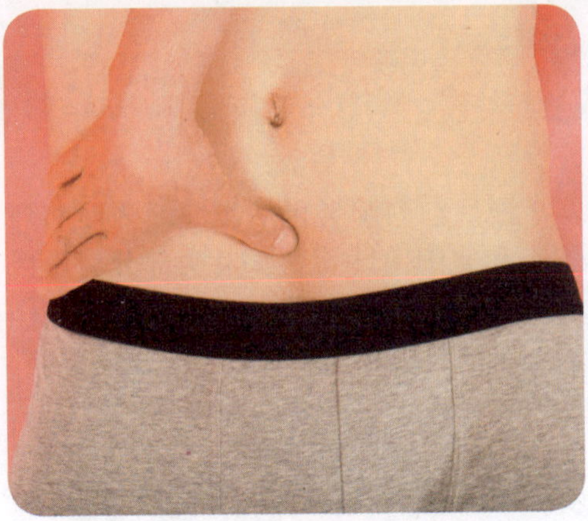

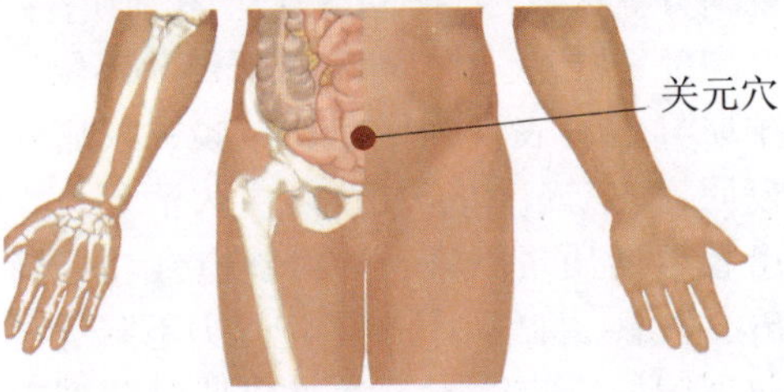

按揉三阴交穴

【定位取穴】该穴位于小腿内侧，当足内踝尖上3寸，胫骨内侧缘后方。取穴时正坐屈膝成直角，以手4指并拢，小指下边缘紧靠内踝尖上，食指上缘所在水平线在胫骨后缘的交点，为取穴部位。

【功效】健脾益血，调肝补肾，安神。

【按摩方法】被按摩者仰卧，按摩者用拇指按顺时针方向按揉三阴交穴约2分钟，然后按逆时针方向按揉约2分钟，以局部出现酸、麻、胀感觉为佳。

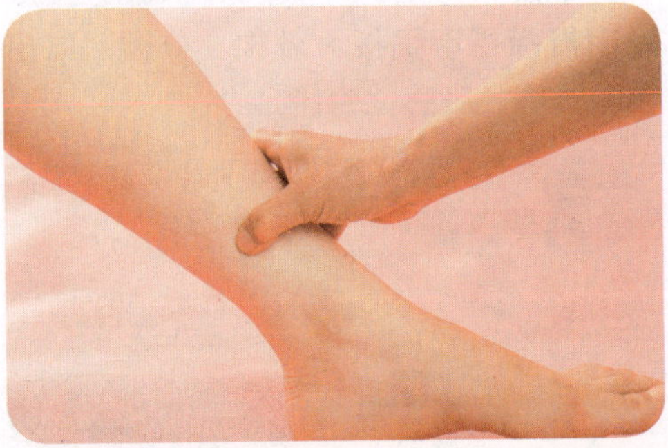

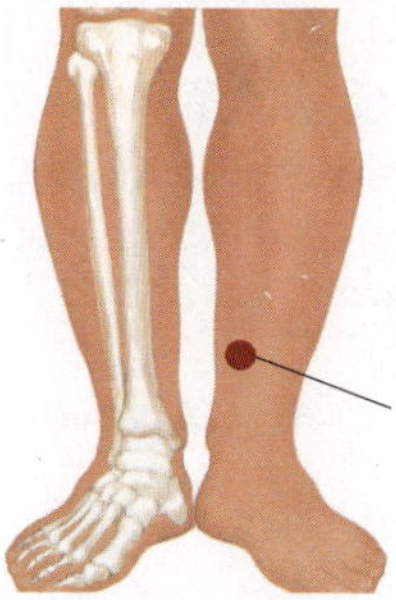

推擦八髎穴

【定位取穴】该穴位于骶椎。包括上髎、次髎、中髎和下髎，左右共八个穴位，分别在第一、二、三、四骶后孔中，合称“八髎”。

【功效】温经散寒，调和气血，补益下焦，清热利湿。

【按摩方法】被按摩者屈肘前俯，坐在矮凳上，按摩者立其侧，手掌伸直，用掌面着力，紧贴骶部两侧皮肤，自上向下连续不断地直线往返摩擦 5 ~ 10 分钟。

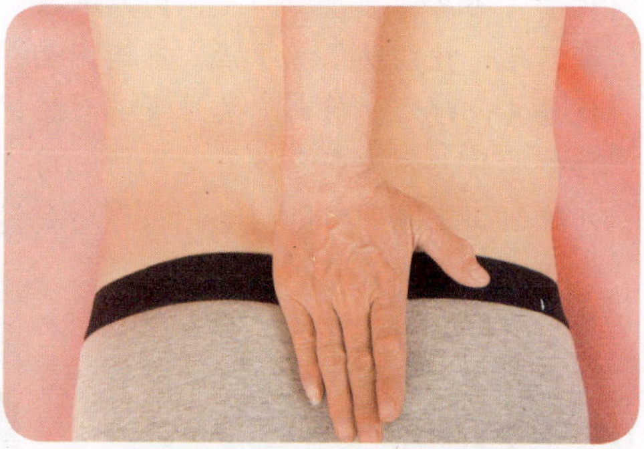

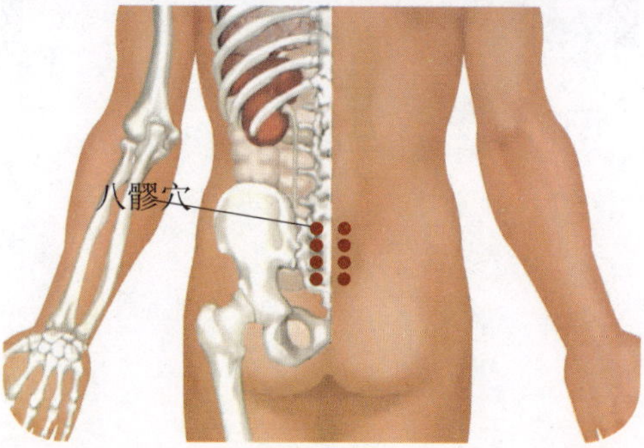

搓揉涌泉穴

【定位取穴】该穴位于足前部凹陷处第 2、3 趾趾缝纹头端与足跟连线的前 1/3 处。取穴时，可采用正坐或仰卧、跷足的姿势。

【功效】养心安神、补肾壮阳、调理脾胃。

【按摩方法】按摩者一手托着按摩者的脚，另一手拇指从足跟通过涌泉穴搓向足尖约 1 分钟，然后按揉约 1 分钟，左右脚交替进行，以局部出现酸、麻、胀感为佳。

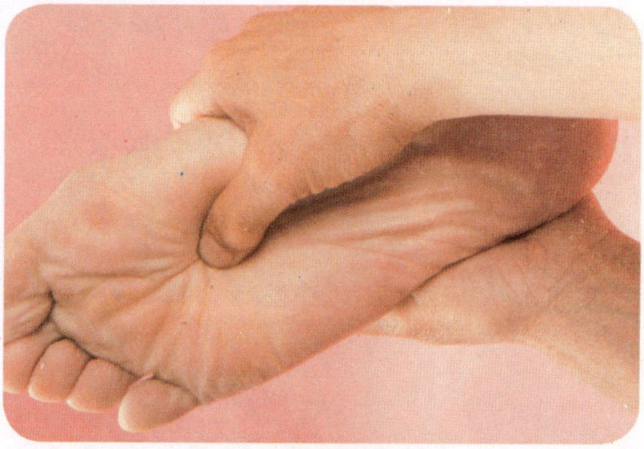

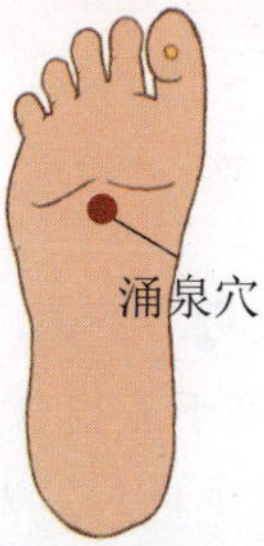

辅助穴位

腰骶部：小肠俞、膀胱俞

腹部：曲骨、大赫

下肢：阴陵泉、太溪

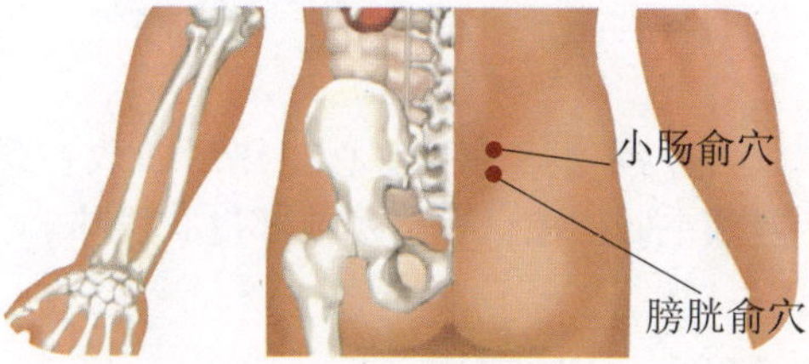

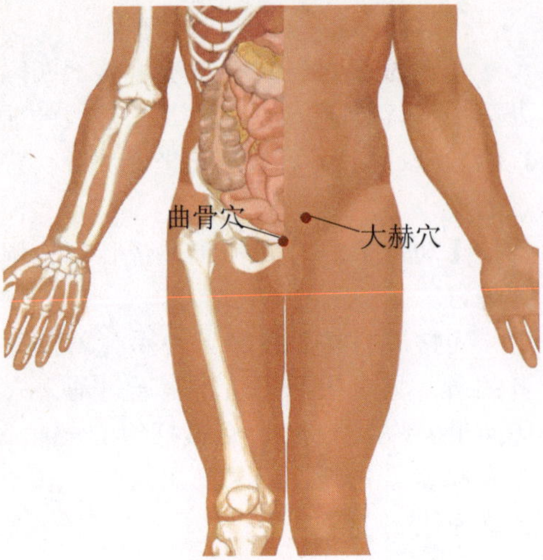

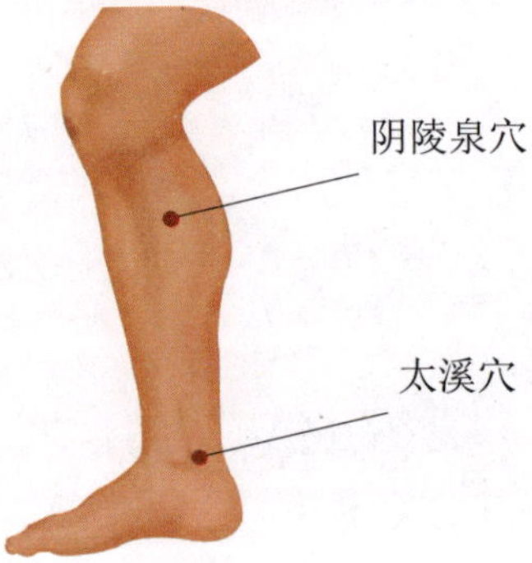

局部按摩

梳抓头：两手五指分开放在头两侧，像梳头那样从前向后，从外向内梳抓头皮。

干洗脸：两手掌心相搓，搓热后像洗脸那样反复摩擦脸部，先顺时针，后逆时针，直至脸部发热。

揉擦眼眶：两手拇指放在两侧太阳穴上，食指放在眼眶上，由内向外，先上后下，反复擦揉眼眶。

擦颈项：两手掌心搓热后，放在颈后部来回揉擦，直至颈项部皮肤发热。

揉擦鼻根：两手拇指或食指放在鼻根两侧，上下反复揉擦。

捏拿肩：一手放在对侧肩部，拇指在前，其余四指在后，反复捏拿肩部肌肉，两侧交替进行。

揉捏臂：一手放在对侧臂上，上下反复揉捏，先内侧，后外侧，两侧交替进行。

温馨小贴士

以下几种情况不宜按摩：急性细菌性前列腺炎患者禁用前列腺按摩；被怀疑为前列腺结核、肿瘤的患者不适合按摩；慢性前列腺炎急性发作期、前列腺萎缩或硬化患者也不适合按摩。在按摩中，如果发现前列腺触痛明显，囊性感增强，要及时到医院就诊。还需特别提醒的是，前列腺按摩只是一种辅助治疗手段，不能完全代替其他疗法。前列腺急性炎症时禁忌按摩的，因为在急性炎症期间、前列腺组织充血、水肿明显，按摩后会使组织损伤，炎症扩散，同时可使细菌进入血液，导致败血症，使症状加重。因此，急性炎症期的前列腺按摩应轻柔慎重。

性欲亢进

性欲亢进是指性欲过分强烈，多发生于青春期或成年初期。男性性欲亢进表现为性行为要求异常迫切，远远超出正常人所能接受的水平。女子性欲亢进时表现在频繁而强烈的性要求上。性欲亢进多数都是精神心理因素引起，宜进行心理治疗，正确对待性生活，既有利于身体健康又有利于夫妻和睦。

按摩主穴

按揉中极穴

【定位取穴】该穴位于下腹部，前正中线上，当脐中下 4 寸。

【功效】清湿热，改善血气运行，消痛止痒。

【按摩方法】被按摩者仰卧，按摩者用拇指按压中极穴 1 分钟，再按顺时针方向按揉约 1 分钟，然后按逆时针方向按揉约 1 分钟，以局部出现酸、麻、胀感觉为佳。

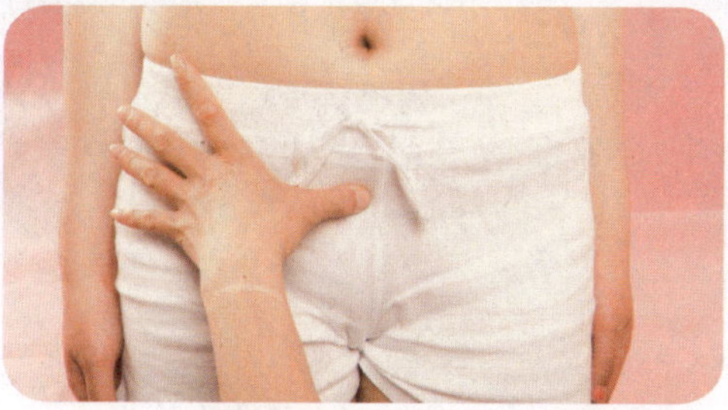

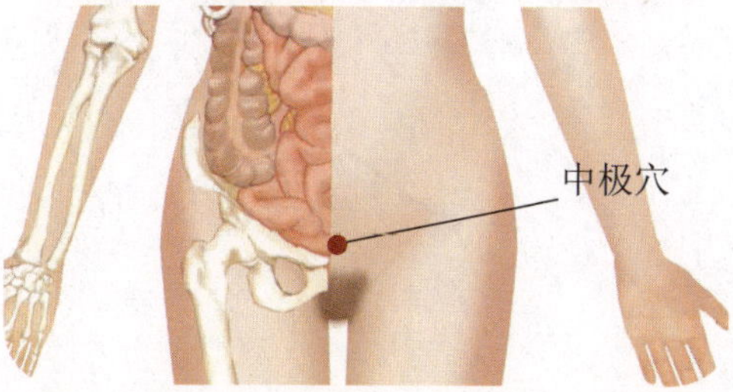

点按关元穴

【定位取穴】该穴位于脐中下 3 寸，腹中线上，仰卧取穴。

【功效】培根固元，培肾壮阳。

【按摩方法】被按摩者仰卧，按摩者用拇指指腹轻轻点按关元穴约2分钟，以局部出现酸、麻、胀感觉为佳。

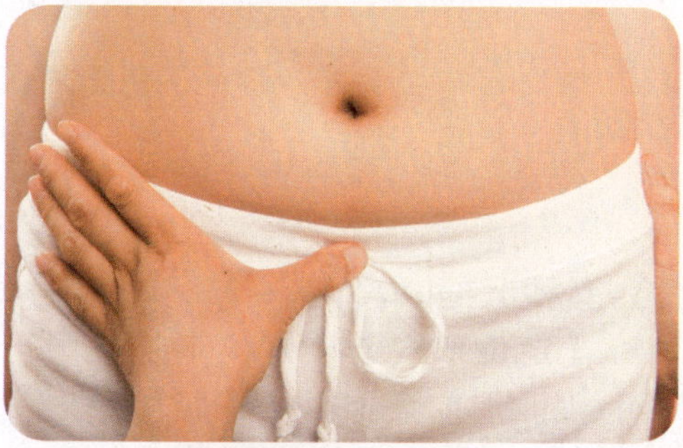

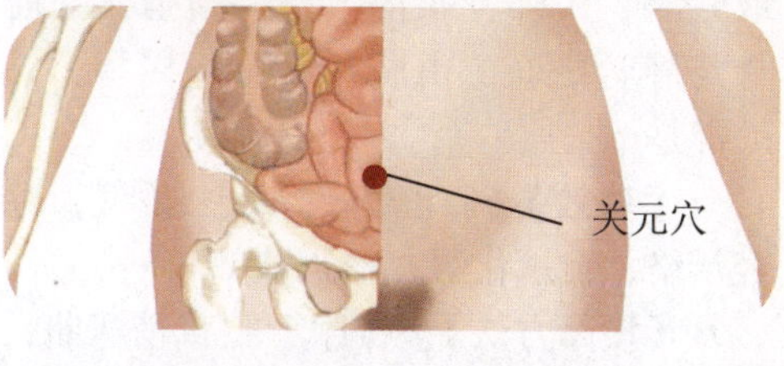

按揉三阴交

【定位取穴】该穴位于小腿内侧，当足内踝尖上 3 寸，胫骨内侧缘后方。取穴时正坐屈膝成直角，以手 4 指并拢，小指下边缘紧靠内踝尖上，食指上缘所在水平线在胫骨后缘的交点，为取穴部位。

【功效】交通心肾，引火下行的作用，对所有妇科疾病疼痛均有缓解作用。

【按摩方法】被按摩者仰卧，按摩者用拇指按顺时针方向按揉阴陵泉穴约 2 分钟，然后按逆时针方向按揉约 2 分钟，以局部出现酸、麻、胀感觉为佳。

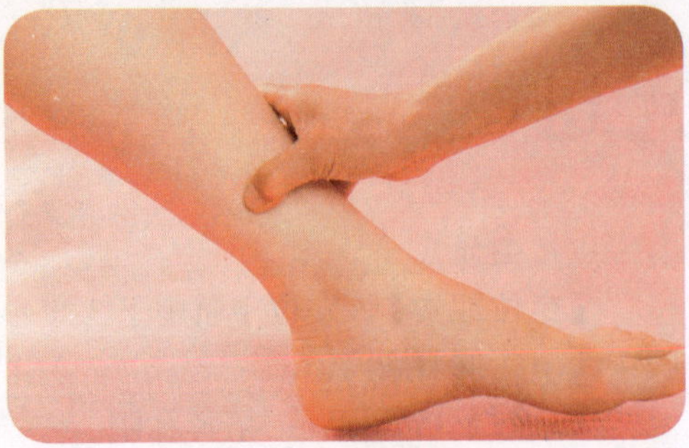

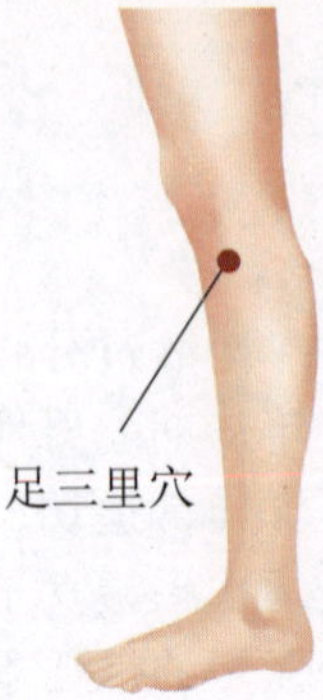

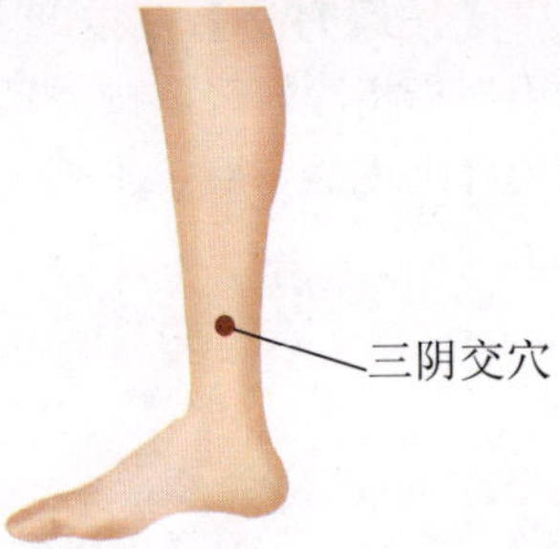

按揉足三里穴

【定位取穴】该穴位于外膝眼下3寸，距胫骨前嵴1横指，当胫骨前肌上。取穴时，由外膝眼向下量4横指，在腓骨与胫骨之间，由胫骨旁量1横指，该处即是。

【功效】调理脾胃，补中益气，通经活络，疏风化湿，扶正祛邪。

【按摩方法】被按摩者膝盖稍弯曲，按摩者用拇指按顺时针方向按揉足三里穴约2分钟，然后按逆时针方向按揉约2分钟，以局部出现酸、麻、胀感觉为佳。

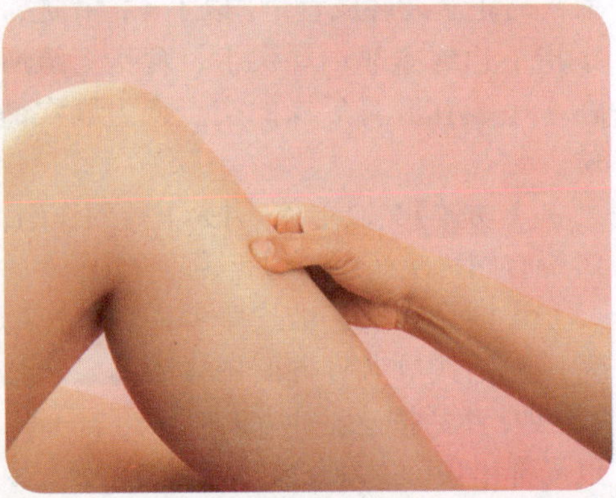

点按太冲穴

【定位取穴】该穴位于足背侧，第1、2趾跖骨连接部位中。取穴时，可采用正坐或仰卧的姿势，以手指沿拇趾、次趾夹缝向上移压，压至能感觉到动脉映手，即是太冲穴。

【功效】调节肝功能，疏泄毒素。

【按摩方法】按摩者一手托着按摩者的足部，另一手拇指点按太冲穴大约30秒，按顺时针方向按揉约1分钟，然后按逆时针方向按揉约1分钟，以局部出现酸、麻、胀感为佳。

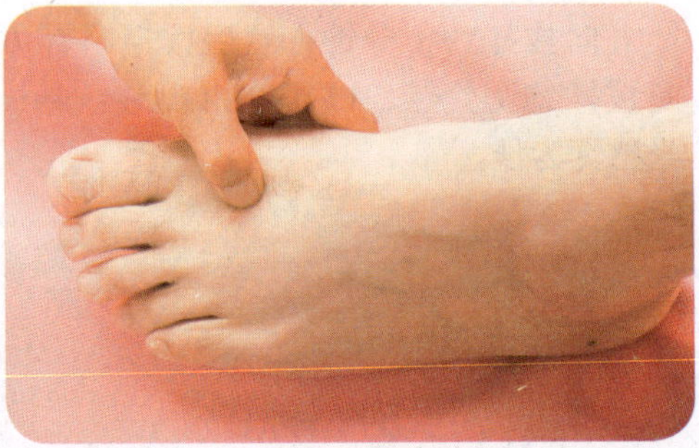

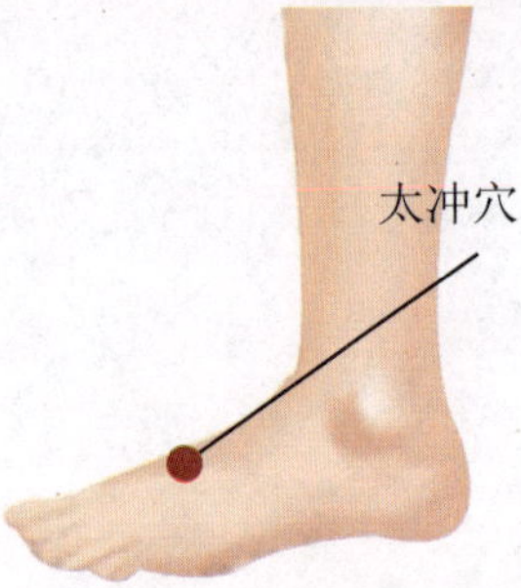

男性性欲亢进时加穴

按揉大赫穴

【定位取穴】该穴位于肚脐直下4寸，旁开一小指宽处。

【功效】散热生气。治疗男子性欲亢进、房事不节等。

【按摩方法】被按摩者仰卧，按摩者用拇指顺时针方向按揉大赫穴约2分钟，再逆时针按揉约2分钟，以感到酸胀为宜。

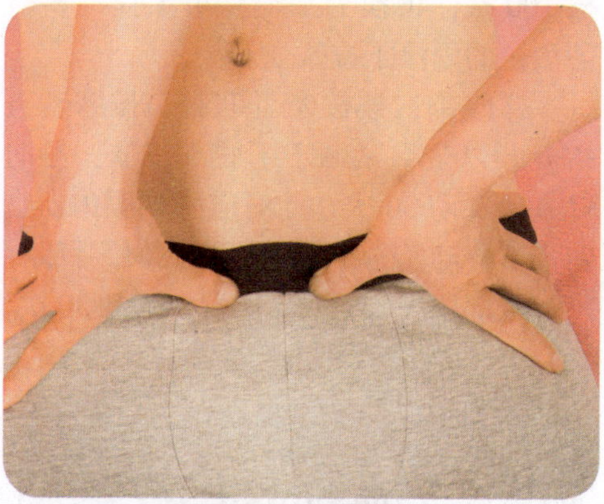

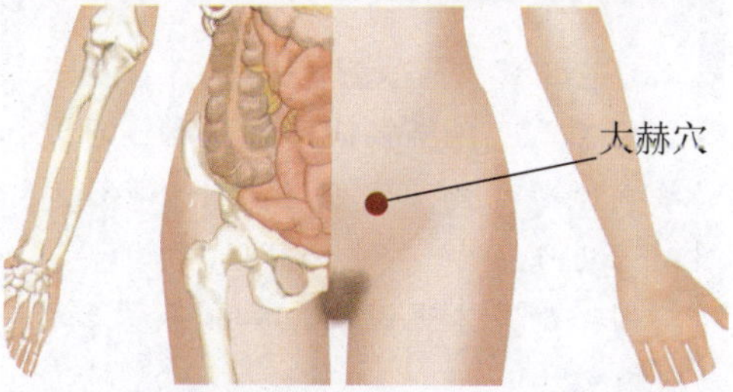

搓揉涌泉穴

【定位取穴】该穴位于足前部凹陷处第2、3趾趾缝纹头端与足跟连线的前1/3处。取穴时，可采用正坐或仰卧、跷足的姿势。

【功效】养心安神，补肾壮阳，调理脾胃。

【按摩方法】按摩者一手托着按摩者的脚，另一手拇指从足跟通过涌泉穴搓向足尖约1分钟，然后按揉约1分钟，左右脚交替进行，以局部出现酸、麻、胀感为佳。

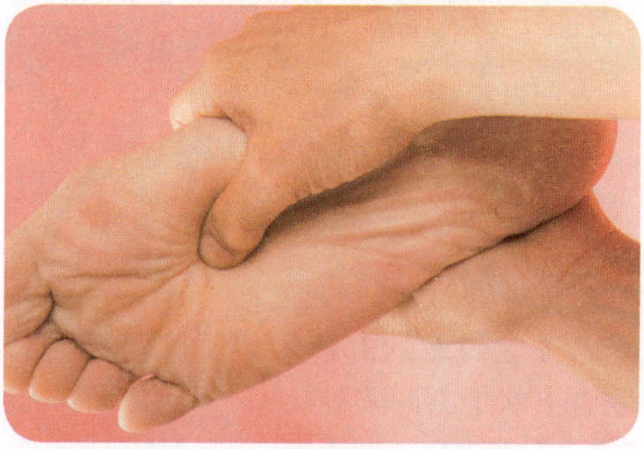

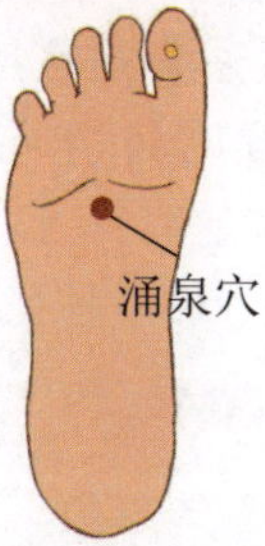

女性性欲亢进加归来、子宫、曲骨穴

按揉归来、子宫穴

【定位取穴】下腹部，当脐中下4寸，距前正中线2寸为归来穴。当脐中下4寸，中极旁开3寸为子宫穴。

【功效】主治妇女不孕，月经失调等。

【按摩方法】被按摩者仰卧，按摩者用双手食指、中指按顺时针方向按揉归来、子宫穴约2分钟，然后按逆时针方向按揉约2分钟，以局部出现酸、麻、胀感觉为佳。

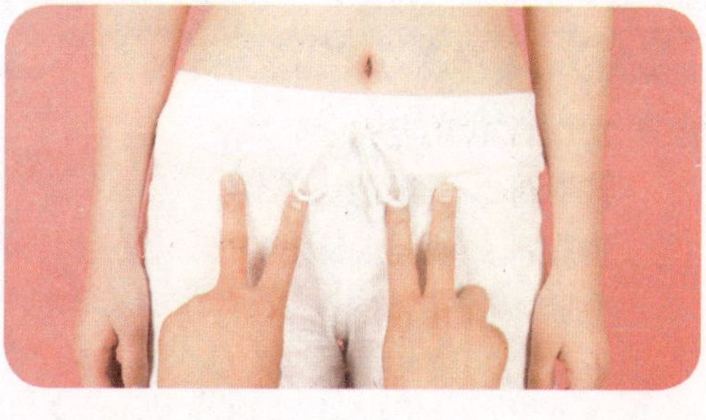

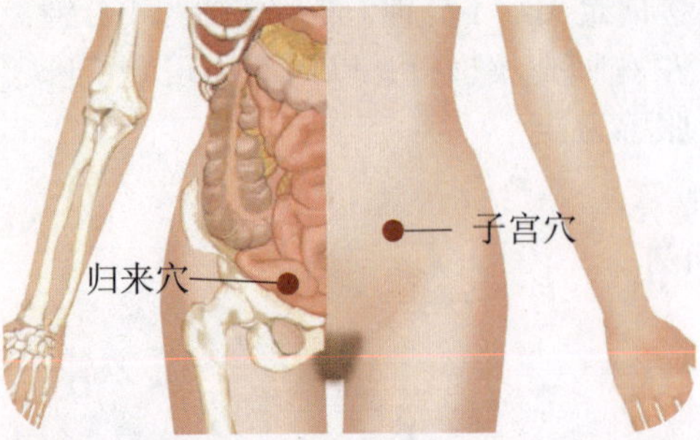

按揉曲骨穴

【定位取穴】 该穴位于腹下部耻骨联合上缘上方凹陷处。

【功效】 通利小便、调经止痛。

【按摩方法】 被按摩者仰卧，按摩者用拇指按顺时针方向按揉曲骨穴约2分钟，然后按逆时针方向按揉约2分钟，以局部出现酸、麻、胀感觉为佳。

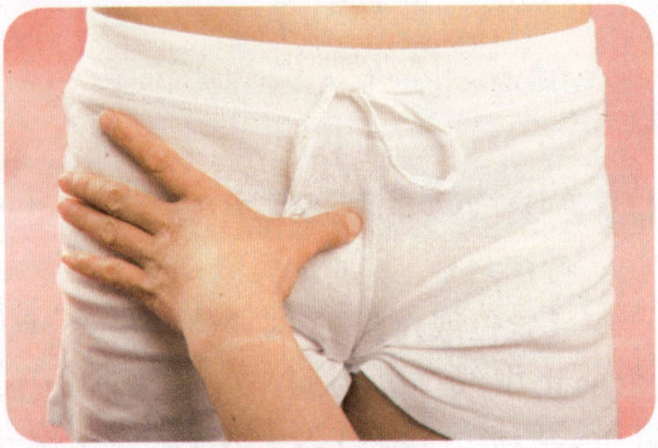

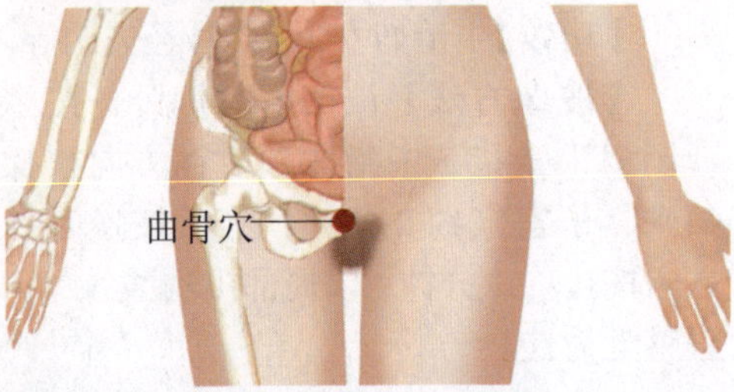

辅助穴位

女性性欲亢进：
腰骶部：三焦俞、八髎
胸腹部：期门、天枢
上肢：肩井、内关
下肢：阴陵泉、内庭

男性性欲亢进：
腰骶部：志室、八髎
腹部：气海、天枢
会阴部：会阴
上肢：神门、内关
下肢：太溪、照海

局部按摩

擦大腿：被按摩者仰卧，按摩者将四指并拢，置于大腿内侧，快速往返摩擦100次，再换另一侧。可涂抹一些舒筋活血的酒涂于按摩处。

揉腹部：被按摩者仰卧，按摩者五指分开以全掌紧贴于下腹部皮肤，顺时针方向揉动30次，此时应感到腹内器官随手掌移动。然后令被按摩者暂停呼吸，将下腹部肌肉收紧后，再用力揉动30次。

温馨小贴士

在下腹部和大腿根部用点精油或者按摩乳进行轻轻地回旋抚摩，可以控制性欲，减少性冲动。同时要注意以下几点：

1. 加强体育锻炼，参加各种活动分散精力。

2. 生活起居有规律，睡前不喝浓茶和咖啡，不穿太紧的内裤。

3. 无原发病的人，在服药的同时，应进行心理咨询，解除精神压力。

性冷淡

性冷淡是指性欲缺乏，通俗地讲即对性生活无兴趣，也有说是性欲减退。性冷淡与性快感缺乏是两个不同的概念，两者可以同时出现，亦可不同时出现，因此，性冷淡又分两种类型：有性感缺乏、性冷淡综合征和无性感缺乏、性冷淡综合征。引起性冷淡的原因主要是精神心理因素，通过夫妻相互按摩可以很好地增进夫妻感情，治疗因精神心理因素造成的性冷淡，增强性激情。

按摩主穴

男性性冷淡按摩主穴

点按关元穴

【定位取穴】该穴位于脐中下3寸，腹中线上，仰卧取穴。

【功效】培根固元，培肾壮阳。

【按摩方法】被按摩者仰卧，按摩者用拇指指腹轻轻点按关元穴约2分钟，以局部出现酸、麻、胀感觉为佳。

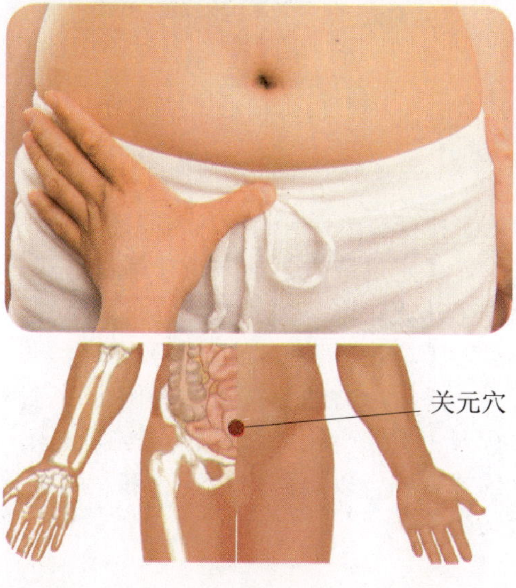

按揉曲骨穴

【定位取穴】该穴位于腹下部耻骨联合上缘上方凹陷处。

【功效】通利小便，调经止痛。

【按摩方法】被按摩者仰卧，按摩者用拇指按顺时针方向按揉曲骨穴约2分钟，然后按逆时针方向按揉约2分钟，以局部出现酸、麻、胀感觉为佳。

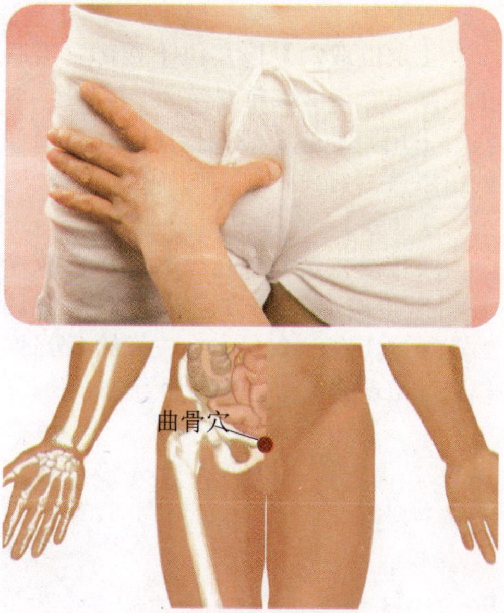

按揉肾俞穴

【定位取穴】该穴位于腰部，当第2腰椎棘突下，旁开1.5寸。与肚脐中相对应处即为第2腰椎，其棘突下缘旁开约2横指(食、中指)处为取穴部位。

【功效】益肾助阳，强腰利水。

【按摩方法】被按摩者俯卧，按摩者用双手拇指重叠按压肾俞穴1分钟，再按顺时针方向按揉约1分钟，然后按逆时针方向按揉约1分钟，以局部出现酸、麻、胀感觉为佳。

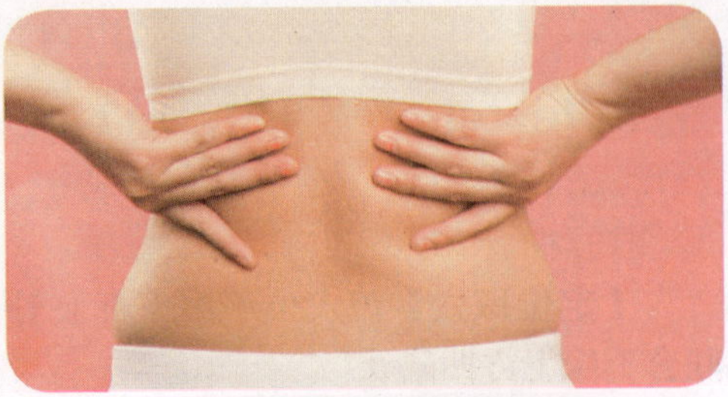

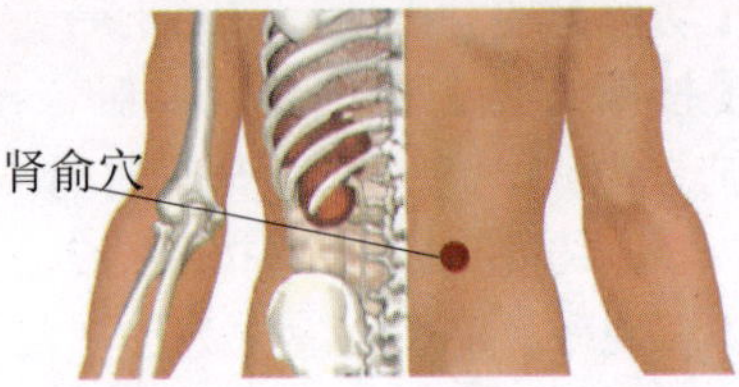

按揉命门穴

【定位取穴】该穴位于腰部，当后正中线上，第 2 腰椎棘突下凹陷处。取穴时采用俯卧的姿势，指压时，有强烈的压痛感。

【功效】固本温中，滋阴降火。

【按摩方法】被按摩者俯卧，按摩者用拇指按顺时针方向按揉命门穴约 2 分钟，然后按逆时针方向按揉约 2 分钟，以局部出现酸、麻、胀感觉为佳。

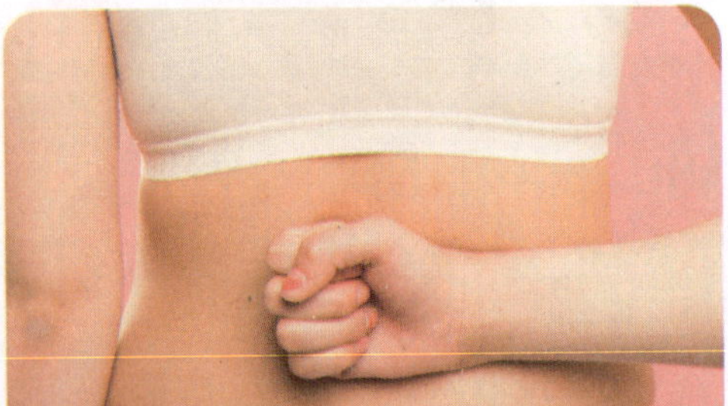

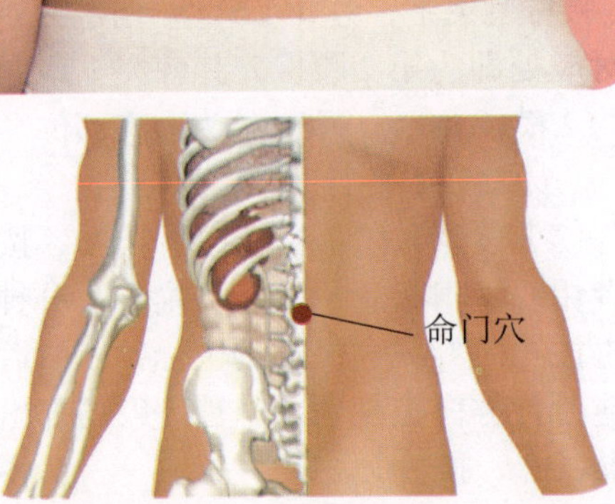

推擦八髎穴

【定位取穴】该穴位于骶椎。包括上髎、次髎、中髎和下髎，左右共八个穴位，分别在第一、二、三、四骶后孔中，合称“八髎”。

【功效】温经散寒、调和气血、补益下焦、清热利湿。

【按摩方法】被按摩者屈肘前俯，坐在矮凳上，按摩者立其侧，手掌伸直，用掌面着力，紧贴骶部两侧皮肤，自上向下连续不断地直线往返摩擦 5 ~ 10 分钟。

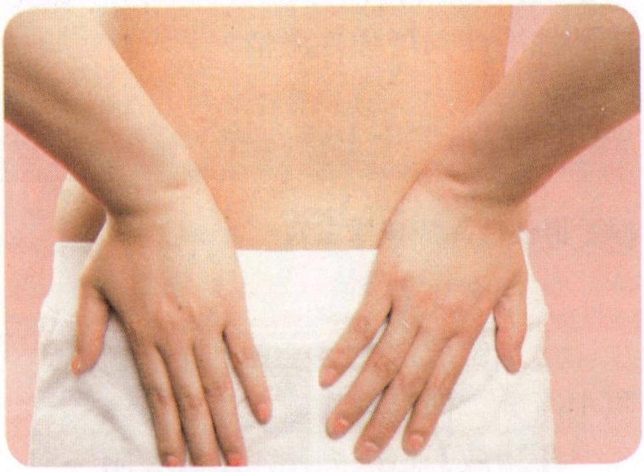

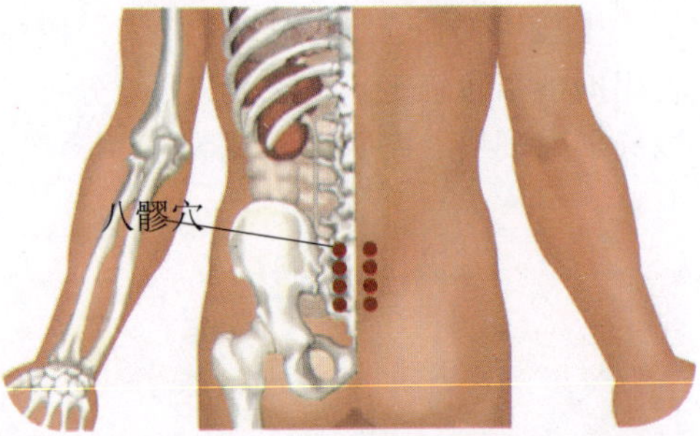

按揉会阳穴

【定位取穴】该穴位于骶部，尾骨端旁开 0.5 寸。

【功效】散发水湿，补阳益气。

【按摩方法】被按摩者俯卧，双腿分开，按摩者用拇指轻轻点按揉会阳穴约 2 分钟，以局部出现酸、麻、胀感觉为佳。

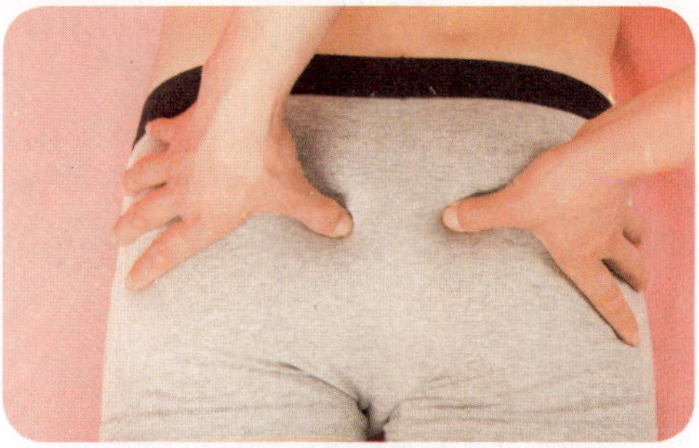

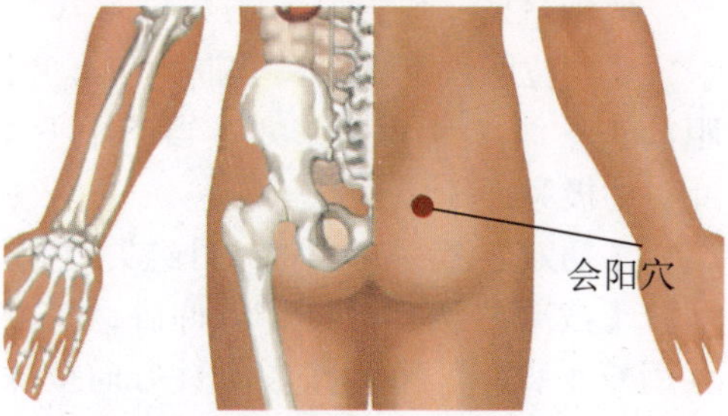

按揉三阴交穴

【定位取穴】该穴位于小腿内侧，当足内踝尖上3寸，胫骨内侧缘后方。取穴时正坐屈膝成直角，以手4指并拢，小指下边缘紧靠内踝尖上，食指上缘所在水平线在胫骨后缘的交点，为取穴部位。

【功效】健脾益血，调肝补肾，安神。

【按摩方法】被按摩者仰卧，按摩者用拇指按顺时针方向按揉三阴交穴约2分钟，然后按逆时针方向按揉约2分钟，以局部出现酸、麻、胀感觉为佳。

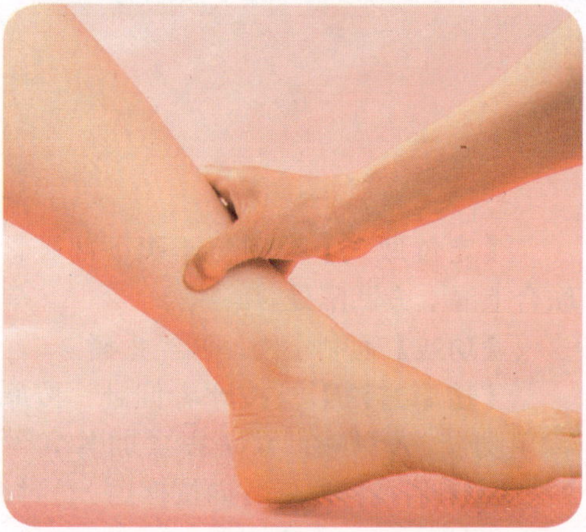

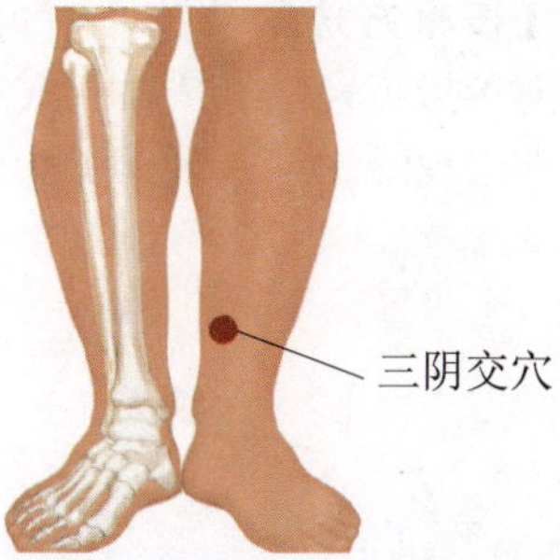

女性性冷淡

按揉中极穴

【定位取穴】该穴位于下腹部，前正中线上，当脐中下4寸。

【功效】清湿热，改善血气运行，消痛止痒。

【按摩方法】被按摩者仰卧，按摩者用拇指按压中极穴1分钟，再按顺时针方向按揉约1分钟，然后按逆时针方向按揉约1分钟，以局部出现酸、麻、胀感觉为佳。

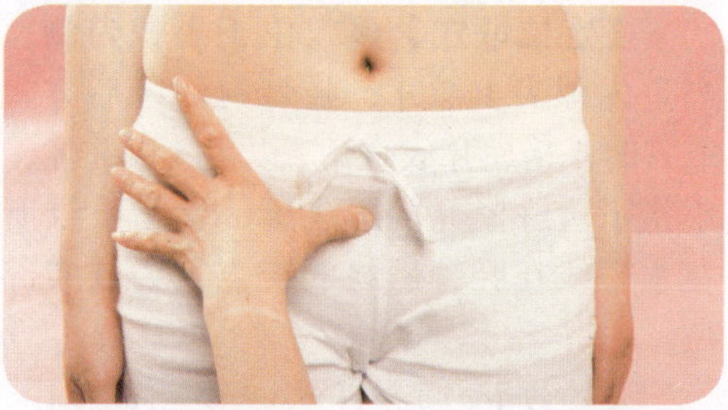

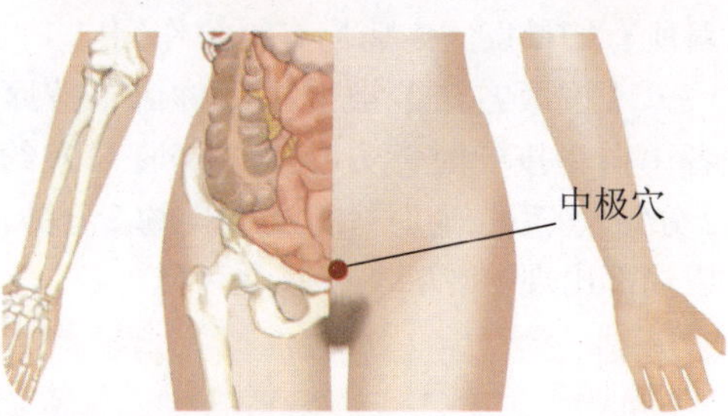

点按关元穴

【定位取穴】该穴位于脐中下3寸，腹中线上，仰卧取穴。

【功效】培根固元，培肾壮阳。

【按摩方法】被按摩者仰卧，按摩者用拇指指腹轻轻点按关元穴约2分钟，以局部出现酸、麻、胀感觉为佳。

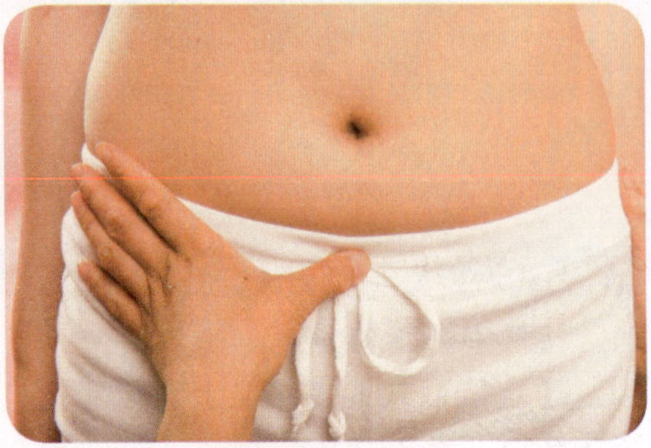

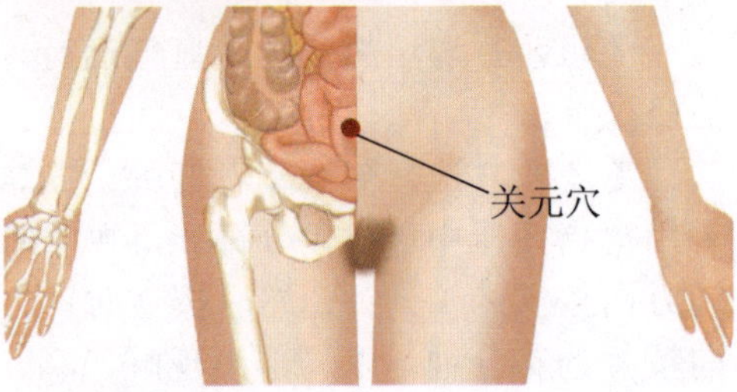

按揉三阴交

【定位取穴】该穴位于小腿内侧，当足内踝尖上3寸，胫骨内侧缘后方。取穴时正坐屈膝成直角，以手4指并拢，小指下边缘紧靠内踝尖上，食指上缘所在水平线在胫骨后缘的交点，为取穴部位。

【功效】交通心肾，引火下行的作用，对所有妇科疾病疼痛均有缓解作用。

【按摩方法】被按摩者仰卧，按摩者用拇指按顺时针方向按揉阴陵泉穴约2分钟，然后按逆时针方向按揉约2分钟，以局部出现酸、麻、胀感觉为佳。

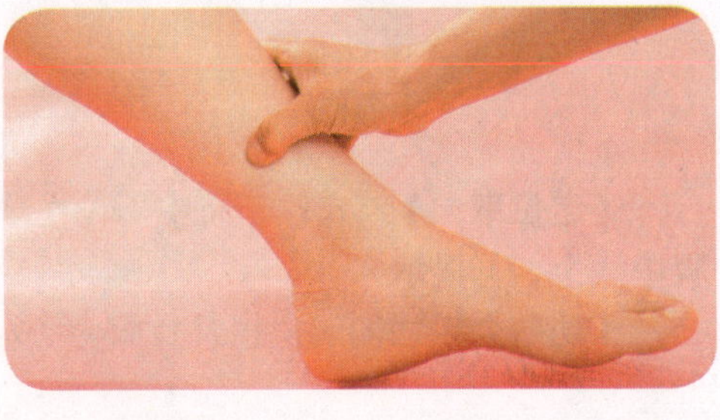

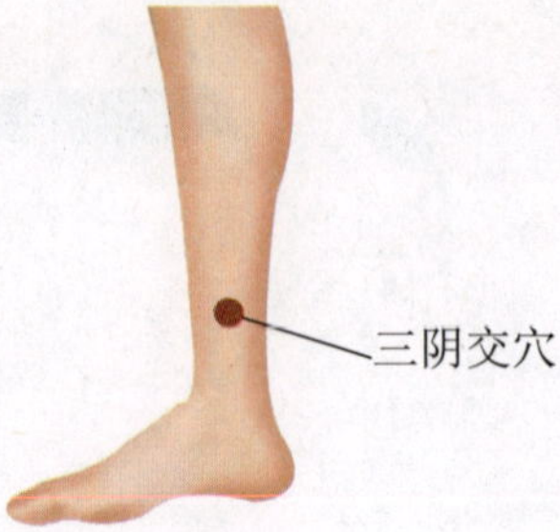

按揉归来、子宫穴

【定位取穴】下腹部，当脐中下4寸，距前正中线2寸为归来穴。当脐中下4寸，中极旁开3寸为子宫穴。

【功效】主治妇女不孕，月经失调等。

【按摩方法】被按摩者仰卧，按摩者用双手食指、中指按顺时针方向按揉归来、子宫穴约2分钟，然后按逆时针方向按揉约2分钟，以局部出现酸、麻、胀感觉为佳。

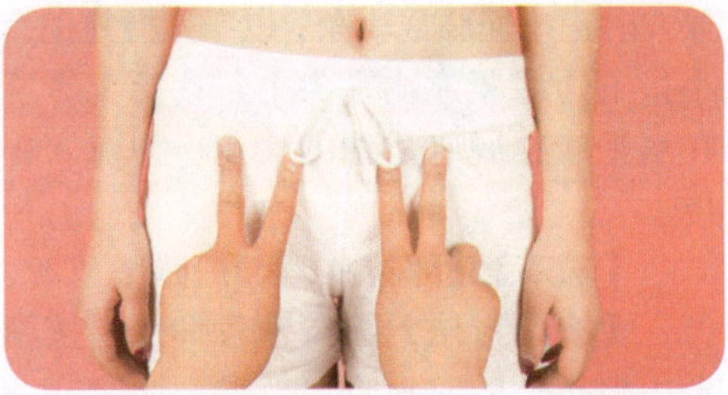

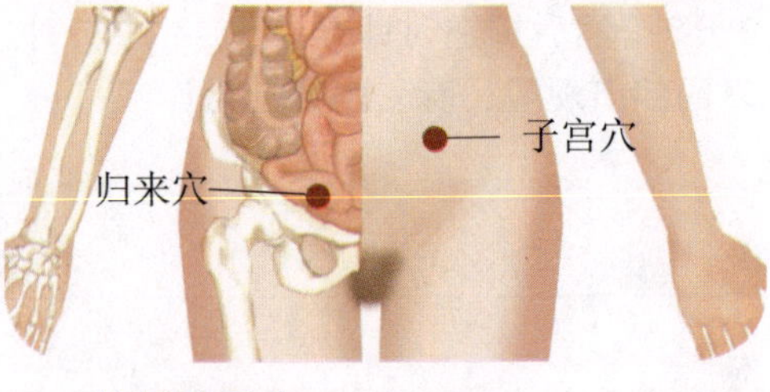

按揉曲骨穴

【定位取穴】该穴位于腹下部耻骨联合上缘上方凹陷处。

【功效】通利小便，调经止痛。

【按摩方法】被按摩者仰卧，按摩者用拇指按顺时针方向按揉曲骨穴约2分钟，然后按逆时针方向按揉约2分钟，以局部出现酸、麻、胀感觉为佳。

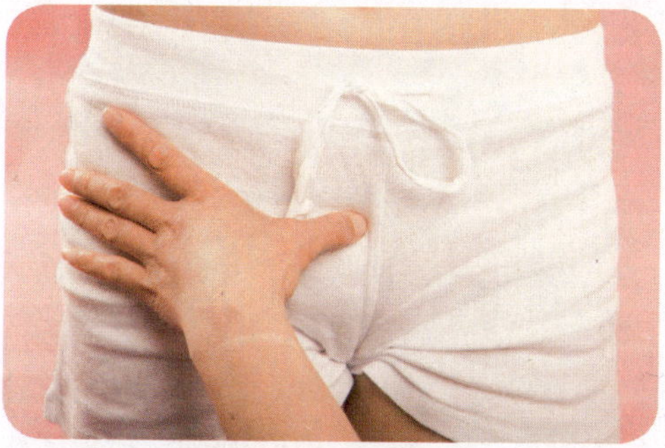

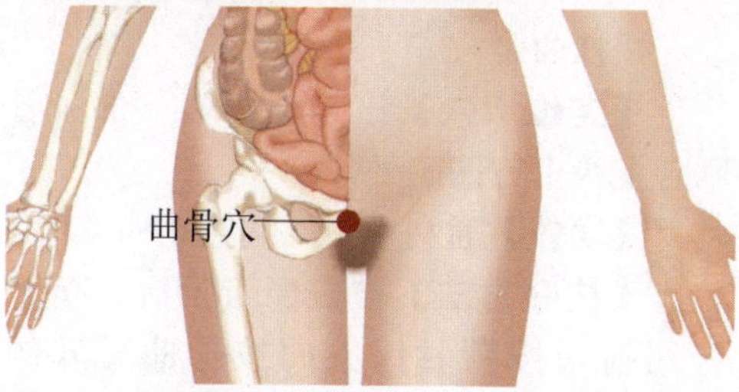

按揉蠡沟穴

【定位取穴】 该穴位于小腿内侧，当足内踝尖上 5 寸，胫骨内侧面的中央。取穴时，正坐或仰卧位，先在内踝尖上 5 寸的胫骨内侧面上作一水平线，当胫骨内侧面的后中 1/3 交点处取穴。

【功效】 舒肝理气，调经止带。

【按摩方法】 被按摩者仰卧，小腿微微向外撇开，按摩者用中指按顺时针方向按揉约蠡沟穴约 2 分钟，然后按逆时针方向按揉约 2 分钟，以局部出现酸、麻、胀感觉为佳。

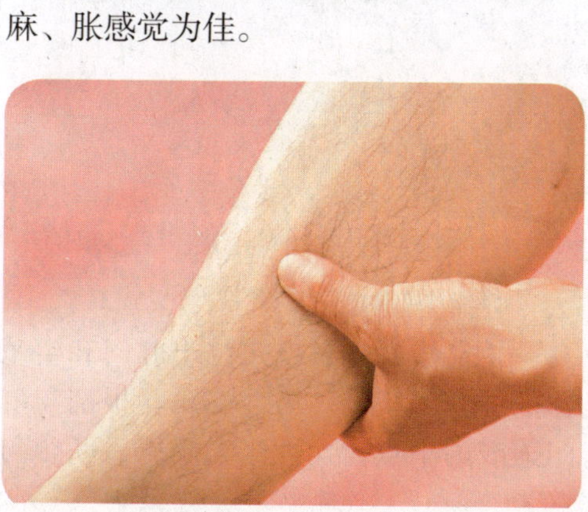

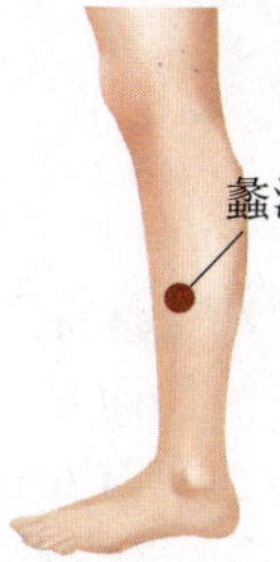

按揉会阳穴

【定位取穴】 该穴位于骶部，尾骨端旁开 0.5 寸。

【功效】 散发水湿，补阳益气。

【按摩方法】 被按摩者俯卧，双腿分开，按摩者用拇指轻轻点按揉会阳穴约 2 分钟，以局部出现酸、麻、胀感觉为佳。

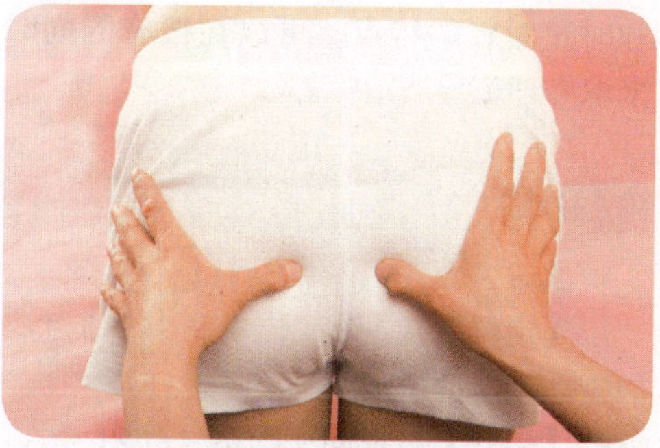

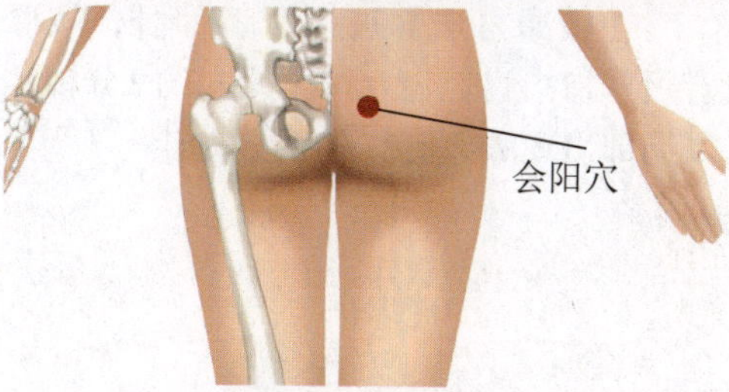

局部按摩

回旋抚摩大腿内侧：男性性冷淡时，女性用一个手指轻轻地由下向上回旋抚摩爱人的大腿根部内侧，然后轻轻托起爱人的阴囊，提高爱人的性欲。

交接痛

交接痛又叫“性交疼痛”，是指夫妻性交时不是感到愉快而是感到不适甚至疼痛。其表现为性交时女性外阴、阴道深部或下腹部疼痛；男性阴茎、尿道、会阴或下腹部疼痛。疼痛部位有时在外阴部，有时在阴道内，疼痛持续时间也长短不等。中医认为，交接痛主要是因为肝脏与肾脏功能失调引起的，因此，按摩法治疗交接痛的取穴，多选择与这两个脏器相关的穴位，通过疏肝解郁、清泻肝火、滋肝补肾以达到止痛的目的。有些女性因心理因素也会引起交接痛，针对这种病因引起的交接痛具有游走性和时重时轻的特点，可以在按摩的同时采取心理疏导法治疗。

按摩主穴

点按关元穴

【定位取穴】该穴位于脐中下3寸，腹中线上，仰卧取穴。

【功效】培根固元，培肾壮阳。

【按摩方法】被按摩者仰卧，按摩者用拇指指腹轻轻点按关元穴约2分钟，以局部出现酸、麻、胀感觉为佳。

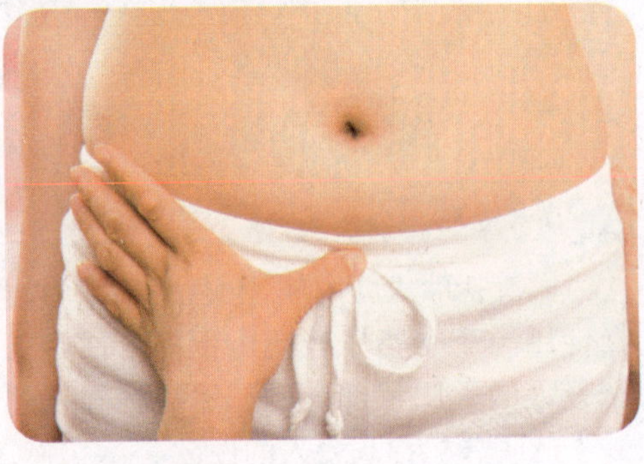

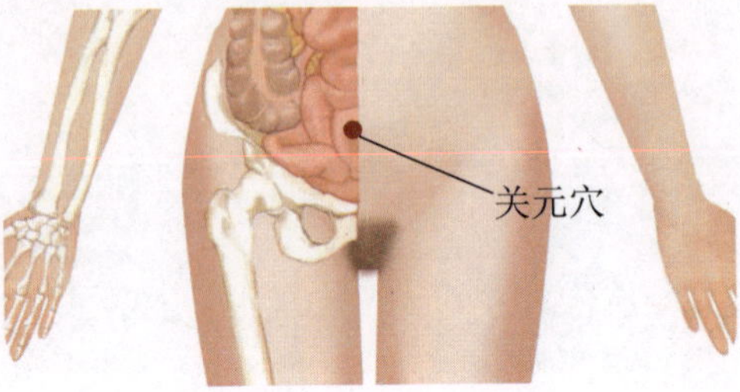

按揉曲骨穴

【定位取穴】该穴位于腹下部耻骨联合上缘上方凹陷处。

【功效】通利小便，调经止痛。

【按摩方法】被按摩者仰卧，按摩者用拇指按顺时针方向按揉曲骨穴约2分钟，然后按逆时针方向按揉约2分钟，以局部出现酸、麻、胀感觉为佳。

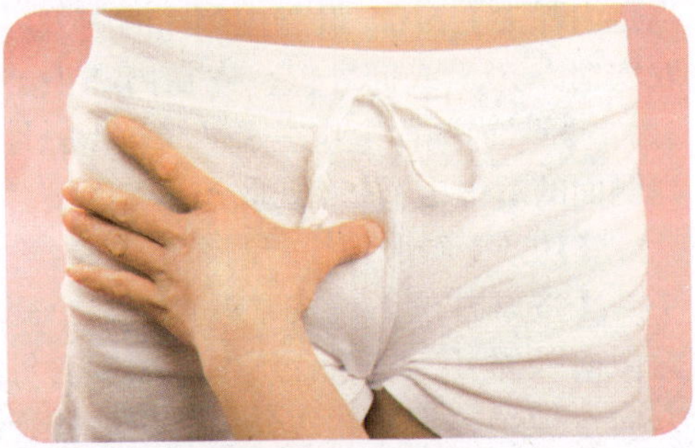

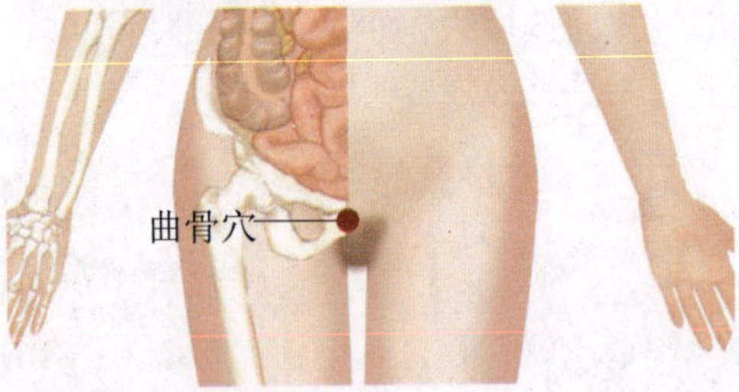

按揉会阴穴

【定位取穴】该穴位于肛门和生殖器的中间凹陷处。男性当阴囊根部与肛门连线的中点，女性当大阴唇后联合与肛门连线的中点。

【功效】 疏通体内脉结，促进阴阳气的交接与循环。

【按摩方法】 被按摩者俯卧，双腿分开，按摩者用拇指轻轻点按揉会阴穴约 2 分钟，当会阴穴有了热胀感时，即停止按摩。随着气力、体力增强之后，可以增加按摩次数。

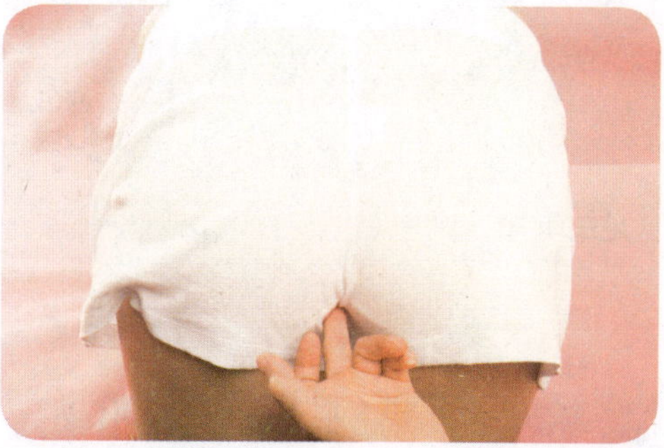

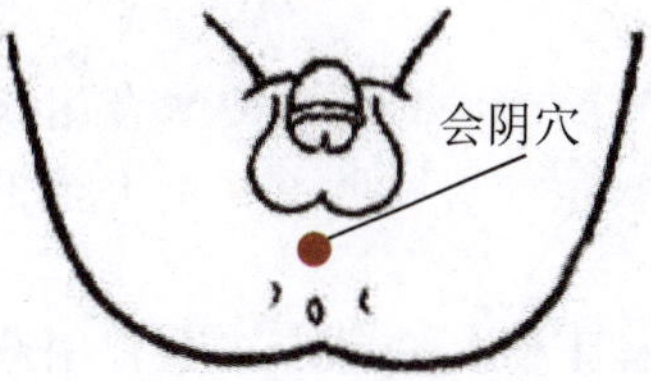

按揉蠡沟穴

【定位取穴】 该穴位于小腿内侧，当足内踝尖上 5 寸，胫骨内侧面的中央。取穴时，正坐或仰卧位，先在内踝尖上 5 寸的胫骨内侧面上作一水平线，当胫骨内侧面的后中 1/3 交点处取穴。

【功效】 舒肝理气，调经止带。

【按摩方法】 被按摩者仰卧，小腿微微向外撇开，按摩者用中指按顺时针方向按揉约蠡沟穴约 2 分钟，然后按逆时针方向按揉约 2 分钟，以局部出现酸、麻、胀感觉为佳。

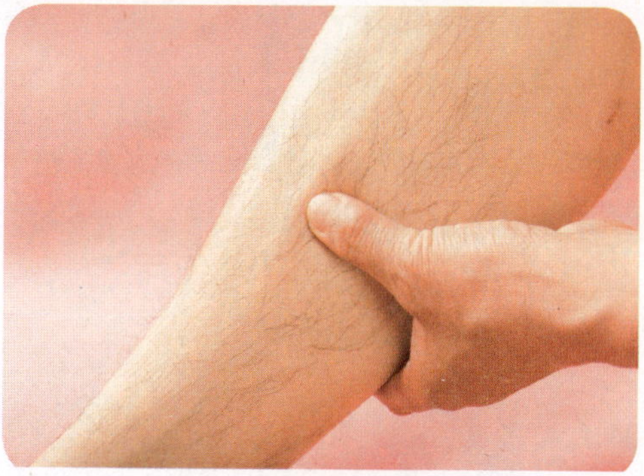

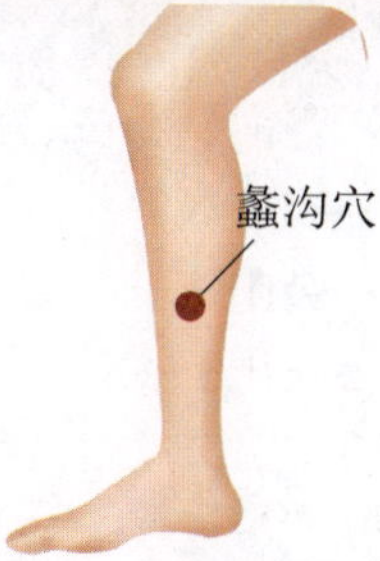

点揉太溪穴

【定位取穴】 该穴位于足内侧，内踝后方与脚跟骨筋腱之间的凹陷处。也就是说在脚的内踝与跟腱之间的凹陷处。双侧对称，也就是两个。

【功效】 通经活络，清热，止痛。

【按摩方法】 按摩者用手握着被按摩者的踝部，用拇指点压太溪穴 30 秒，随即按顺时针方向按揉约 1 分钟，然后按逆时针方向按揉约 1 分钟，以局部出现酸、麻、胀感觉为佳。

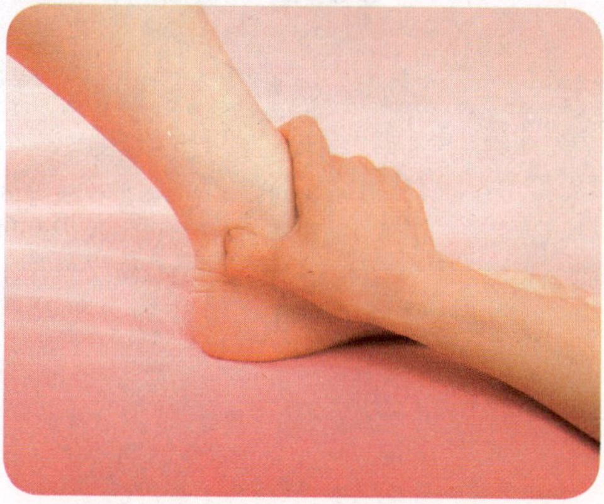

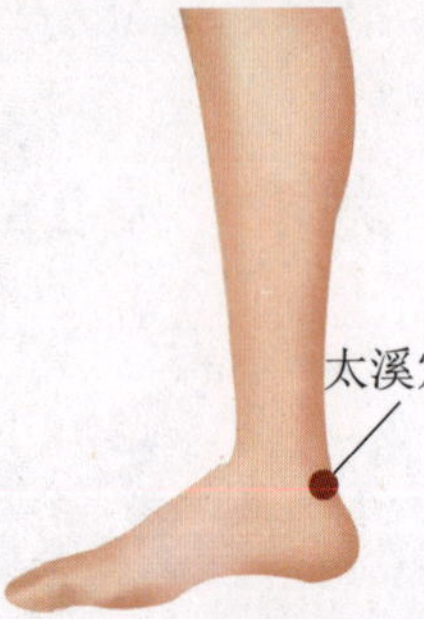

辅助穴位

腰骶部：肾俞、命门、次髎
腹部：神阙、气海
会阴部：会阳
下肢：足三里、太冲

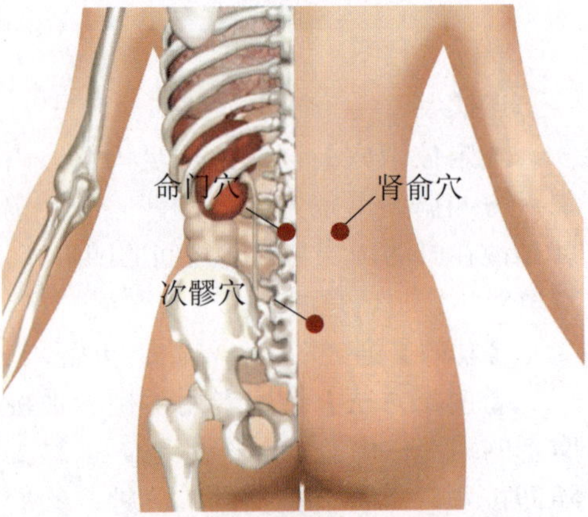

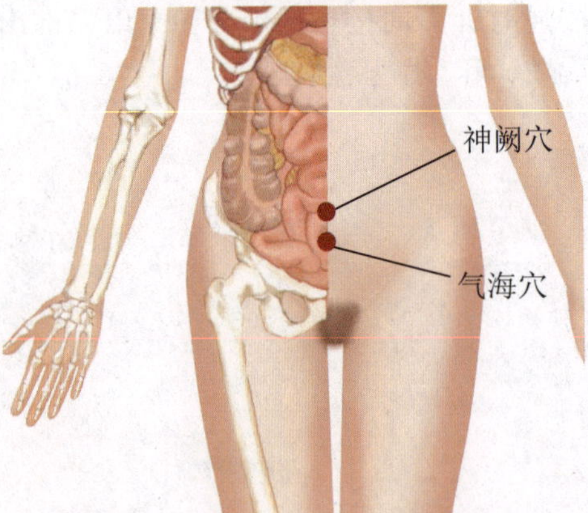

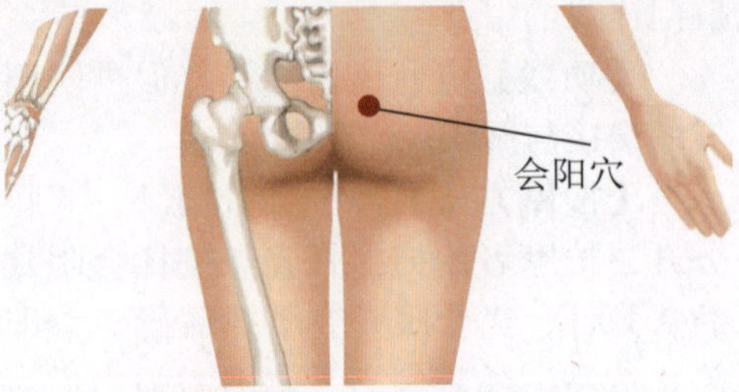

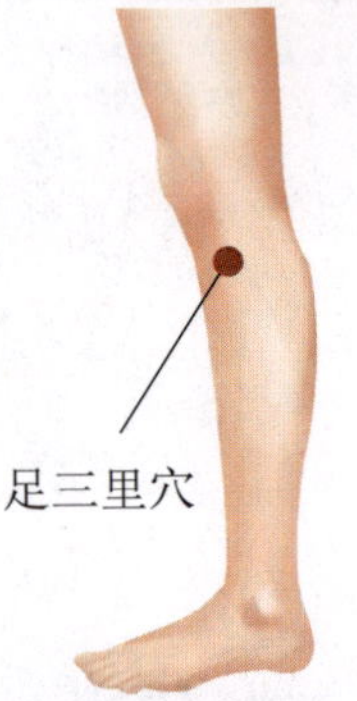

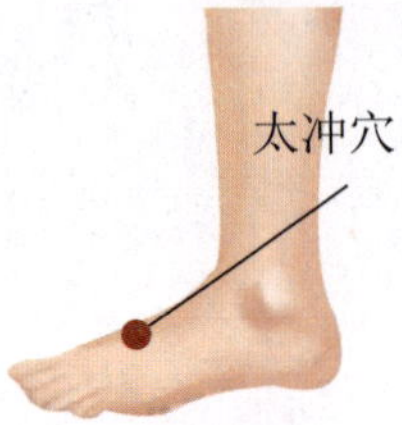

局部按摩

拿揉颈部：正坐，按摩者用一手轻缓地拿揉被按摩者颈项2分钟，以有暖胀感为准。

擦胁肋部：仰卧，按摩者用双手手掌斜擦被按摩者胁肋部，由上至下，以透热为度。

按揉下肢：仰卧，按摩者用双手掌在被按摩者大腿内侧按揉，力量可稍重，每侧1分钟。再在其敏感区域用手掌长时间按揉，动作柔和，力量可稍重。然后用拇指指腹分别按揉阴陵泉、三阴交、蠡沟、太溪穴各1分钟，以有暖胀感为准。

按摩子宫壁在乳房上的反射点：仰卧，按摩者用双手掌按揉被按摩者乳头正上方的部位，反射点在第三、四、五条肋骨间隙，以有暖胀感为佳。

揉推背部：俯卧，按摩者用双手掌揉推脊柱两侧，由上至下，反复做3次。然后用两手拇指指腹轻按脊柱两侧的肾俞穴，以暖胀感为度。再用拇指和食指在腰骶部做捏法，稍用力，反复做5 ~ 10次。

不育症

不育症指正常育龄夫妇婚后有正常性生活，在1年或更长时间，不避孕，也未生育，已婚夫妇发生不育者有15%，其中男性不育症的发病率占30%。生育的基本条件是具有正常的性功能和拥有能与卵子结合的正常精子。因此，无论是性器官解剖或生理缺陷，还是下丘脑－垂体－性腺轴调节障碍，都可以导致不育。中医学称本病为“无嗣”，认为与先天之本肾，后天之本脾及任脉、冲脉的元气精血不足有关。按摩先关穴位可益肾助阳，清热利湿，活血化瘀。

按摩主穴

点按关元穴

【定位取穴】该穴位于脐中下3寸，腹中线上，仰卧取穴。

【功效】培根固元，培肾壮阳。

【按摩方法】被按摩者仰卧，按摩者用拇指指腹轻轻点按关元穴约2分钟，以局部出现酸、麻、胀感觉为佳。

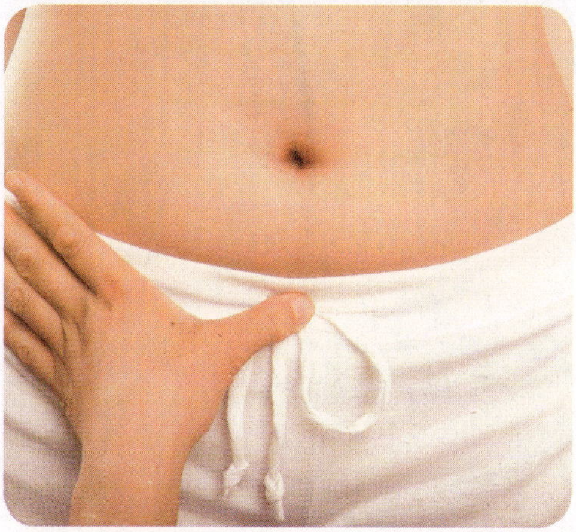

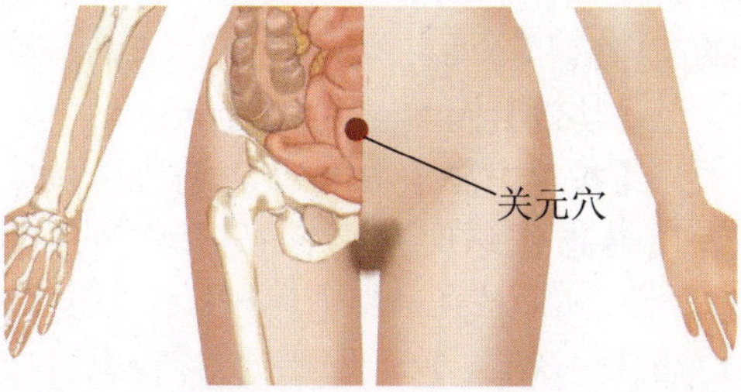

按揉肾俞穴

【定位取穴】该穴位于腰部，当第2腰椎棘突下，旁开1.5寸。与肚脐中相对应处即为第2腰椎，其棘突下缘旁开约2横指(食、中指)处为取穴部位。

【功效】益肾助阳，强腰利水。

【按摩方法】被按摩者俯卧，按摩者用双手拇指重叠按压肾俞穴1分钟，再按顺时针方向按揉约1分钟，然后按逆时针方向按揉约1分钟，以局部出现酸、麻、胀感觉为佳。

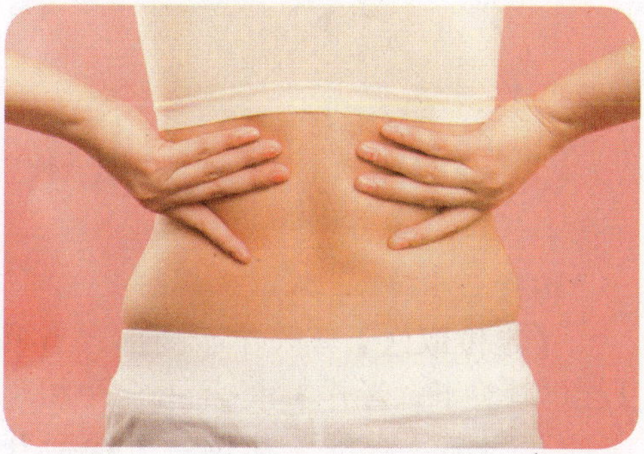

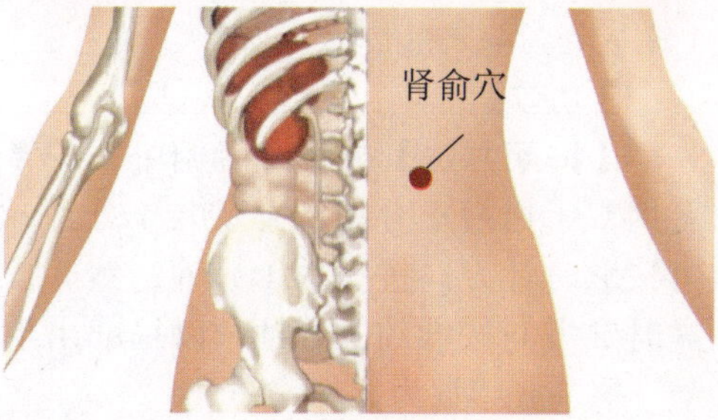

按揉命门穴

【定位取穴】该穴位于腰部，当后正中线上，第 2 腰椎棘突下凹陷处。取穴时采用俯卧的姿势，指压时，有强烈的压痛感。

【功效】固本温中，滋阴降火。

【按摩方法】被按摩者俯卧，按摩者用拇指按顺时针方向按揉命门穴约 2 分钟，然后按逆时针方向按揉约 2 分钟，以局部出现酸、麻、胀感觉为佳。

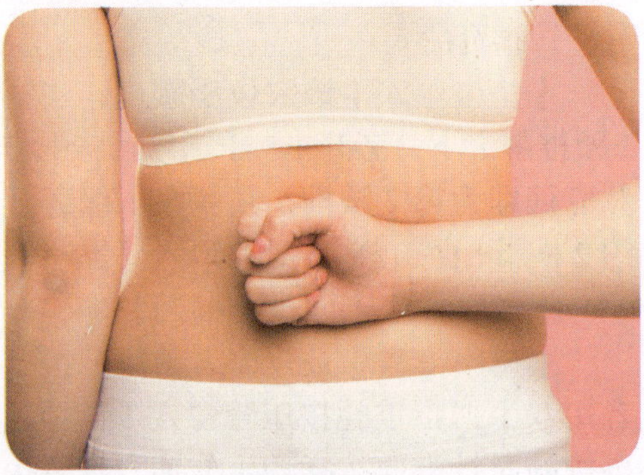

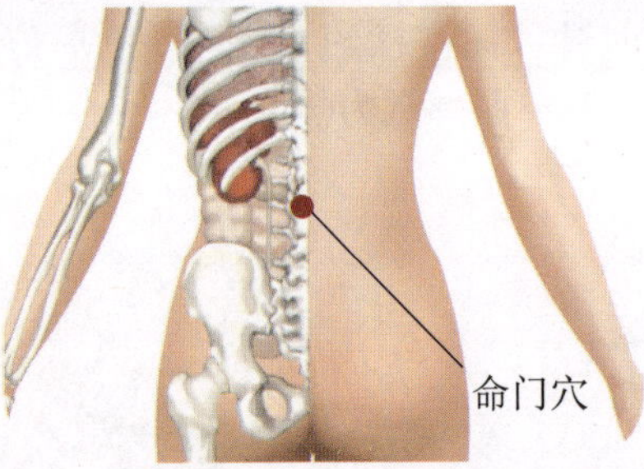

按揉志室穴

【定位取穴】该穴位于腰部，当第 2 腰椎棘突下，旁开 3 寸（与肚脐中相对应处即为第 2 腰椎，其棘突下缘旁开 4 横指处为取穴部位）。

【功效】清热，利湿，解郁。

【按摩方法】被按摩者俯卧，按摩者用双手拇指重叠按压志室穴 1 分钟，再按顺时针方向按揉约 1 分钟，然后按逆时针方向按揉约 1 分钟，以局部出现酸、麻、胀感觉为佳。

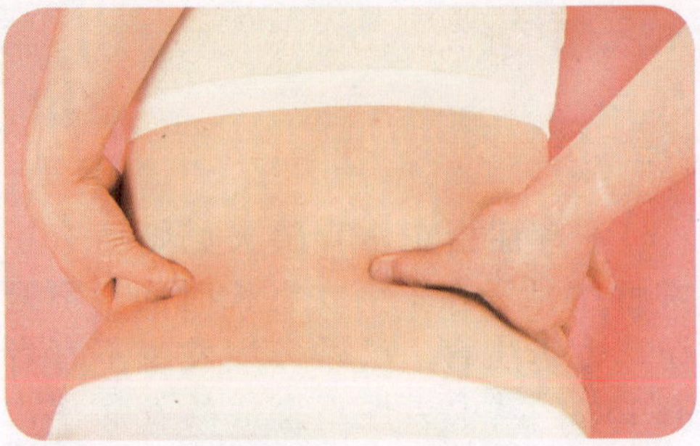

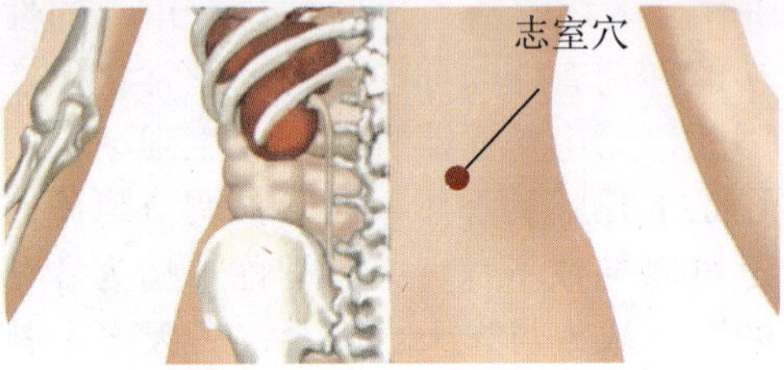

按揉足三里穴

【定位取穴】该穴位于外膝眼下 3 寸，距胫骨前嵴 1 横指，当胫骨前肌上。取穴时，由外膝眼向下量 4 横指，在腓骨与胫骨之间，由胫骨旁量 1 横指，该处即是。

【功效】调理脾胃，补中益气，通经活络，疏风化湿，扶正祛邪。

【按摩方法】被按摩者膝盖稍弯曲，按摩者用拇指按顺时针方向按揉足三里穴约 2 分钟，然后按逆时针方向按揉约 2 分钟，以局部出现酸、麻、胀感觉为佳。

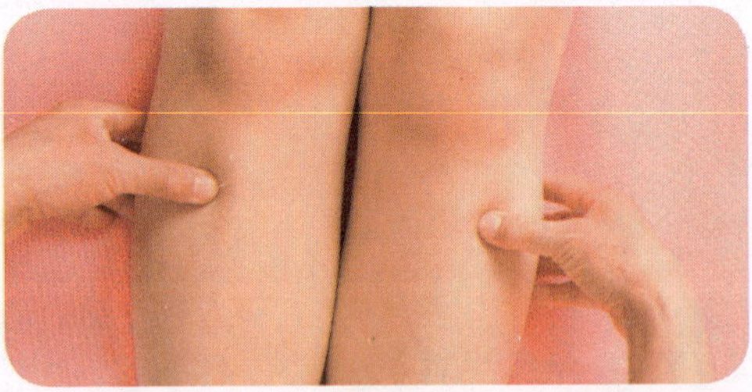

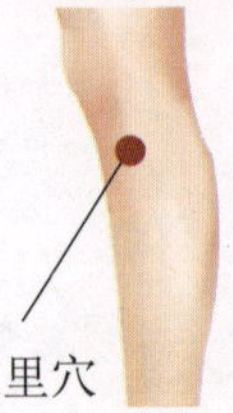

按揉三阴交穴

【定位取穴】该穴位于小腿内侧，当足内踝尖上 3 寸，胫骨内侧缘后方。取穴时正坐屈膝成直角，以手 4 指并拢，小指下边缘紧靠内踝尖上，食指上缘所在水平线在胫骨后缘的交点，为取穴部位。

【功效】健脾益血，调肝补肾，安神。

【按摩方法】被按摩者仰卧，按摩者用拇指按顺时针方向按揉三阴交穴约 2 分钟，然后按逆时针方向按揉约 2 分钟，以局部出现酸、麻、胀感觉为佳。

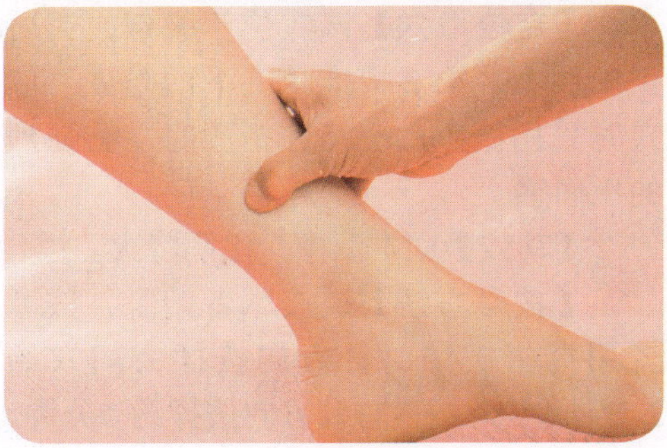

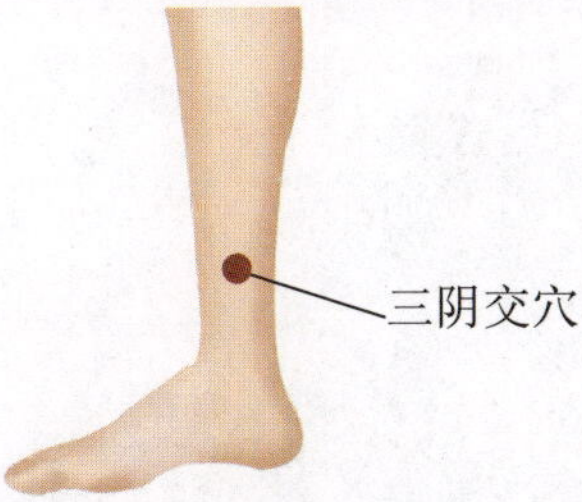

辅助穴位

腹部：中脘、气海

腰骶部：次髎

下肢：太溪、昆仑、太冲

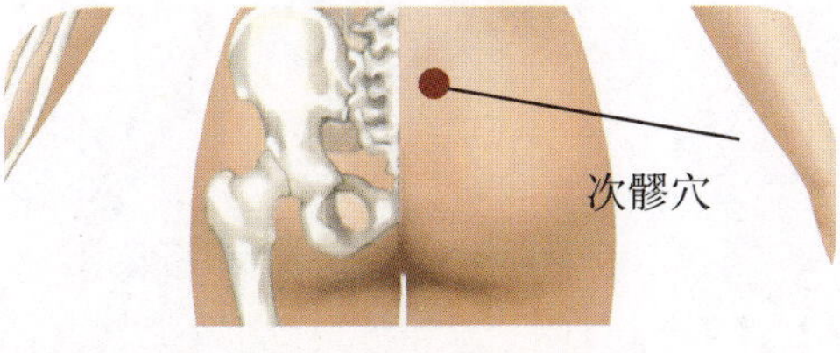

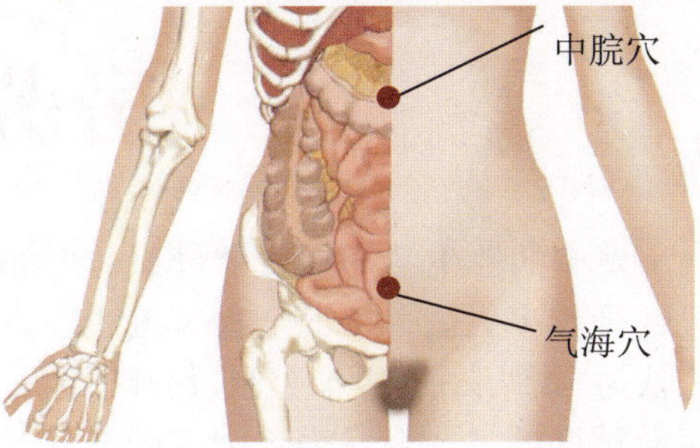

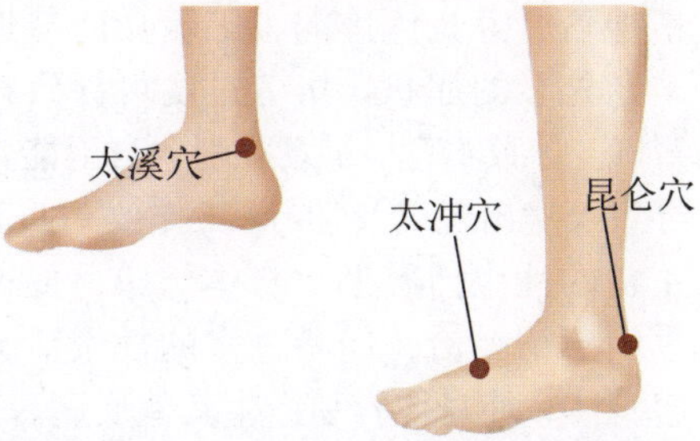

局部按摩

拍打腰骶部：每天拍打腰骶部 3 遍，每遍 108 次，直到腰骶部气血通畅、微微发热为止。此法可以强壮腰膝，补益肾气，治疗不育症。

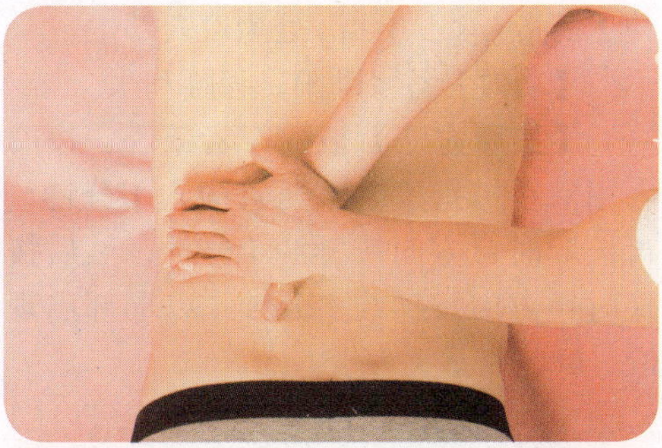

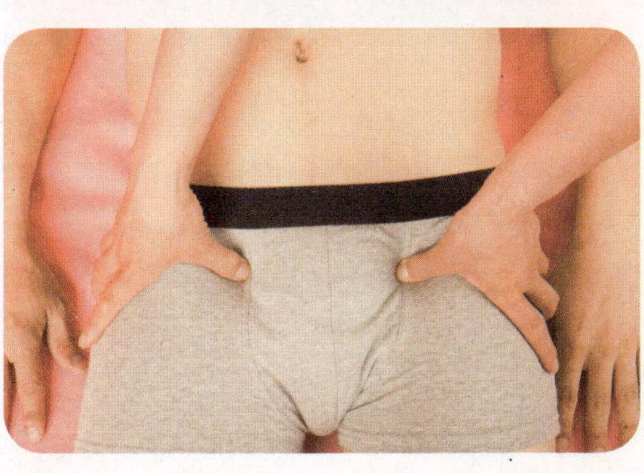

房劳过度

规律的性生活有益身体健康，但如果性爱频率太高，反而会损害健康。古人认为“放纵私欲，不加克制，伤神损体”。房劳过度的主要症状表现为腰膝酸软、精神萎靡等身体虚弱、脏腑功能减退或未老先衰的症状。房劳过度可导致耗伤肾气，导致不育、早衰和削弱自卫能力，导致疾病出现以及学习、工作效率低下。正常的性生活有助于身体健康，促进夫妻间感情融洽，但是过多的性生活会损害身体，使身体容易产生其他疾病。

按摩主穴

按揉肾俞穴

【定位取穴】该穴位于腰部，当第2腰椎棘突下，旁开1.5寸。与肚脐中相对应处即为第2腰椎，其棘突下缘旁开约2横指(食、中指)处为取穴部位。

【功效】益肾助阳，强腰利水。

【按摩方法】被按摩者俯卧，按摩者用双手拇指重叠按压肾俞穴1分钟，再按顺时针方向按揉约1分钟，然后按逆时针方向按揉约1分钟，以局部出现酸、麻、胀感觉为佳。

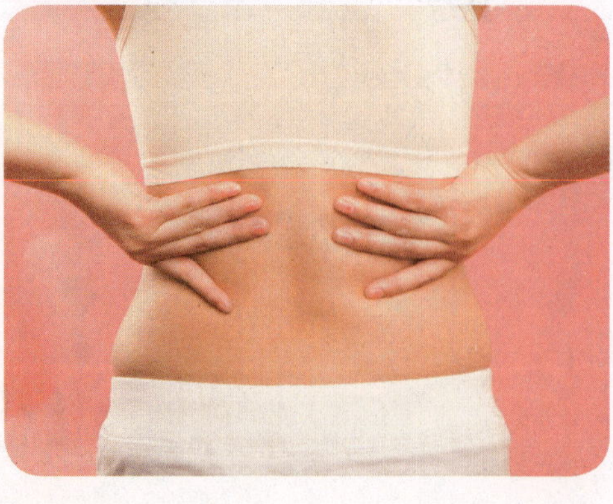

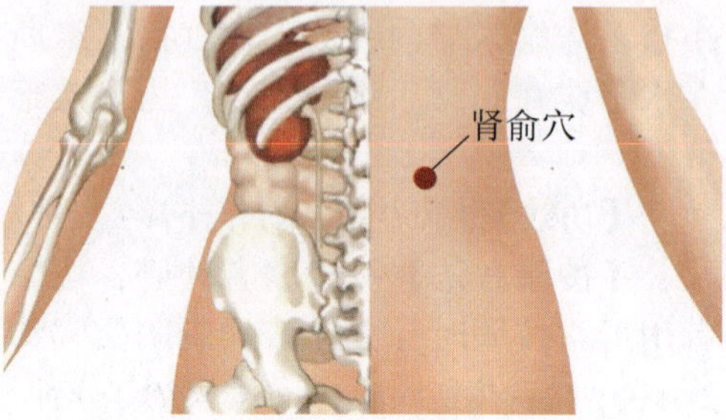

按揉命门穴

【定位取穴】该穴位于腰部，当后正中线上，第2腰椎棘突下凹陷处。取穴时采用俯卧的姿势，指压时，有强烈的压痛感。

【功效】固本温中，滋阴降火。

【按摩方法】被按摩者俯卧，按摩者用拇指按顺时针方向按揉命门穴约2分钟，然后按逆时针方向按揉约2分钟，以局部出现酸、麻、胀感觉为佳。

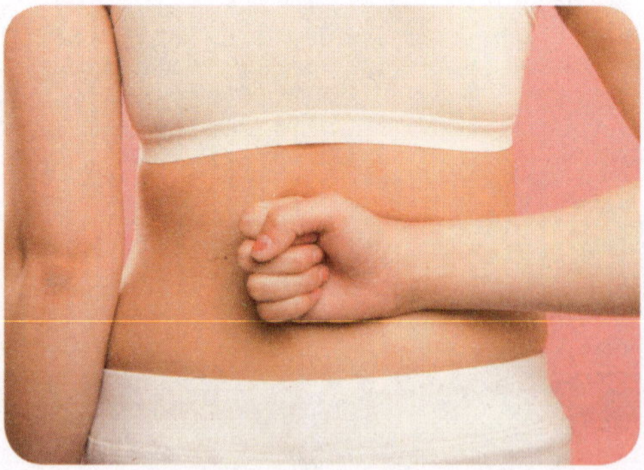

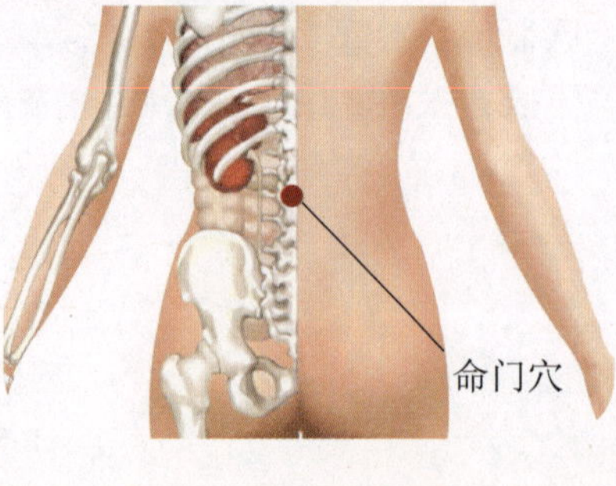

点按关元穴

【定位取穴】该穴位于脐中下 3 寸，腹中线上，仰卧取穴。

【功效】培根固元，培肾壮阳。

【按摩方法】被按摩者仰卧，按摩者用拇指指腹轻轻点按关元穴约2分钟，以局部出现酸、麻、胀感觉为佳。

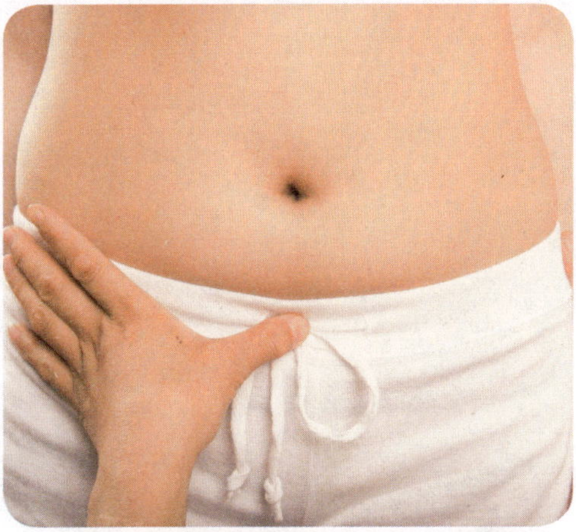

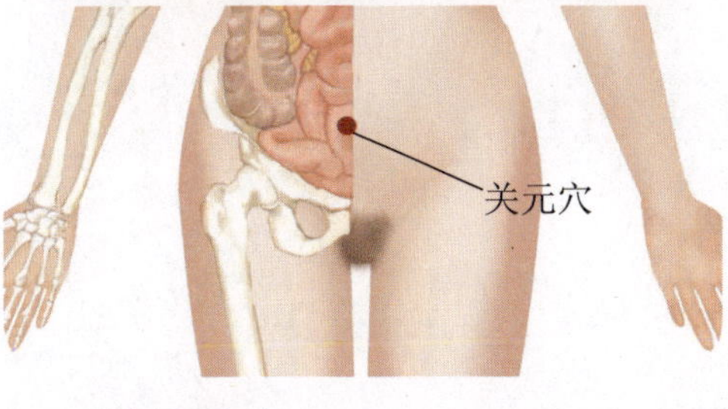

按揉气海穴

【定位取穴】该穴位于下腹部，前正中线上，当脐中下 1.5 寸。取穴时，可采用仰卧的姿势，直线连结肚脐与耻骨上方，将其分为十等分，从肚脐 3/10 的位置，即为此穴。

【功效】温阳益气，扶正固本，培元补虚。

【按摩方法】被按摩者仰卧，按摩者用拇指指腹按压气海穴约 30 秒，然后按顺时针方向按揉约 2 分钟，以局部出现酸、麻、胀感觉为佳。

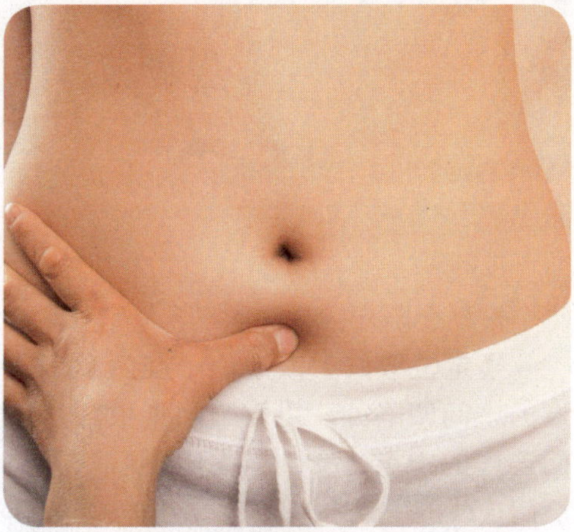

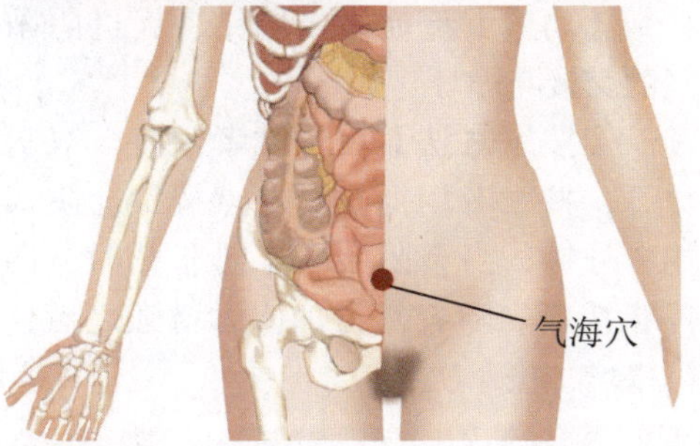

点揉太溪穴

【定位取穴】该穴位于足内侧，内踝后方与脚跟骨筋腱之间的凹陷处。也就是说在脚的内踝与跟腱之间的凹陷处。双侧对称，也就是两个。

【功效】通经活络，清热，止痛。

【按摩方法】按摩者用手握着被按摩者的踝部，用拇指点压太溪穴 30 秒，随即按顺时针方向按揉约 1 分钟，然后按逆时针方向按揉约 1 分钟，以局部出现酸、麻、胀感觉为佳。

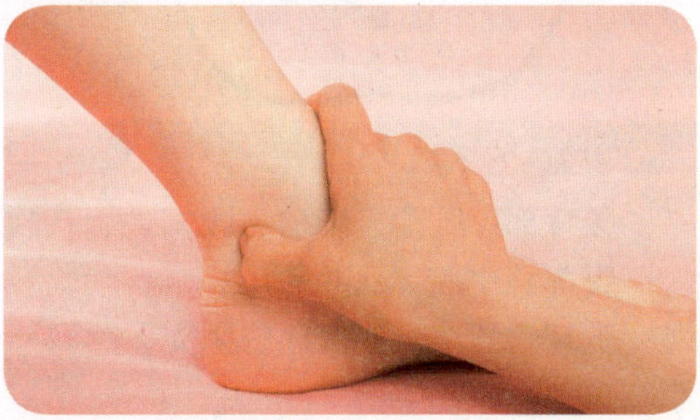

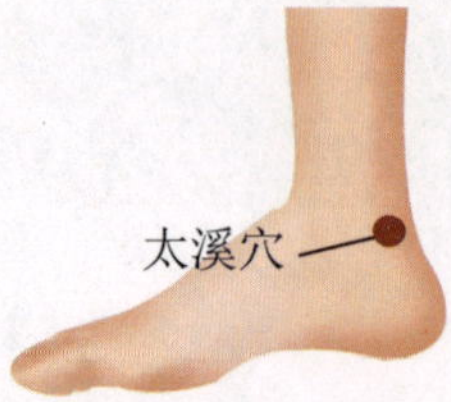

按揉会阴穴

【定位取穴】该穴位于肛门和生殖器的中间凹陷处。男性当阴囊根部与肛门连线的中点，女性当大阴唇后联合与肛门连线的中点。

【功效】疏通体内脉结，促进阴阳气的交接与循环。

【按摩方法】被按摩者俯卧，双腿分开，按摩者用拇指轻轻点按揉会阴穴约2分钟，当会阴穴有了热胀感时，即停止按摩。随着气力、体力增强之后，可以增加按摩次数。

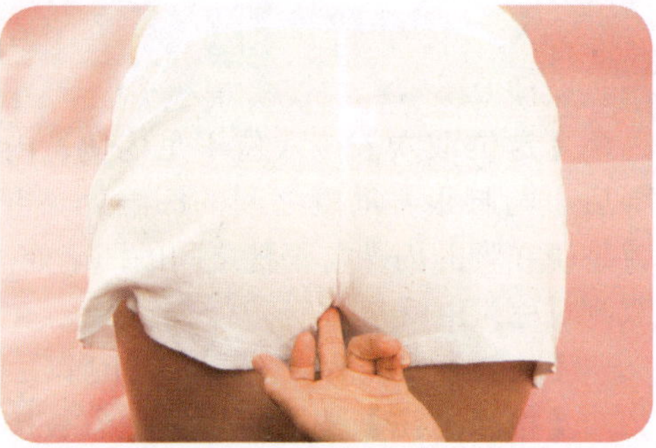

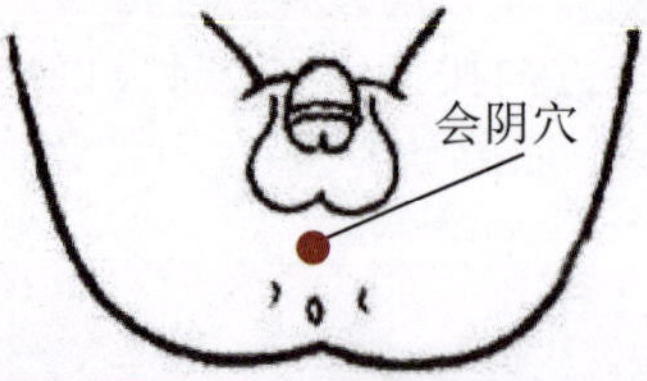

辅助穴位

腰背部：肝俞、脾俞、腰阳关、八髎

腹部：中脘、天枢

下肢：涌泉、血海、三阴交、照海、阳陵泉、足三里

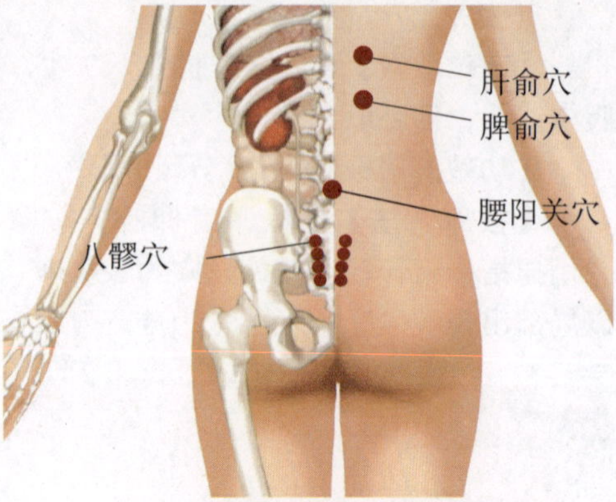

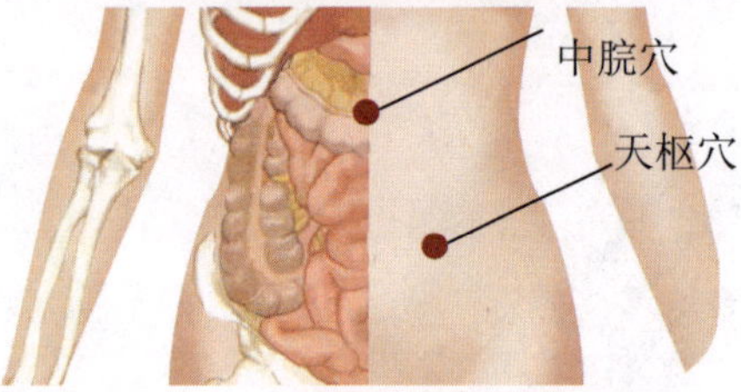

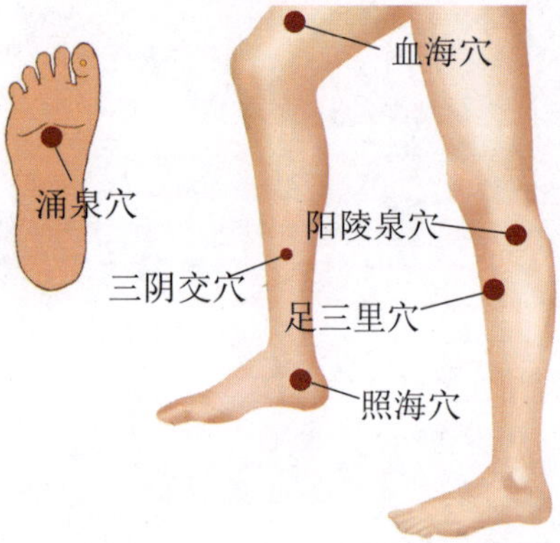

局部按摩

摩腹：被按摩者仰卧，按摩者先用一手拇指指腹自颈部喉结起，沿前正中线轻轻向下按压，至剑突部则改为指揉法，揉至曲骨穴，反复做6～9次。最后用一手掌摩腹5分钟。

推腹：按摩者先用两手掌自被按摩者胸部沿两乳中线向下推至小腹，反复做20次。再用一手掌，沿其前正中线从胸部推小腹，反复做20次。

尿频

正常成人每天日间平均排尿4~6次，夜间就寝后0~2次；婴儿昼夜排尿20~30次。如排尿次数明显增多，超过了上述范围，就是尿频。尿频是一种临床症状，即小便次数增多，但无疼痛，又称小便频数。它可由多种原因引起，中医认为主要是人体肾气固摄不力，膀胱约束无能，其化不宣所致。按摩相关穴位能够健脾补肾，固涩小便。

按摩主穴

按揉三焦俞穴

【定位取穴】该穴位于腰部，当第1腰椎棘突下，左右旁开2指宽处。

【功效】调节全身水液代谢，外散三焦腑之热。

【按摩方法】被按摩者俯卧，按摩者用双手拇指按顺时针方向按揉三焦俞穴约2分钟，然后按逆时针方向按揉约2分钟，以局部出现酸、麻、胀感觉为佳。

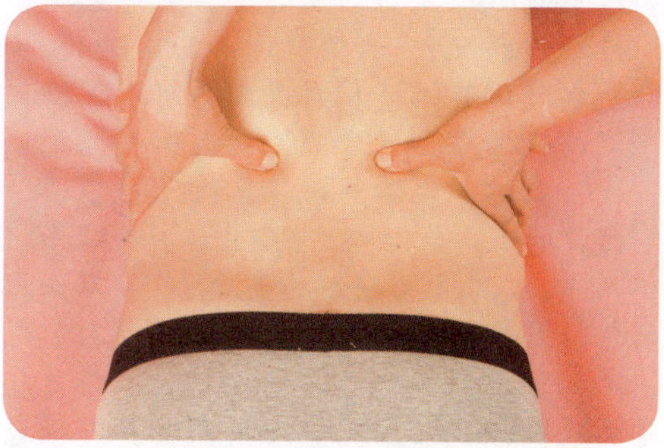

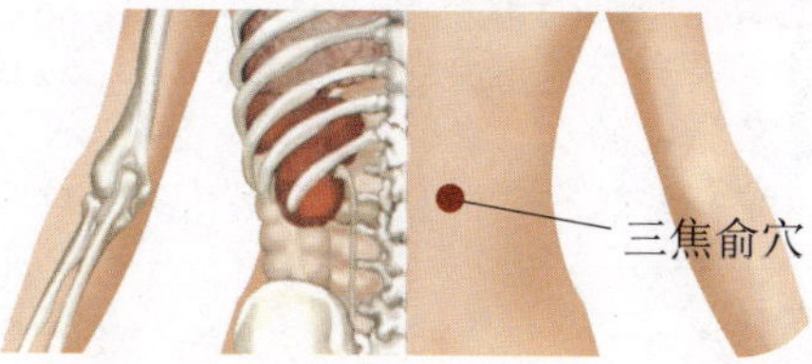

按揉气冲穴

【定位取穴】该穴位于腹股沟稍上方，当脐中下5寸，距前正中线2寸。

【功效】将冲脉之气渗灌胃经。

【按摩方法】被按摩者俯卧，按摩者用双手拇指按顺时针方向按揉气冲穴约2分钟，然后按逆时针方向按揉约2分钟，以局部出现酸、麻、胀感觉为佳。

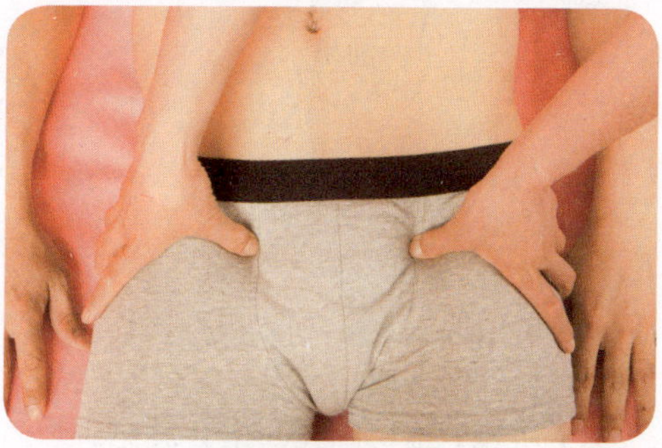

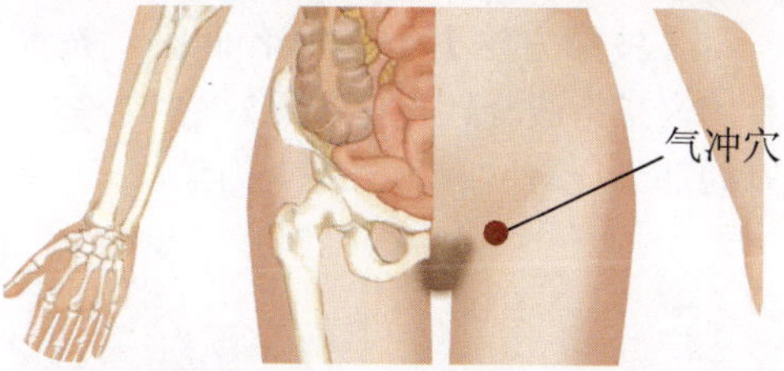

搓揉涌泉穴

【定位取穴】该穴位于足前部凹陷处第2、3趾趾缝纹头端与足跟连线的前1/3处。取穴时，可采用正坐或仰卧、跷足的姿势。

【功效】养心安神，补肾壮阳，调理脾胃。

【按摩方法】按摩者一手托着按摩者的脚，另一手拇指从足跟通过涌泉穴搓向足尖约1分钟，然后按揉约1分钟，左右脚交替进行，以局部出现酸、麻、胀感为佳。

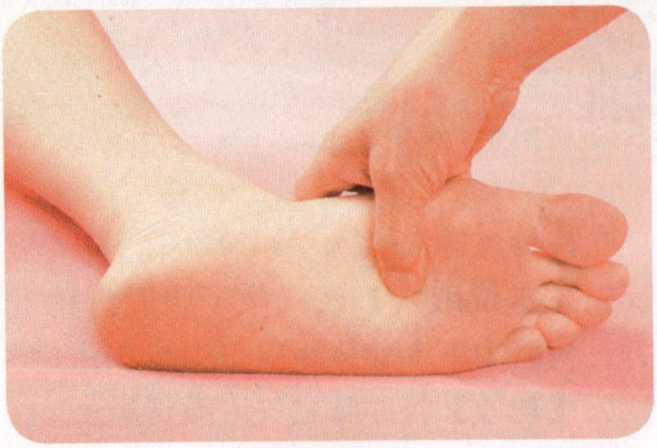

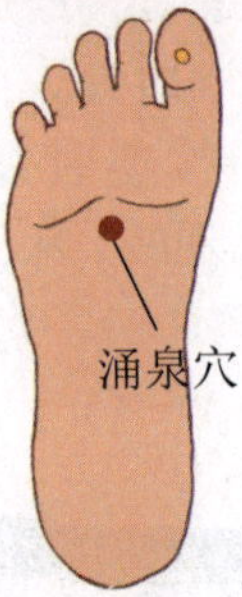

点按关元穴

【定位取穴】该穴位于脐中下3寸，腹中线上，仰卧取穴。

【功效】培根固元，培肾壮阳。

【按摩方法】被按摩者仰卧，按摩者用拇指指腹轻轻点按关元穴约2分钟，以局部出现酸、麻、胀感觉为佳。

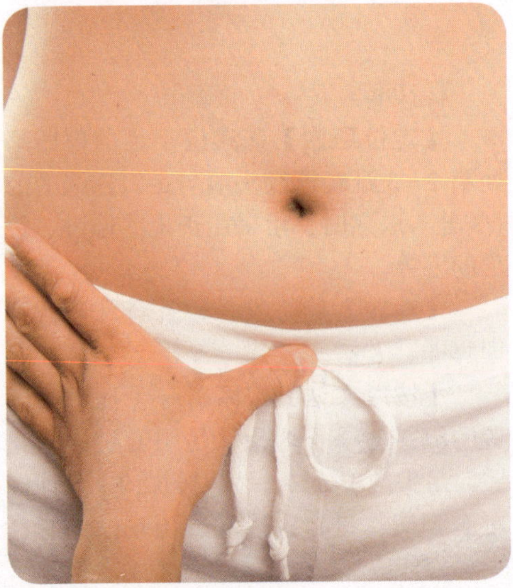

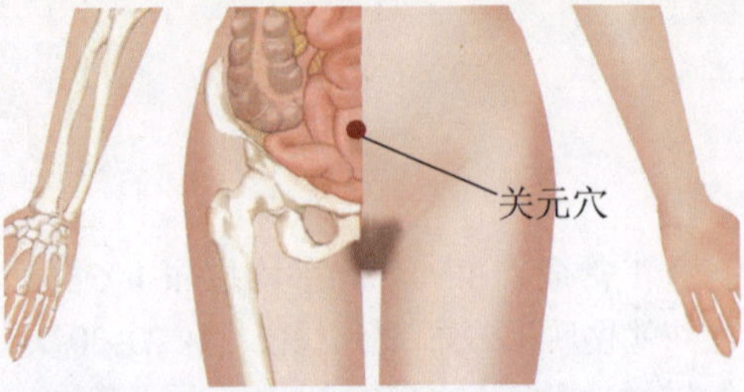

辅助穴位

头部：百会

腹部：气海、中极

下肢：公孙、太溪、照海

温馨小贴士

第一，是控制饮食结构，避免酸性物质摄入过量，加剧酸性体质。饮食的酸碱平衡对于尿频的预防是非常重要的一个环节。饮食方面要多吃富含植物有机活性碱的食品，少吃肉类，多吃蔬菜。

第二，要经常进行户外运动，在阳光下多做运动多出汗，可帮助排除体内多余的酸性物质，多呼吸新鲜的空气，减少发病的机率，有助于人们的身体健康。

第三，保持良好的心情，不要有过大的心理压力，压力过重会导致酸性物质的沉积，影响代谢的正常进行。适当的调节心情和自身压力可以保持弱碱性体质，使尿频远离大家。

第四，生活要规律，生活习惯不规律的人，会加重体质酸化。病毒容易入侵。应当养成良好的生活习惯，从而保持弱碱性体质，使病毒远离自己。

第五，远离烟、酒。烟、酒都是典型的酸性食品，毫无节制地抽烟喝酒，极易导致人体的酸化。

第六，不要食用被污染的食物，如被污染的水、农作物、家禽鱼蛋等，要吃一些绿色有机食品，要防止病从口入。

第五章

内调外按，赶走不适一身轻

失眠

失眠通常指入睡困难或维持睡眠障碍（易醒、早醒和再入睡困难），导致睡眠时间减少或质量下降不能满足个体生理需要，明显影响日间社会功能或生活质量。失眠引起人的疲劳感、不安、全身不适、无精打采、反应迟缓、头痛、注意力不集中等症状。它的最大影响是精神方面的，严重者会导致精神分裂。中医认为，失眠与心脾亏损、心肾不交，或肝火上扰，或饮食不节有密切关系。失眠严重地影响了人们的身心健康，给正常的工作和学习造成极大的障碍。特别对老年人的身体健康造成了极大的影响。按摩相关穴位对各种原因引起的“不寐”进行调节和改善。对肝气不舒者，按摩主要起到疏肝理气、安神凝志的作用；而对于因脾胃不和而影响睡眠的患者，通过按摩健脾和胃；对于气血不足、阴虚火旺而睡不好的人，则需要通过推拿穴位滋阴补肾、养气安神。

按摩主穴

点揉四神聪穴

【定位取穴】该穴位于头顶正中线与两耳尖连线的交叉处，然后前、后、左、右各旁开一寸。

【功效】镇静安神，清头明目，醒脑开窍。

【按摩方法】被按摩者取坐位，按摩者用双手的食指和中指分别对准四神聪穴，持续点揉约2分钟，以局部出现酸、麻、胀感觉为佳。

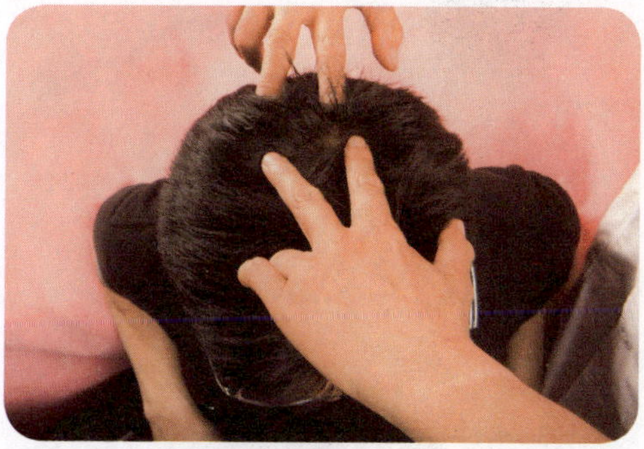

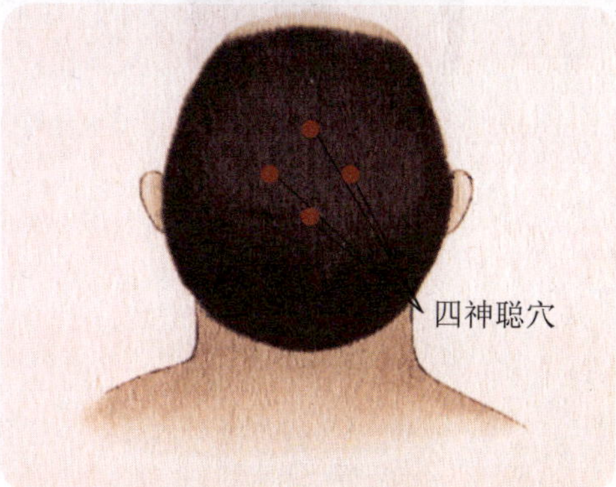

点揉安眠穴

【定位取穴】该穴位于耳后，在翳风与风池穴联线的中点。当项部肌肉隆起外缘的凹陷，与胸锁乳肌停止部乳突下凹陷连线之中点取穴。

【功效】镇惊安神。

【按摩方法】被按摩者仰卧或取坐位，按摩者双手中指指腹按顺时针方向按揉安眠穴约2分钟，然后按逆时针方向按揉约2分钟，以局部出现酸、麻、胀感觉为佳。

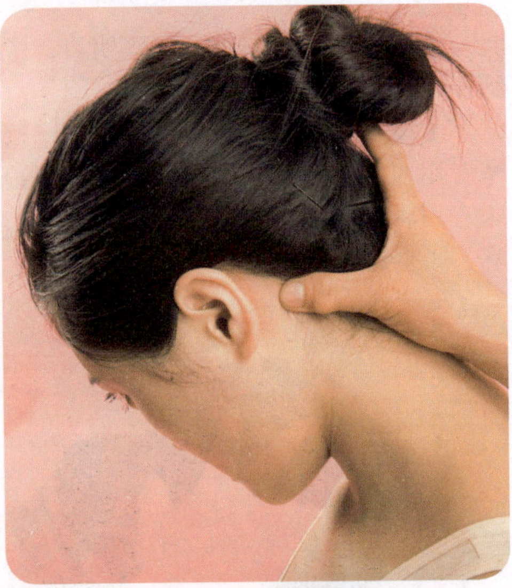

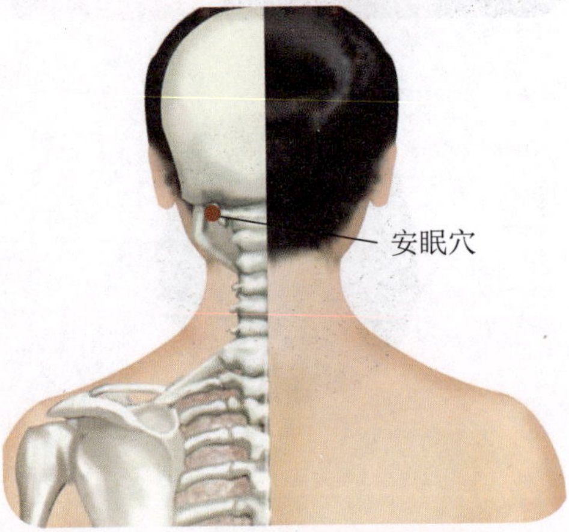

点揉神门穴

【定位取穴】该穴位于腕部，腕掌侧横纹尺侧端，尺侧腕屈肌腱的桡侧凹陷处。取穴时仰掌，在尺侧腕屈肌桡侧缘，腕横纹上取穴。

【功效】益心安神，通经活络。

【按摩方法】按摩者站在被按摩者一侧，一手托着其前臂，用拇指点按神门穴大约1分钟，左右手交替进行，以局部出现酸、麻、胀感觉为佳。

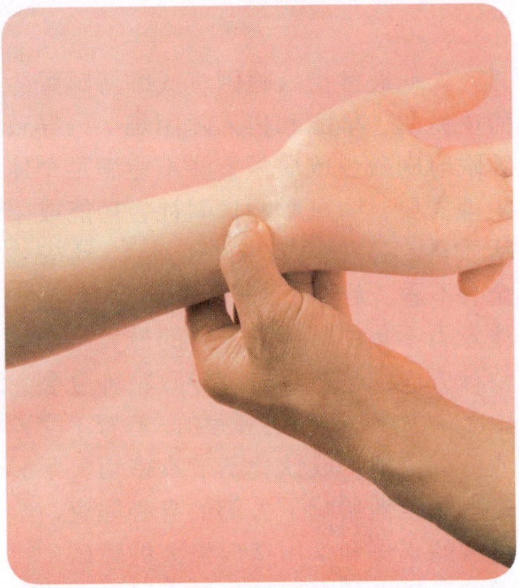

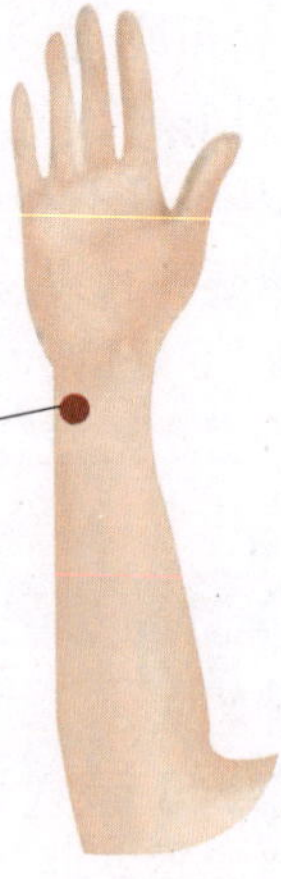

按揉三阴交穴

【定位取穴】该穴位于小腿内侧，当足内踝尖上 3 寸，胫骨内侧缘后方。取穴时正坐屈膝成直角，以手 4 指并拢，小指下边缘紧靠内踝尖上，食指上缘所在水平线在胫骨后缘的交点，为取穴部位。

【功效】健脾益血，调肝补肾，安神。

【按摩方法】被按摩者仰卧，按摩者用拇指按顺时针方向按揉三阴交穴约 2 分钟，然后按逆时针方向按揉约 2 分钟，以局部出现酸、麻、胀感觉为佳。

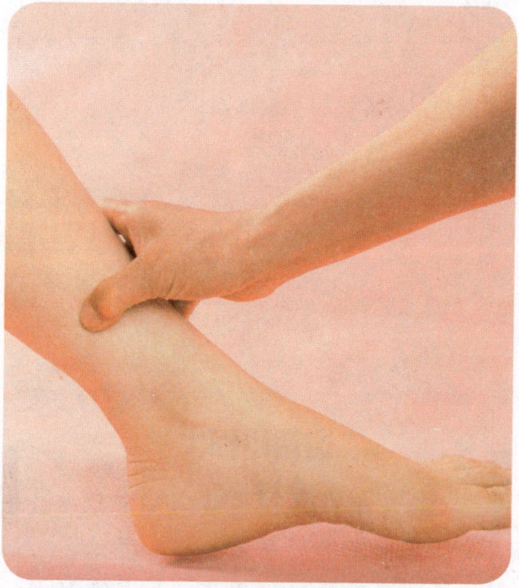

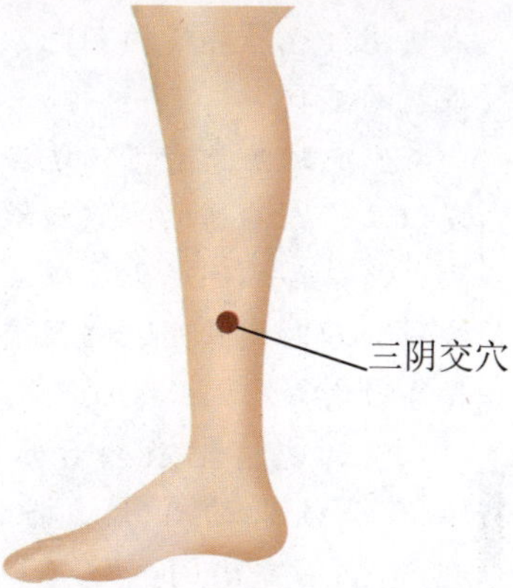

推按失眠穴

【定位取穴】该穴位于足底跟部，当足底中线与内、外踝尖连线相交处，即脚跟的中心处。

【功效】镇定安神。

【按摩方法】被按摩者仰卧，按摩者用拇指朝足跟的方向推按失眠穴 3 分钟，以局部出现酸、麻、胀感觉为佳。

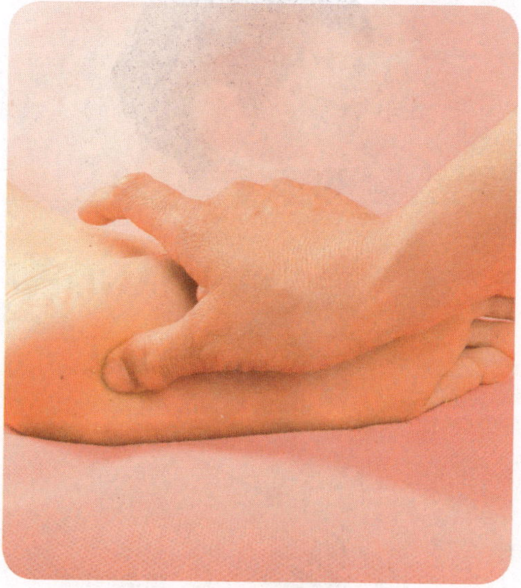

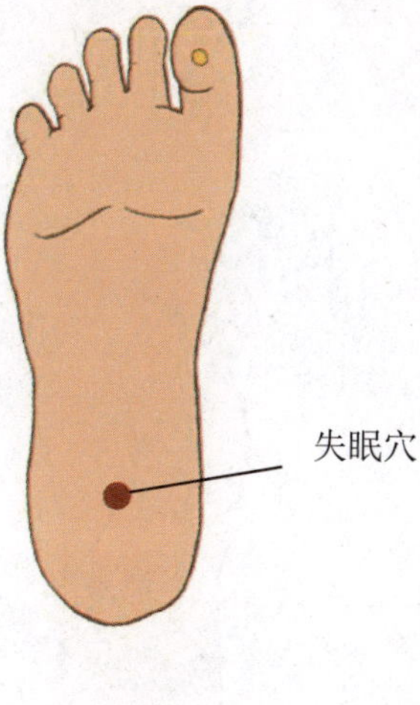

辅助穴位

头颈部：太阳、翳风
腰背部：心俞、脾俞
足部：涌泉

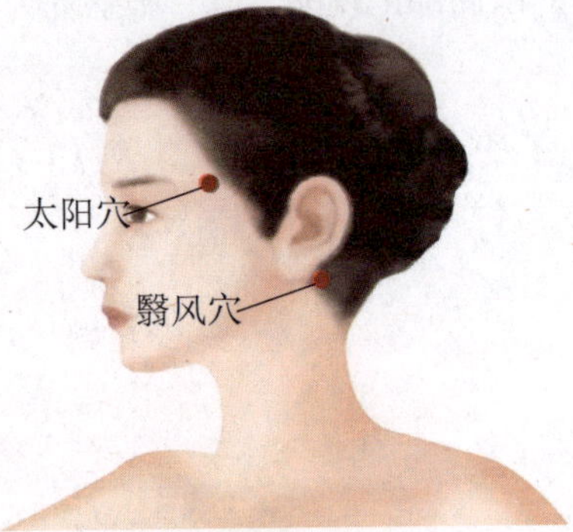

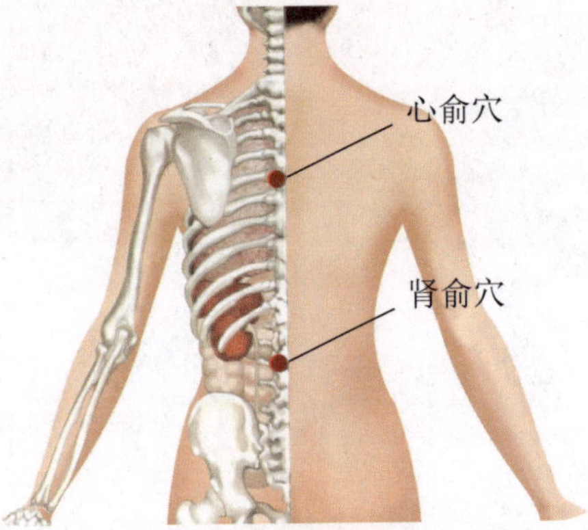

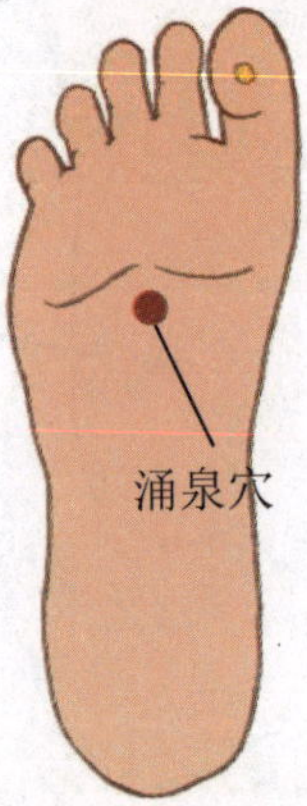

局部按摩

推摩腰肾：将两手掌面相对搓热，用手掌根以及掌面贴在腰部的两侧，自肾俞穴至大肠俞穴进行往返上下推摩，待腰部有温热感为宜。中医认为，“腰为肾之府”，推摩腰部可以益肾固本，有助于保持良好的睡眠。

仰卧揉腹：每晚入睡前，仰卧床上，意守丹田(肚脐)，先用右手按顺时针方向绕脐稍加用力揉腹，一边揉一边默念计数，揉计120次；再换用左手逆时针方向同样绕脐揉120次。

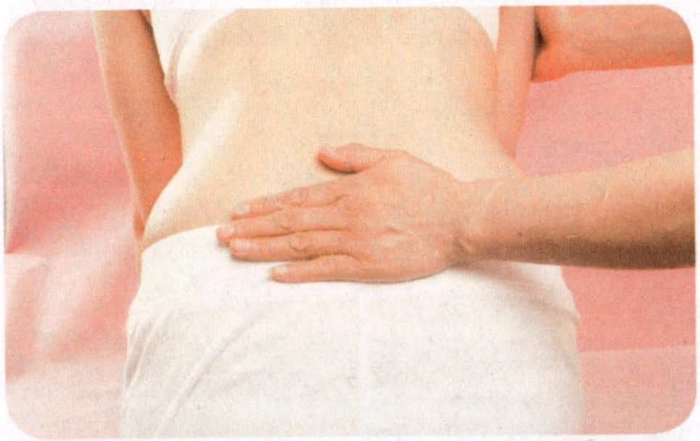

温馨小贴士

1. 当失眠已经发展到一定程度就必须保持患者的居室安静和整洁，准备较为素净的床铺用品，切忌在房间内使用红色等热情的颜色，会加重失眠症的症状。

2. 失眠症患者可以适当采取和朋友以及亲人沟通的方式缓解内心的焦躁，将焦躁的问题抛之脑后，适当地安排合理时间睡眠，睡眠质量会得到适当改善。

3. 为患者播放轻音乐，患者具有催眠效果的音乐，播放时间在35～65分钟之间。

心悸

心悸是指患者自觉心中悸动，惊惕不安，甚至不能自主的一种病症。常因惊恐、劳累而诱发，时作时止，发作时常伴有胸闷、眩晕、耳鸣等症状。病情较轻者为惊悸，病情较重者为怔忡。该病可见于现代医学各种原因引起的心律失常，如心动过速、心动过缓、过早搏动、心房颤动、房室传导阻滞、病态窦房结综合征、心功能不全、心肌炎、神经官能症等疾病。按摩下列穴道可以起到缓解、安神的作用。

按摩主穴

指推膻中穴

【定位取穴】该穴位于胸部，前正中线上，两乳头连线的中点。

【功效】理气止痛，生津增液。

【按摩方法】被按摩者仰卧，按摩者用拇指自下而下推膻中穴约 2 分钟，以局部出现酸、麻、胀感觉为佳。

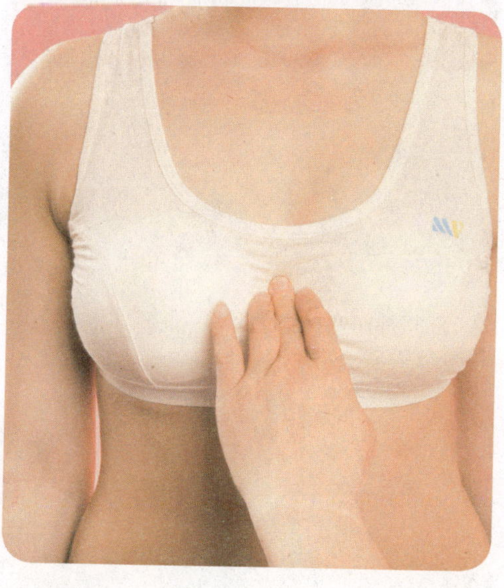

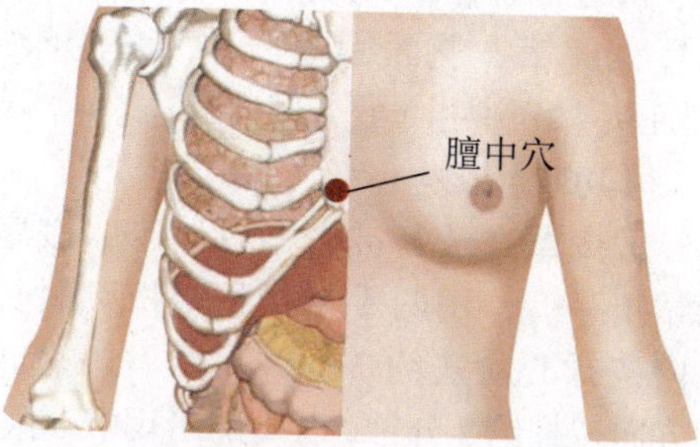

按揉厥阴俞穴

【定位取穴】该穴位于背部，第五胸椎棘突上方，左右二指宽处（约 2 厘米左右）。

【功效】外泄心包之热。

【按摩方法】被按摩者俯卧或取坐位，按摩者双手拇指按顺时针方向按揉厥阴俞穴约 2 分钟，然后按逆时针方向按揉约 2 分钟，以局部出现酸、麻、胀感觉为佳。

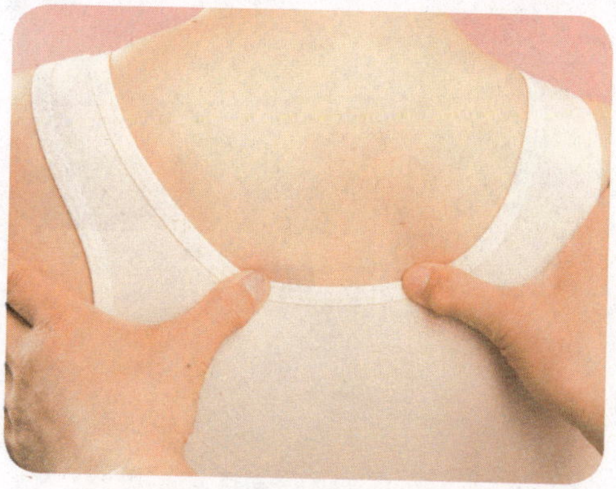

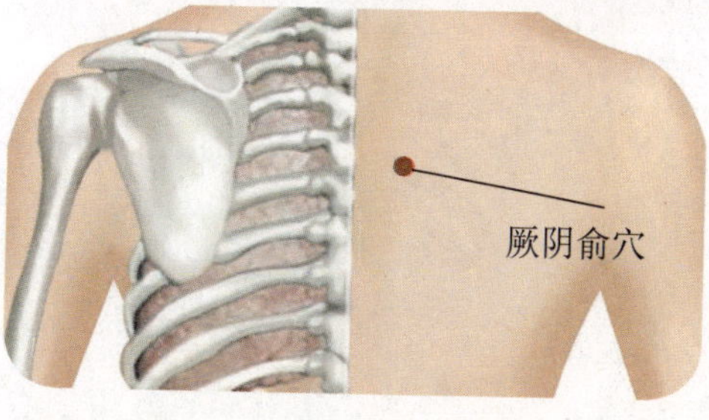

按揉心俞穴

【定位取穴】该穴位于背部，当第5胸椎棘突下，旁开1.5寸。由平双肩胛骨下角之椎骨(第7胸椎)，往上推2个椎骨，即第5胸椎棘突下缘，旁开约2横指(食、中指)处为取穴部位。

【功效】散发心室之热，理气宁心。

【按摩方法】被按摩者俯卧，按摩者站于一旁，用两手拇指指腹按顺时针方向按揉心俞穴约2分钟，然后按逆时针方向按揉约2分钟，以局部出现酸、麻、胀感觉为佳。

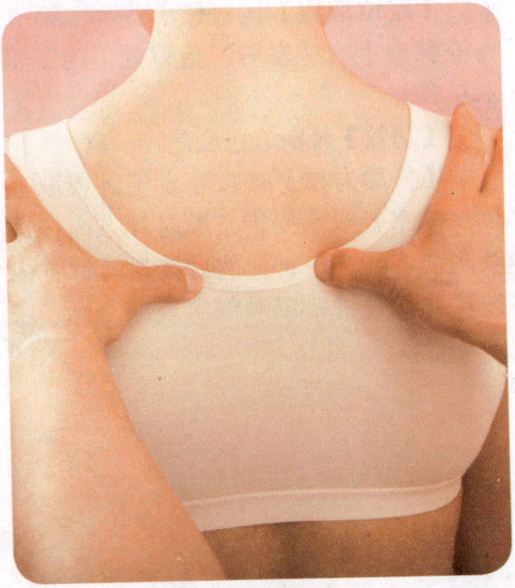

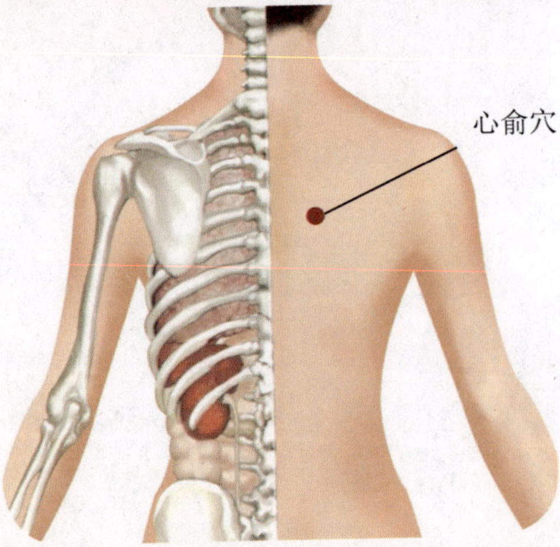

点揉神门穴

【定位取穴】该穴位于腕部，腕掌侧横纹尺侧端，尺侧腕屈肌腱的桡侧凹陷处。取穴时仰掌，在尺侧腕屈肌桡侧缘，腕横纹上取穴。

【功效】益心安神，通经活络。

【按摩方法】按摩者站在被按摩者一侧，一手托着其前臂，用拇指点按神门穴大约1分钟，左右手交替进行，以局部出现酸、麻、胀感觉为佳。

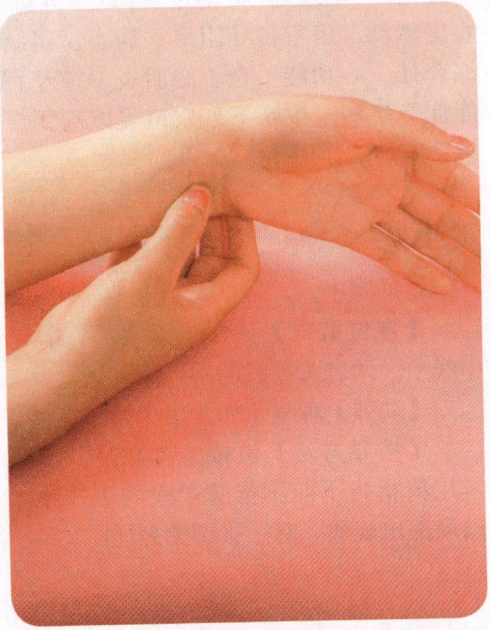

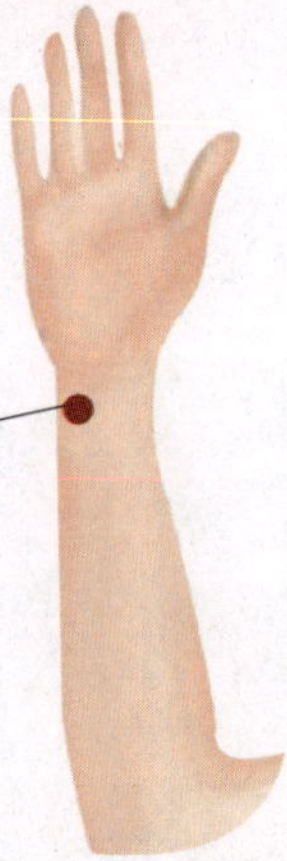

点按内关穴

【定位取穴】该穴位于前臂掌侧，当曲泽与大陵的连线上，腕横纹上2寸，掌长肌肌腱与桡侧腕屈肌肌腱之间。取穴时，患者采用正坐或仰卧，仰掌的姿势，从近手腕之横皱纹的中央，往上约两指宽的中央。

【功效】宁心安神。

【按摩方法】按摩者左手托着被按摩者的前臂，右手拇指或食指点按内关穴约1分钟，以局部感到酸胀并向腕部和手放射为佳。

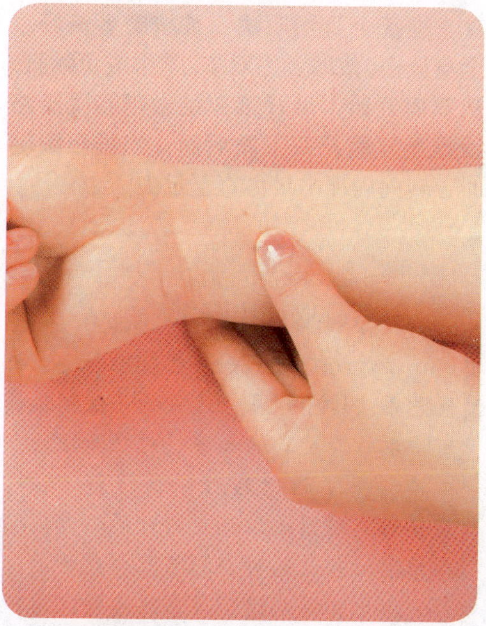

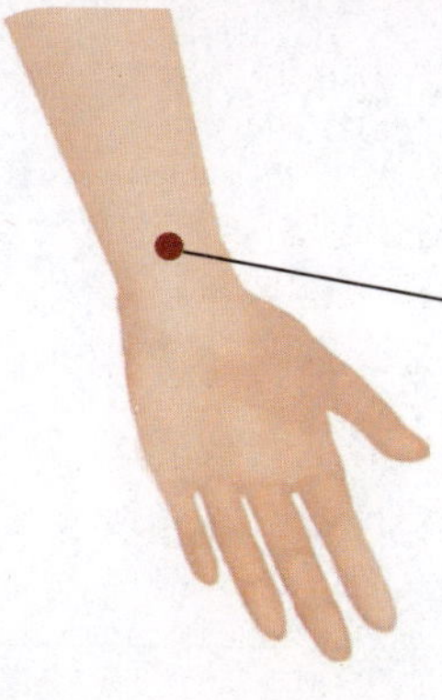

按揉三阴交穴

【定位取穴】该穴位于小腿内侧，当足内踝尖上3寸，胫骨内侧缘后方。取穴时正坐屈膝成直角，以手4指并拢，小指下边缘紧靠内踝尖上，食指上缘所在水平线在胫骨后缘的交点，为取穴部位。

【功效】健脾益血，调肝补肾，安神。

【按摩方法】被按摩者仰卧，按摩者用拇指按顺时针方向按揉三阴交穴约2分钟，然后按逆时针方向按揉约2分钟，以局部出现酸、麻、胀感觉为佳。

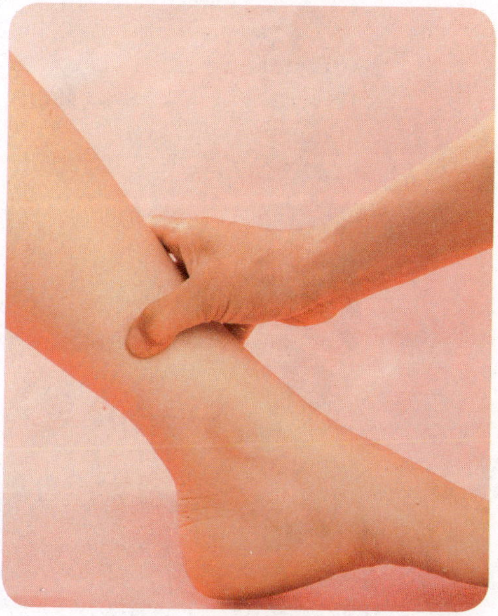

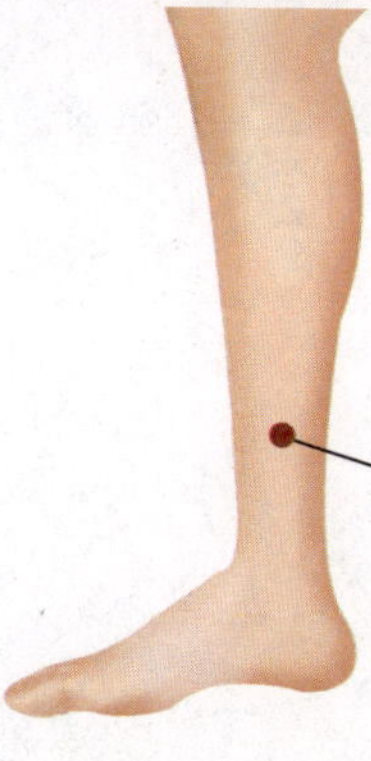

辅助穴位

颈背部：天柱、肺俞
腰背部：胆俞、肾俞
上肢：尺泽、少泽
下肢：阳陵泉、足三里、太溪

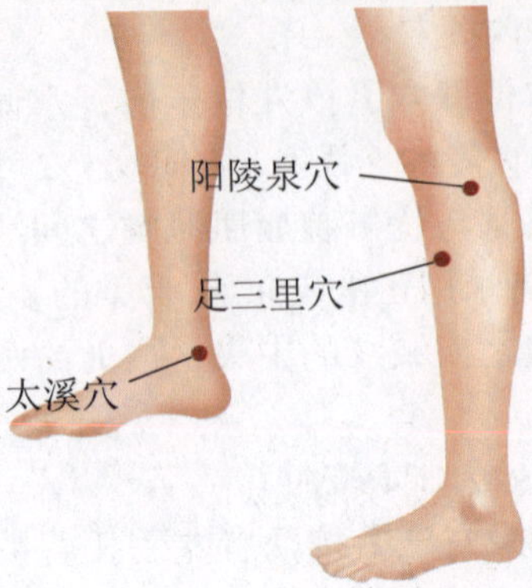

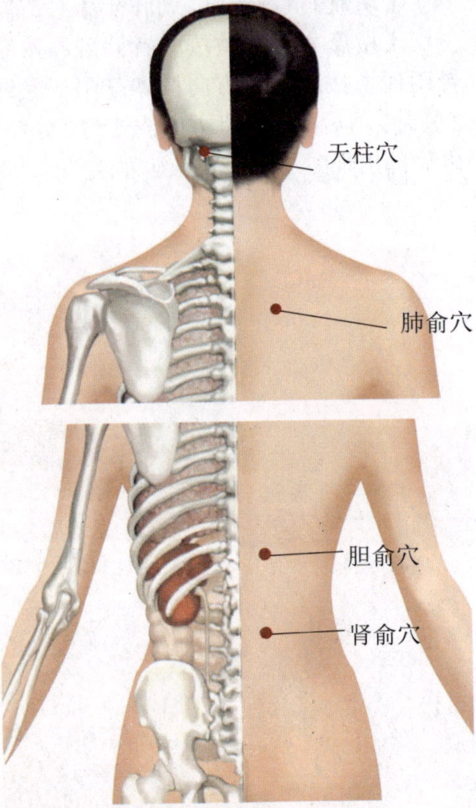

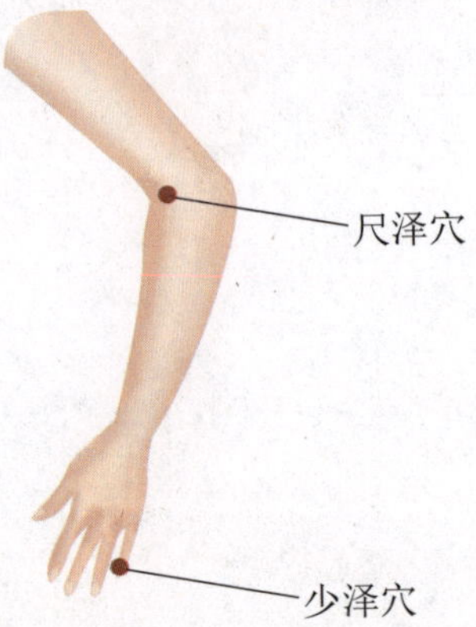

局部按摩

推抚全身滋阴法：被按摩者俯卧，全身放松，按摩者用双掌、掌根或鱼际肌，从双肩开始，沿背腰部足太阳膀胱经路线推至双髋及双下肢后面；当推至跟腱时，转向内踝与足弓直至足尖。

温馨小贴士

按摩治疗时，手法要轻柔和缓，切忌手法过于粗暴，过重的手法刺激可诱发心悸症状的加重。对功能性的心悸，推拿治疗后可很快缓解，预后良好；对器质性病变所致的心悸，在推拿治疗的同时应积极配合药物治疗，以免贻误病情。日常生活要注意以下几点：

1. 患者情绪要乐观、稳定，精神愉快，避免忧郁恼怒。

2. 劳逸结合，适当参加体育活动，避免剧烈活动和强体力劳动。

3. 平素饮食忌过饱、过饥，戒烟酒、浓茶，宜低脂低盐饮食。

4. 本病病势缠绵，医学教育网搜集整理应坚持长期治疗。

偏头痛

现代社会，偏头痛的患者越来越多，主要都是由于工作、生活、遗传以及不良生活方式的养成等诸多因素而造成的。表现为发作性的偏侧搏动性头痛，伴恶心及呕吐等，经一段歇期后再次发病。在安静、黑暗环境内或睡眠后头痛缓解。在头痛发生前或发作时可伴有神经、精神功能障碍。按摩相关穴位，能良性地调节大脑皮质的功能活动，改善脑血管舒缩功能，促进脑血液循环，使脑功能恢复正常，从而达到治疗偏头痛的目的。

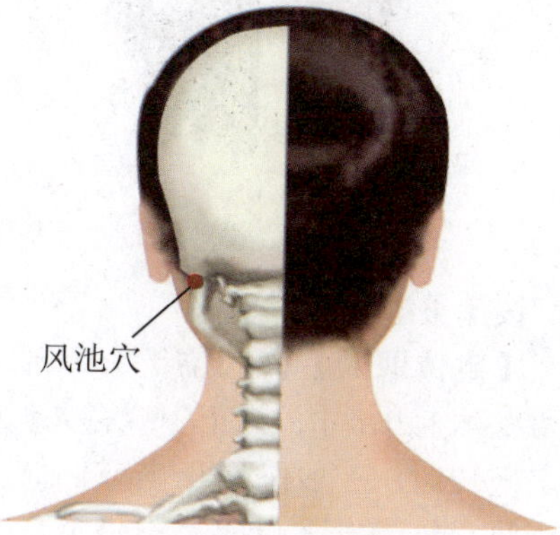

按摩主穴

揉捏风池穴

【定位取穴】该穴位于项部，在枕骨之下，与风府穴相平，胸锁乳突肌与斜方肌上端之间的凹陷处。（或当后头骨下，两条大筋外缘陷窝中，相当于耳垂齐平。）

【功效】通经活络，止痛。

【按摩方法】被按摩者取坐位，按摩者站在被按摩者背后，用拇指指腹或食指、中指两指并拢，用力环行揉按风池穴，同时头部尽力向后仰，以局部出现酸、沉、重、胀感为宜。每次按揉10分钟，早、晚各按揉一次。

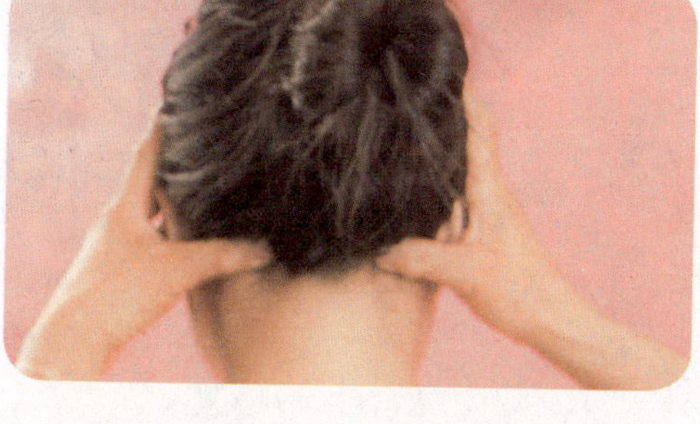

按揉百会穴

【定位取穴】该穴位于头部，头顶正中心。让患者采用正坐的姿势，可以通过两耳角直上连线中点，来简易取此穴。

【功效】疏通经络，提升督脉的阳气。

【按摩方法】被按摩者取坐位，按摩者用拇指按压百会穴约30秒，按顺时针方向按揉约1分钟，然后按逆时针方向按揉约1分钟，以局部出现酸、麻、胀感向头部四周放射为佳，每日2～3次。

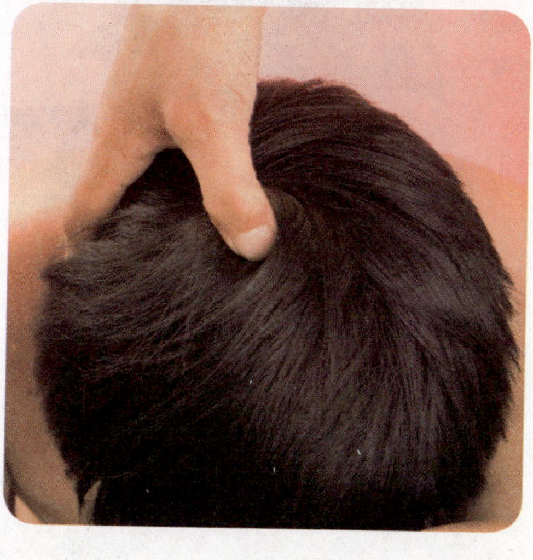

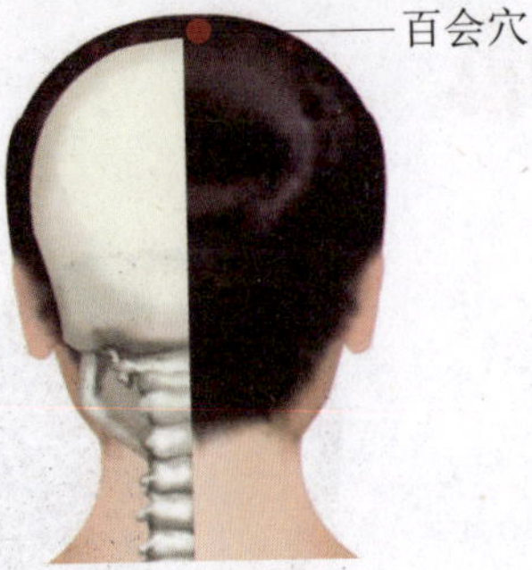

按揉头维穴

【定位取穴】该穴位于头侧部，当额角发际上 0.5 寸，头正中线旁 4.5 寸。取定穴位时，一般采用正坐或仰靠、仰卧姿势，位于发际点向上一指宽，嘴动时肌肉也会动之处。

【功效】明目，缓解疲劳。

【按摩方法】被按摩者取坐位，按摩者用拇指按揉头维穴约 1 分钟，按顺时针方向按揉约 1 分钟，然后按逆时针方向按揉约 1 分钟，以局部出现酸、麻、胀感向头部四周放射为佳，每日 2 ~ 3 次。

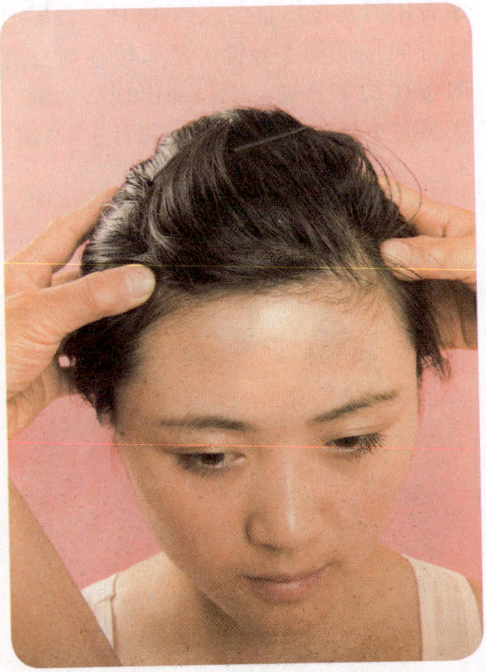

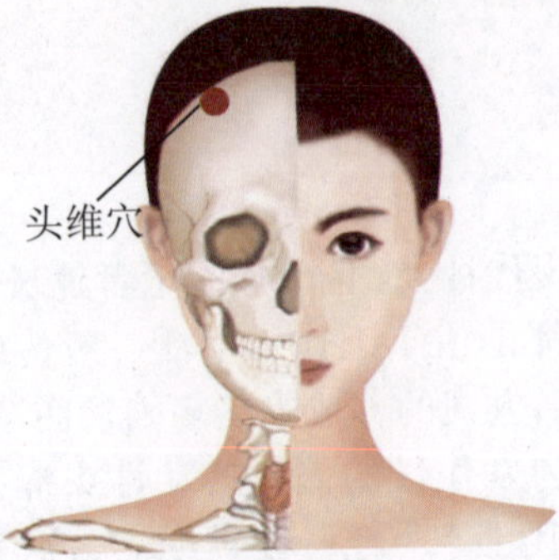

按揉角孙穴

【定位取穴】该穴位于头部，折耳郭向前，当耳尖直上入发际处。开口闭口，促使肌肉活动而形成凹陷后又恢复之处为角孙所在位置。

【功效】吸湿降浊。

【按摩方法】被按摩者取坐位，按摩者用拇指按顺时针方向按揉角孙穴约 1 分钟，然后按逆时针方向按揉约 1 分钟，以局部出现酸、麻、胀感向头部四周放射为佳。

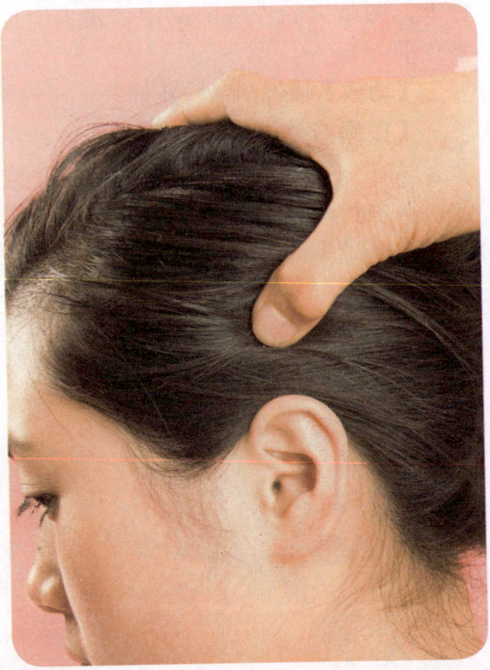

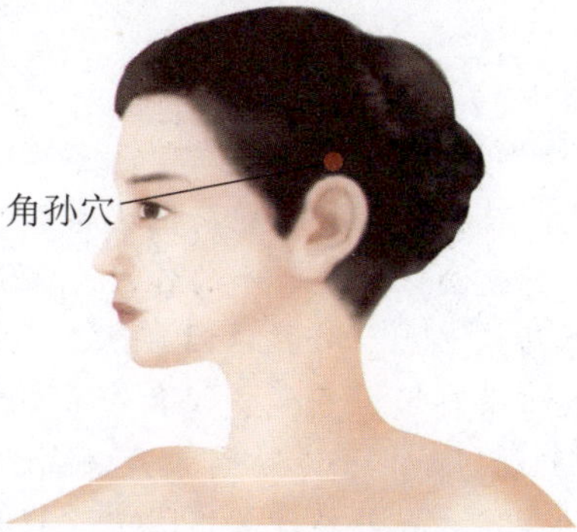

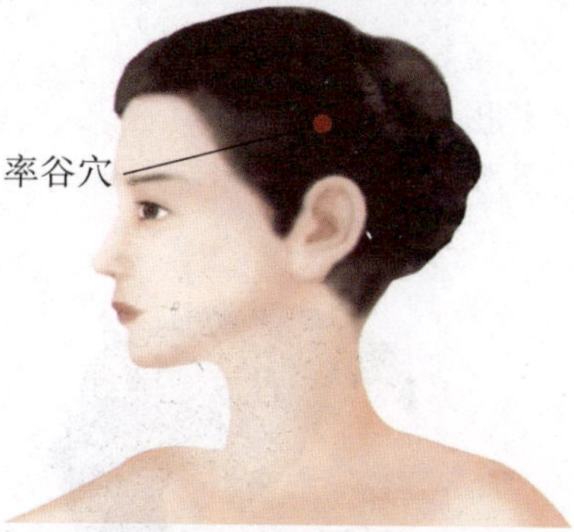

按揉率谷穴

【定位取穴】该穴位于头部，当耳尖直上入发际1.5寸，角孙穴(将耳郭折向前，耳尖直上进入发际的地方)直上方。

【功效】除烦镇静。

【按摩方法】被按摩者取坐位，按摩者用拇指按顺时针方向按揉率谷穴约1分钟，然后按逆时针方向按揉约1分钟，以局部出现酸、麻、胀感向头部四周放射为佳。

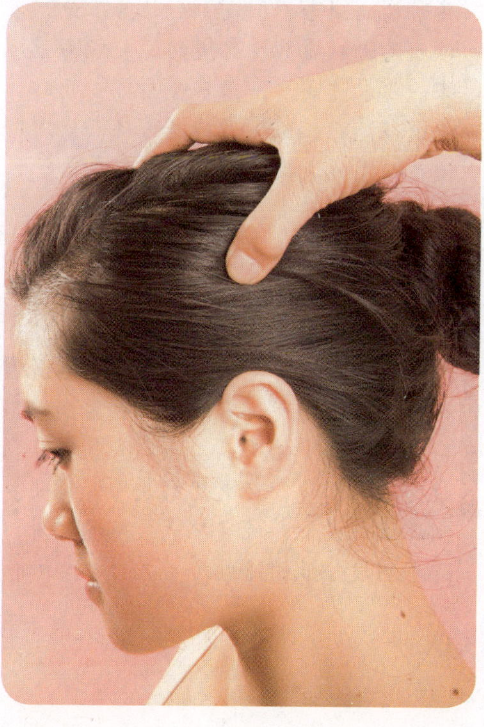

点按太冲穴

【定位取穴】该穴位于足背侧，第1、2趾跖骨连接部位中。取穴时，可采用正坐或仰卧的姿势，以手指沿拇趾、次趾夹缝向上移压，压至能感觉到动脉映手，即是太冲穴。

【功效】调节肝功能，疏泄毒素，降低血压。

【按摩方法】按摩者一手托着被按摩者的足部，另一手拇指点按太冲穴大约30秒，按顺时针方向按揉约1分钟，然后按逆时针方向按揉约1分钟，以局部出现酸、麻、胀感为佳。

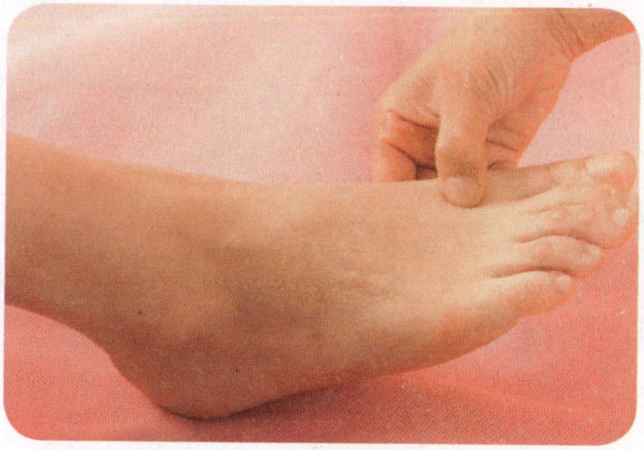

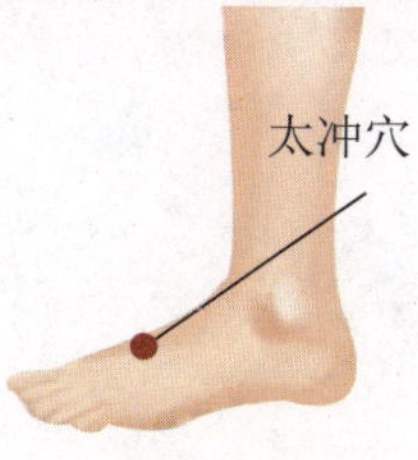

辅助穴位

头部：太阳、天柱
上肢：肩井、合谷
下肢：三阴交、太溪

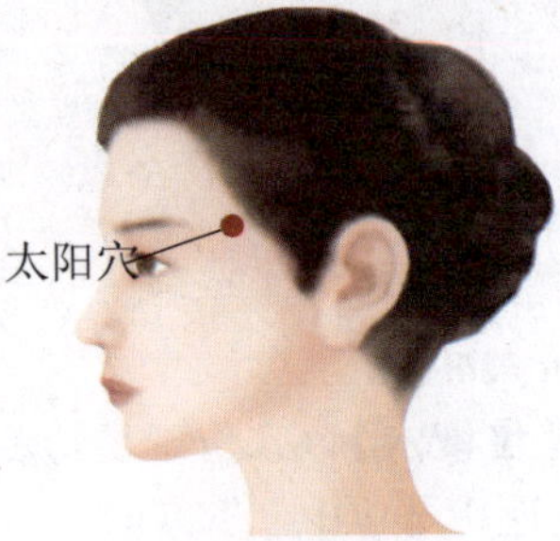

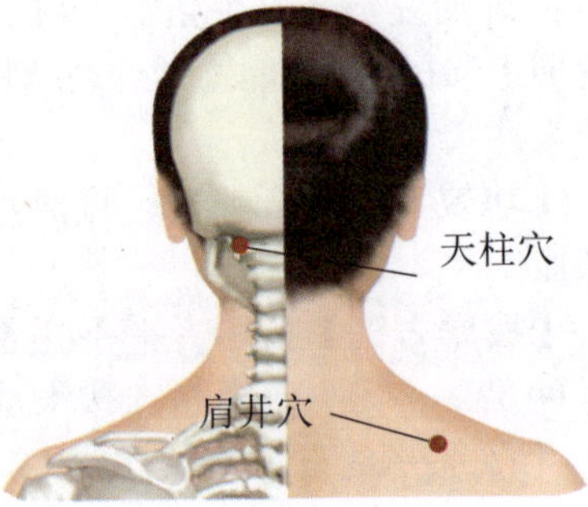

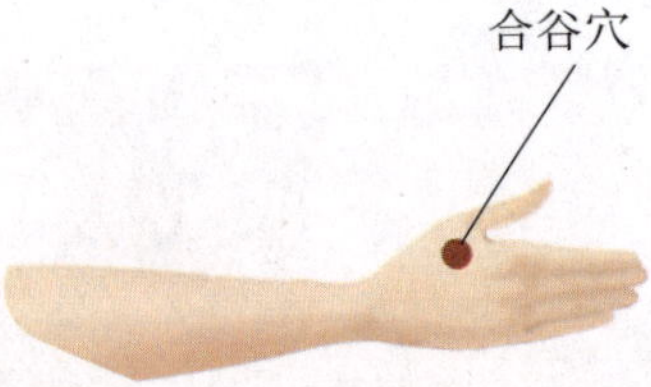

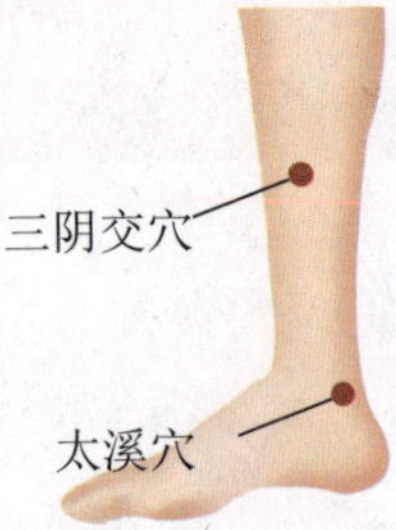

温馨小贴士

目前对本病的发病机理尚不十分清楚，公认是多因素的作用，在遗传体质基础上，外界诱因（情绪、生活及工作环境、气候、饮食等）共同作用致头痛。遗传等因素是不能改变的事实，在外界诸多诱因中“储绪”为最主要的诱因，因此调适心理状态在减少偏头痛发作过程中显得尤为重要。

首先，要有既得之则安之的心态。

第二，一旦出现偏头痛发作，千万不要烦躁。必须提高自己的忍耐力，焦躁越强烈则头痛的感觉越重，痛苦越重，对发作时的记忆就越清晰，发作后的情绪会越低落。

第三，偏头痛患者因经常发作，其家属、同事、朋友都会让其三分，致使患者对他人及环境的适应能力下降，要求过高，一旦不合自己心意时就出现烦躁、沮丧等情绪，从而诱发偏头痛发作。因此，患者应要求自己主动去适应环境。

另外，生活中偏头痛患者应规律生活、增强意志，提高身体素质，劳逸结合。应注意保持情绪稳定，避免过多不良的精神刺激。尽量少去人多拥挤的公共场所，有的病人长时间逛商店就会诱发偏头痛。遇到天气骤冷时要注意保暖，在炎热的夏天避免将室温调得太低，或突然从炎热的室外进入温度较低的房间。

困倦易疲劳

困倦易疲劳是亚健康状态最常见的情况，随着工作紧张、精神压力而增加，长时间下去会患疲劳综合征，进而影响生活质量。其主要症状为少量运动后就会疲劳、困倦、睡眠质量低等。现代社会中，困倦易疲劳几乎成了上班族的通病，穴位按摩能明目醒脑，很快缓解疲劳。

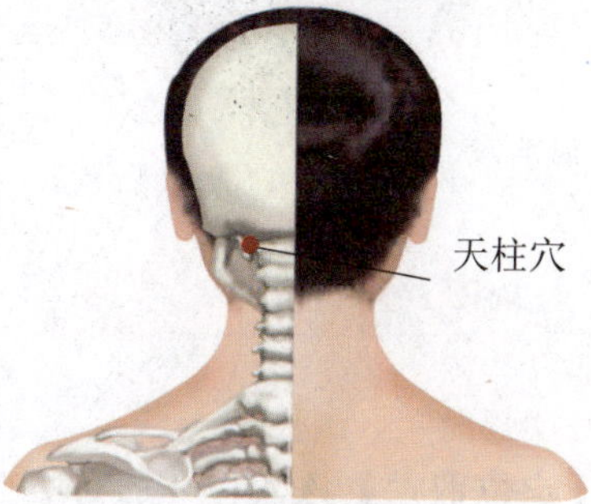

按摩主穴

按压天柱穴

【定位取穴】该穴在后头骨正下方凹陷处，也就是颈脖子处有一块突起的肌肉（斜方肌），此肌肉外侧凹处，后发际正中旁1.3寸。

【功效】明目醒脑。

【按摩方法】被按摩者取坐位，按摩者用拇指、食指同时着力，按压天柱穴约2分钟，以局部出现酸、麻、胀感为佳。

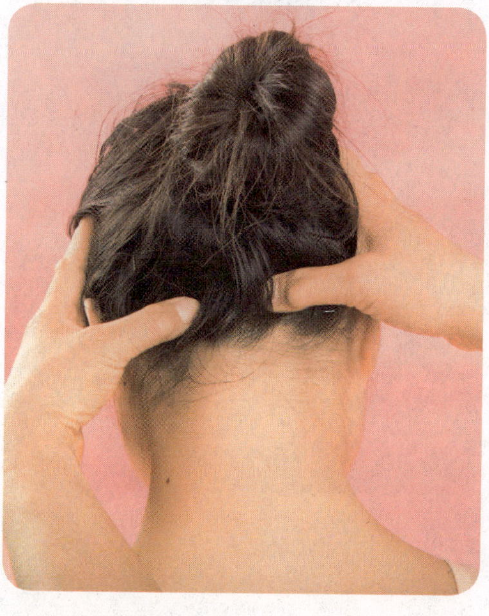

揉捏风池穴

【定位取穴】该穴位于项部，在枕骨之下，与风府穴相平，胸锁乳突肌与斜方肌上端之间的凹陷处。（或当后头骨下，两条大筋外缘陷窝中，相当于耳垂齐平。）

【功效】通经活络，止痛。

【按摩方法】被按摩者取坐位，按摩者站在被按摩者背后，用拇指指腹或食指、中指两指并拢，用力环行揉按风池穴，同时头部尽力向后仰，以局部出现酸、沉、重、胀感为宜。每次按揉10分钟，早、晚各按揉一次。

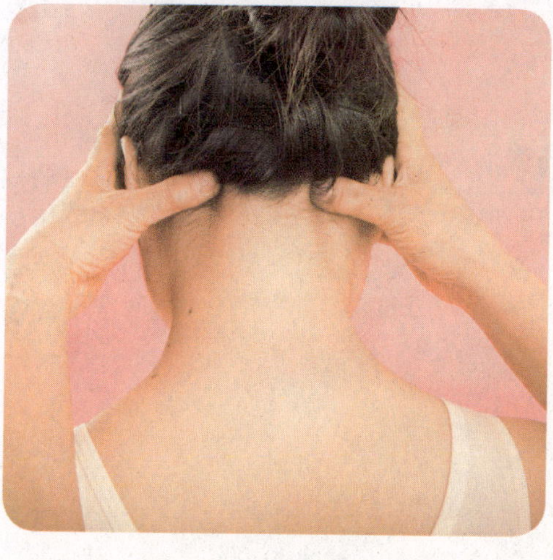

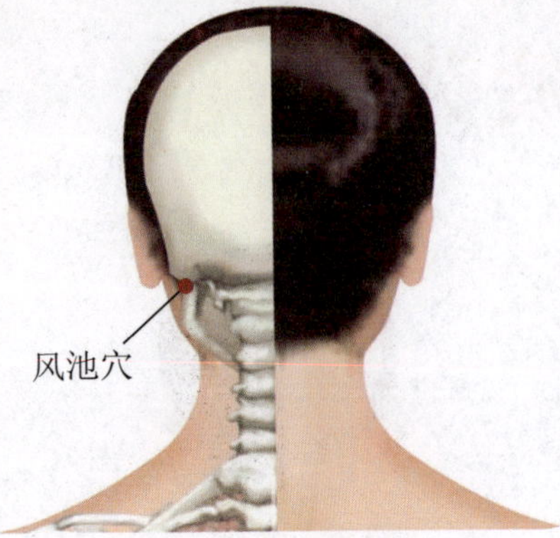

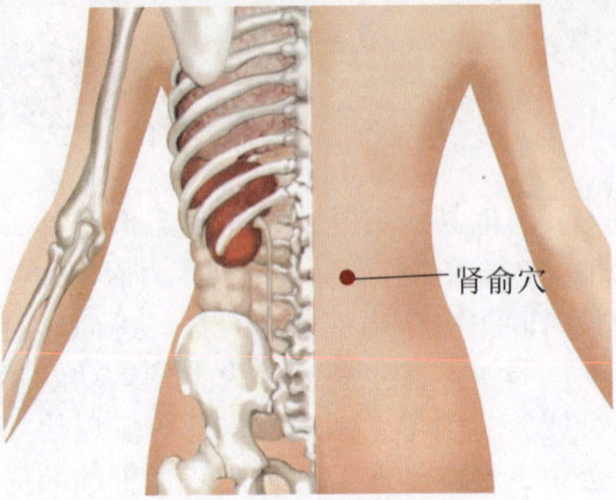

按揉肾俞穴

【定位取穴】该穴位于腰部，当第2腰椎棘突下，旁开1.5寸。与肚脐中相对应处即为第2腰椎，其棘突下缘旁开约2横指(食、中指)处为取穴部位。

【功效】益肾助阳，强腰利水。

【按摩方法】被按摩者俯卧，按摩者用双手拇指重叠按压肾俞穴1分钟，再按顺时针方向按揉约1分钟，然后按逆时针方向按揉约1分钟，以局部出现酸、麻、胀感觉为佳。

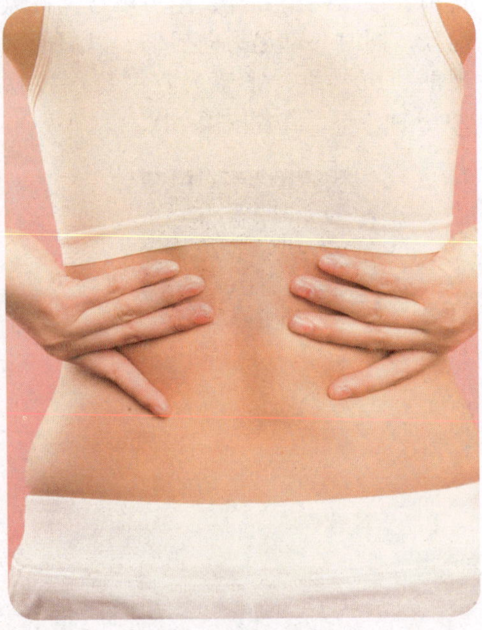

按揉足三里穴

【定位取穴】该穴位于外膝眼下3寸，距胫骨前嵴1横指，当胫骨前肌上。取穴时，由外膝眼向下量4横指，在腓骨与胫骨之间，由胫骨旁量1横指，该处即是。

【功效】调理脾胃、补中益气、通经活络、疏风化湿、扶正祛邪。

【按摩方法】被按摩者膝盖稍弯曲，按摩者用拇指按顺时针方向按揉足三里穴约2分钟，然后按逆时针方向按揉约2分钟，以局部出现酸、麻、胀感觉为佳。

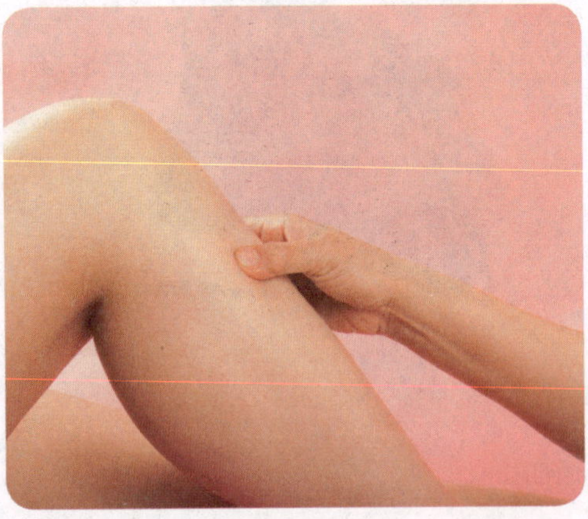

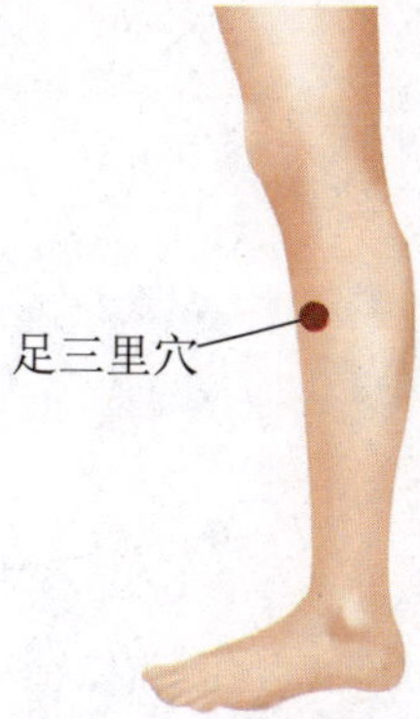

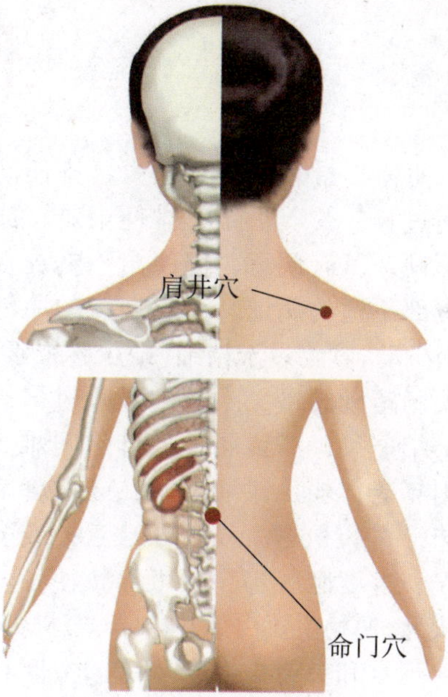

辅助穴位

头部：百会、头维
腰背部：肩井、命门
上肢：劳宫、养老
下肢：三阴交、昆仑

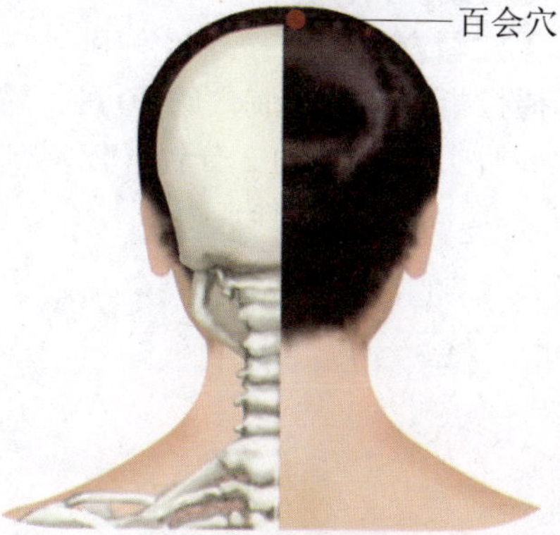

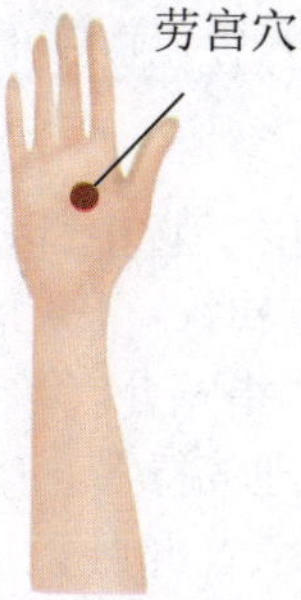

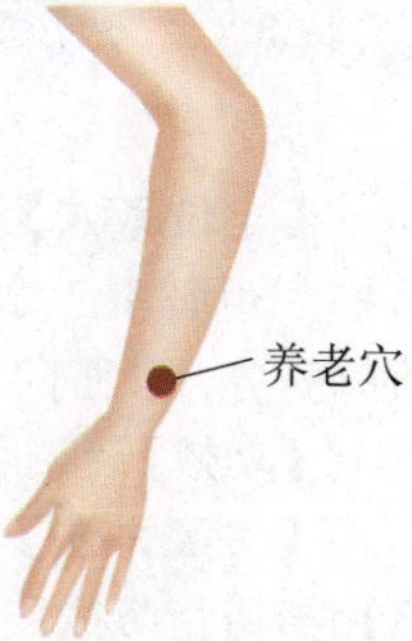

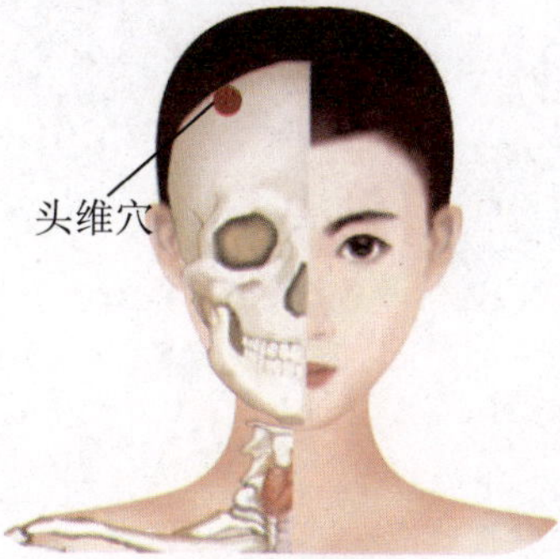

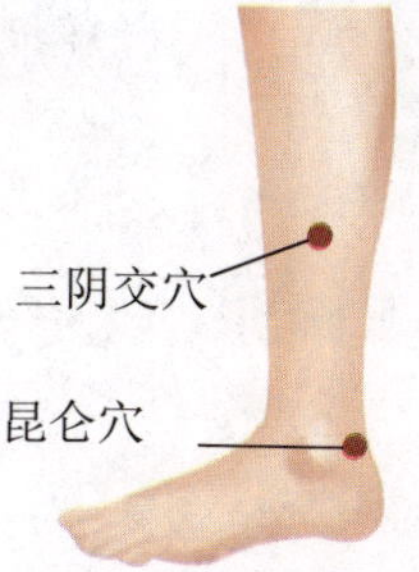

便秘

便秘是指大便次数减少，排便间隔时间过长，粪质干结，排便艰难；或粪质不硬，虽有便意，但便出不畅，多伴有腹部不适的病证。引起病变的原因有久坐少动、食物过于精细、缺少纤维素等，使大肠运动缓慢，水分被吸收过多，粪便干结坚硬，滞留肠腔，排除困难。还有因年老体弱，津液不足；或贪食辛辣厚味，胃肠积热；或水分缺乏；或多次妊娠、过度肥胖等，皆可导致便秘。中医认为，便秘主要由燥热内结、气机郁滞、津液不足和脾肾虚寒所引起。按摩相关穴位够调整脏腑功能，通便理气。

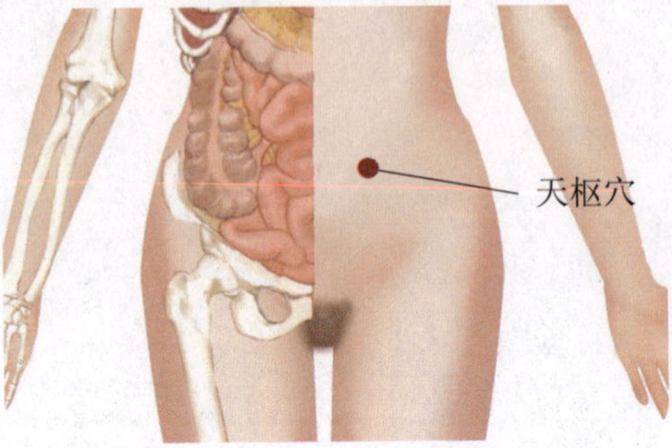

按摩主穴

按揉天枢穴

【定位取穴】该穴位于腹中部，平脐中，距脐中2寸。取穴时，可采用仰卧的姿势，肚脐向左右3指宽处。

【功效】疏调肠腑，理气行滞，消食。

【按摩方法】被按摩者仰卧，按摩者用拇指指腹按压天枢穴约30秒，然后按顺时针方向按揉约2分钟，以局部出现酸、麻、胀感觉为佳。

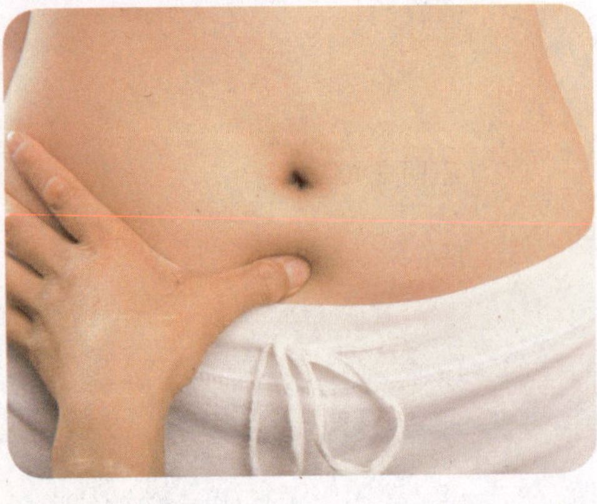

按揉中脘穴

【定位取穴】该穴位于上腹部，前正中线上，当脐中上4寸。取穴时，可采用仰卧位，脐中与胸剑联合部(心窝上边)的中点为取穴部位。

【功效】和胃健脾。

【按摩方法】被按摩者仰卧，按摩者用拇指指腹按压中脘穴约30秒，然后按顺时针方向按揉约2分钟，以局部出现酸、麻、胀感觉为佳。

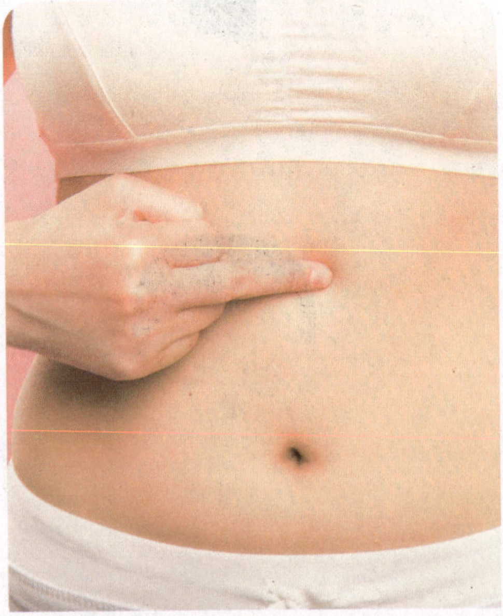

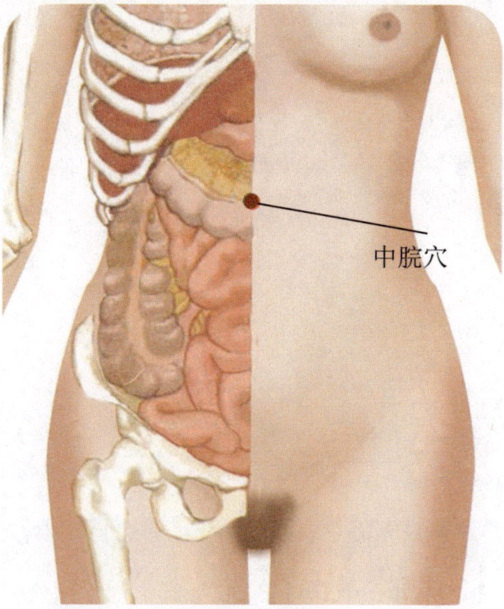

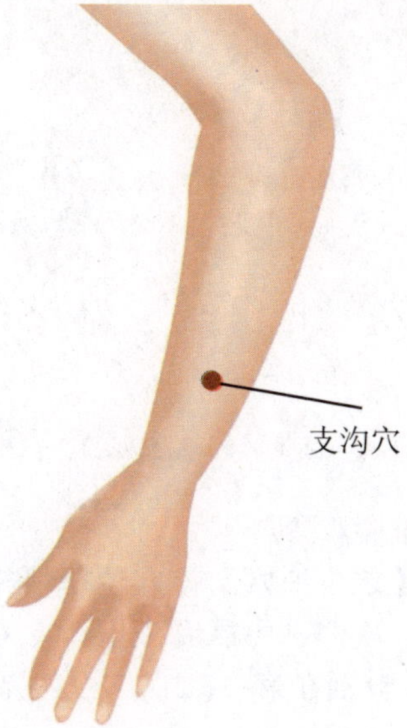

按揉支沟穴

【定位取穴】该穴位于前臂背侧，当阳池与肘尖的连线上，腕背横纹上3寸，尺骨与桡骨之间。

【功效】清热通便。

【按摩方法】按摩者用拇指指腹按压支沟穴约30秒，然后按顺时针方向按揉约2分钟，以局部出现酸、麻、胀感觉为佳。

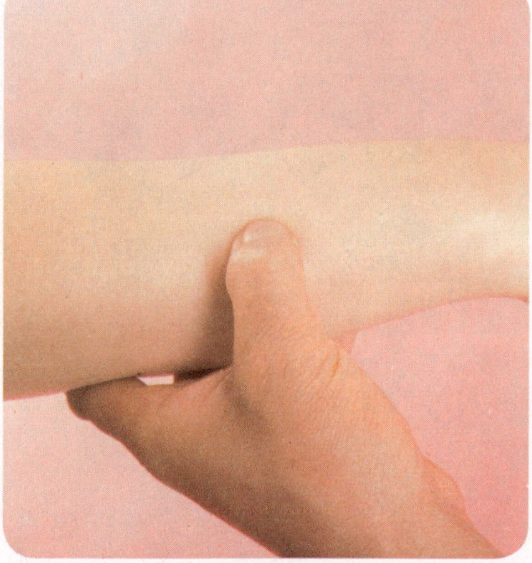

按揉大肠俞穴

【定位取穴】该穴位于腰部，当第4腰椎棘突下，旁开1.5寸。两侧髂前上棘之连线与脊柱之交点即为第4腰椎棘突下，其旁开约2横指(食、中指)处为取穴部位。

【功效】外散大肠腑之热。

【按摩方法】被按摩者俯卧，按摩者用拇指指腹按揉大肠俞穴约2分钟，以局部出现酸、麻、胀感觉为佳。

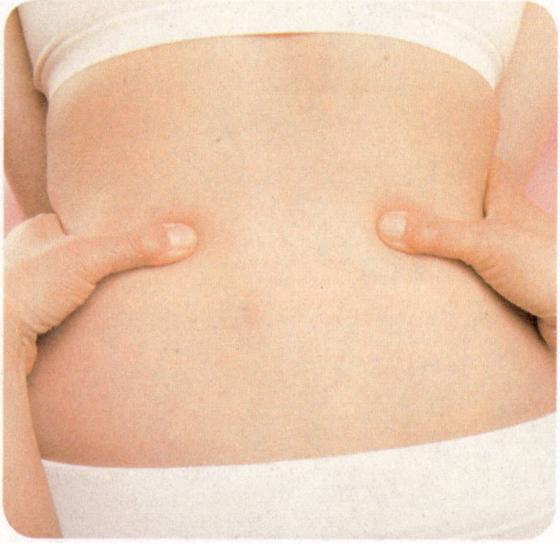

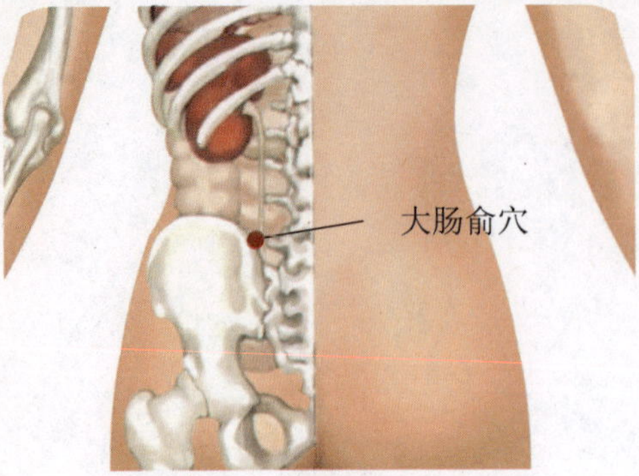

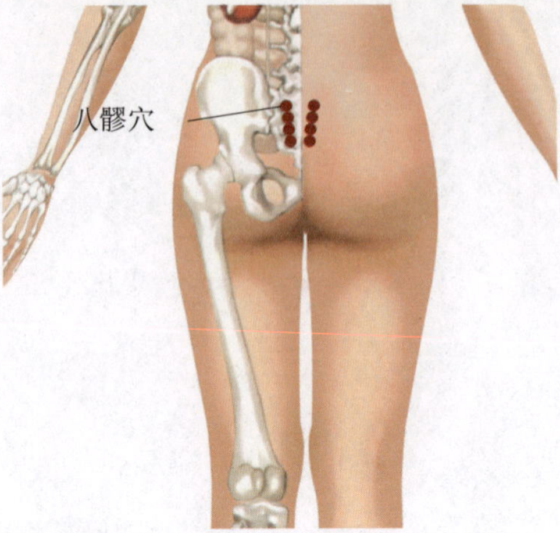

推擦八髎穴

【定位取穴】该穴位于骶椎。包括上髎、次髎、中髎和下髎，左右共八个穴位，分别在第一、二、三、四骶后孔中，合称“八髎”。

【功效】温经散寒，调和气血，补益下焦，清热利湿。

【按摩方法】被按摩者屈肘前俯，坐在矮凳上，按摩者立其侧，手掌伸直，用掌面着力，紧贴骶部两侧皮肤，自上向下连续不断地直线往返摩擦 5 ~ 10 分钟。

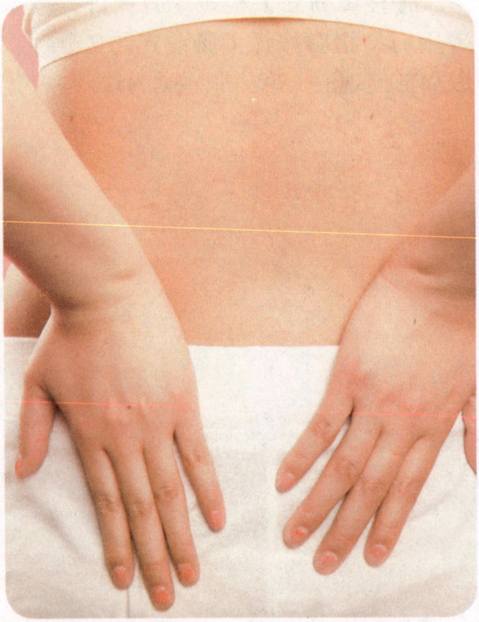

辅助穴位

腹部：气海、关元
腰部：胃俞
上肢：曲池、合谷
下肢：阳陵泉、上巨虚、承山

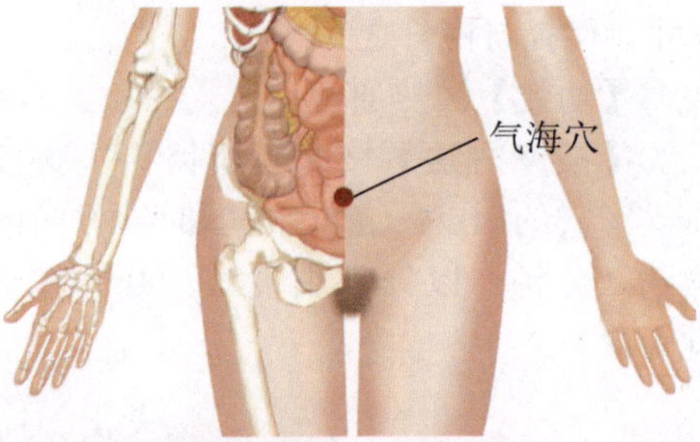

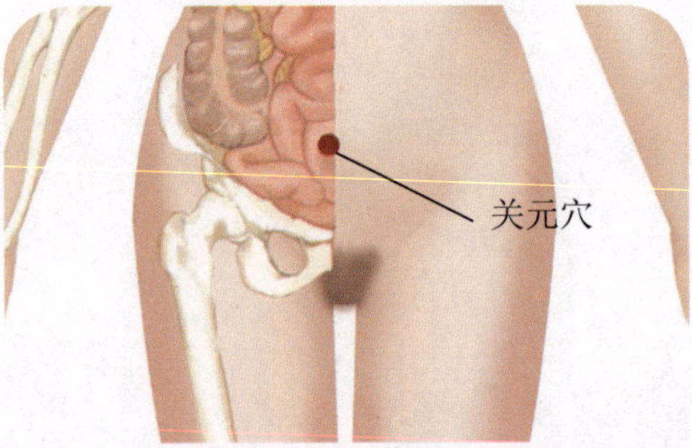

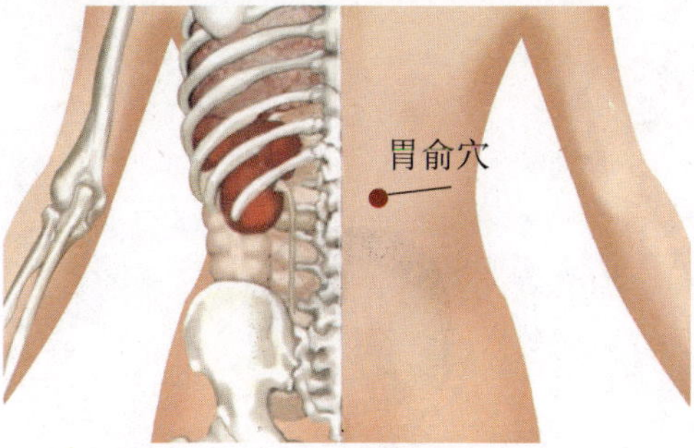

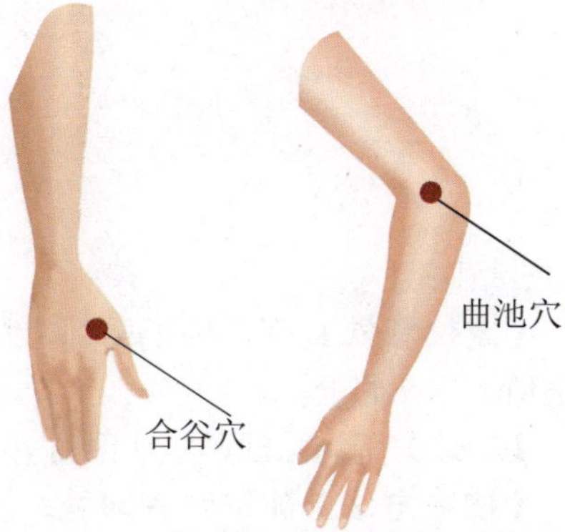

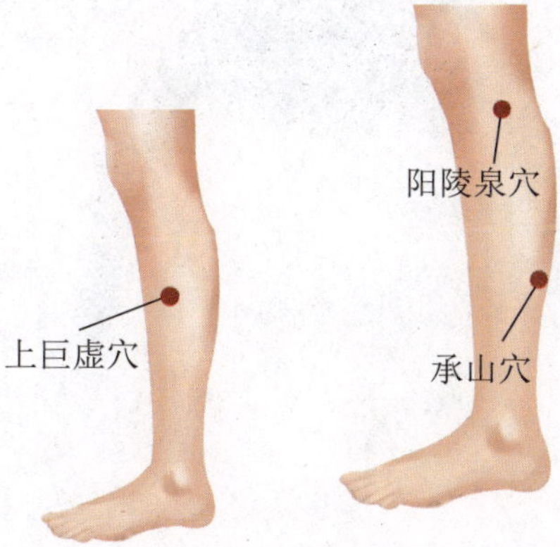

辅助按摩

1. 展开手掌，以腹部为中心，轻轻推向肚脐。两边按摩次数应相同。

2. 用大拇指轻轻按压肚脐左下方，这对治疗宿便有帮助。

3. 轻轻按摩下腹。指尖用力，使脏器有种被拉拽的感觉。

4. 用手掌轻轻摇晃肚脐上部，使其震动。

5. 手掌倾斜，轻轻按摩肚脐上部。将震动感传达到脏器。

6. 按摩肋骨，防止肋骨结块。刺激腹部脂肪，使废物能顺畅排出。

7. 用手掌按摩右边肋骨到其斜下方的位置。

8. 用 3 根手指将体内毒素推到下面的部位。

温馨小贴士

便秘的诱因比较多，除了跟器质病变有关外，还跟日常饮食习惯有一定的关联，比如暴饮暴食、饮食不规律、长期不吃早餐、过度食用燥性食物等，均可能导致便秘的发生，所以调理便秘关键一步就是调整好自己的饮食结构，每天应以清淡为主，避免吃一些刺激性强的食物，尤其是不容易消化的食物不要让它进入肠道，平时可以多吃一些清淡的水果、蔬菜、豆类等绿色健康的习惯，并且要多喝开水，帮助肠道进行运作。不良的排便习惯是便秘的一大诱因，所以及时纠正排便习惯很重要，建议患者每天要养成定时排便的习惯，这样会逐渐形成一张自然的肠道刺激，每当该排便的时候，粪便自然能顺利排出。

眼睛疲劳

眼疲劳是一种眼科常见病，它所引起的眼干、眼涩、眼酸胀、视物模糊甚至视力下降直接影响着人的工作与生活。眼疲劳主要是由于人们平时全神贯注看电脑屏幕时，眼睛眨眼次数减少，造成眼泪分泌相应减少，同时闪烁荧屏强烈刺激眼睛而引起的。它会导致人的颈、肩等相应部位出现疼痛，还会引发和加重各种眼病。眼部保健按摩法是通过按摩手法对穴位的刺激，达到疏通经络，调和气血，增强眼部周围的血液循环，改善眼部神经的营养，解除眼肌疲劳的功效。

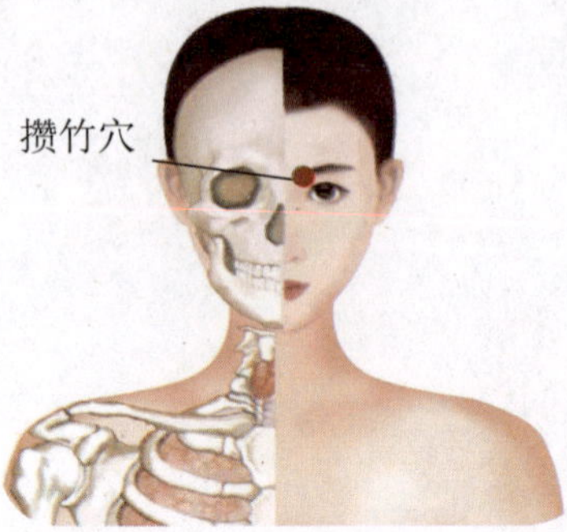

按摩主穴

按揉攒竹穴

【定位取穴】该穴位于左右眉毛内侧，眉头凹陷处。

【功效】具有疏肝，缓解眼睛疲劳。

【按摩方法】被按摩者仰卧，按摩者坐其头后，双手拇指或中指轻轻按揉攒竹穴约 2 分钟，以局部有酸胀感为佳。

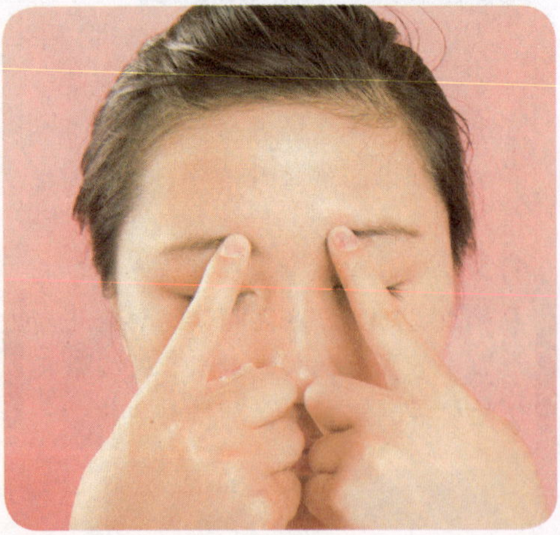

点按睛明穴

【定位取穴】该穴位于面部，目内眦角稍上方凹陷处。

【功效】降温除浊，止痛明目。

【按摩方法】被按摩者仰卧，按摩者坐其头后，双手拇指或中指轻轻按揉睛明穴约 2 分钟，以局部有酸胀感为佳。

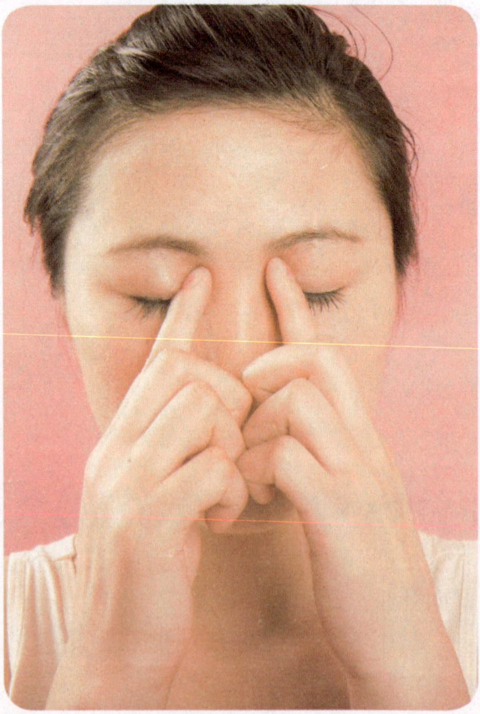

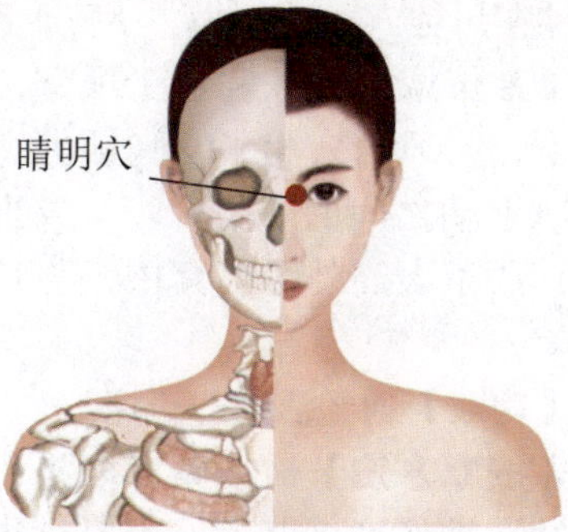

按揉丝竹空穴

【定位取穴】该穴位于面部，眉梢凹陷处。

【功效】促进眼部血液循环，改善微循环，活化视神经细胞。

【按摩方法】被按摩者仰卧，按摩者用双手拇指按顺时针方向按揉约 2 分钟，然后按逆时针方向按揉约 2 分钟，以局部出现酸、麻、胀感觉为佳。

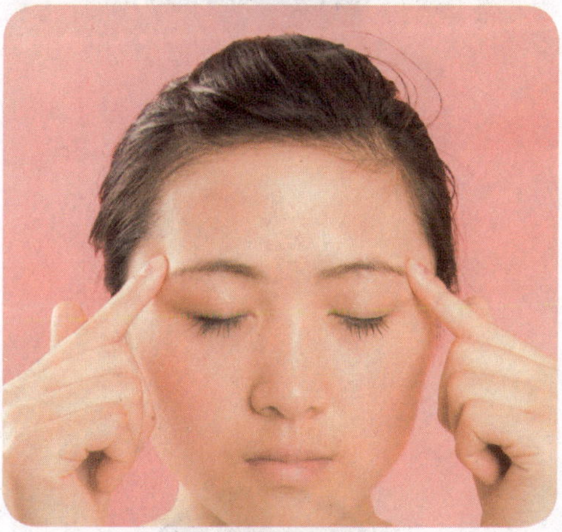

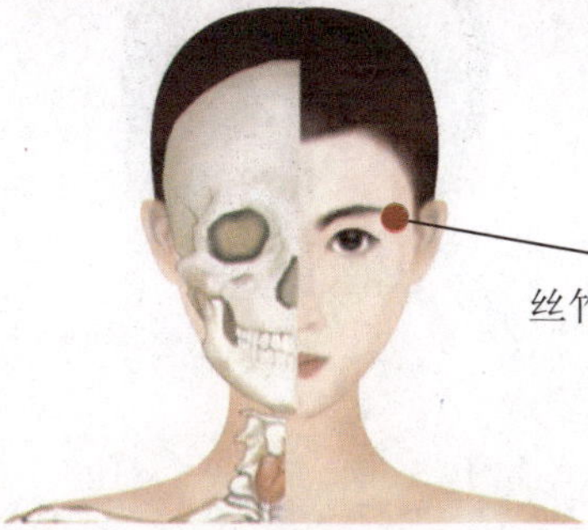

按揉瞳子髎穴

【定位取穴】该穴位于面部，眼睛外侧 1 厘米处（目外眦旁，当眶外侧缘处）。

【功效】降浊去湿，促进眼部血液循环，治疗常见的眼部疾病。

【按摩方法】被按摩者仰卧，按摩者坐于其头后，双手拇指或食指同时按压瞳子髎半分钟后，按顺时针方向按揉 1 分钟，然后逆时针方向按揉 1 分钟。

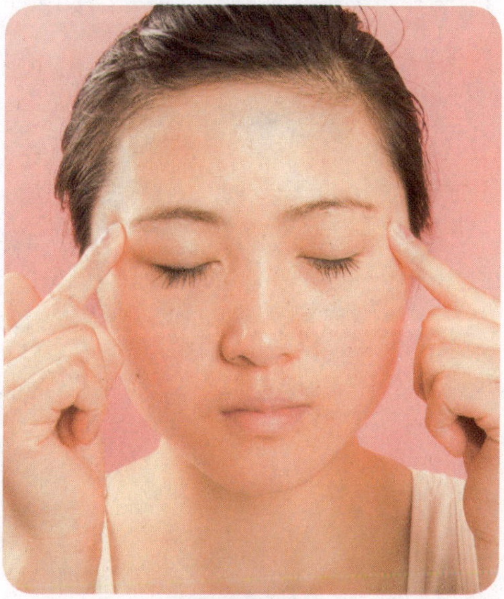

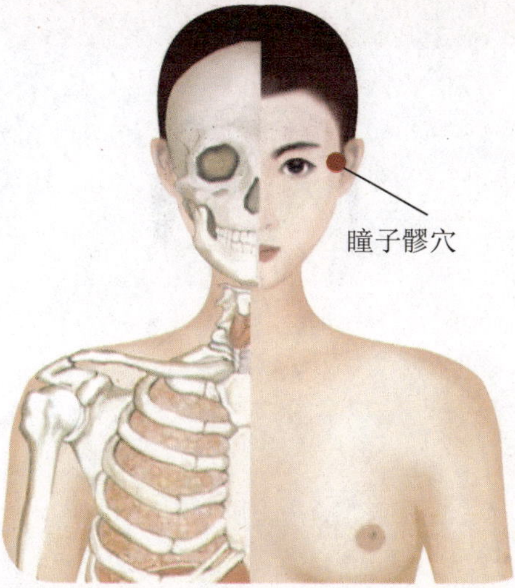

按揉四白穴

【定位取穴】该穴位于面部瞳孔直下，当眶下孔凹陷处。取穴时通常采用正坐或仰靠、仰卧姿势，双眼平视时，瞳孔正中央下约2厘米处。

【功效】散发脾热，向天部提供水湿。

【按摩方法】被按摩者仰卧，按摩者坐于其头后，用双手拇指顺时针方向按揉四白穴约2分钟，然后逆时针方向按揉约2分钟，以局部感到酸胀并向整个前额放散为好。

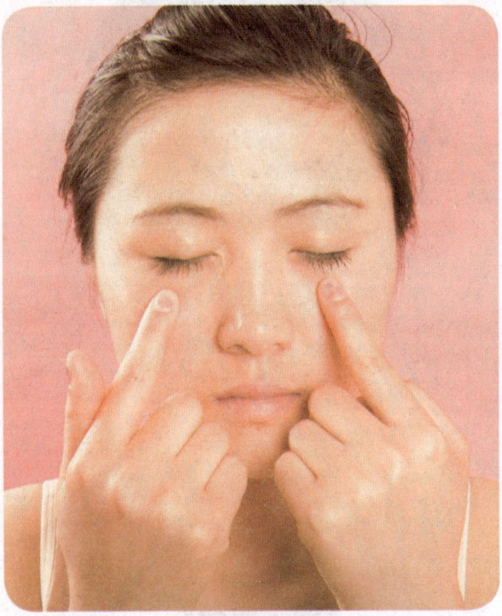

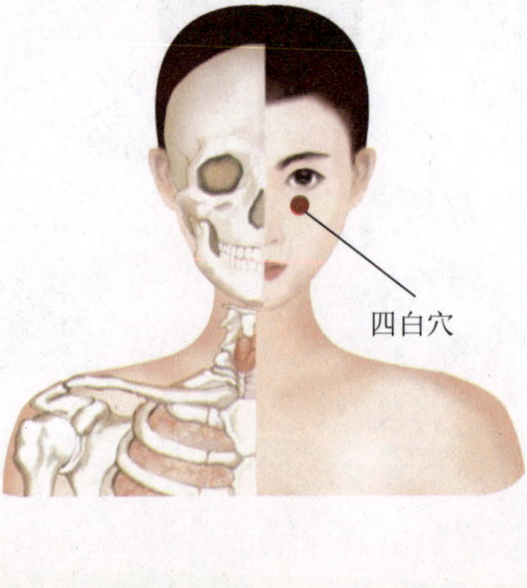

揉捏风池穴

【定位取穴】该穴位于项部，在枕骨之下，与风府穴相平，胸锁乳突肌与斜方肌上端之间的凹陷处。（或当后头骨下，两条大筋外缘陷窝中，与耳垂齐平。）

【功效】通经活络，止痛。

【按摩方法】被按摩者取坐位，按摩者站在被按摩者背后，用拇指指腹或食指、中指两指并拢，用力环行揉按风池穴，同时头部尽力向后仰，以局部出现酸、沉、重、胀感为宜。每次按揉10分钟，早、晚各按揉一次。

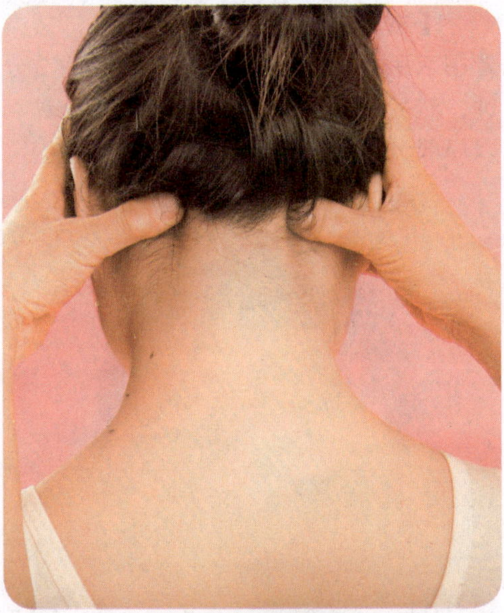

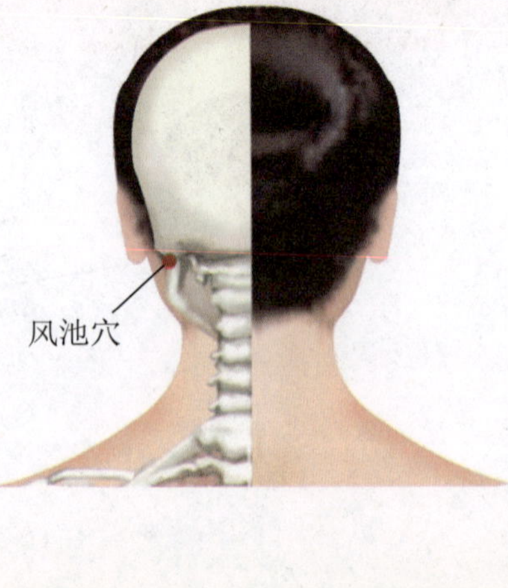

辅助穴位

头面部：鱼腰、承泣、太阳
上肢：手三里、合谷
下肢：三阴交、太冲

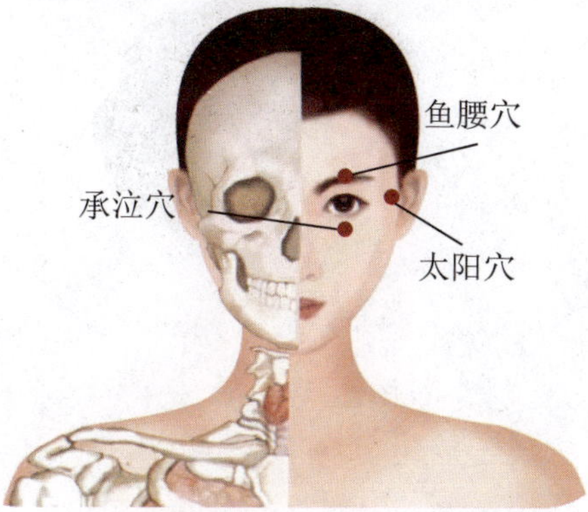

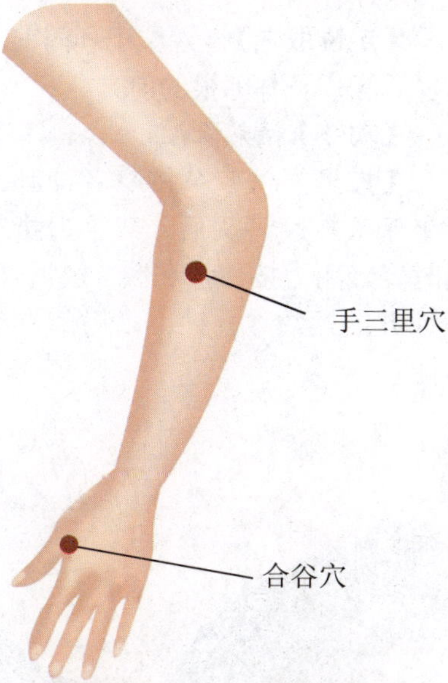

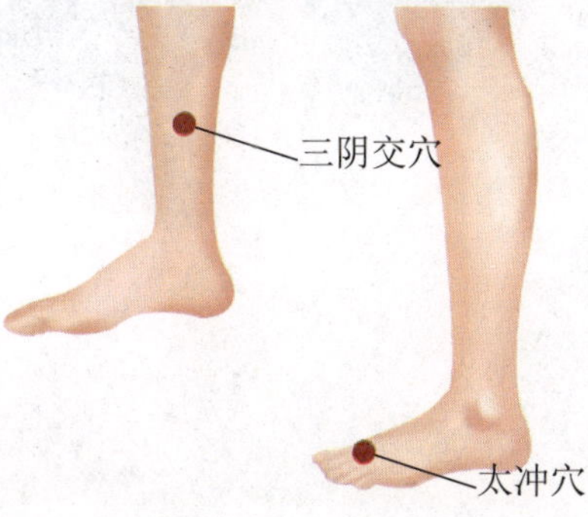

局部按摩

按压眼球：闭着眼睛，用食指、中指、无名指的指端轻轻地按压眼球，也可以旋转轻揉。不可持续太久或用力揉压，20 秒钟左右就停止。

按压额头：双手的各三个手指从额头中央，向左右太阳穴的方向转动搓揉，再用力按压太阳穴，可用指尖施力。如此眼底部会有舒服的感觉。重复做 3 ~ 5 次。

按压眉间：拇指腹部贴在眉毛根部下方凹处，轻轻按压或转动。重复做 3 次。眼睛看远处，眼球朝右—上—左—下的方向转动，头部不可晃动。除此以外，用力眨眼，闭眼，也能消除眼睛疲劳。这些方法都能消除眼睛疲劳，让眼睛充分休息，刺激容易老化的眼睛肌肉，恢复活力。

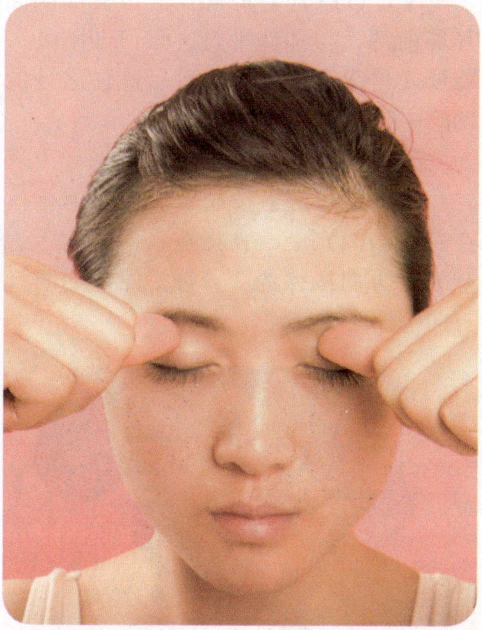

耳鸣耳痛

耳鸣是听觉功能的紊乱现象，临床表现是多种多样的，有刮风似的呼呼声，有机器响似的隆隆声，有蝉鸣般的唧唧声，或有的似虫鸣、鸟叫、流水声，以及哨声、铃声等等。高音耳鸣时可使人烦躁不安，影响工作和睡眠，患者非常痛苦。而耳朵里面疼为一种常见症状，可分为耳源性耳朵疼、反射性耳朵疼以及神经性耳朵疼三种，就耳朵本身的病变而言，最主要的原因是耳朵发炎。按摩相关穴位，可清热降浊、补益肾气，调和脾胃，从而治疗该症。

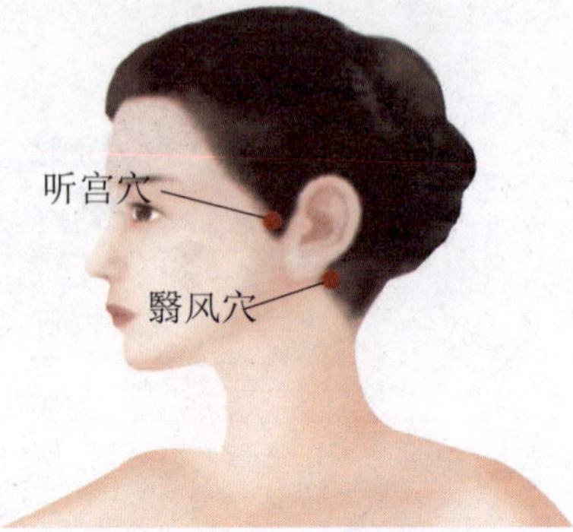

按摩主穴

按揉听宫、翳风穴

【定位取穴】听宫穴位于头部侧面耳屏前部，与耳珠平行，张口凹陷处；翳风穴位于耳朵下方耳垂后遮住之处的凹陷中间。

【功效】开窍聪耳。

【按摩方法】按摩者用两手拇指按在左右翳风穴上，食指按在听宫穴上，顺时针方向按揉约 2 分钟，然后逆时针方向按揉约 2 分钟。

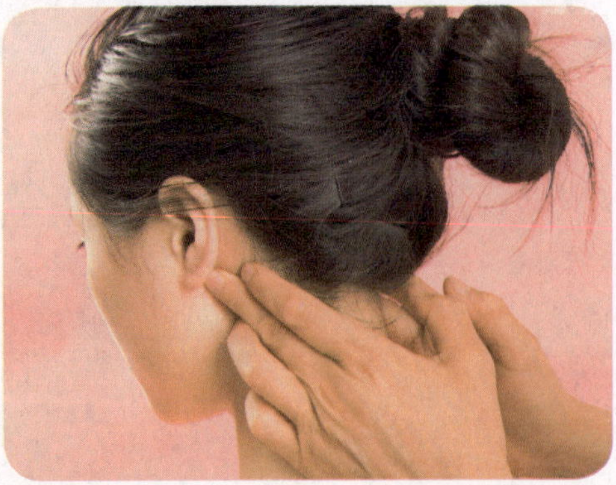

按揉耳和髎穴

【定位取穴】该穴位于耳门前上方，鬓发后缘，平耳郭根的前方。

【功效】清热降浊。

【按摩方法】被按摩者仰卧，按摩者坐于被按摩者头后，双手拇指相对，同时轻轻用力按住耳和髎 30 秒，然后顺时针方向揉约 2 分钟，以局部有酸胀感为佳。

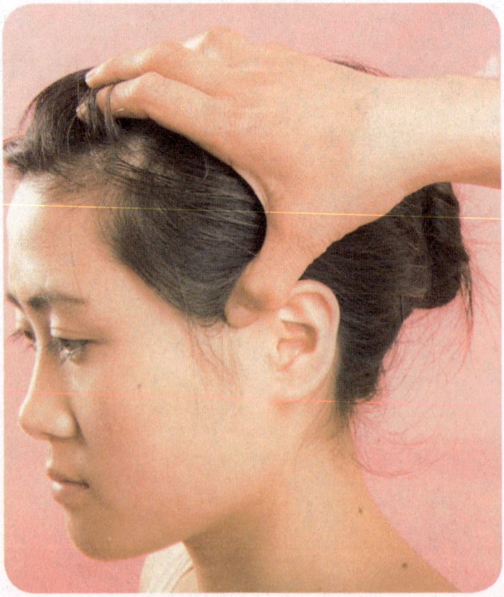

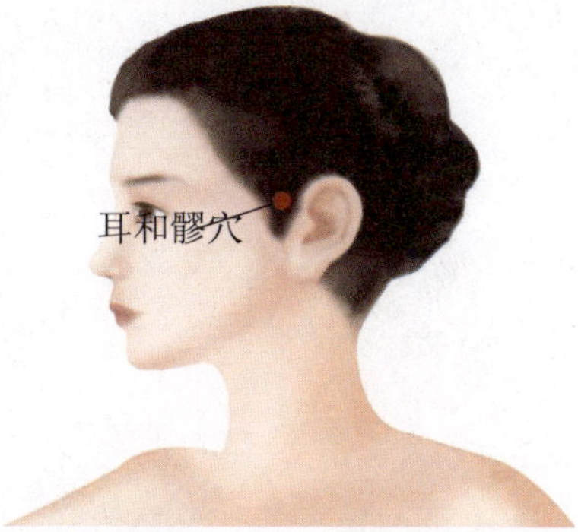

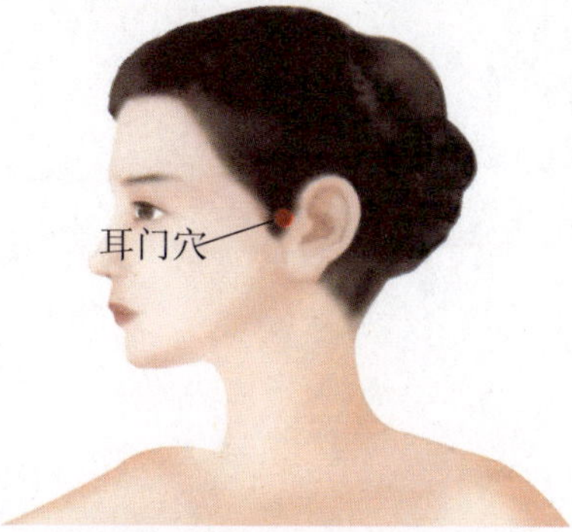

按揉耳门穴

【定位取穴】该位于面部，当耳屏上切迹的前方，下颌骨髁突后缘，张口有凹陷处。

【功效】降浊升清。

【按摩方法】被按摩者仰卧，微微张口，按摩者坐于被按摩者头后，用双手拇指相对，同时轻轻用力按压耳门穴半分钟，然后自上而下推耳前 20 次，以局部有酸胀感为佳。

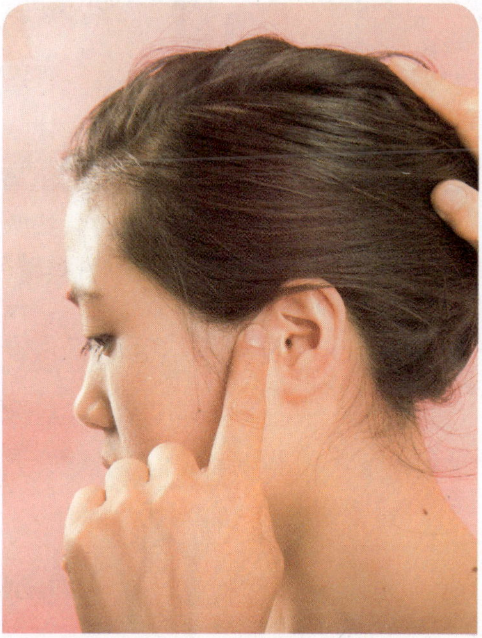

点揉太溪穴

【定位取穴】该穴位于足内侧，内踝后方与脚跟骨筋腱之间的凹陷处。也就是说在脚的内踝与跟腱之间的凹陷处。双侧对称，也就是两个。

【功效】通经活络，清热，止痛。

【按摩方法】按摩者用手握着被按摩者的踝部，用拇指点压太溪穴 30 秒，随即按顺时针方向按揉约 1 分钟，然后按逆时针方向按揉约 1 分钟，以局部出现酸、麻、胀感觉为佳。

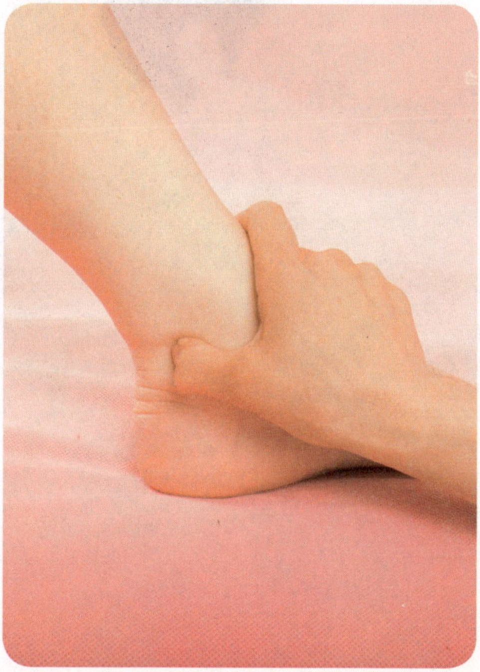

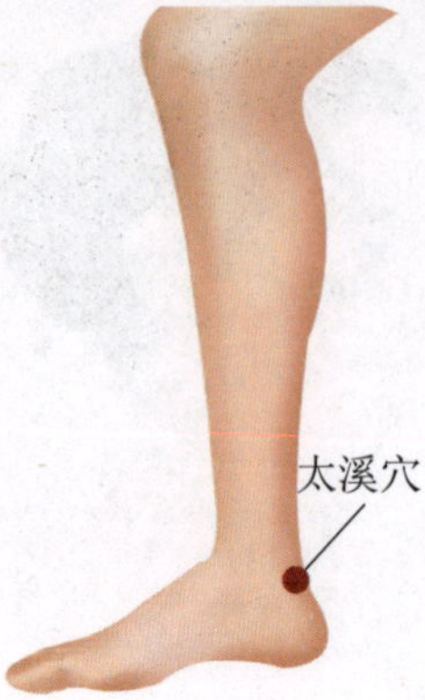

辅助穴位

头面部：听会

腰部：肾俞、盲俞、大肠俞

上肢：合谷、内关

下肢：复溜、三阴交

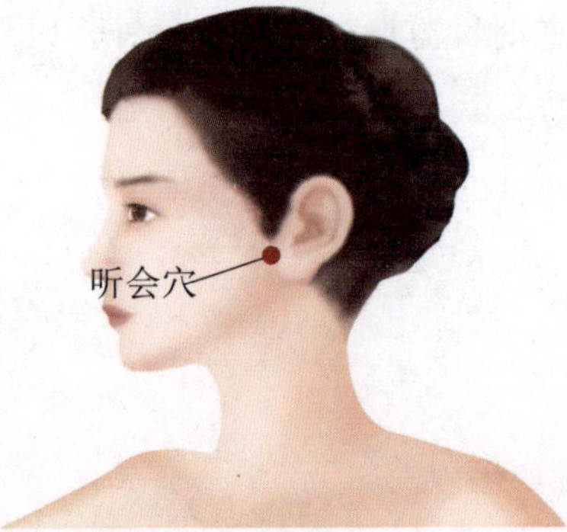

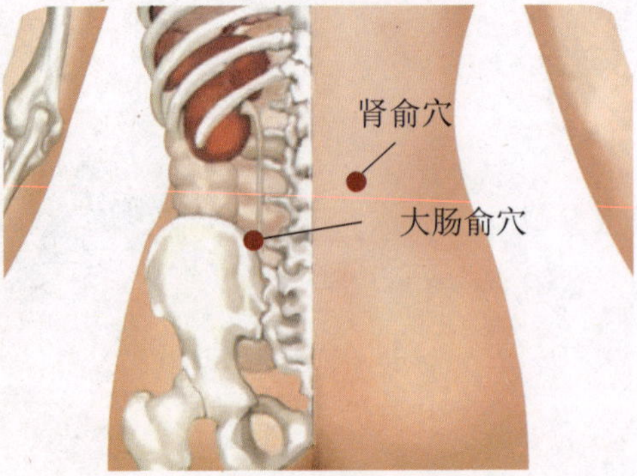

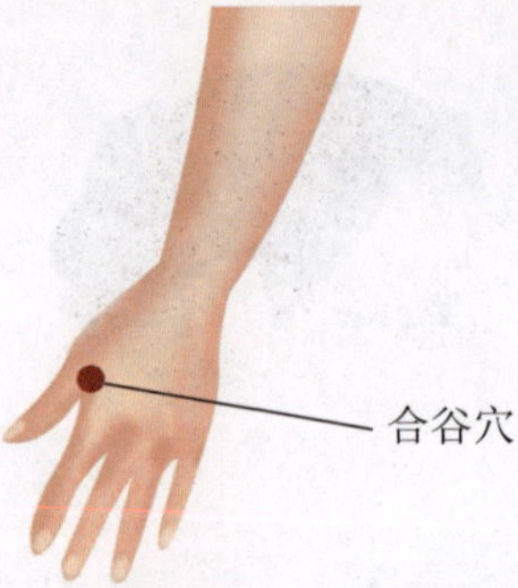

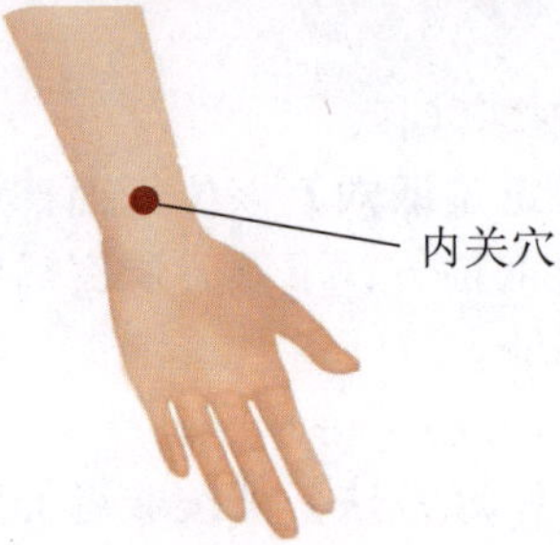

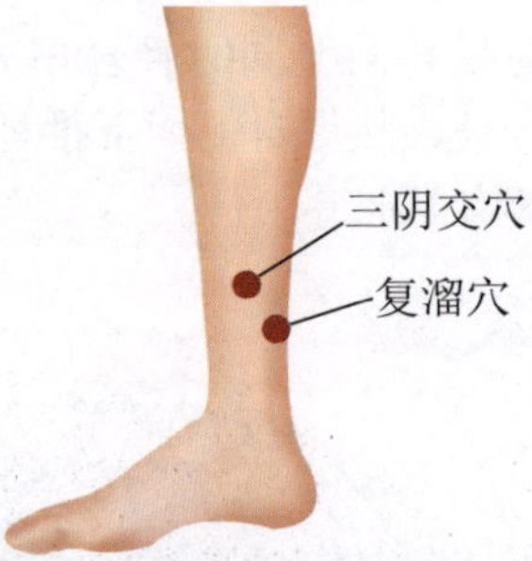

局部按摩

按摩腰部：被按摩者俯卧位，按摩者用手掌摩擦腰骶底部，至皮肤微红发热为宜。重点按揉肾俞、大肠俞穴，每穴 1~2 分钟。坚持每日 1 次，每 7 天为一疗程。

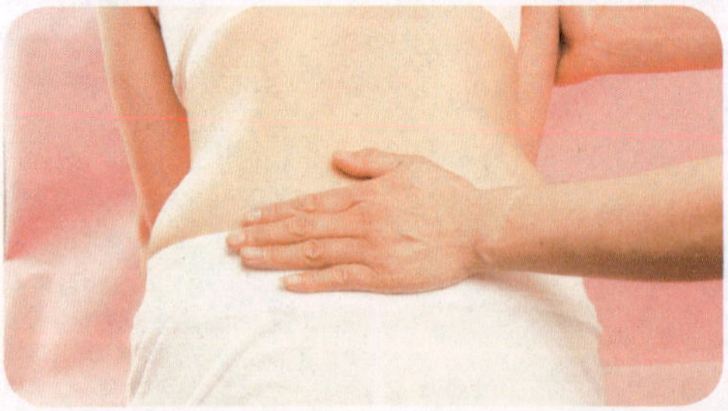

食欲减退

所谓的“食欲”，是一种想要进食的生理需求，是对食物的期望，是在期望进食时感觉到的一种愉快感。一旦这种需求低落，甚至消失，即称为食欲减退。食欲减退为主的亚健康状态，其特点是多有过度劳累、工作压力大和精神因素为背景，特别是病情常随情绪变化而波动，症状可因精神治疗如暗示疗法而暂时减轻。食欲减退相当于中医的纳呆、纳少等症状，多与人体的脾胃功能失调有关。按摩是通过刺激经络和俞穴，调节脏腑组织功能，运行气血，联络脏腑，沟通内外，贯通上下泻其有余，补其不足，促使人体气血流通，从而使人体增强抗病能力，使机体的正常活动得以恢复和维持。

按摩主穴

按揉中脘穴

【定位取穴】该穴位于上腹部，前正中线上，当脐中上 4 寸。取穴时，可采用仰卧位，脐中与胸剑联合部(心窝上边)的中点为取穴部位。

【功效】和胃健脾。

【按摩方法】被按摩者仰卧，按摩者用拇指指腹按压中脘穴约 30 秒，然后按顺时针方向按揉约 2 分钟，以局部出现酸、麻、胀感觉为佳。

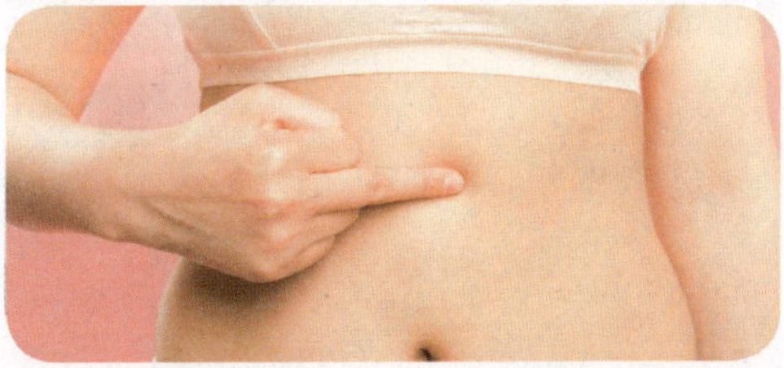

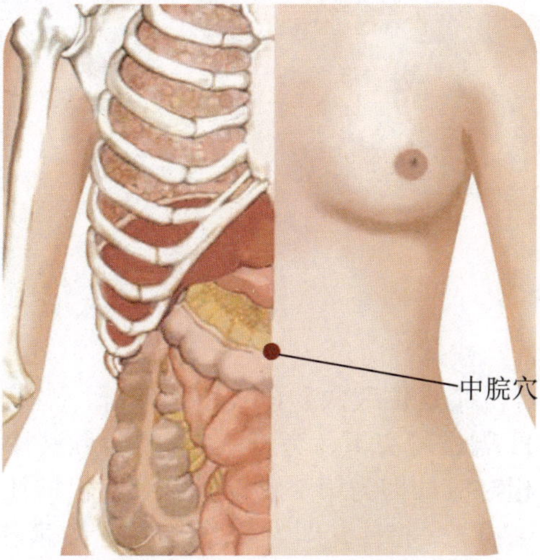

按揉下脘穴

【定位取穴】该穴位于上腹部，前正中线上，当脐中上 2 寸。

【功效】健脾和胃，降逆止呕。

【按摩方法】被按摩者仰卧，按摩者用拇指指腹按压下脘穴约 30 秒，然后按顺时针方向按揉约 2 分钟，以局部出现酸、麻、胀感觉为佳。

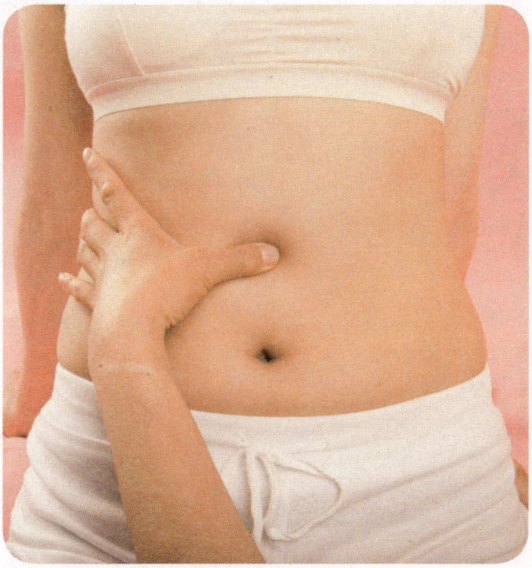

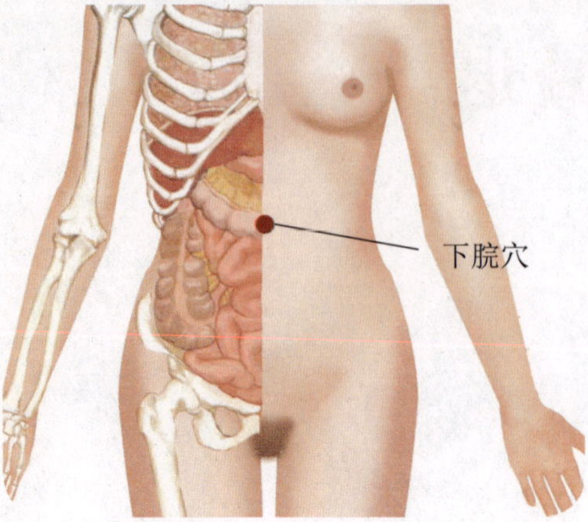

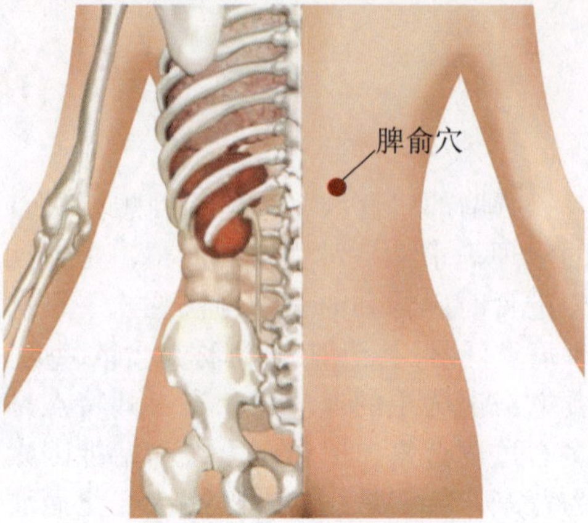

按揉脾俞穴

【定位取穴】 该穴位于背部，当第 11 胸椎棘突下，旁开 1.5 寸。与肚脐中相对应处即为第 2 腰椎，由第 2 腰椎往上摸 3 个椎体，即为第 11 胸椎，其棘突下缘旁开约 2 横指 (食、中指) 处为取穴部位。

【功效】 健脾和胃，利湿升清。

【按摩方法】 被按摩者俯卧，按摩者用两手拇指按在脾俞穴上，其余四指附着在肋骨上，按揉约 2 分钟；或捏空拳揉擦脾俞穴 30 ~ 50 次，擦至局部有热感为佳。

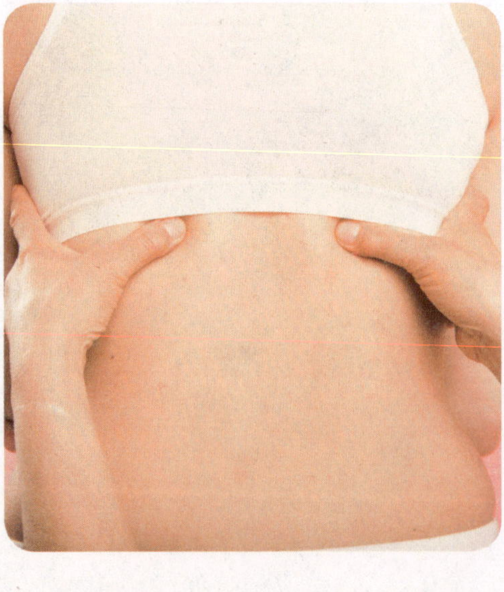

按揉胃俞穴

【定位取穴】 该穴位于背部，当第 12 胸椎棘突下，旁开 1.5 寸。取穴时，可采用俯卧的取穴姿势，当第 12 胸椎棘突下，左右旁开 2 指宽处即是。

【功效】 外散胃腑之热。

【按摩方法】 被按摩者俯卧，按摩者用双手拇指重叠按压胃俞穴 1 分钟，再按顺时针方向按揉约 1 分钟，然后按逆时针方向按揉约 1 分钟，以局部出现酸、麻、胀感觉为佳。

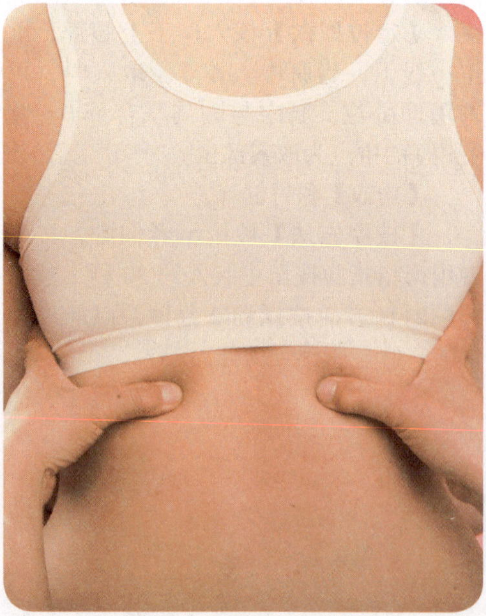

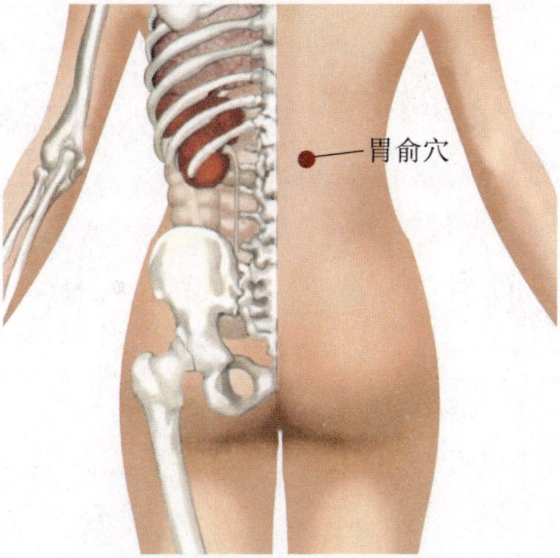

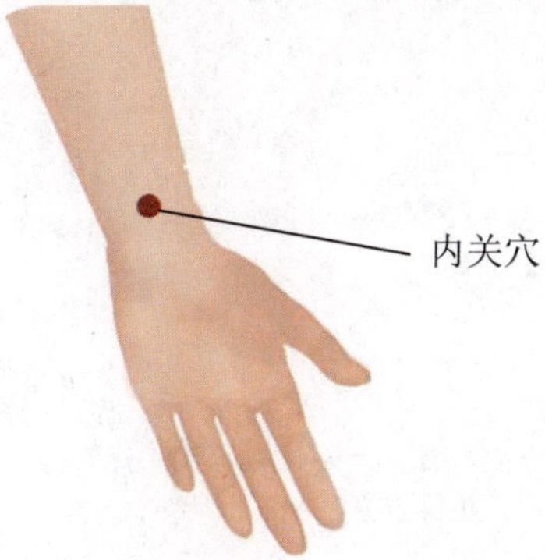

点按内关穴

【定位取穴】该穴位于前臂掌侧，当曲泽与大陵的连线上，腕横纹上 2 寸，掌长肌肌腱与桡侧腕屈肌肌腱之间。取穴时，患者采用正坐或仰卧，仰掌的姿势，从近手腕之横皱纹的中央，往上约两指宽的中央。

【功效】宁心安神，和胃降逆。

【按摩方法】按摩者左手托着被按摩者的前臂，右手拇指或食指点按内关穴约 1 分钟，以局部感到酸胀并向腕部和手放射为佳。

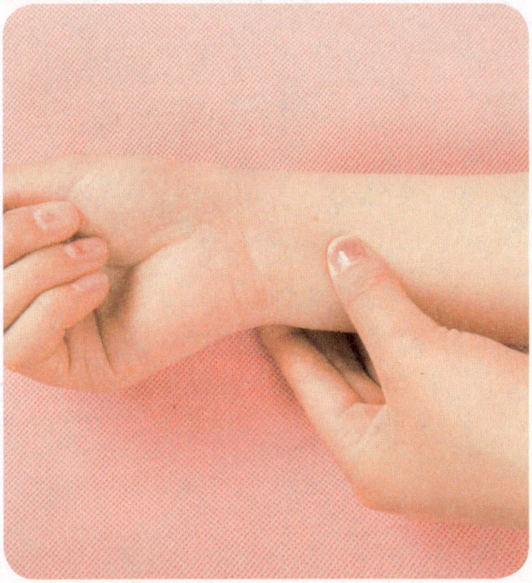

按揉足三里穴

【定位取穴】该穴位于外膝眼下 3 寸，距胫骨前嵴 1 横指，当胫骨前肌上。取穴时，由外膝眼向下量 4 横指，在腓骨与胫骨之间，由胫骨旁量 1 横指，该处即是。

【功效】调理脾胃，补中益气，通经活络，疏风化湿，扶正祛邪。

【按摩方法】被按摩者膝盖稍弯曲，按摩者用拇指按顺时针方向按揉足三里穴约 2 分钟，然后按逆时针方向按揉约 2 分钟，以局部出现酸、麻、胀感觉为佳。

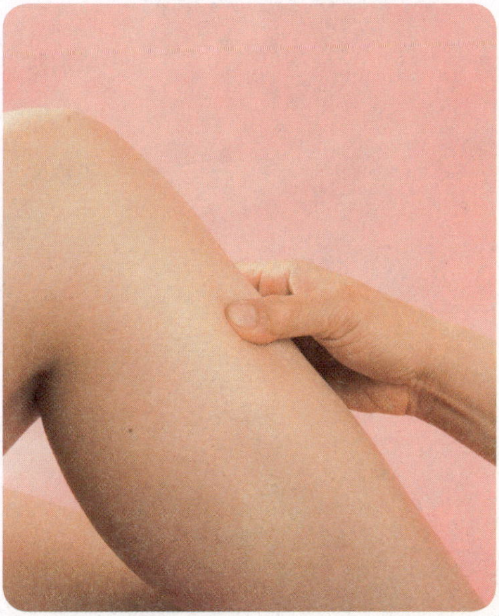

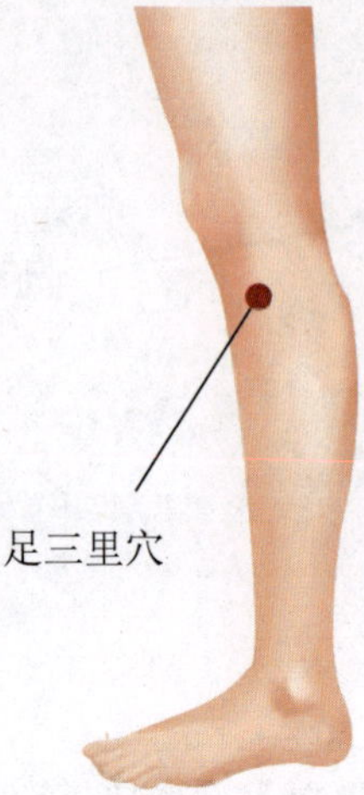

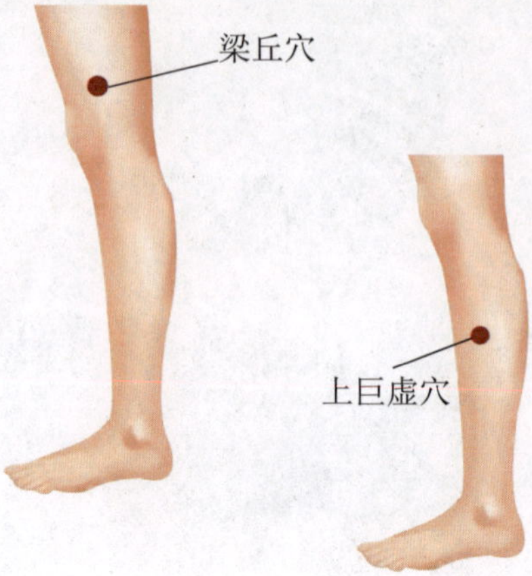

辅助穴位

腹部：天枢、梁门
上肢：合谷
下肢：梁丘、上巨虚

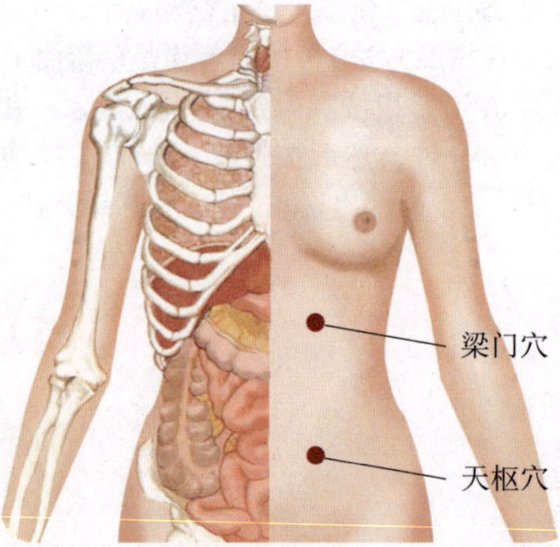

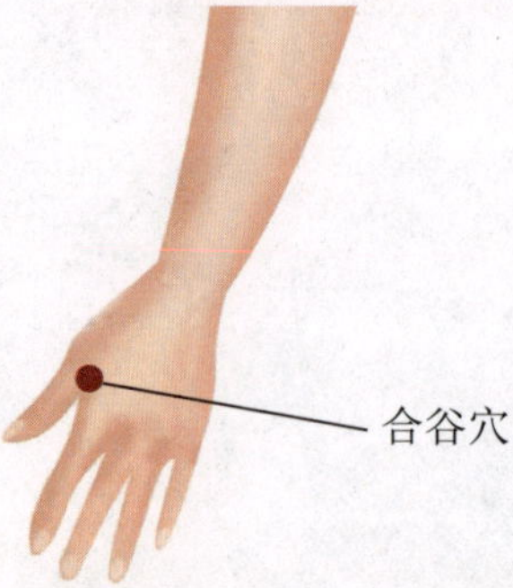

局部按摩

按摩足部：按压大脑、垂体、甲状腺反射区，能促进神经体液调节，有助于精神放松与睡眠。按压胃、大小肠、胰、肝、脾、腹腔神经丛反射区以及胸椎、腰椎反射区，能够促进胃肠道血液循环，促进营养吸收。按摩肾、输尿管、膀胱反射区，有助于代谢废物与有害毒素的排出。

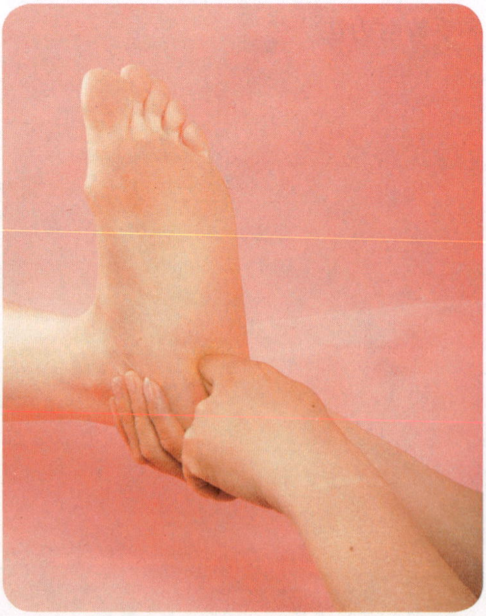

消瘦

人体因疾病或某些因素体重下降超过正常标准体重的10%以上时称为消瘦。消瘦与肥胖一样，都是亚健康的一种。造成人体消瘦的原因主要有：病理性疾病，例如肠道寄生虫、贫血、糖尿病、甲亢、长期活动性结核病等；脾胃功能低下，主要是由于脾胃吸收功能低下，营养不能充分吸收到引起的；复合型及脾胃性消化与病理性消瘦合并所导致；精神因素，如精神焦虑、生活不规律、过度劳累、睡眠不足、身体消耗多于摄取等；其他因素，例如饮食因素、遗传因素、内分泌因素等都会导致身体消瘦。按摩相关穴位能行气活血，清热化滞，健脾和胃。

按摩主穴

按揉中脘穴

【定位取穴】该穴位于上腹部，前正中线上，当脐中上4寸。取穴时，可采用仰卧位，脐中与胸剑联合部（心窝上边）的中点为取穴部位。

【功效】调理脾胃，化湿降逆。

【按摩方法】被按摩者仰卧，按摩者用拇指指腹按压中脘穴约30秒，然后按顺时针方向按揉约2分钟，以局部出现酸、麻、胀感觉为佳。

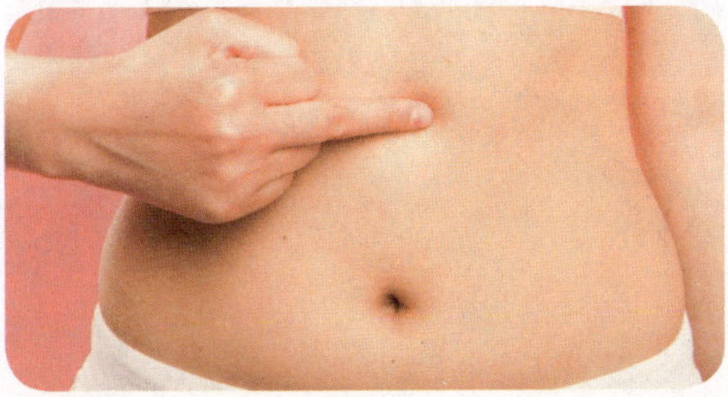

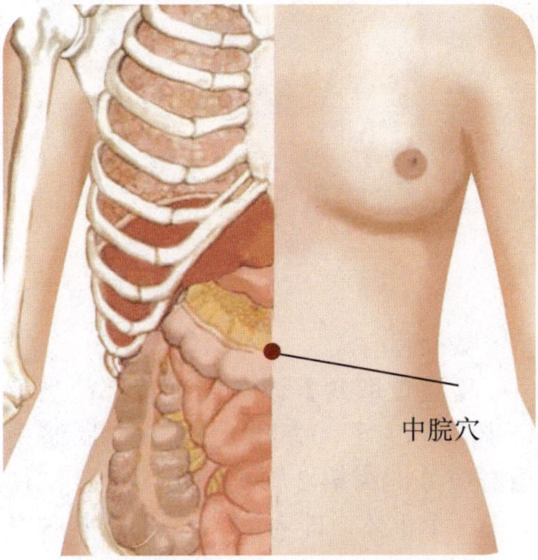

按揉天枢穴

【定位取穴】该穴位于腹中部，平脐中，距脐中2寸。取穴时，可采用仰卧的姿势，肚脐向左右3指宽处。

【功效】疏调肠腑，理气行滞，消食。

【按摩方法】被按摩者仰卧，按摩者用拇指指腹按压天枢穴约30秒，然后按顺时针方向按揉约2分钟，以局部出现酸、麻、胀感觉为佳。

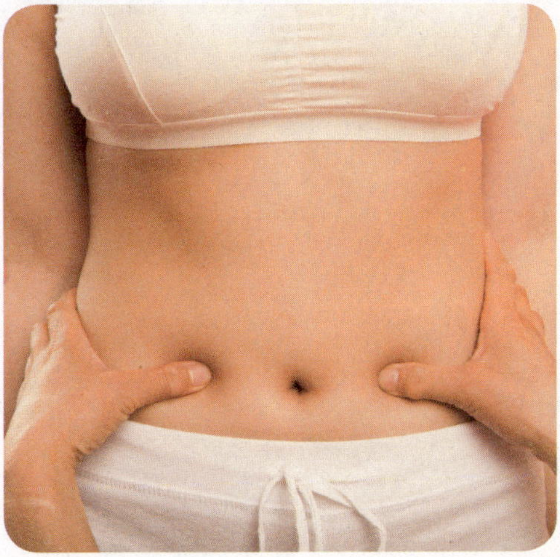

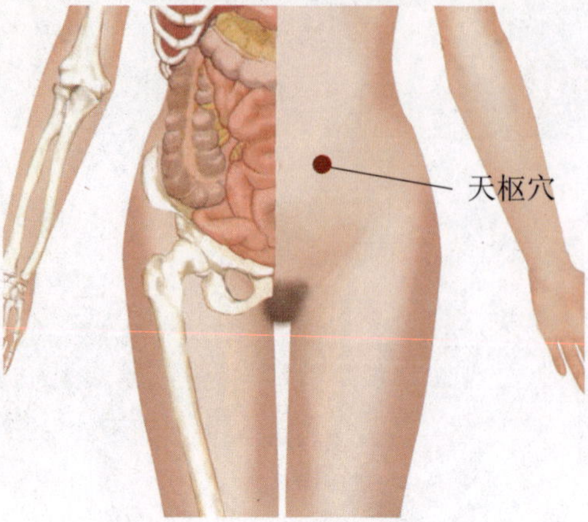

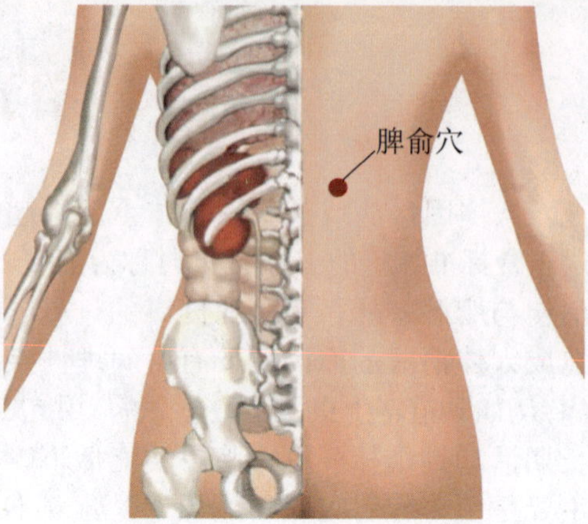

按揉脾俞穴

【定位取穴】该穴位于背部，当第11胸椎棘突下，旁开1.5寸。与肚脐中相对应处即为第2腰椎，由第2腰椎往上摸3个椎体，即为第11胸椎，其棘突下缘旁开约2横指(食、中指)处为取穴部位。

【功效】健脾和胃，利湿升清。

【按摩方法】被按摩者俯卧，按摩者用两手拇指按在脾俞穴上，其余四指附着在肋骨上，按揉约2分钟；或捏空拳揉擦脾俞穴30~50次，擦至局部有热感为佳。

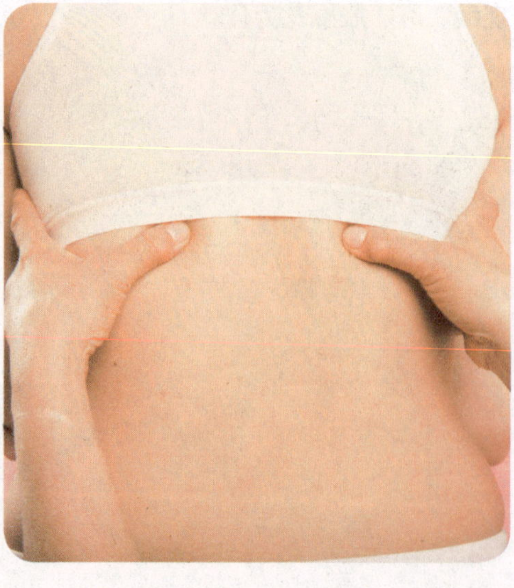

按揉胃俞穴

【定位取穴】该穴位于背部，当第12胸椎棘突下，旁开1.5寸。取穴时，可采用俯卧的取穴姿势，当第12胸椎棘突下，左右旁开2指宽处即是。

【功效】外散胃腑之热。

【按摩方法】被按摩者俯卧，按摩者用双手拇指重叠按压胃俞穴1分钟，再按顺时针方向按揉约1分钟，然后按逆时针方向按揉约1分钟，以局部出现酸、麻、胀感觉为佳。

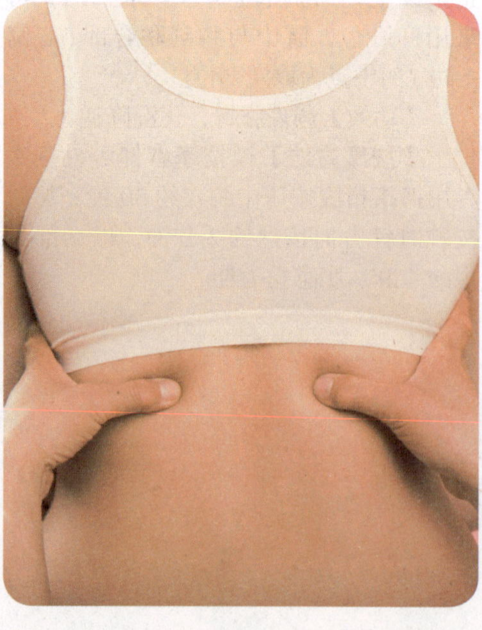

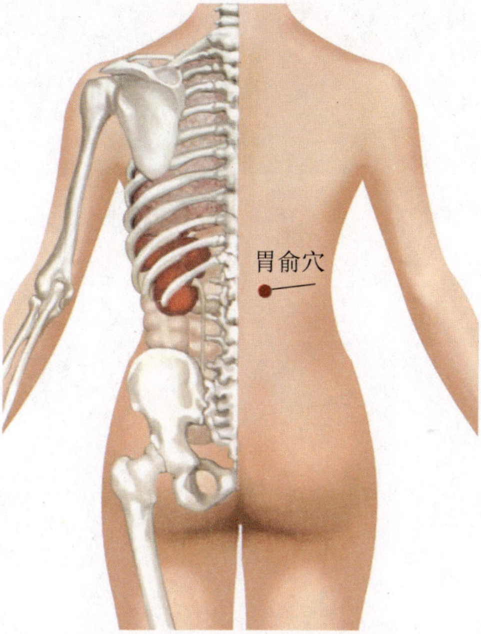

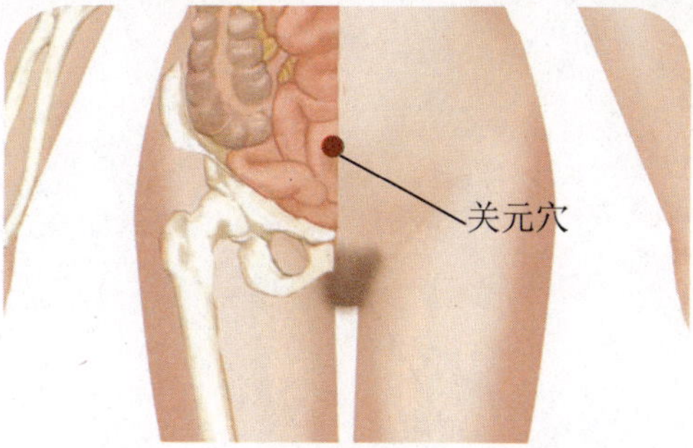

点按关元穴

【定位取穴】该穴位于脐中下 3 寸，腹中线上，仰卧取穴。

【功效】培根固元，培肾壮阳。

【按摩方法】被按摩者仰卧，按摩者用拇指指腹轻轻点按关元穴约 2 分钟，以局部出现酸、麻、胀感觉为佳。

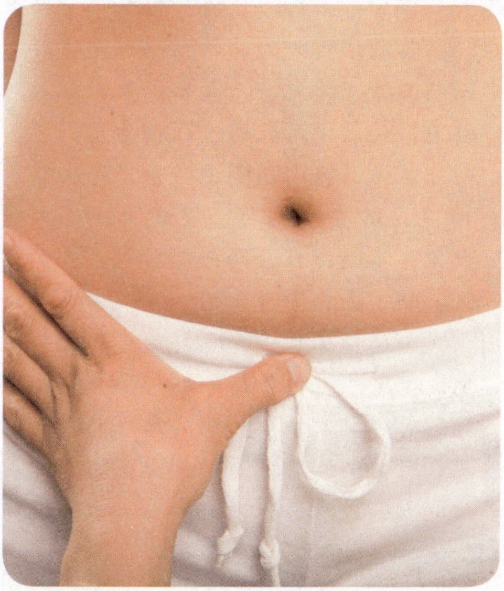

按揉足三里穴

【定位取穴】该穴位于外膝眼下 3 寸，距胫骨前嵴 1 横指，当胫骨前肌上。取穴时，由外膝眼向下量 4 横指，在腓骨与胫骨之间，由胫骨旁量 1 横指，该处即是。

【功效】调理脾胃，补中益气，通经活络，疏风化湿，扶正祛邪。

【按摩方法】被按摩者膝盖稍弯曲，按摩者用拇指按顺时针方向按揉足三里穴约 2 分钟，然后按逆时针方向按揉约 2 分钟，以局部出现酸、麻、胀感觉为佳。

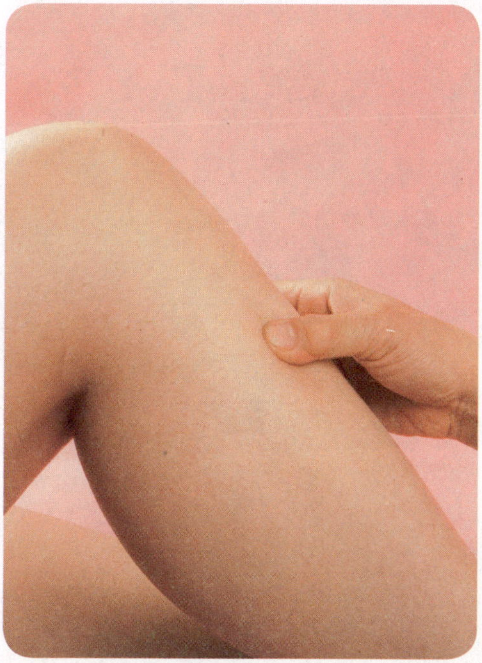

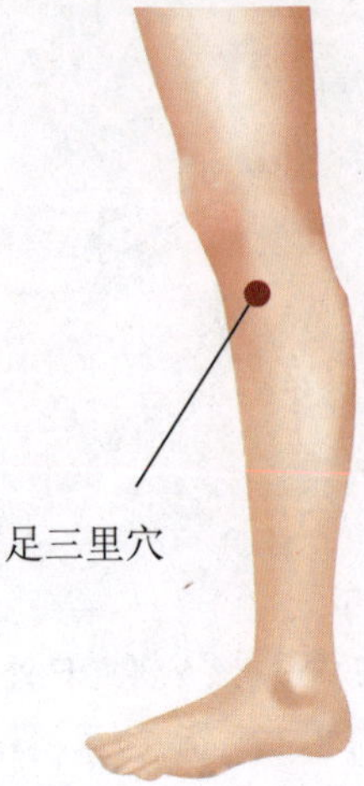

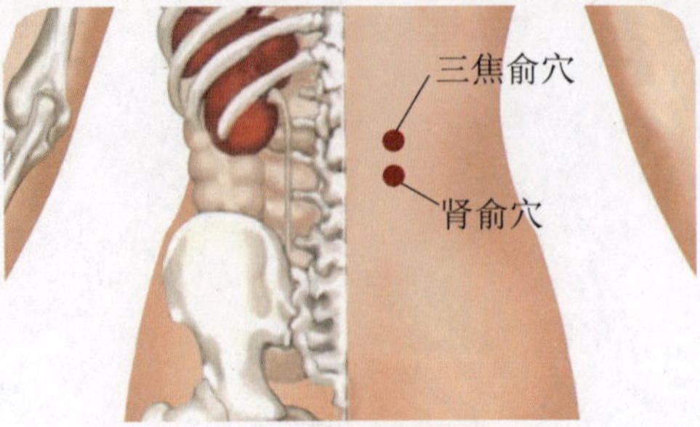

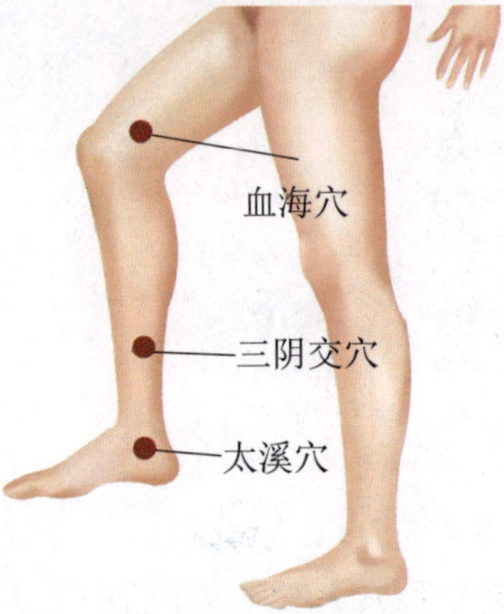

辅助穴位

腹部：梁门、神阙、气海
背部：肾俞、三焦俞
下肢：血海、三阴交、太溪

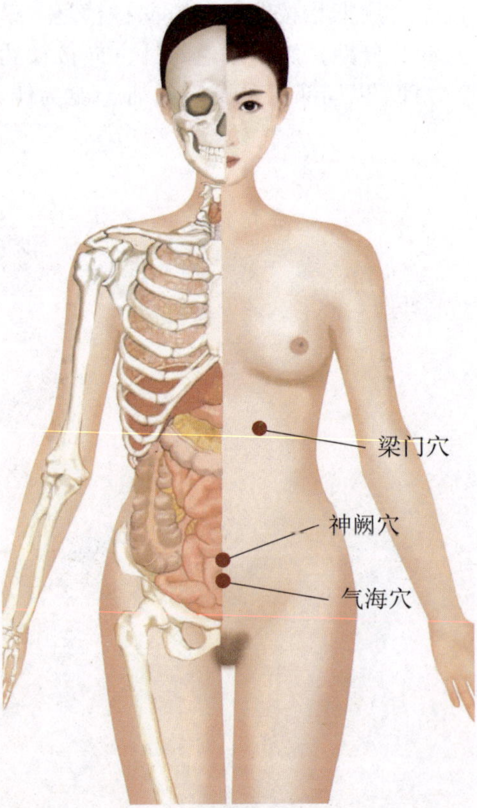

温馨小贴士

食物增肥一方：山药粥

成分：山药、乳酪、白糖。

其制法可分为两种。一种是将鲜山药洗净，捣泥，待大米粥熟时加入拌匀，而后调入乳酪、白糖食用；另一方法是，将山药晒干研粉，每次取30克，加冷水调匀，置炉上，文火煮熟，不断搅拌，两三沸后取下，调入乳酪、白糖即可食用。

山药性味甘平，可补虚羸、长肌肉、润皮毛，为治消瘦、美容之妙品。乳酪可养肺润肤、养阴生津。两者合用，可健运脾胃，资助化源，故于虚瘦病人，效果甚佳。

眩晕

眩晕是一种运动错觉或幻觉，是患者对于空间关系的定向障碍或平衡障碍。患者或以倾倒的感觉为主，或感到自身晃动、景物旋转。发作时，患者睁眼时感觉周围物体在旋转，闭眼后感觉自身在旋转，常伴有恶心、呕吐、出冷汗、心率过快或过缓、血压升高或降低，甚至伴有肠蠕动亢进和便意频繁等。中医认为，眩晕多为肝阳上亢，气血亏虚，肾精不足，痰浊中阻所为。按摩相关穴位可补肾清肝，祛痰止眩。

按摩主穴

按揉百会穴

【定位取穴】 该穴位于头部，头顶正中心。让患者采用正坐的姿势，可以通过两耳角直上连线中点，来简易取此穴。

【功效】 疏通经络，提升督脉的阳气。

【按摩方法】 被按摩者取坐位，按摩者用拇指按压百会穴约30秒，按顺时针方向按揉约1分钟，然后按逆时针方向按揉约1分钟，以局部出现酸、麻、胀感向头部四周放射为佳，每日2～3次。

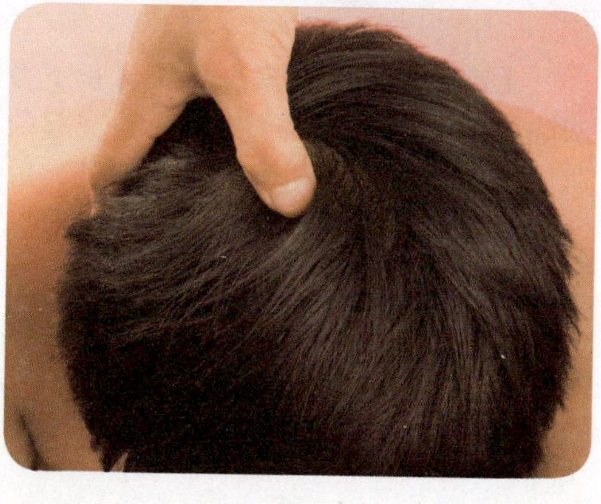

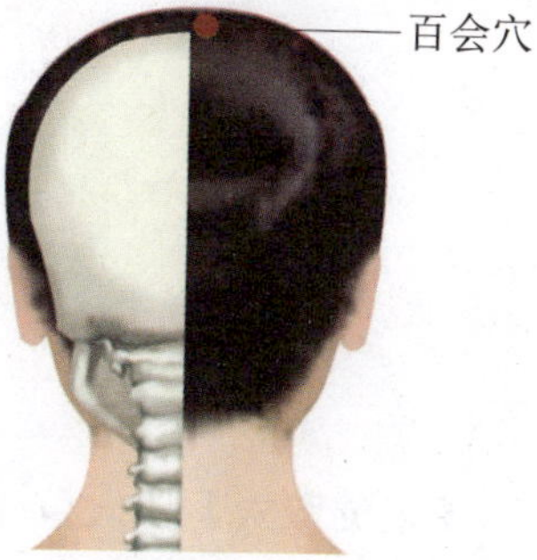

推抹印堂穴

【定位取穴】 该穴位于前额部，当两眉头连线的中点处。取穴位时，患者可以采用正坐或仰靠、仰卧姿势，两眉头连线中点即是。

【功效】 祛风通窍，安神定痛。

【按摩方法】 被按摩者仰卧，按摩者用拇指从鼻子向额头方向推抹印堂穴约2分钟，以局部出现酸、麻、胀感觉为佳。

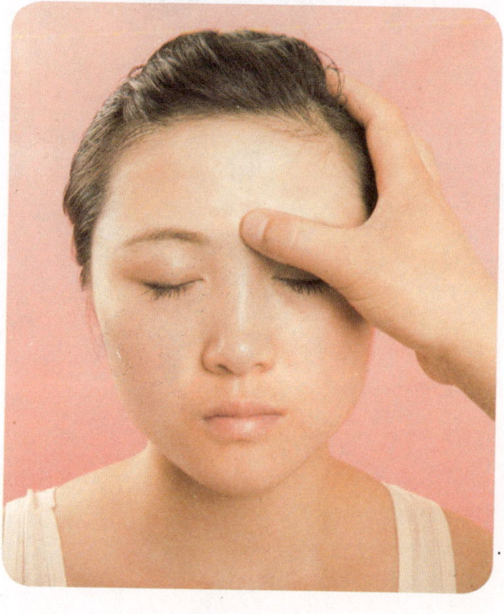

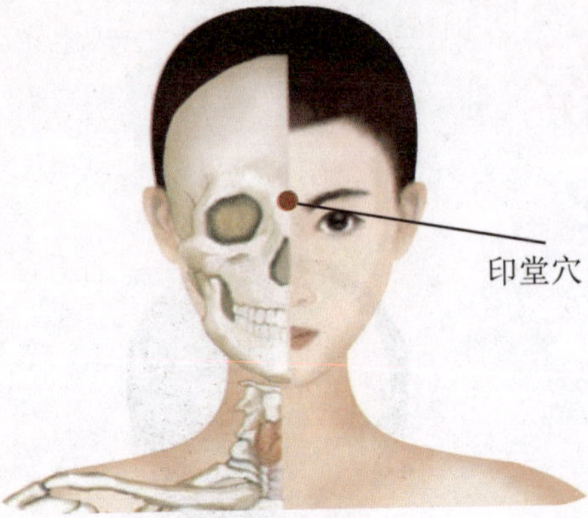

按揉头窍阴穴

【定位取穴】该穴位于头部耳后乳突基部后上方凹陷处，天冲与完骨所连弧形连线的下 1/3 折点。

【功效】平肝镇痛，开窍聪耳。

【按摩方法】按摩者用两手拇指同时着力按压头窍阴穴半分钟，然后顺时针方向按揉约 2 分钟，以局部有酸胀感为佳。

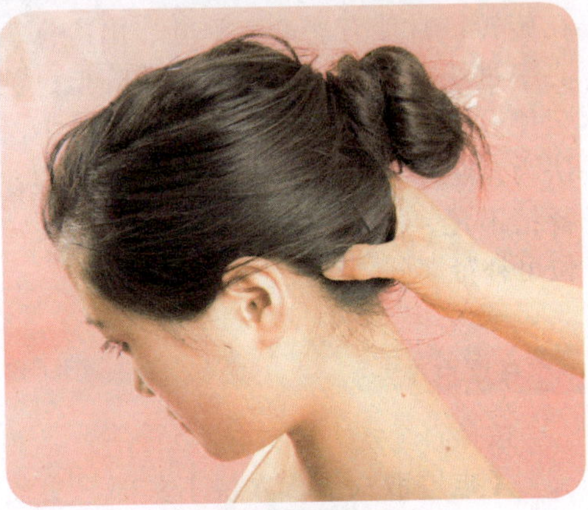

按揉翳风穴

【定位取穴】该穴位于耳朵下方耳垂后遮住之处的凹陷中间。

【功效】聪耳通窍，散内泄热。

【按摩方法】按摩者用中指按在左右翳风穴上，顺时针方向按揉约 2 分钟，然后逆时针方向按揉约 2 分钟。

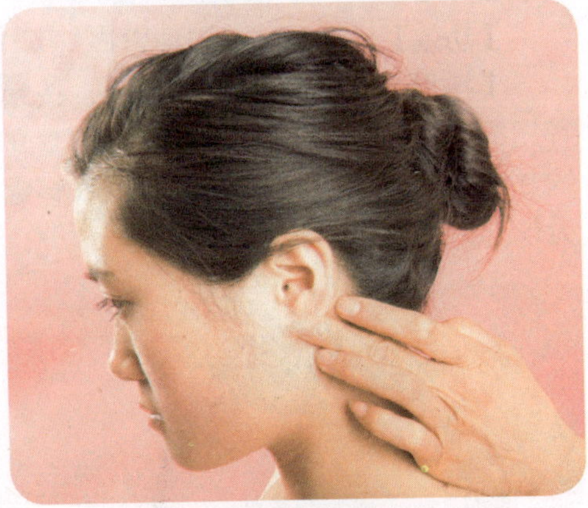

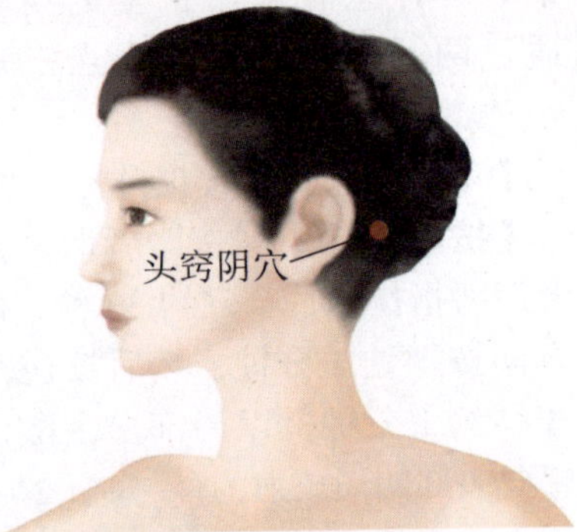

按压天柱穴

【定位取穴】该穴在后头骨正下方凹陷处，也就是颈脖子处有一块突起的肌肉（斜方肌），此肌肉外侧凹处，后发际正中旁 1.3 寸。

【功效】明目醒脑。

【按摩方法】被按摩者取坐位，按摩者用拇指、食指同时着力，按压天柱穴约 2 分钟，以局部出现酸、麻、胀感为佳。

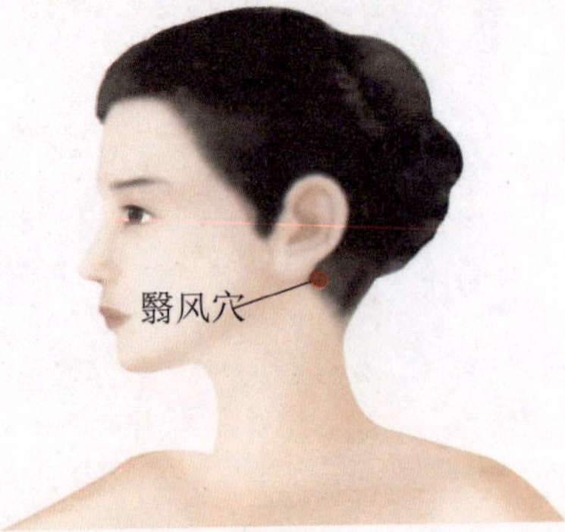

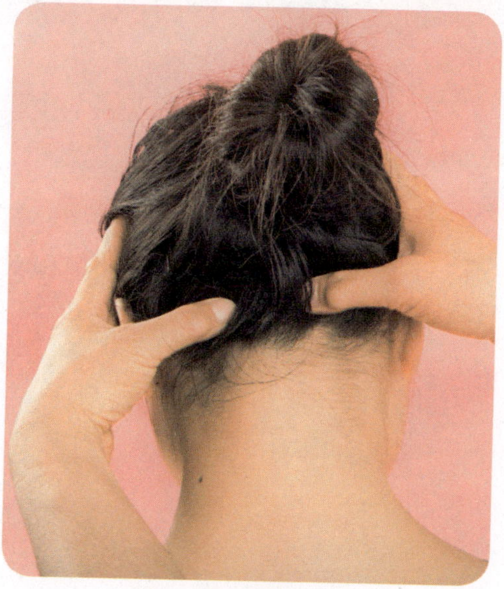

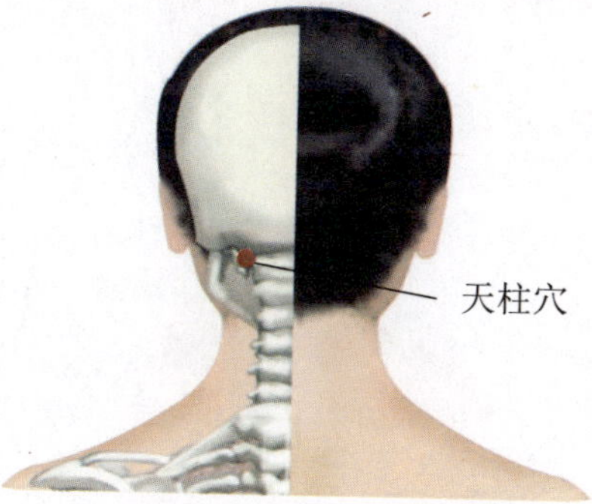

揉捏风池穴

【定位取穴】该穴位于项部，在枕骨之下，与风府穴相平，胸锁乳突肌与斜方肌上端之间的凹陷处。（或当后头骨下，两条大筋外缘陷窝中，相当于耳垂齐平。）

【功效】壮阳益气。

【按摩方法】被按摩者取坐位，按摩者站在被按摩者背后，用拇指指腹或食指、中指两指并拢，用力环行揉按风池穴，同时头部尽力向后仰，以局部出现酸、沉、重、胀感为宜。每次按揉10分钟，早、晚各按揉一次。

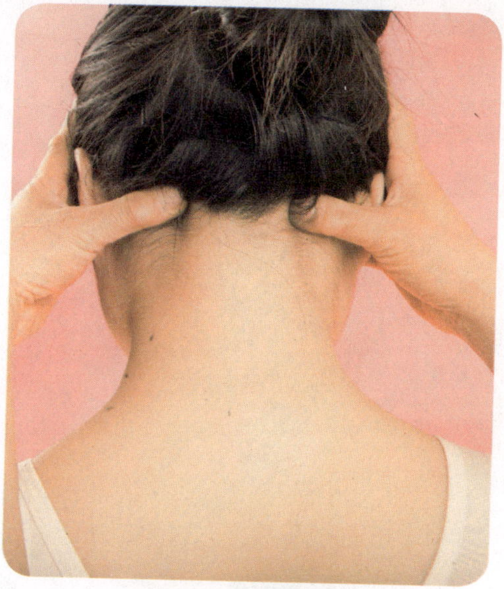

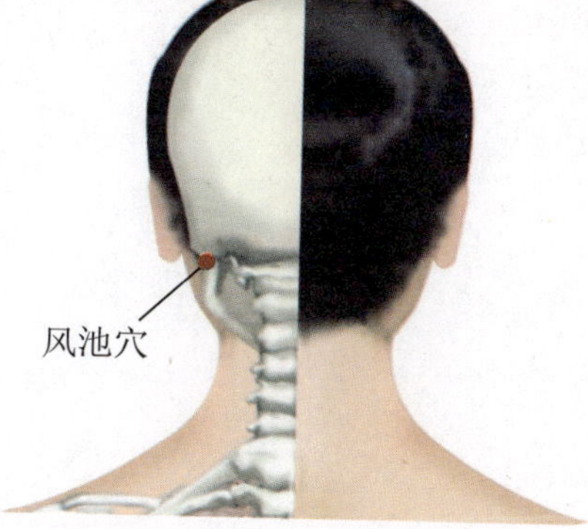

按揉三阴交穴

【定位取穴】该穴位于小腿内侧，当足内踝尖上3寸，胫骨内侧缘后方。取穴时正坐屈膝成直角，以手4指并拢，小指下边缘紧靠内踝尖上，食指上缘所在水平线在胫骨后缘的交点，为取穴部位。

【功效】健脾益血，调肝补肾，安神。

【按摩方法】被按摩者仰卧，按摩者用拇指按顺时针方向按揉三阴交穴约2分钟，然后按逆时针方向按揉约2分钟，以局部出现酸、麻、胀感觉为佳。

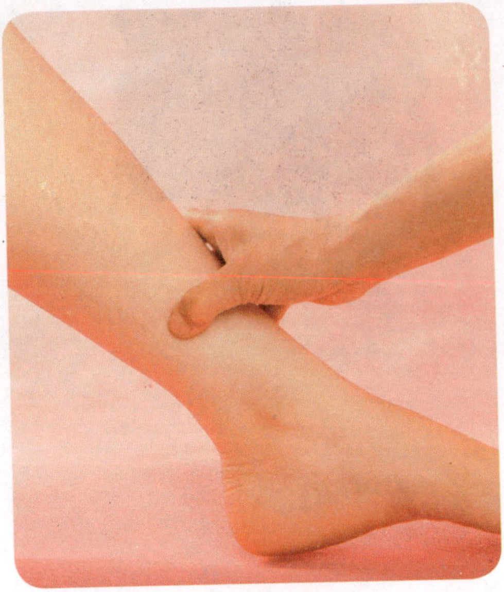

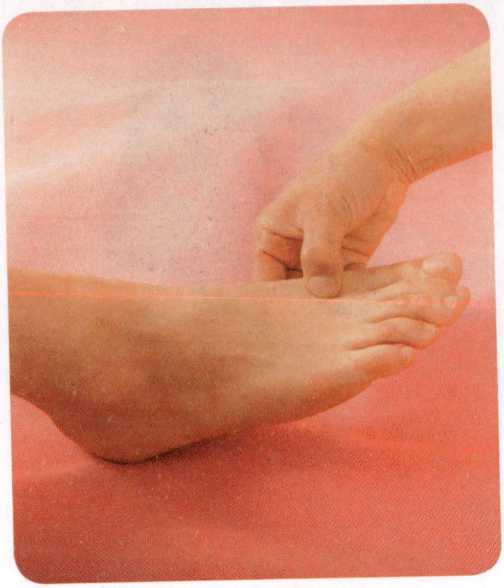

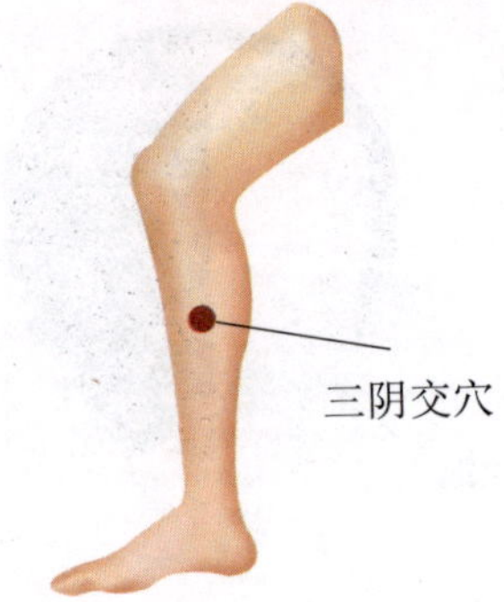

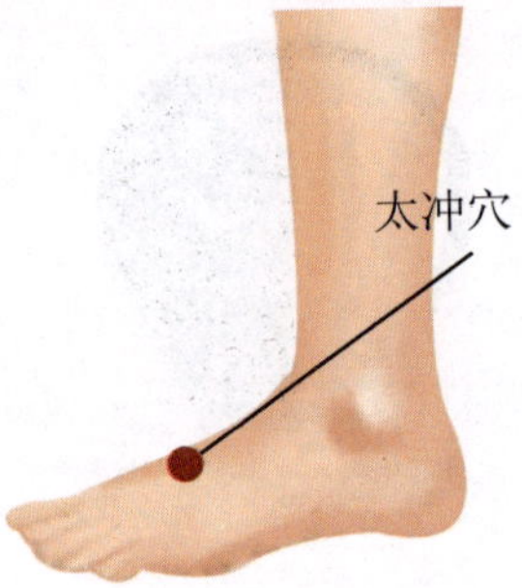

点按太冲穴

【定位取穴】该穴位于足背侧，第1、2趾跖骨连接部位中。取穴时，可采用正坐或仰卧的姿势，以手指沿拇趾、次趾夹缝向上移压，压至能感觉到动脉映手，即是太冲穴。

【功效】调节肝功能，疏泄毒素，降低血压。

【按摩方法】按摩者一手托着按摩者的足部，另一手拇指点按太冲穴大约30秒，按顺时针方向按揉约1分钟，然后按逆时针方向按揉约1分钟，以局部出现酸、麻、胀感为佳。

点揉太溪穴

【定位取穴】该穴位于足内侧，内踝后方与脚跟骨筋腱之间的凹陷处。也就是说在脚的内踝与跟腱之间的凹陷处。双侧对称，也就是两个。

【功效】通经活络，清热，止痛。

【按摩方法】按摩者用手握着被按摩者的踝部，用拇指点压太溪穴30秒，随即按顺时针方向按揉约1分钟，然后按逆时针方向按揉约1分钟，以局部出现酸、麻、胀感觉为佳。

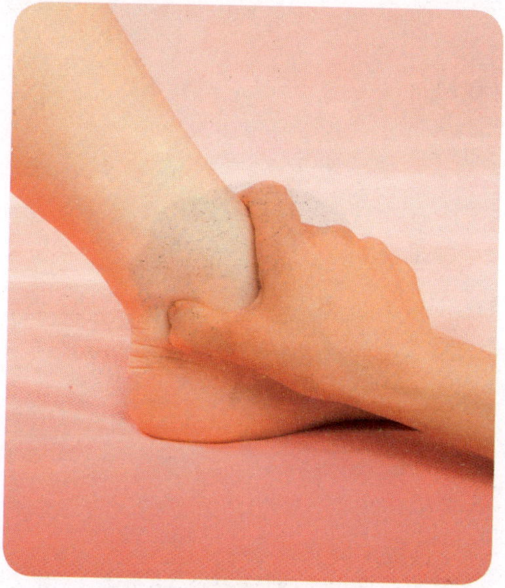

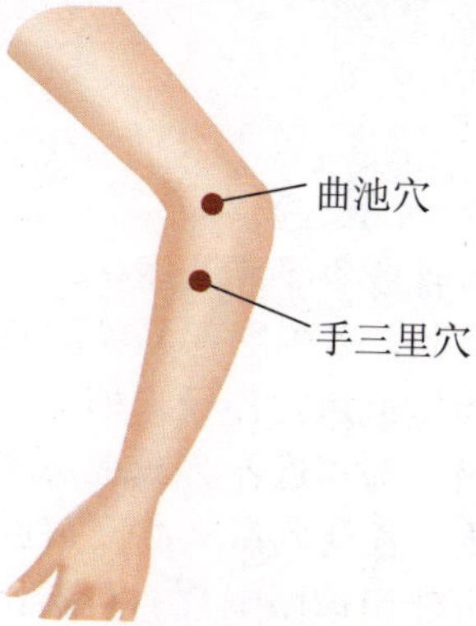

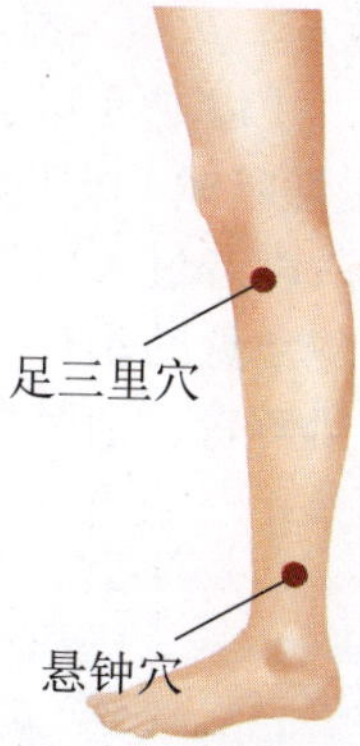

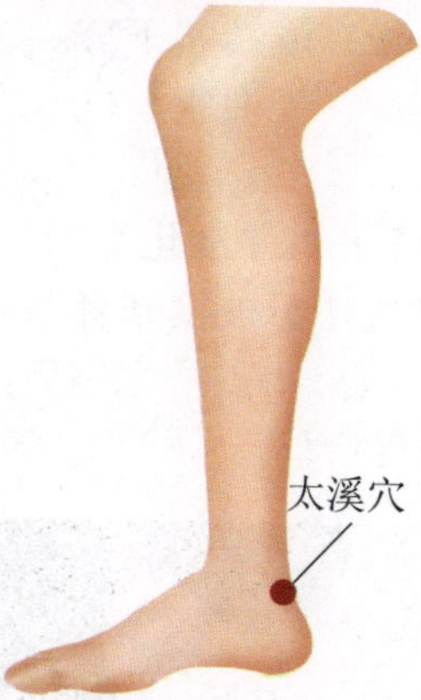

辅助穴位

头部：太阳、角孙
上肢：曲池、手三里
下肢：足三里、悬钟

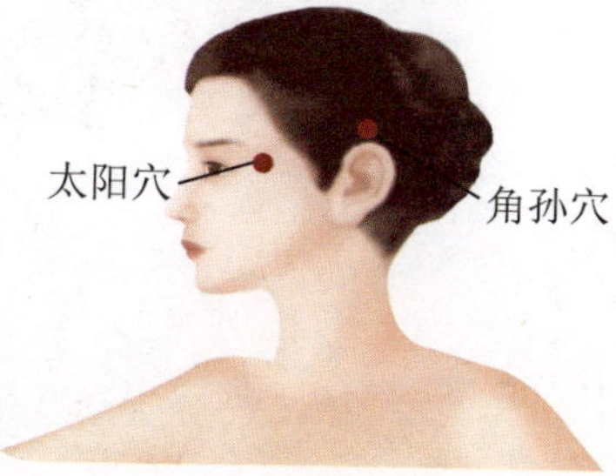

温馨小贴士

1.眩晕者应保持安静，心情愉快，保证充足的睡眠和休息，避免用脑过度、精神紧张等。饮食宜清淡，适当参加体育锻炼。

2.眩晕由颈椎病引起者，睡眠时要选用合适枕头，避免长期低头工作，要注意保暖。

3.眩晕由高血压、动脉硬化引起者，要经常测量血压，保持血压稳定，控制饮食及血脂，饮食宜清淡，情绪要稳定。

4.眩晕由贫血引起者应适当增加营养，可应用食物疗法及辅助药物治疗。

咽痛

咽痛是咽部常见症状，主要由咽部疾病引起，各种咽部黏膜的感染性炎症刺激和压迫痛觉神经末梢，导致咽痛。也可是咽部邻近器官或全身疾病在咽部的表现。任何刺激喉咙及口腔黏膜的物质都可能引起咽喉痛，包括：病毒、细菌感染，过敏反应，灰尘、香烟、废气、热饮料或食物，牙齿或牙龈感染有时也会累及咽喉。慢性咳嗽、极干燥的环境、胃酸反流及说话声音过大同样会刺激喉咙，声音嘶哑是常见的副作用。通过穴位按摩达到清热解毒，消肿散结，治疗本病的目的。

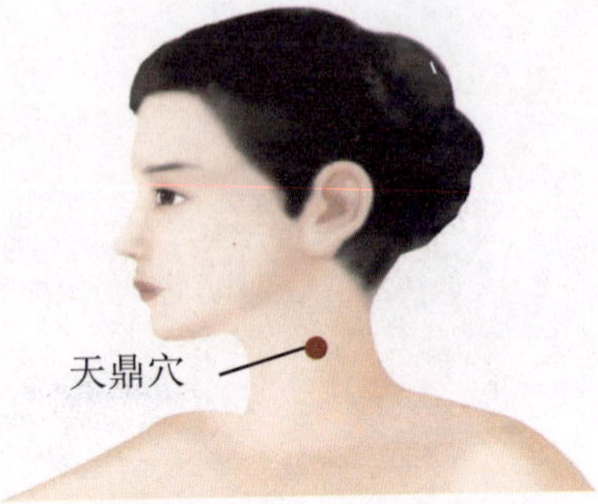

按摩主穴

点按天鼎穴

【定位取穴】该位于颈外侧部，胸锁乳突肌后缘，当结喉旁，扶突穴与缺盆穴连线中点。

【功效】清咽散结，理气化痰。

【按摩方法】被按摩者仰卧或取坐位，按摩者用拇指点按天鼎穴1分钟，以不感到难受为佳。

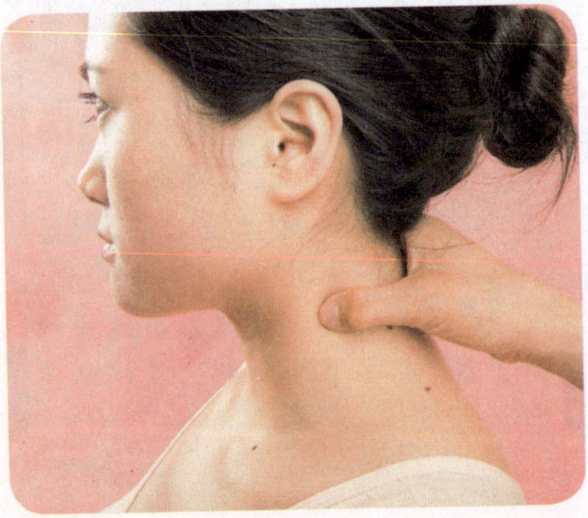

点按水突穴

【定位取穴】该位于颈部胸锁乳突肌的前侧边缘，喉结斜下方。在喉结与锁骨中间高度，人迎穴与气舍穴连线的中点。

【功效】止咳平喘化痰。

【按摩方法】被按摩者仰卧或取坐位，按摩者用拇指点按水突穴1分钟，以不感到难受为佳。

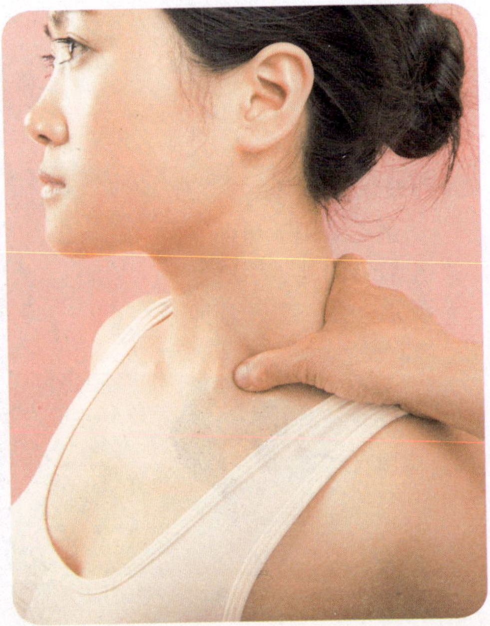

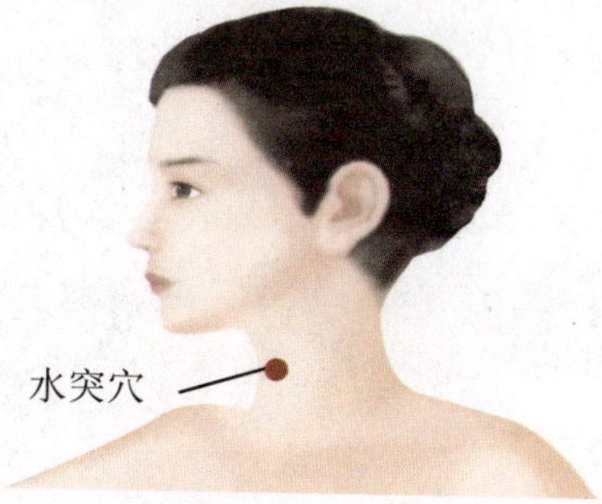

点按天突穴

【定位取穴】 该穴位于颈部，当前正中线上。取穴时，可采用仰靠坐位的姿势，在两锁骨中间，胸骨上窝中央。

【功效】 宣通肺气，消痰止咳。

【按摩方法】 被按摩者取坐位，仰头，按摩者用中指点按天突穴约 2 分钟，力度以不影响呼吸为宜。

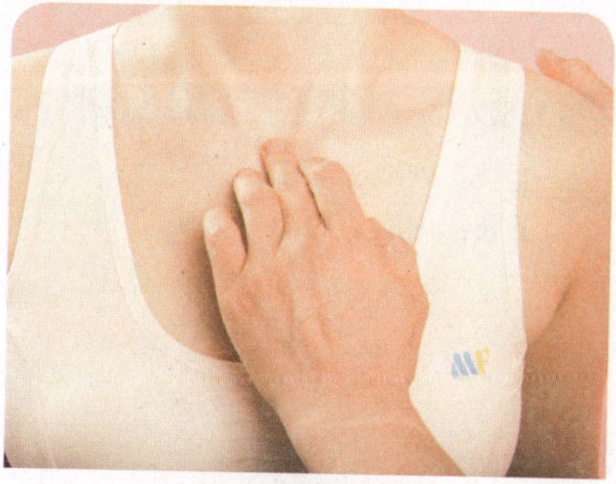

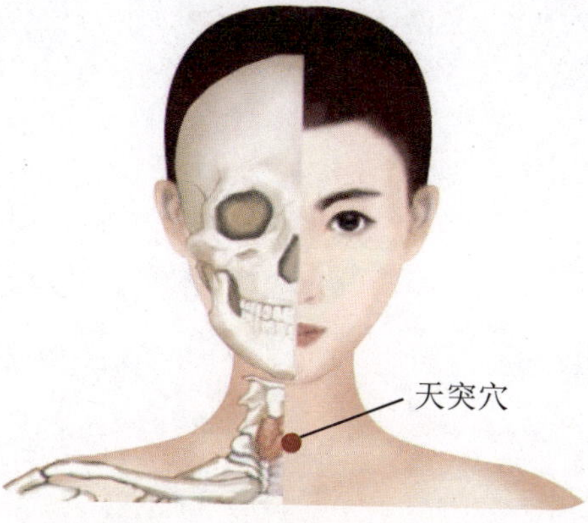

按揉曲池穴

【定位取穴】 该穴位于肘横纹外侧端，屈肘时当尺泽与肱骨外上髁连线中点。取穴时，仰掌屈肘成 45°，肘关节桡侧，肘横纹头为取穴部位。

【功效】 疏风清热，利咽。

【按摩方法】 按摩者一手托着被按摩者的手臂，另一手拇指按顺时针方向按揉曲池穴约 2 分钟，然后按逆时针方向按揉约 2 分钟，左右手交替进行，以局部出现酸、麻、胀感为佳。

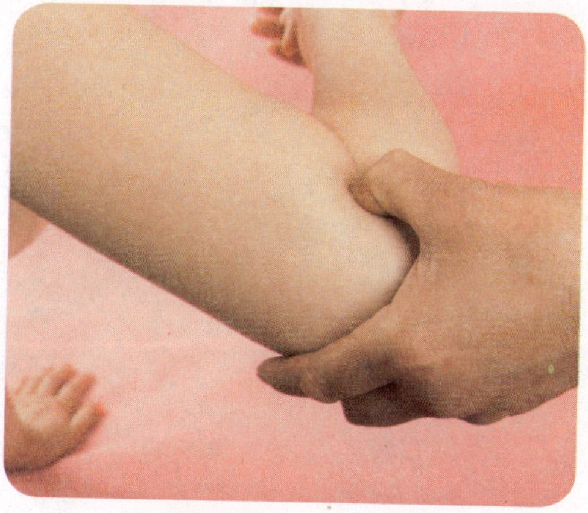

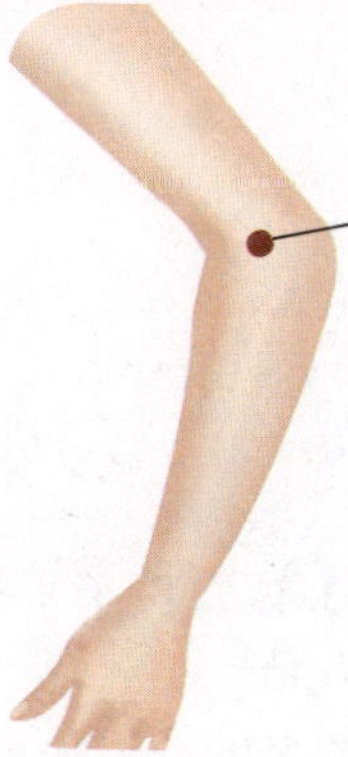

掐揉合谷穴

【定位取穴】 该穴位于第 1、第 2 掌骨间，当第 2 掌骨桡侧的中点处。取穴时，以一手的拇指掌面指关节横纹，放在另一手的拇、食指的指蹼缘上，屈指当拇指尖尽处为取穴部位。

【功效】镇静止痛，通经活络，清热解表。

【按摩方法】大拇指垂直往下按，做一紧一按一揉一松的按压，按压的力量要慢慢加强，频率约为每分钟 30 次左右，按压穴位时以出现酸、麻、胀感觉为佳。

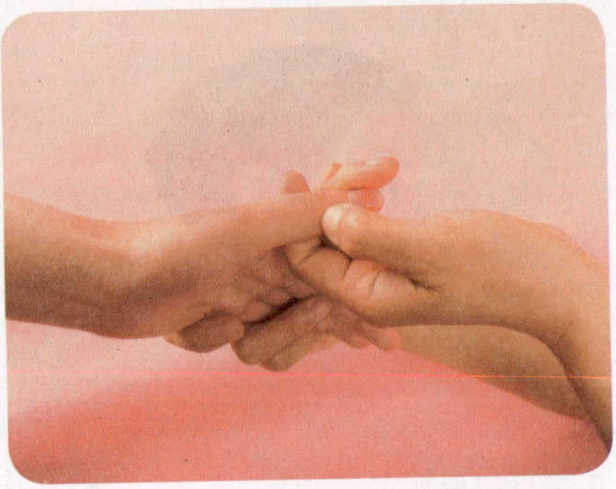

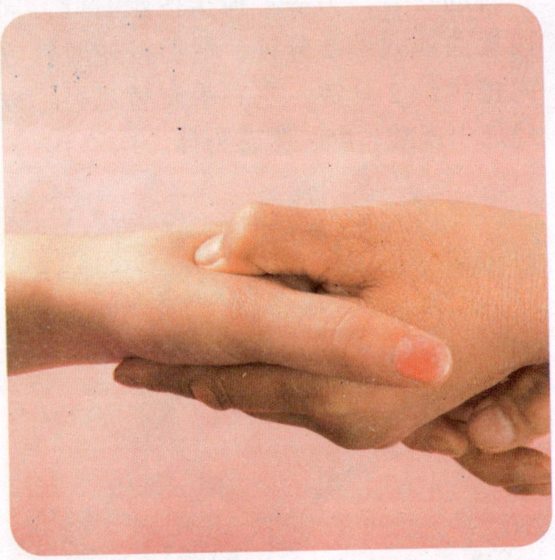

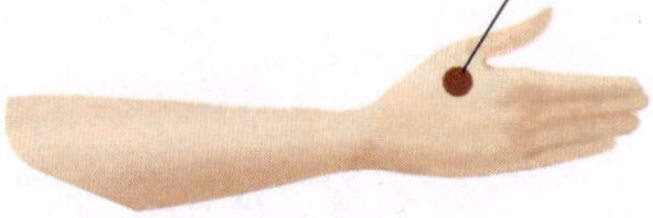

掐揉少商穴

【定位取穴】该穴位于手拇指末节桡侧，距指甲角 0.1 寸。

【功效】解热通咽，消肿止痛。

【按摩方法】按摩者用大拇指指甲掐按被按摩者少商穴，掐按的力量要慢慢加强，频率为每分钟 30 次左右，掐按穴位时以出现酸、麻、胀感觉为佳。

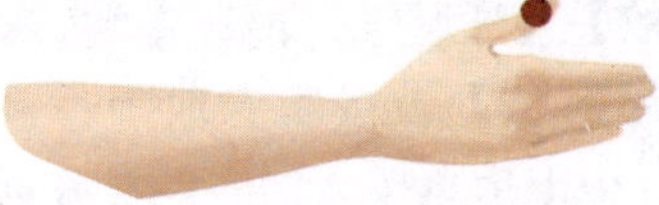

辅助穴位

上肢：列缺、商阳

下肢：内庭、照海、太溪

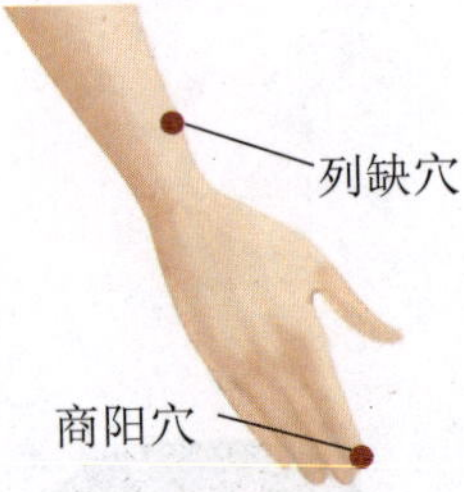

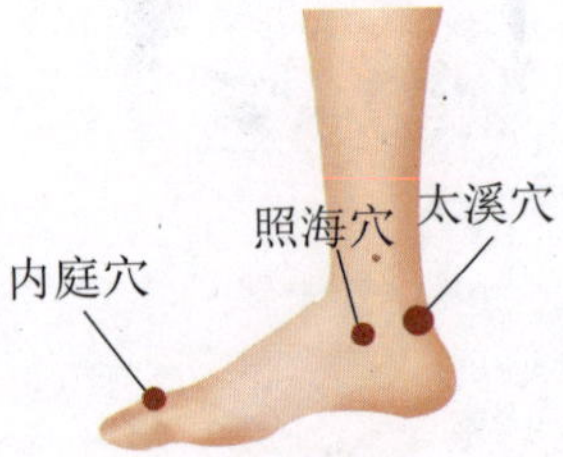

三叉神经痛

三叉神经痛是原发性三叉神经痛的简称，表现为三叉神经分布区内短暂的反复发作性剧痛。发病骤发，骤停、闪电样、刀割样、烧灼样、顽固性、难以忍受的剧烈性疼痛。说话、洗脸、刷牙或微风拂面，甚至走路时都会导致阵发性的剧烈疼痛。疼痛历时数秒或数分钟，疼痛呈周期性发作，发作间歇期同正常人一样。中医认为三叉神经痛是五脏功能失调，内有肝火旺盛，肾虚，脾胃不和，外感风邪、湿热，三阳筋经受邪受阻，气血不畅，经络不通，不通则痛。按摩能够解痉止痛，通经活络，减轻患者的痛苦。

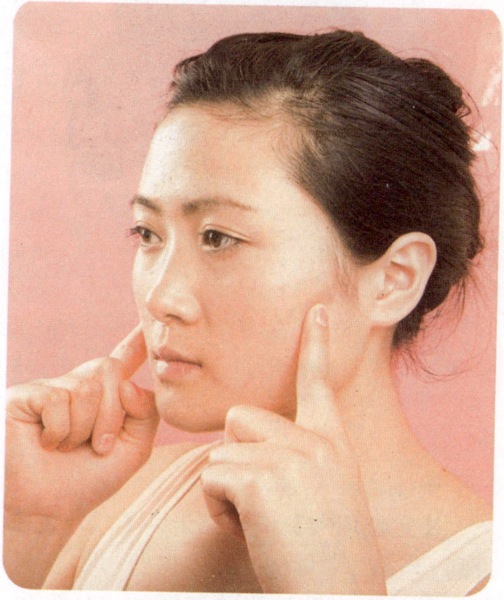

按摩主穴

按揉下关穴

【定位取穴】该穴位于面部耳前方，当颧弓与下颌切迹所形成的凹陷中。取穴时，闭口，由耳屏向前摸有一高骨，其下方有一凹陷，若张口则该凹陷闭合和突起，此凹陷为取穴部位。

【功效】疏风清热，解痉止痛。

【按摩方法】用双手中指或食指指腹，放于同侧面部下关穴，适当用力按揉0.5~1分钟，以出现酸、麻、胀感觉为佳。

按揉颊车穴

【定位取穴】该穴位于头部侧面下颌骨边角上，向鼻子斜方向约1厘米处的凹陷中。取该穴道时一般让患者采用正坐或仰卧仰靠姿势，以方便实施者准确的找寻穴道。

【功效】解痉止痛，活血消肿。

【按摩方法】按摩者用双手拇指指腹，放于被按摩者同侧面部颊车穴，适当用力，由轻渐重按压0.5~1分钟，以出现酸、麻、胀感觉为佳。

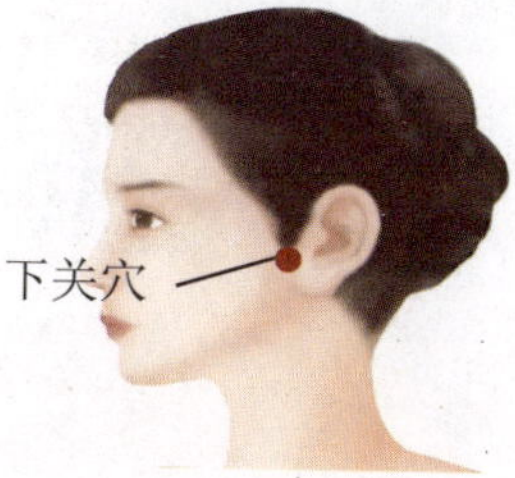

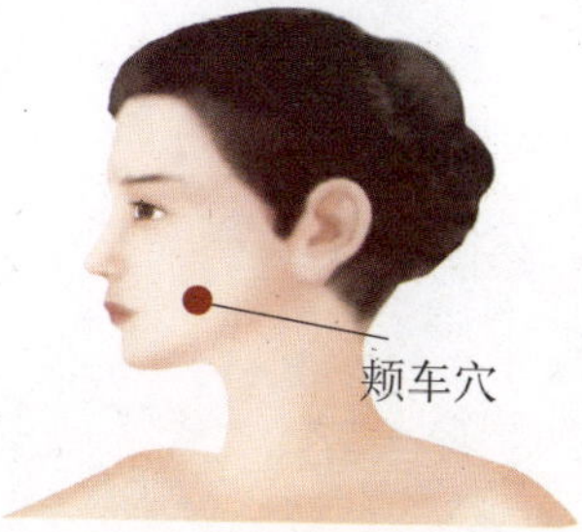

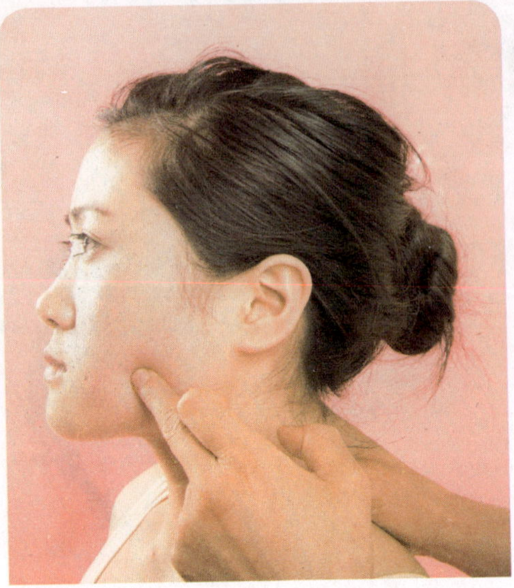

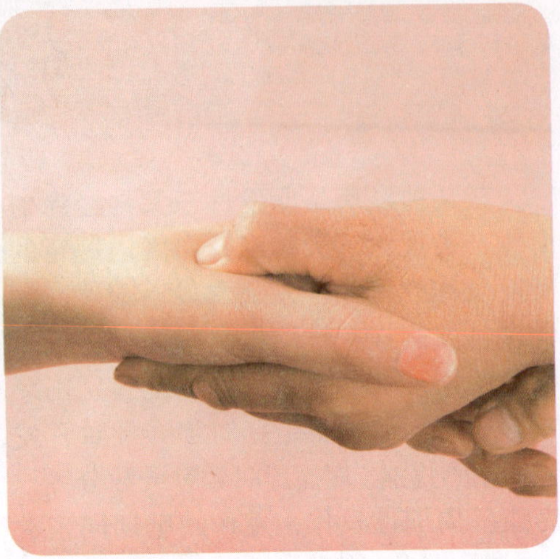

掐揉合谷穴

【定位取穴】该穴位于第1、第2掌骨间，当第2掌骨桡侧的中点处。取穴时，以一手的拇指掌面指关节横纹，放在另一手的拇、食指的指蹼缘上，屈指当拇指尖尽处为取穴部位。

【功效】镇静止痛，通经活络，清热解表。

【按摩方法】大拇指垂直往下按，做一紧一按一揉一松的按压，按压的力量要慢慢加强，频率为每分钟30次左右，按压穴位时以出现酸、麻、胀感觉为佳。

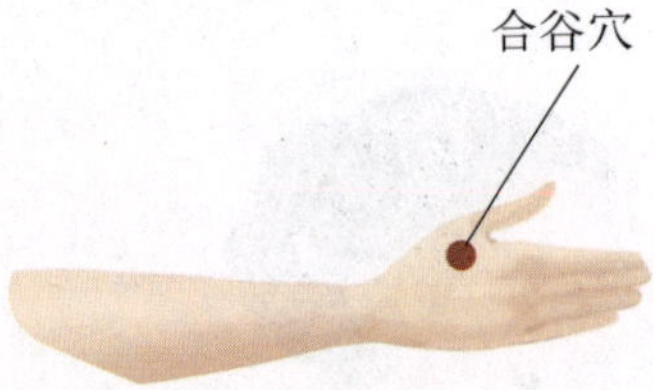

按揉曲池穴

【定位取穴】该穴位于肘横纹外侧端，屈肘时当尺泽与肱骨外上髁连线中点。取穴时，仰掌屈肘成45°，肘关节桡侧，肘横纹头为取穴部位。

【功效】疏风清热。

【按摩方法】按摩者一手托着按摩者的手臂，另一手拇指按顺时针方向按揉曲池穴约2分钟，然后按逆时针方向按揉约2分钟，左右手交替进行，以局部出现酸、麻、胀感为佳。

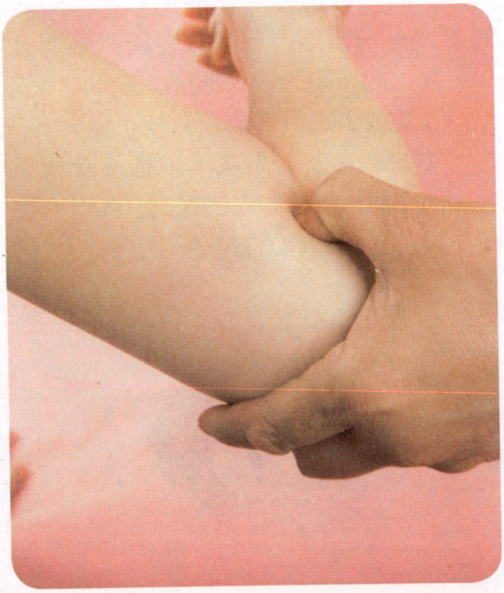

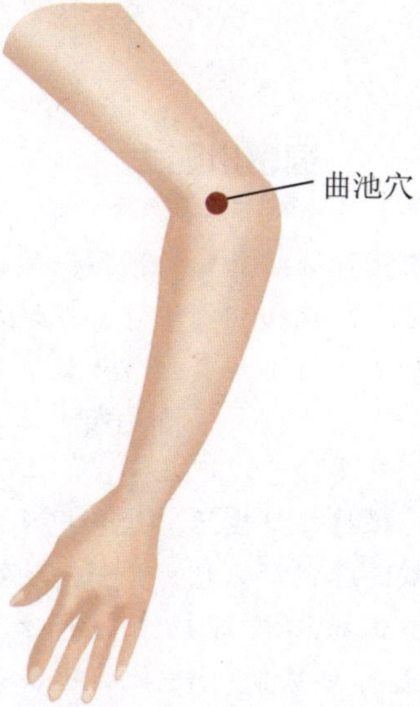

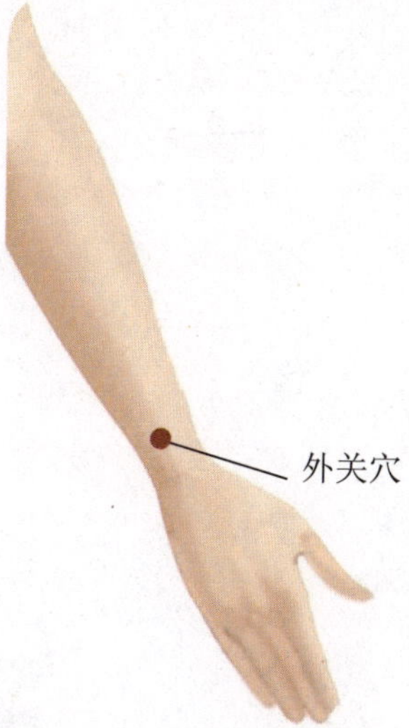

点按外关穴

【定位取穴】该穴位于前臂背侧，当阳池与肘尖的连线上，腕背横纹上2寸，尺骨与桡骨之间。

【功效】调气镇痛。

【按摩方法】按摩者一手托着被按摩者前臂，用拇指点按外关穴30秒，随即按顺时针方向按揉约1分钟，然后按逆时针方向按揉约1分钟，以局部出现酸、麻、胀感觉为佳。

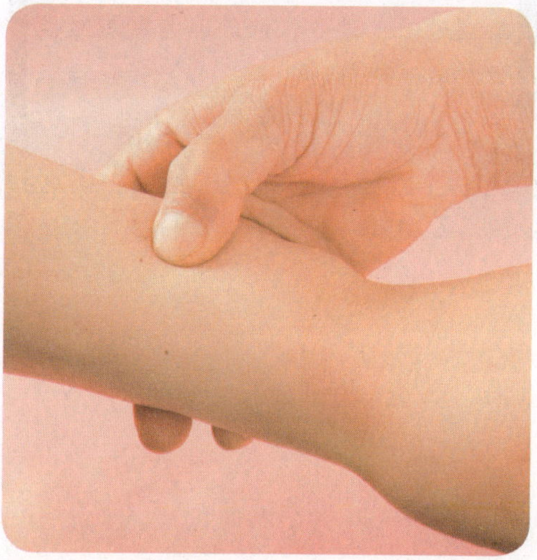

辅助穴位

面部：阳白、四白、颧髎

上肢：鱼际

下肢：太冲、太溪

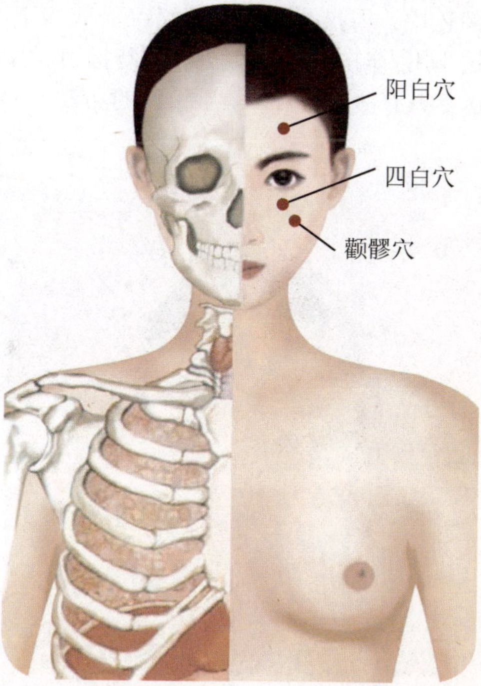

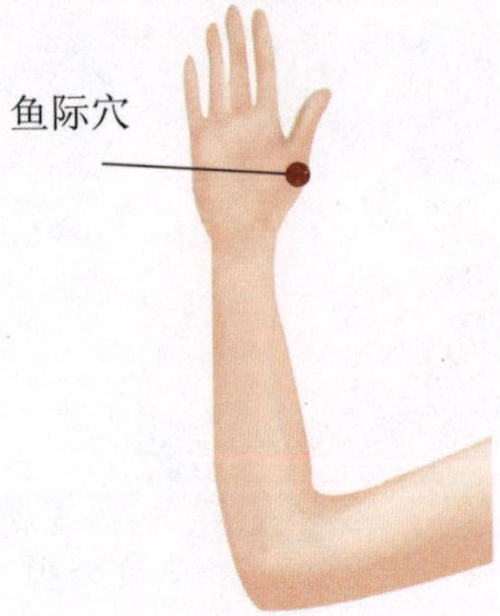

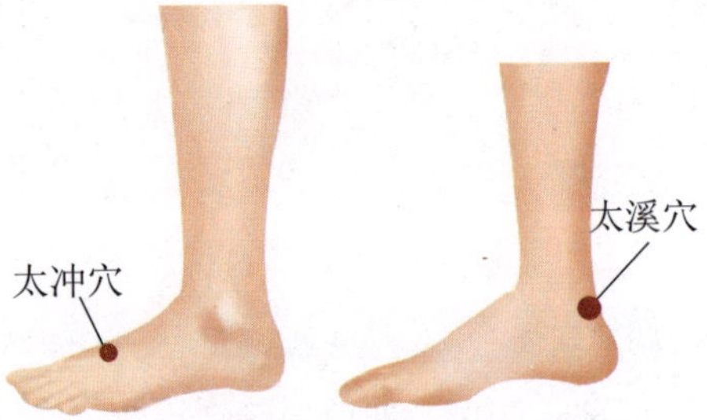

局部按摩

分推前额以两手4指并拢，紧贴前额正中，拇指分别紧贴于后，沿两眉毛适当用力向外推至鬓发处，反复推10~15次。具有活血通络，清脑镇痛的功效。

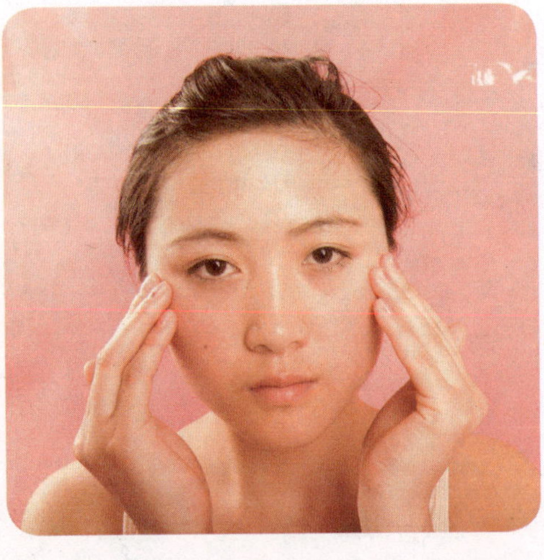

温馨小贴士

三叉神经痛患者的预防保健，不仅仅是在患病初期要注意，在恢复过程中和治愈后都需要预防保健。患者需多加注意，控制病情复发。三叉神经痛预防要注意以下几点：

1. 保持每日生活、饮食规律，保证足够的睡眠和休息，避免过度劳累。

2. 保持心情舒畅，切忌冲动、发怒或郁郁寡欢。树立治疗疾病的信心及战胜疾病的决心，积极配合医生治疗。

3. 适当参加体育运动，锻炼身体，增强体质，如打太极拳、散步、慢跑等。

4. 防止可能诱发疼痛的因素，如洗脸、刷牙、修面、理发、吃饭等动作要轻柔，尽量避免刺激扳机点。寒冷天应注意保暖，避免冷风直接刺激面部。

5. 进食较软的食物，避免吃油炸物、硬果类等令人咀嚼费力的食物；忌酒、酸、辣、浓茶、咖啡、人参补品及过凉、过热、油炸和各种刺激性食物。

风湿痛

风湿痛指主要侵犯关节、肌肉、骨骼及关节周围软组织的疾病所引起的局部性或全身性疼痛。其病症属麻痹症一类，中医认为是风和湿两种病邪结合所致的病症。症见有头痛、发热、微汗、恶风、身重、小便不利、骨节酸痛、不能屈伸等。按摩可先用推、理、揉手法，轻轻按摩，使患部肌肉松弛，气血畅行；继用点、按、捏、拿手法，达到舒筋活络止痛的目的。

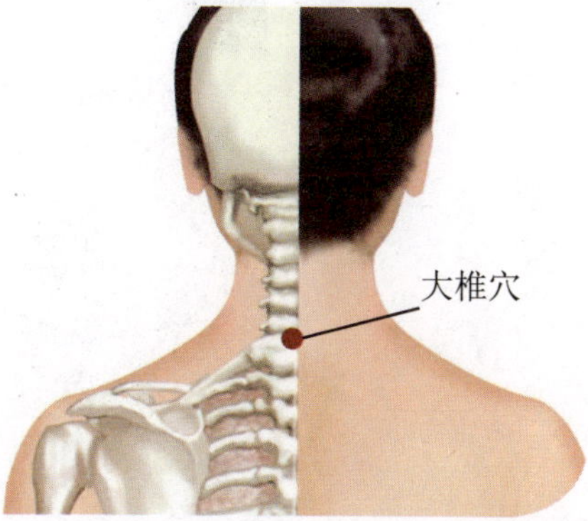

按摩主穴

按揉大椎穴

【定位取穴】该穴位于颈部下端，背部正中线上，第7颈椎棘突下凹陷中。取穴时正坐低头，可见颈背部交界处椎骨有一高突，并能随颈部左右摆动而转动者即是第7颈椎，其下为大椎穴。

【功效】振奋阳气，抵御外邪。

【按摩方法】被按摩者取坐位、低头，按摩者站在被按摩者背后，用大拇指按顺时针方向按揉大椎穴约2分钟，然后按逆时针方向按揉约2分钟，以局部出现酸、麻、胀感觉为佳。

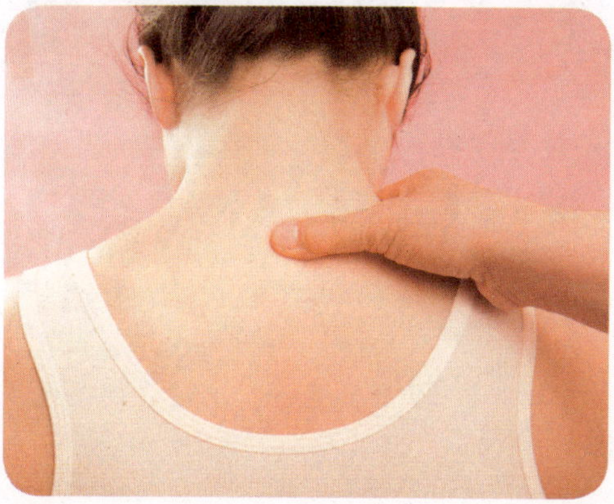

按揉膈俞穴

【定位取穴】该穴位于背部，当第7胸椎棘突下，旁开1.5寸。由平双肩胛骨下角之椎骨（第7胸椎），其棘突下缘旁开约2横指（食、中指）处为取穴部位。

【功效】养血和营，理气止痛。

【按摩方法】被按摩者俯卧，按摩者用两手拇指指腹同时用力，按顺时针方向按揉膈俞穴约2分钟，然后按逆时针方向按揉约2分钟，以局部出现酸、麻、胀感觉为佳。

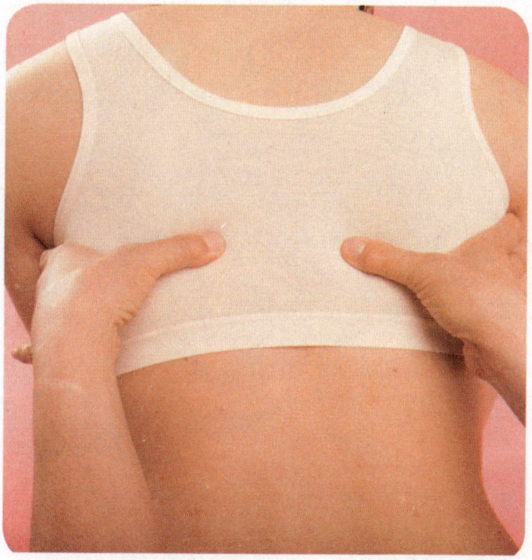

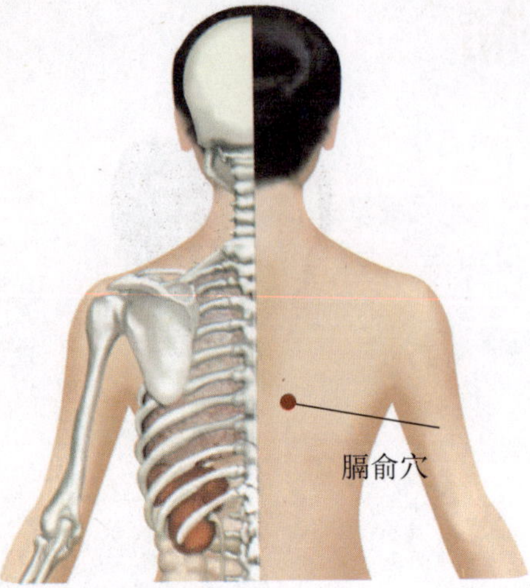

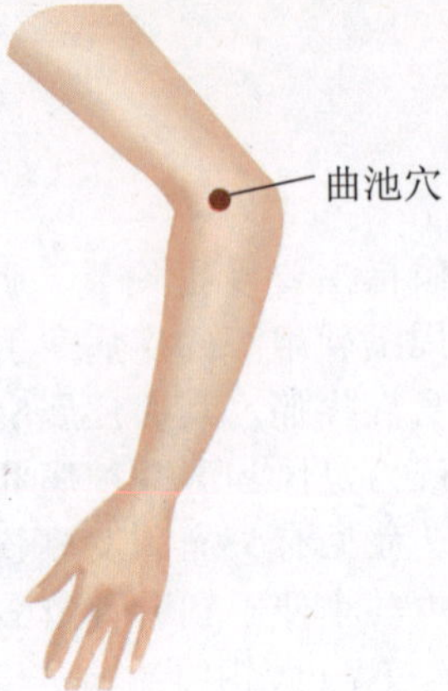

按揉曲池穴

【定位取穴】该穴位于肘横纹外侧端，屈肘时当尺泽与肱骨外上髁连线中点。取穴时，仰掌屈肘成45°，肘关节桡侧，肘横纹头为取穴部位。

【功效】疏风清热。

【按摩方法】按摩者一手托着被按摩者的手臂，另一手拇指按顺时针方向按揉曲池穴约2分钟，然后按逆时针方向按揉约2分钟，左右手交替进行，以局部出现酸、麻、胀感为佳。

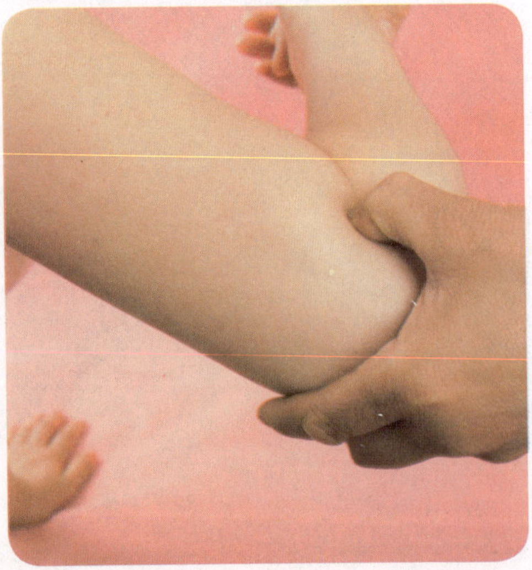

按揉血海穴

【定位取穴】该穴位于大腿内侧，髌底内侧端上2寸，当股四头肌内侧头的隆起处。取穴时，坐位，屈膝成90°，医者立于患者对面，用左手掌心对准右髌骨中央，手掌伏于其膝盖上，拇指尖所指处为取穴部位。

【功效】祛风清热，舒筋活血。

【按摩方法】按摩者用双手拇指按顺时针方向按揉血海穴约1分钟，然后按逆时针方向按揉约1分钟，以局部出现酸、麻、胀感觉为佳。按摩的时间最好选在每天上午9～11点，效果最好，因为这个时段是脾经经气的旺时，人体阳气呈上升趋势，所以按揉此穴就可以达到最好的效果。

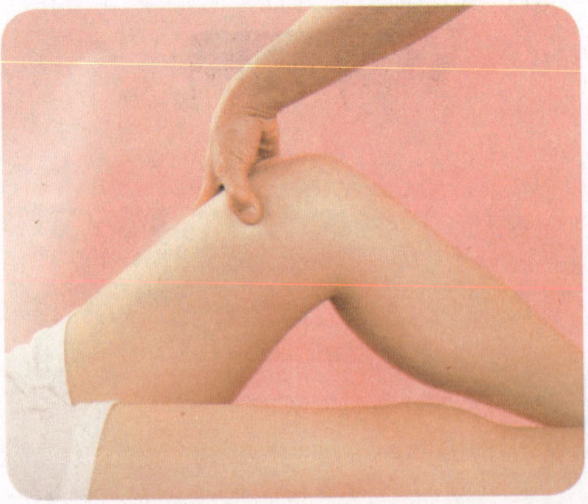

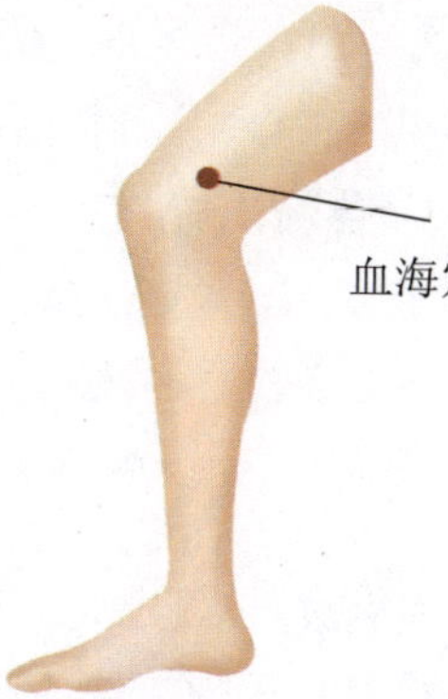

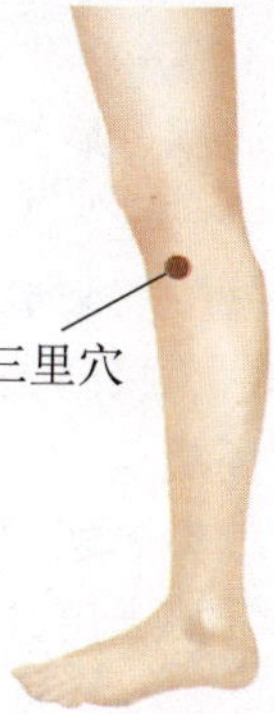

按揉足三里穴

【定位取穴】该穴位于外膝眼下3寸，距胫骨前嵴1横指，当胫骨前肌上。取穴时，由外膝眼向下量4横指，在腓骨与胫骨之间，由胫骨旁量1横指，该处即是。

【功效】调理脾胃、补中益气、通经活络、疏风化湿、扶正祛邪。

【按摩方法】被按摩者膝盖稍弯曲，按摩者用拇指按顺时针方向按揉足三里穴约2分钟，然后按逆时针方向按揉约2分钟，以局部出现酸、麻、胀感觉为佳。

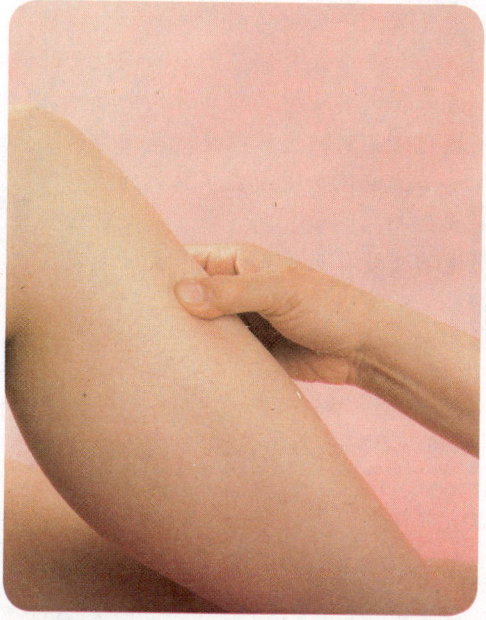

按揉阳陵泉穴

【定位取穴】该穴位于膝盖斜下方，小腿外侧之腓骨小头稍前凹陷中。

【功效】降浊除湿，疏肝理气，止痛。

【按摩方法】按摩者用拇指按顺时针方向按揉阳陵泉穴约2分钟，然后按逆时针方向按揉约2分钟，以局部出现酸、麻、胀感觉为佳。

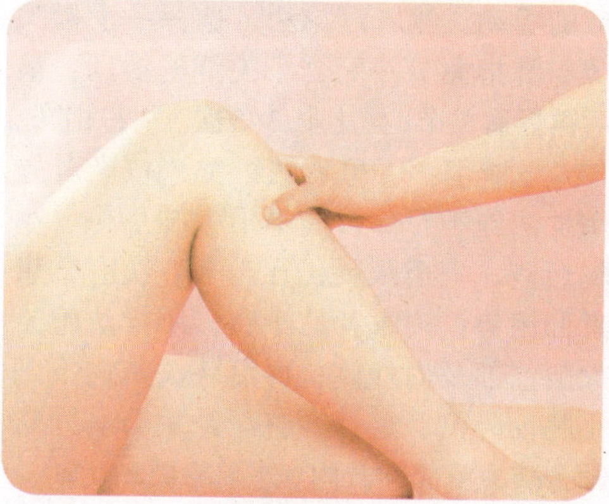

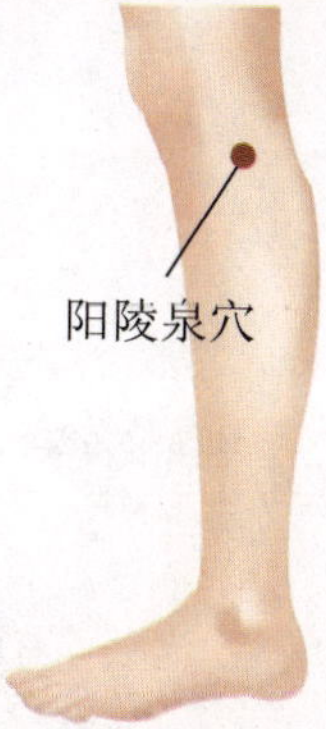

辅助穴位

肩关节痛：肩髃、肩髎、肩贞
肘关节痛：手三里、天井
腕关节痛：外关、阳池
背部痛：肾俞、腰阳关
髋关节痛：环跳
膝关节痛：犊鼻、鹤顶
踝关节痛：丘墟、申脉

局部按摩

上肢部：①患者仰卧势：两手臂自然伸直置于身体两旁。医者可先在右侧用㨰法掌背面向上沿腕背、前臂至肘关节，往返3~5遍。然后患者翻掌再以揉法施治，并配合肋、腕、掌指关节的被动运动。②接上势，在肘、腕部以按揉法1~2分钟并配合肘关节的伸屈和腕关节的摇动。然后以捻法，捻每一手指关节与掌指关节并配合小关节的摇动，最后再摇肩关节，搓上肢3~5次。左右相同。

下肢部：①患者俯卧势：按摩者先用揉法施于臀部再向下沿大腿后侧、小腿后侧，直至跟腱，往返2~3次。②患者仰俯势：按摩者站于旁，用揉法施于大腿前部及内外侧，再沿膝关节向下到小腿前外侧、足背，直至趾关节。同时配合踝关节屈伸及内、外翻的被动运动。

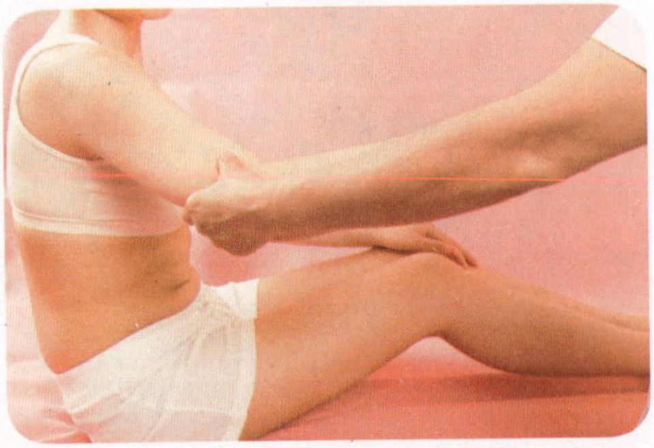

温馨小贴士

风湿病是多因素的疾病，在预防方面有一定的困难。平时要注意以下几点：

1. 提高免疫力。生活上要注意保证充足的睡眠，保持情绪乐观，限制饮酒，适当参加体育运动，并注意适当补充优质蛋白质、各种维生素。

2. 积极治疗感染性病灶。感染是类风湿性关节炎病情加重或症状恶化的重要因素之一。如龋齿、齿槽溢脓、扁桃体炎、副鼻窦炎、慢性中耳炎等都是重要的感染源，必须及时根治。

3. 避免诱因。受凉、受潮湿、精神紧张、过度疲劳、失眠、外伤（如关节扭伤、跌伤和骨折）等都是类风湿关节炎症状加重的诱发因素，必须避免。另外，治疗用药要严格按照医嘱规定进行，服药不规律、擅自停药也是诱发或加重的因素。

4. 注意饮食调节。要强调饮食的营养，又要重视进食品种的衡定性。因进食品种的突然改变，是使类风湿关节炎病情加重或症状恶化的重要因素，而高热量、高蛋白、高脂肪饮食也有可能导致类风湿关节炎的复发。

5. 适当运动。如打太极拳、散步、慢跑等。

宿醉

宿醉是因过量饮酒的直接后作用导致的醉酒后状态，会出现有疲劳、头痛、口渴、眩晕、胃病、恶心、呕吐、失眠、手颤和血压升高或降低的情况出现。而且宿醉不会在你喝酒的当时就发生，而是在几小时之后(此时，血液中的酒精浓度已经降低)。当酒精浓度为零时，宿醉反应最强烈。按摩治疗宿醉通常根据具体的不适症状选取相应的穴位进行按摩。具体来说，胃部不适，比如腹胀、恶心、呕吐等，可以通过揉捏第2脚趾的趾甲根部来消除，点按期门穴和胃俞穴也有良好的效果；如果头部不适，比如头晕、头痛，可以按摩百会穴和天柱穴，以镇痛醒脑；按摩肝俞穴和三阴交穴，可以加速血液循环，令酒精及时排出体外，去除身体的倦怠感。在按摩的同时，及时通风换气、饮用解酒的饮品，对缓解宿醉也有非常好的效果。

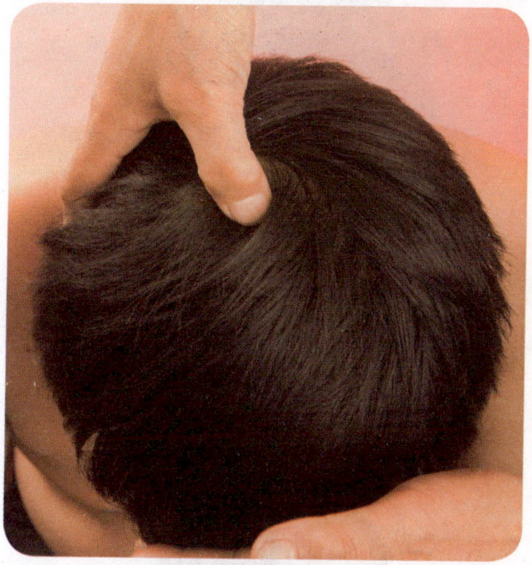

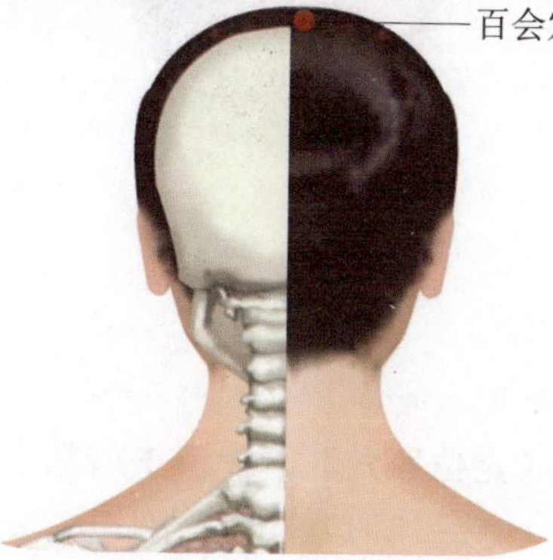

按摩主穴

按揉百会穴

【定位取穴】该穴位于头部，头顶正中心。让患者采用正坐的姿势，可以通过两耳角直上连线中点，来简易取此穴。

【功效】疏通经络，提升督脉的阳气。

【按摩方法】被按摩者取坐位，按摩者用拇指按压百会穴约30秒，按顺时针方向按揉约1分钟，然后按逆时针方向按揉约1分钟，以局部出现酸、麻、胀感向头部四周放射为佳，每日2~3次。

按压天柱穴

【定位取穴】该穴在后头骨正下方凹陷处，也就是颈脖子处有一块突起的肌肉（斜方肌），此肌肉外侧凹处，后发际正中旁1.3寸。

【功效】明目醒脑。

【按摩方法】被按摩者取坐位，按摩者用拇指、食指同时着力，按压天柱穴约2分钟，以局部出现酸、麻、胀感为佳。

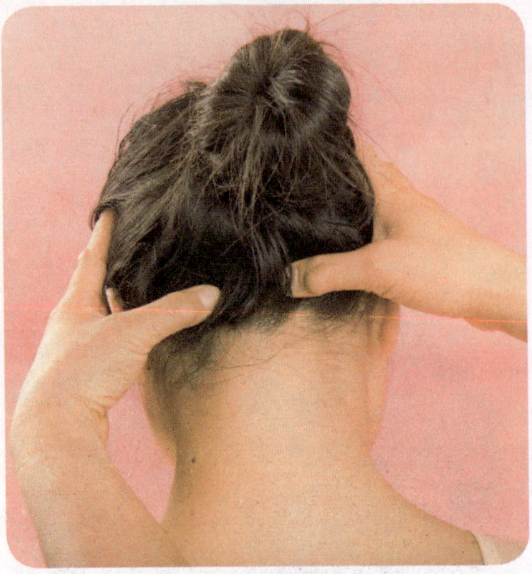

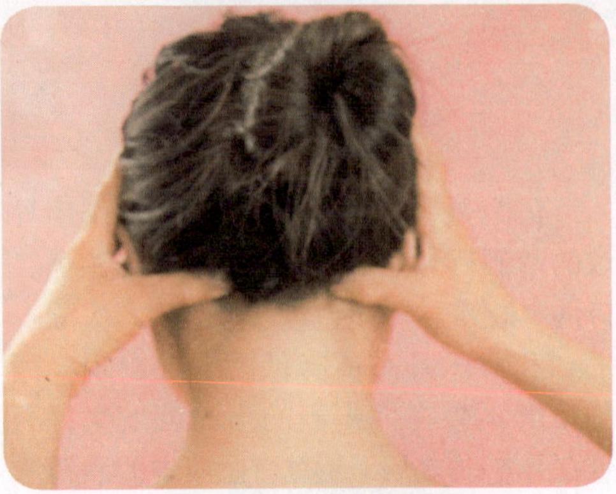

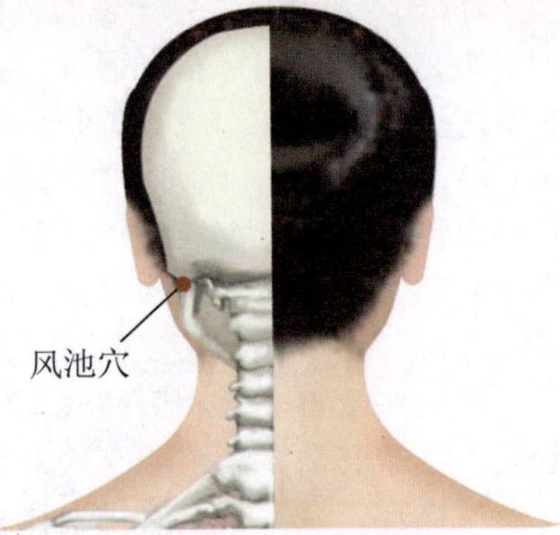

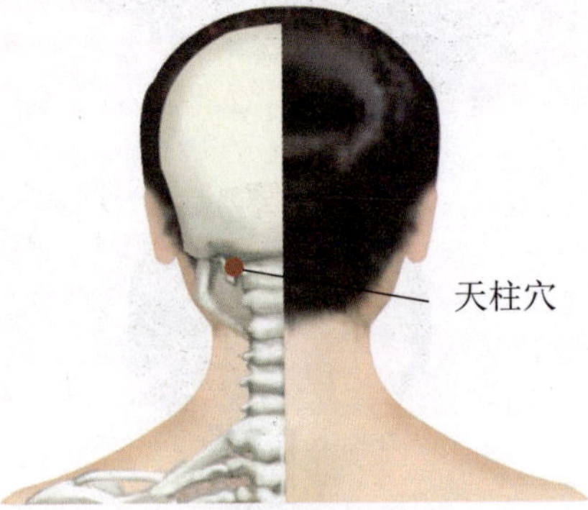

按揉头窍阴穴

【定位取穴】该穴位于耳朵下方耳垂后遮住之处的凹陷中间。

【功效】平肝镇痛，开窍聪耳。

【按摩方法】按摩者用两手拇指同时着力按压头窍阴穴半分钟，然后顺时针方向按揉约 2 分钟，以局部有酸胀感为佳。

揉捏风池穴

【定位取穴】该穴位于项部，在枕骨之下，与风府穴相平，胸锁乳突肌与斜方肌上端之间的凹陷处。（或当后头骨下，两条大筋外缘陷窝中，相当于耳垂齐平。）

【功效】通经活络，止痛。

【按摩方法】被按摩者取坐位，按摩者站在被按摩者背后，用拇指指腹或食指、中指两指并拢，用力环行揉按风池穴，同时头部尽力向后仰，以局部出现酸、沉、重、胀感为宜。每次按揉10 分钟，早、晚各按揉一次。

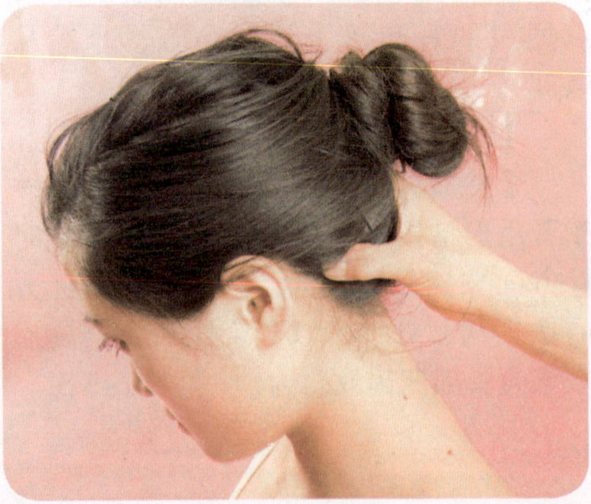

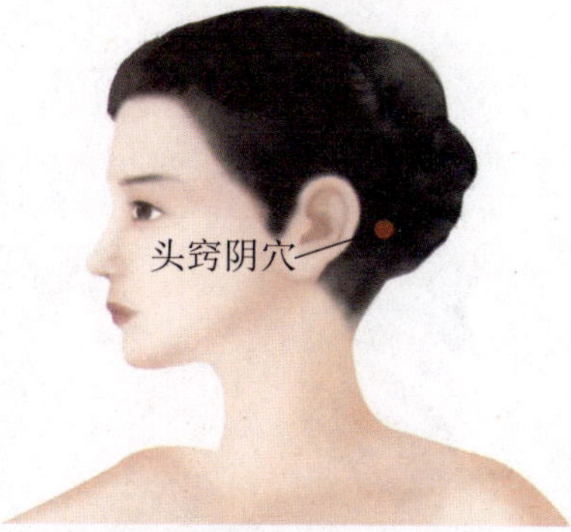

按揉翳风穴

【定位取穴】该穴位于耳朵下方耳垂后遮住之处的凹陷中间。

【功效】聪耳通窍，散内泄热。

【按摩方法】按摩者用中指按在左右翳风穴上，顺时针方向按揉约 2 分钟，然后逆时针方向按揉约 2 分钟。

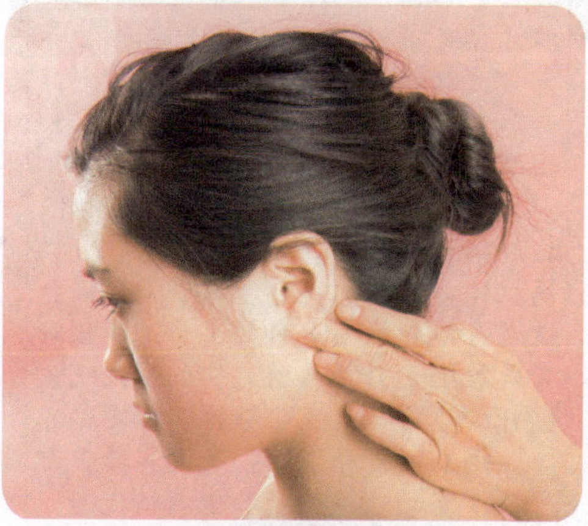

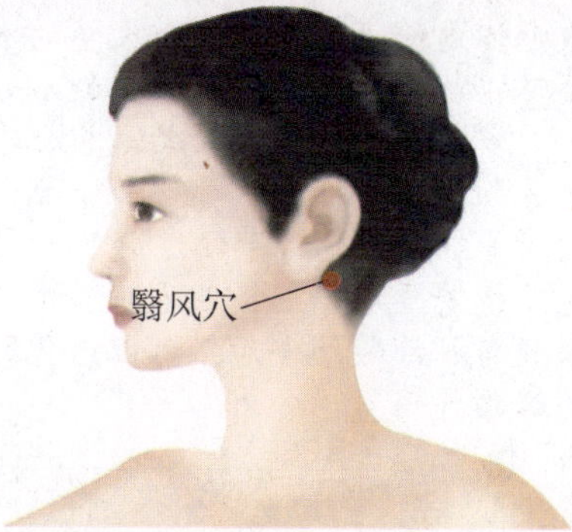

按揉期门穴

【定位取穴】该穴位于第六肋间隙，正对着乳头。

【功效】解肝郁。治疗胸胁胀痛、腹胀、呕吐等。

【按摩方法】被按摩者仰卧，按摩者用手指缓缓按摩期门穴，按摩 3~5 秒钟之后吐气，吐气时放手，吸气时再刺激穴道，如此反复，有酸麻的感觉才见效。可中间三个指头并起来，以加大按摩面积。

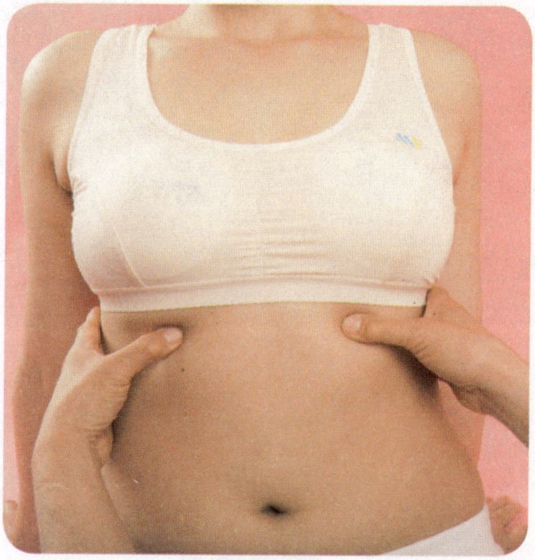

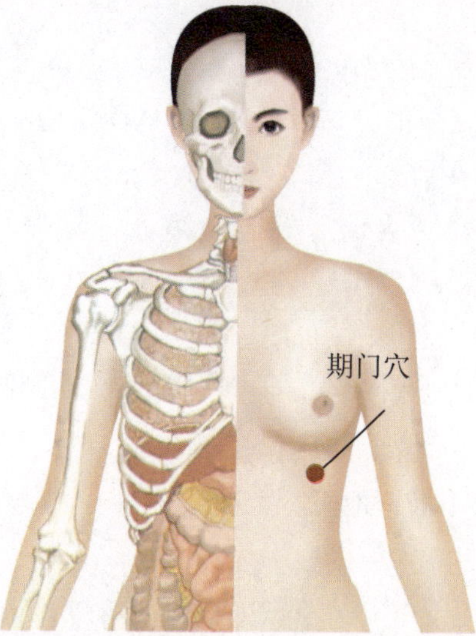

按揉筑宾穴

【定位取穴】该穴位于人体的小腿内侧，当太溪穴与阴谷穴的连线上，太溪穴上 5 寸，腓肠肌肌腹的内下方。

【功效】益肾宁心，理气止痛，清热利湿，化痰安神。

【按摩方法】被按摩者取坐位，按摩者用拇指按顺时针方向按揉筑宾穴约 2 分钟，然后按逆时针方向按揉约 2 分钟，以局部出现酸、麻、胀感向头部四周放射为佳。

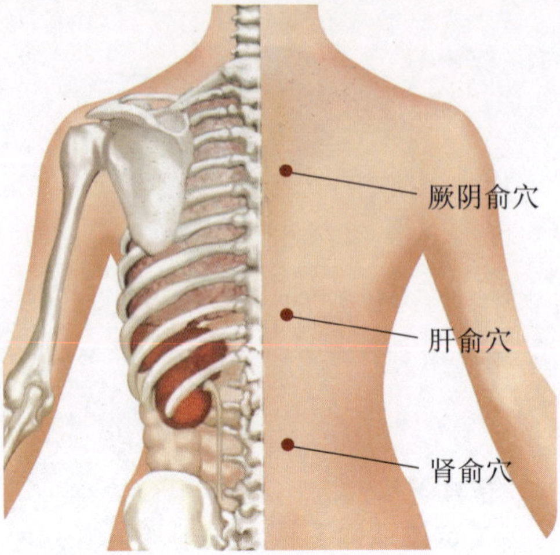

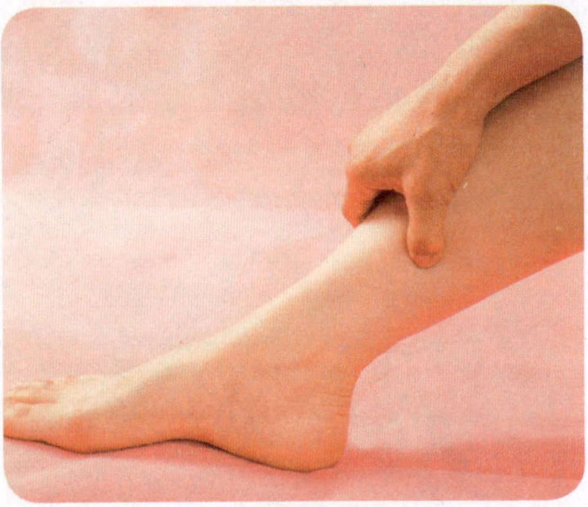

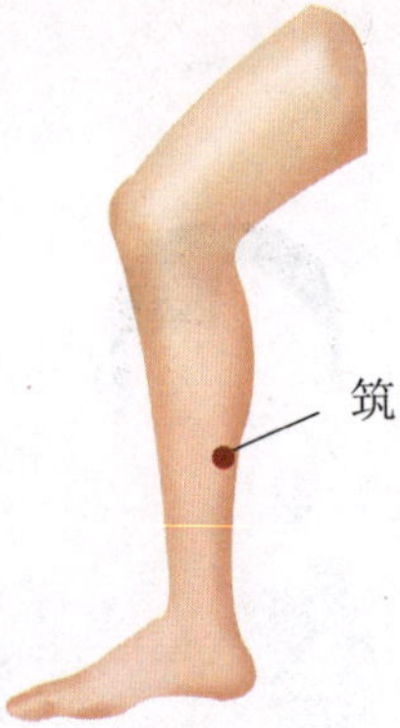

辅助穴位

腰背部：厥阴俞、肝俞、肾俞
下肢：地机、太冲

温馨小贴士

甜点和水果：甜点和水果中都富含大量的糖，此外水果中还有丰富的维生素 C 和维生素 B 群，这些营养素都可以作为酒精分解时的润滑剂，具有保护肝脏的作用，特别是西瓜和柑橘对解酒有比较大的帮助。

猪肝：在喝酒的同时吃一些猪肝，这样不会容易醉。这是因为猪肝可提高机体对酒精的解毒能力。常饮酒会造成人体内维生素 B 的丢失，而猪肝又是维生素 B 最丰富的食物，故吃煮猪肝或炒猪肝是很理想的伴酒菜。

喝果汁或蜂蜜水：果汁和蜂蜜都含有丰富的果糖，能加速酒精代谢。一大杯橙汁或是蜂蜜水，能加速去除残存体内的酒精。此外，大量的水分还可以补充由于尿频而丢失的水分。

多食贝类：贝类食物通常含有丰富的维生素 B_{12}、牛磺酸和糖原；维生素 B_{12} 和糖原对于促进肝脏的功能也发挥着重要作用，而氨基酸中的牛磺酸与胆汁酸结合后，可以活化肝脏的解毒作用。

第六章

妙手调养，让青春永驻

青春痘

痤疮俗称“青春痘”，多发生于油脂性皮肤者。正常人皮脂通过皮腺孔排出体外，一旦孔道被堵，就阻碍了皮脂排泄，病菌趁机而入，便发生局部炎症。“膏粱厚味，足生大疔”，中医认为本病与膳食结构有关。如嗜食甘肥、香燥炙之品，肠胃湿热，蕴久成毒，热毒上攻，溢于肌表，发而为病。青年人内分泌功能亢盛，尤其是雌激素分泌亢进，或因情绪受刺激而产生过多的雄激素等，与痤疮也有一定关系。按摩相关穴位能够滋养肝脾、祛除湿热，缓解症状。

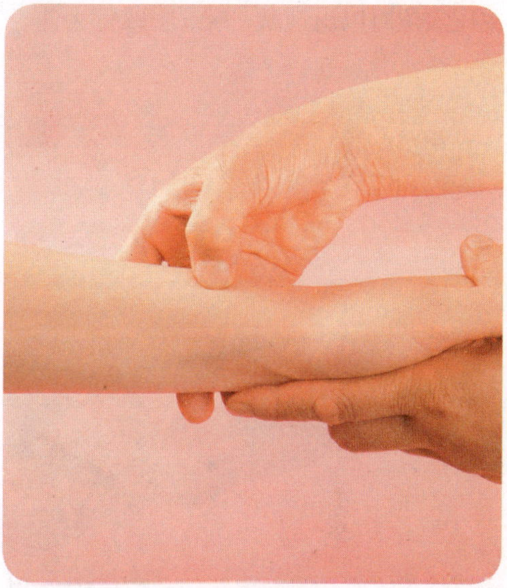

按摩主穴

揉掐列缺穴

【定位取穴】该穴位于前臂桡侧缘，桡骨茎突上方，腕横纹上 1.5 寸处。肱桡肌腱与拇长展肌腱之间，拇长展肌腱沟的凹陷。

【功效】通经活络，利水通淋。

【按摩方法】按摩者一手托住被按摩者的前臂，用另一手拇指轻揉列缺穴 30 秒，然后用拇指和食指掐按 1 分钟，以局部出现酸、麻、胀感觉为佳。

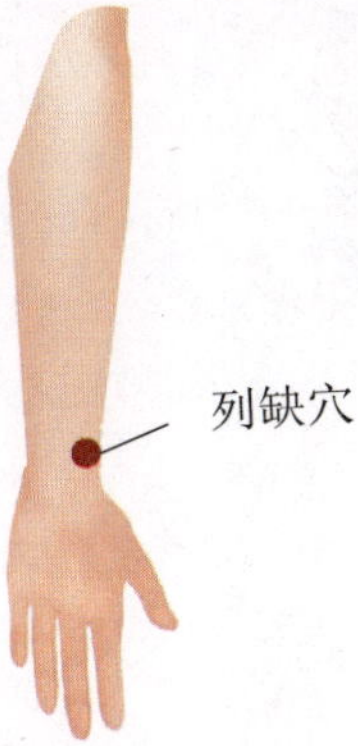

掐揉合谷穴

【定位取穴】该穴位于第1、第2掌骨间，当第2掌骨桡侧的中点处。取穴时，以一手的拇指掌面指关节横纹，放在另一手的拇、食指的指蹼缘上，屈指当拇指尖尽处为取穴部位。

【功效】镇静止痛，通经活络，清热解表。

【按摩方法】大拇指垂直往下按，做一紧一按一揉一松的按压，按压的力量要慢慢加强，频率为每分钟30次左右，按压穴位时以出现酸、麻、胀感觉为佳。

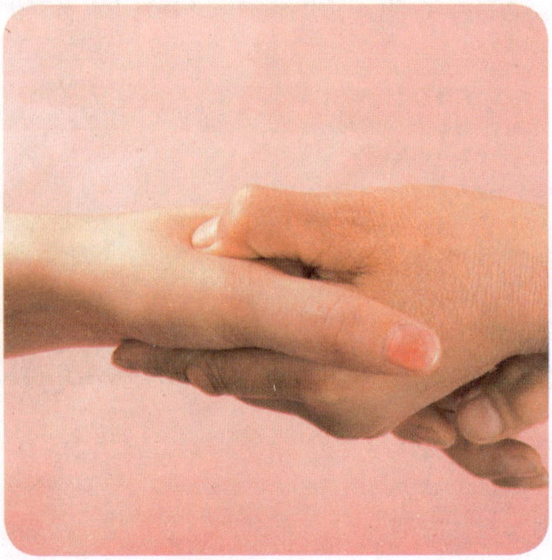

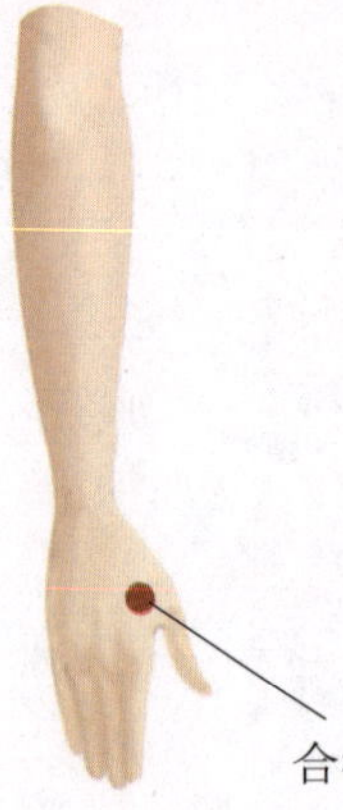

按揉大椎穴

【定位取穴】该穴位于颈部下端，背部正中线上，第7颈椎棘突下凹陷中。取穴时正坐低头，可见颈背部交界处椎骨有一高突，并能随颈部左右摆动而转动者即是第7颈椎，其下为大椎穴。

【功效】可起到预防和治疗感冒的作用，特别适合治疗感冒后高热不退。

【按摩方法】被按摩者取坐位、低头，按摩者站在被按摩者背后，用大拇指按顺时针方向按揉大椎穴约2分钟，然后按逆时针方向按揉约2分钟，以局部出现酸、麻、胀感觉为佳。

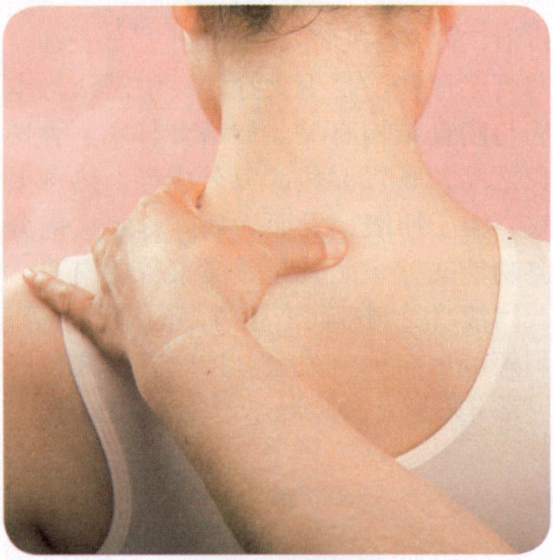

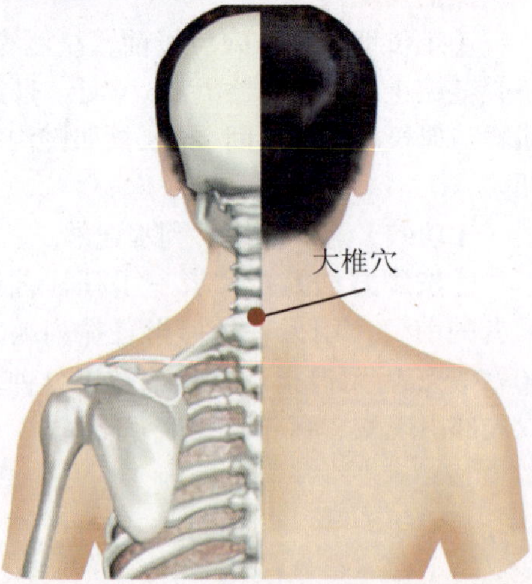

按揉肺俞穴

【定位取穴】 该穴位于背部，当第3胸椎棘突下，旁开1.5寸。由平双肩胛骨下角之椎骨（第7胸椎），往上推4个椎骨，即第3胸椎棘突下缘，旁开约2横指（食、中指）处为取穴部位。

【功效】 散发肺热，清肺止咳。

【按摩方法】 被按摩者取坐位或俯卧，按摩者两手拇指同时用力，按顺时针方向按揉肺俞穴约2分钟，然后按逆时针方向按揉约2分钟，以局部出现酸、麻、胀感觉为佳。

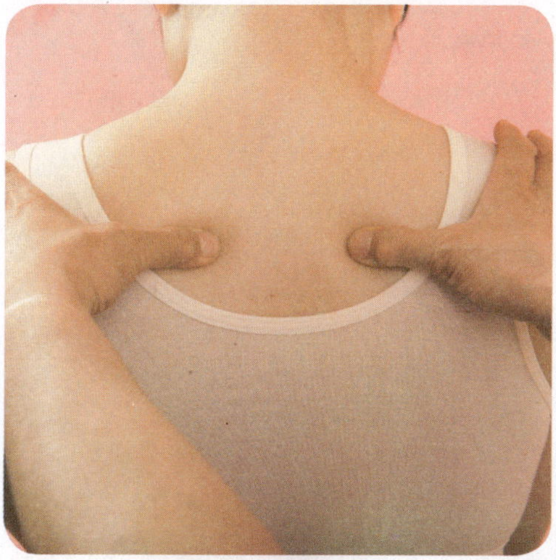

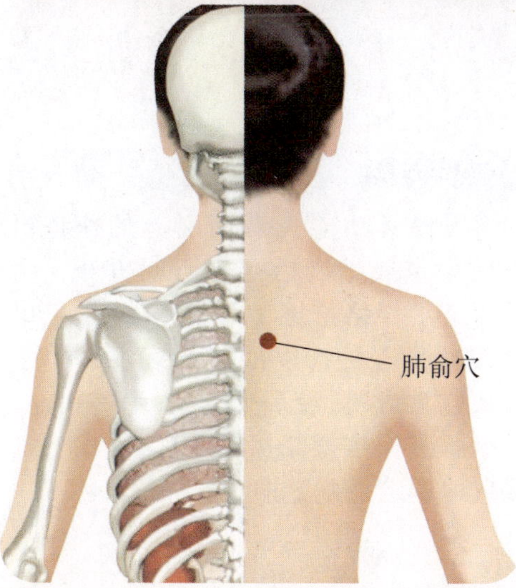

按揉曲池穴

【定位取穴】 该穴位于肘横纹外侧端，屈肘时当尺泽与肱骨外上髁连线中点。取穴时，仰掌屈肘成45°，肘关节桡侧，肘横纹头为取穴部位。

【功效】 疏风清热。

【按摩方法】 按摩者一手托着被按摩者的手臂，另一手拇指按顺时针方向按揉曲池穴约2分钟，然后按逆时针方向按揉约2分钟，左右手交替进行，以局部出现酸、麻、胀感为佳。

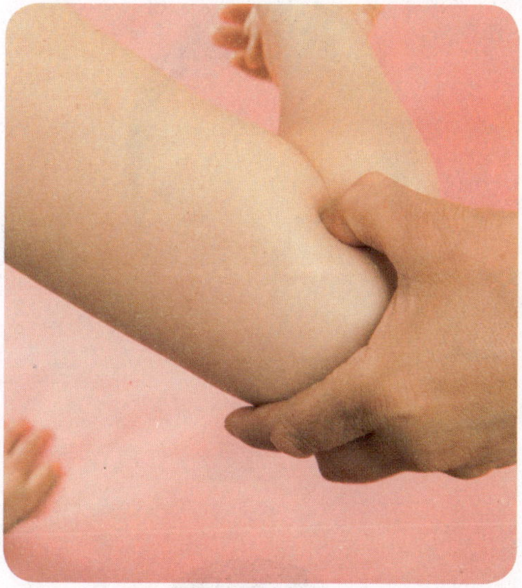

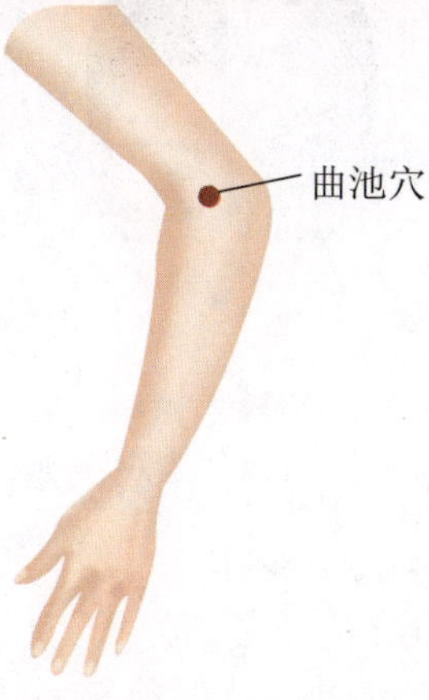

按揉四白穴

【定位取穴】该穴位于面部瞳孔直下，当眶下孔凹陷处。取穴时通常采用正坐或仰靠、仰卧姿势，双眼平视时，瞳孔正中央下约2厘米处。

【功效】散发脾热，向天部提供水湿。

【按摩方法】被按摩者仰卧，按摩者坐于其头后，用双手拇指顺时针方向按揉四白穴约2分钟，然后逆时针方向按揉约2分钟，以局部感到酸胀并向整个前额放散为好。

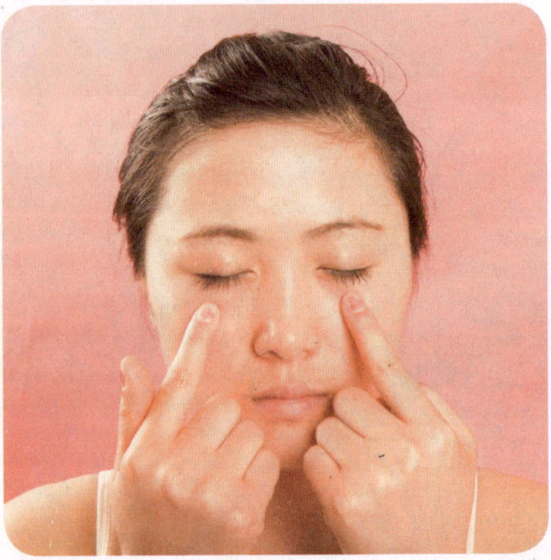

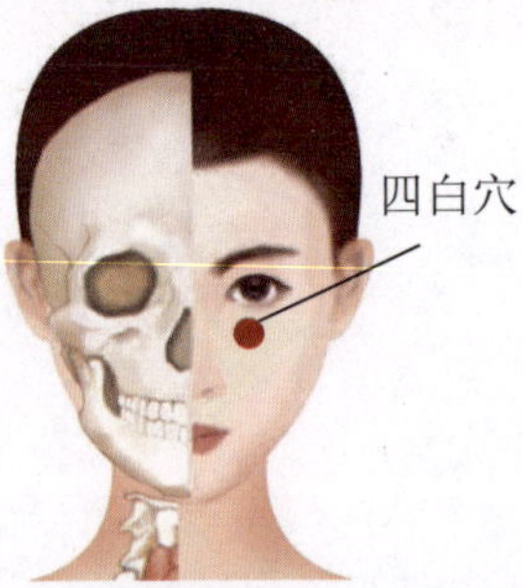

辅助穴位

上肢：鱼际、少泽
下肢：血海、足三里
腰背部：胃俞、大肠俞

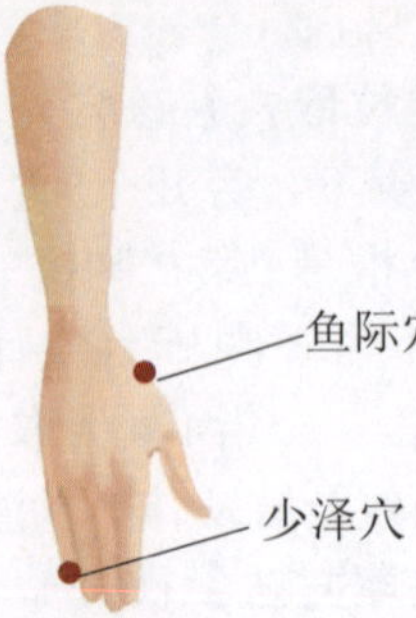

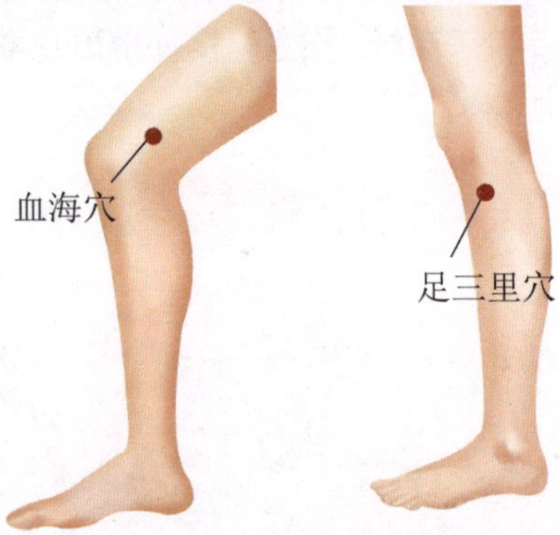

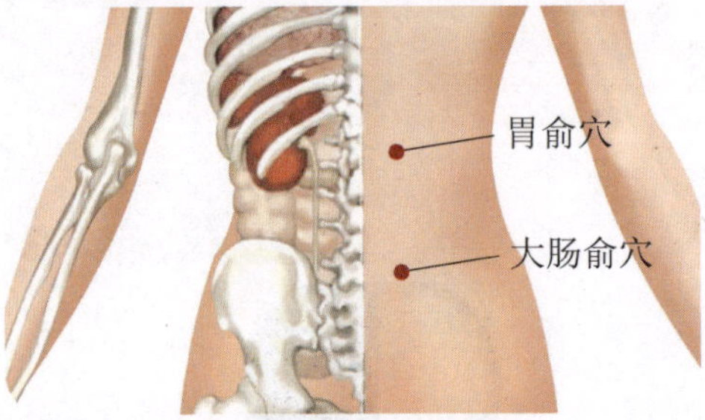

局部按摩

因胃肠功能失调而引起的痤疮：①用手掌或毛刷沿足部阳明胃经，由上而下沿经络推擦10遍，并在足三里穴按揉半分钟，以酸胀为度。②用手指从腕至指端，沿手大肠经，手三焦经，手小肠经作按揉摩擦5~10遍。用毛刷垂直地刷腕外侧5遍。

眼袋

眼袋，就是下眼睑浮肿，由于眼睑皮肤很薄，皮下组织薄而松弛，很容易发生水肿现象，从而产生眼袋。眼袋的形成有诸多因素，遗传是重要因素，而且随着年龄的增长愈加明显。中医认为眼袋的形成与人体的脾胃功能有着直接的关系，脾脏功能可直接影响到肌肉功能和体内脂肪的代谢。按摩相关穴位可提高脾胃功能，促进血液循环，对消除眼袋是非常有实际意义的。

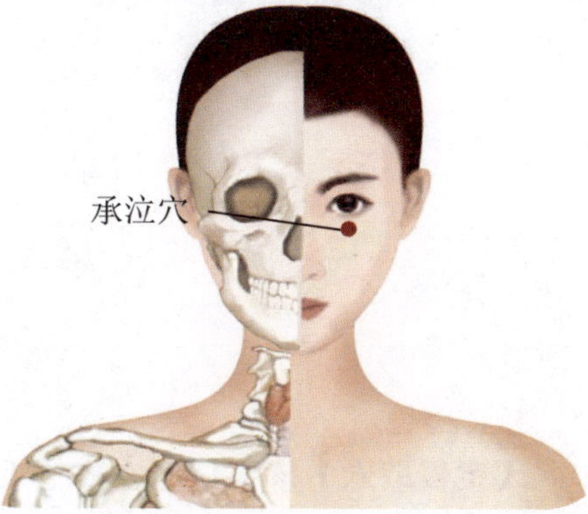

按摩主穴

点按承泣穴

【定位取穴】该穴位于面部，瞳孔直下方，眼球与下眼眶边缘之间。（眼球正下方，眼眶骨凹陷处）。

【功效】疏通经络，减轻眼肌紧张和疲劳，改善眼的调节功能。

【按摩方法】被按摩者仰卧，按摩者坐于其头后，用双手拇指点按按揉承泣穴 30 ~ 50 次，以局部感到酸胀为好，每天 3 ~ 5 次。

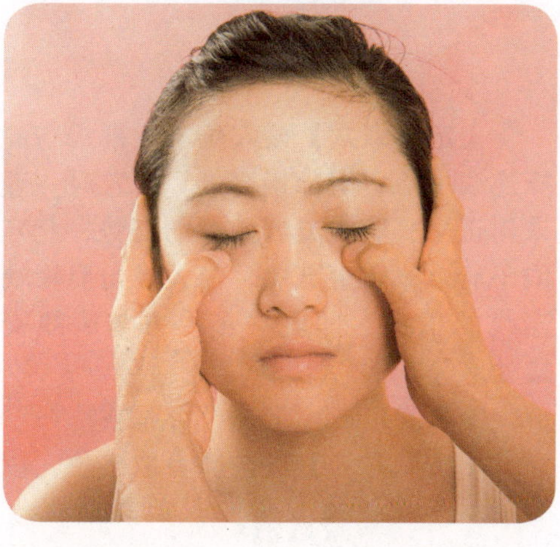

按揉四白穴

【定位取穴】该穴位于面部瞳孔直下，当眶下孔凹陷处。取穴时通常采用正坐或仰靠、仰卧姿势，双眼平视时，瞳孔正中央下约 2 厘米处。

【功效】散发脾热，向天部提供水湿。

【按摩方法】被按摩者仰卧，按摩者坐于其头后，用双手拇指顺时针方向按揉四白穴约 2 分钟，然后逆时针方向按揉约 2 分钟，以局部感到酸胀并向整个前额放散为好。

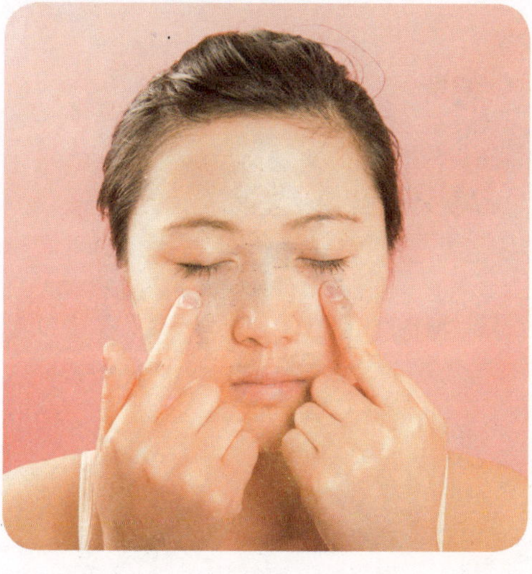

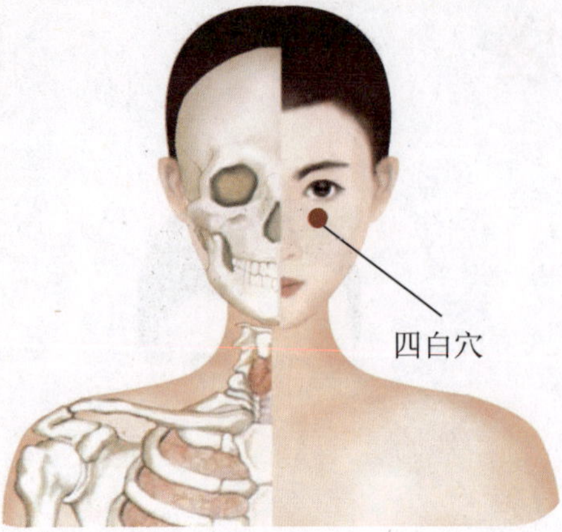

按揉攒竹穴

【定位取穴】该穴位于左右眉毛内侧，眉头凹陷处。

【功效】具有疏肝，缓解眼睛疲劳。

【按摩方法】被按摩者仰卧，按摩者坐其头后，双手拇指或中指轻轻按揉攒竹穴约2分钟，以局部有酸胀感为佳。

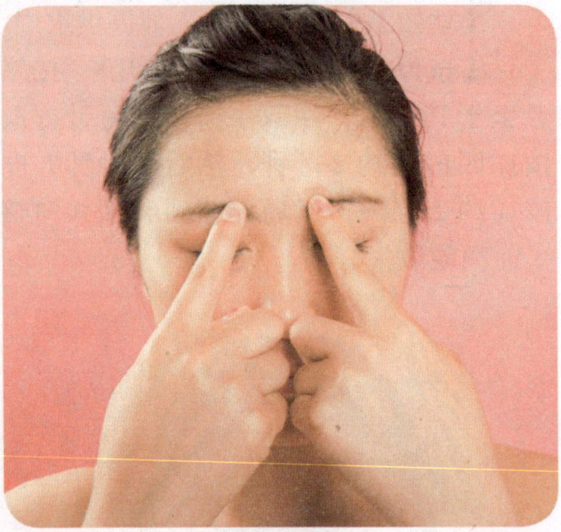

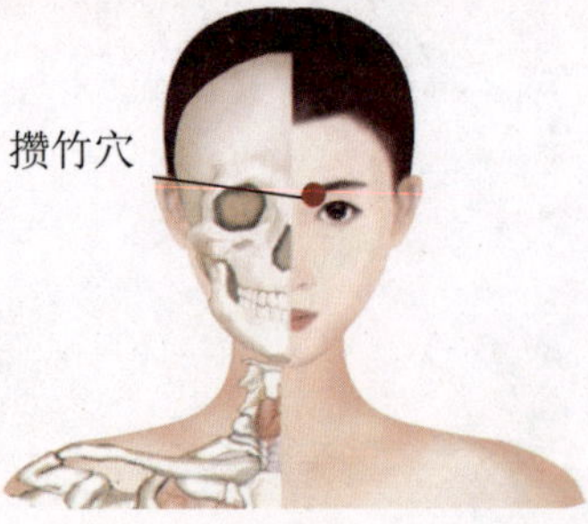

点按睛明穴

【定位取穴】该穴位于面部，目内眦角稍上方凹陷处。

【功效】降温除浊，止痛明目。

【按摩方法】被按摩者仰卧，按摩者坐其头后，双手拇指或中指轻轻按揉睛明穴约2分钟，以局部有酸胀感为佳。

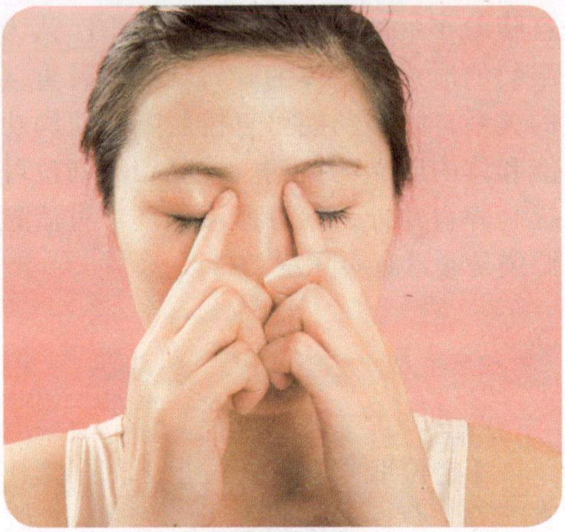

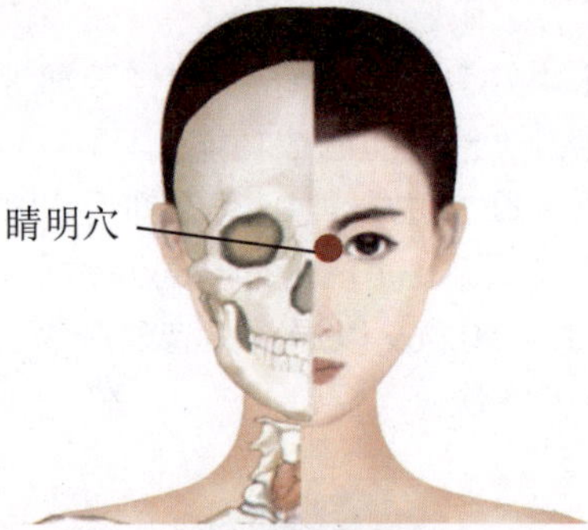

按揉肩井穴

【定位取穴】该穴位于大椎穴与肩峰连线中点，肩部最高处。取穴时一般采用正坐、俯伏或者俯卧的姿势，此穴位于肩上，前直乳中，当大椎与肩峰端连线的中点，即乳头正上方与肩线交接处。

【功效】祛风清热，活络消肿。

【按摩方法】被按摩者取坐位，按

摩者用双手拇指按压肩井穴大约1分钟，然后按揉约2分钟，以局部出现酸、麻、胀感觉为佳。

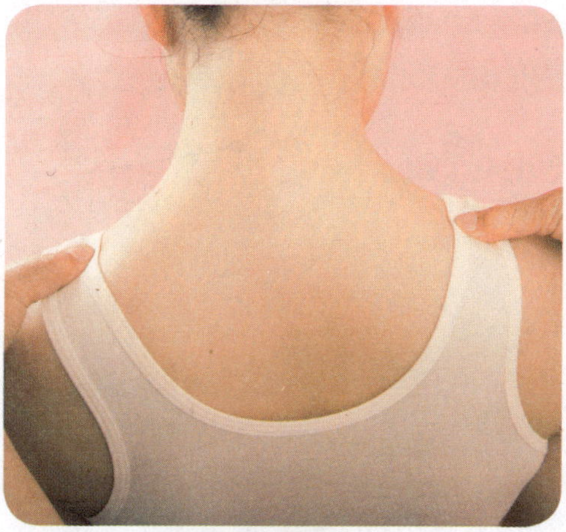

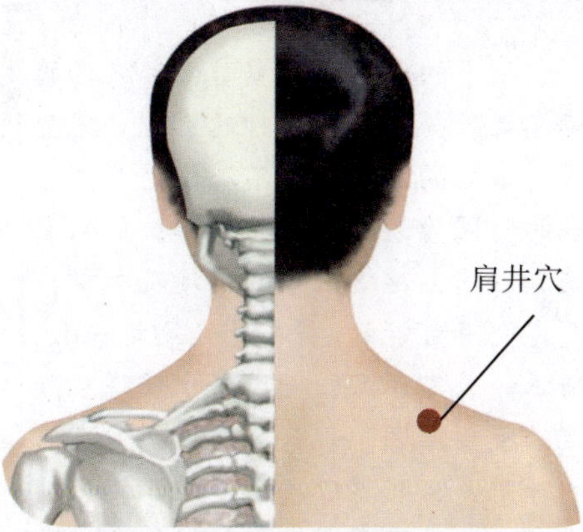

按揉阴陵泉穴

【定位取穴】 该穴位于小腿内侧，当胫骨内侧髁后下方凹陷处。取穴时，坐位，用拇指沿小腿内侧骨内缘（胫骨内侧）由下往上推，至拇指抵膝关节下时，胫骨向内上弯曲之凹陷为取穴部位。

【功效】 清利湿热，健脾理气，益肾调经，通经活络。

【按摩方法】 被按摩者坐位或仰卧，膝盖稍弯曲，按摩者用拇指按顺时针方向按揉阴陵泉穴约2分钟，然后按逆时针方向按揉约2分钟，以局部出现酸、麻、胀感觉为佳。

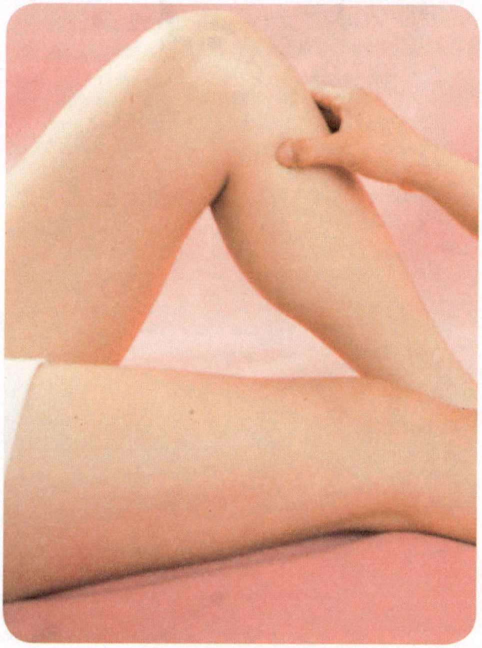

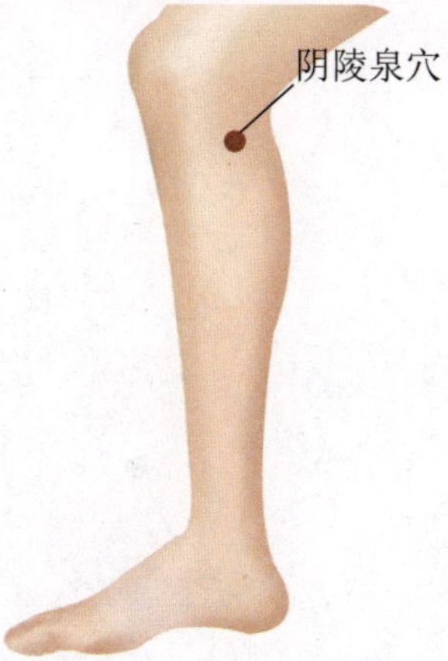

辅助穴位

头面部：鱼腰、瞳子髎

上肢：合谷、养老

下肢：足三里、三阴交

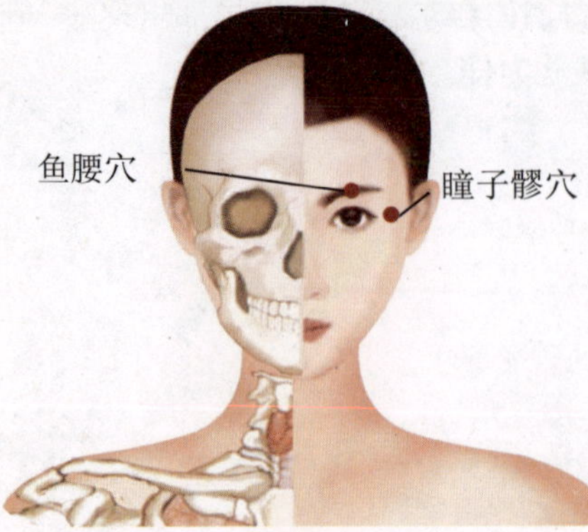

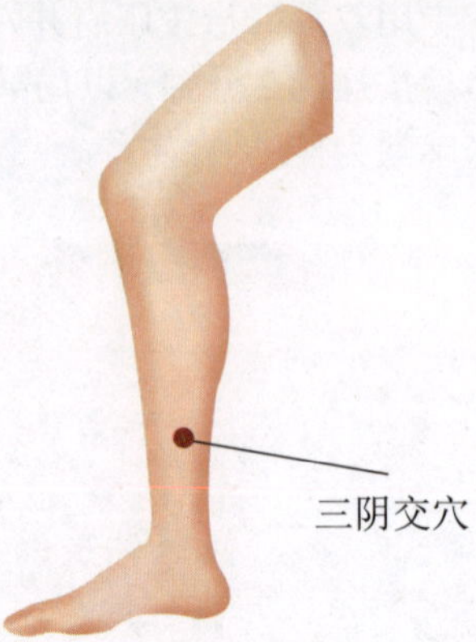

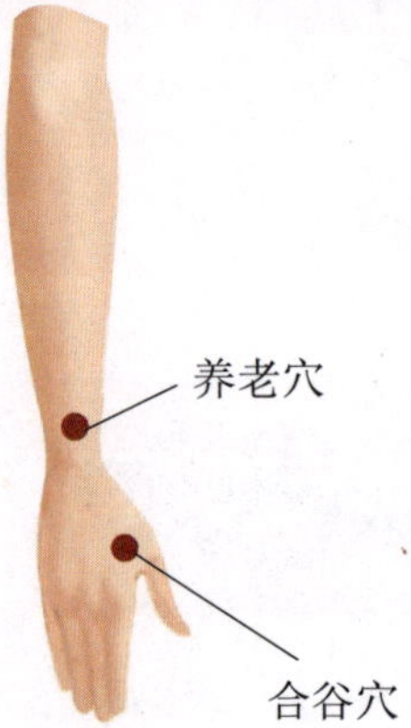

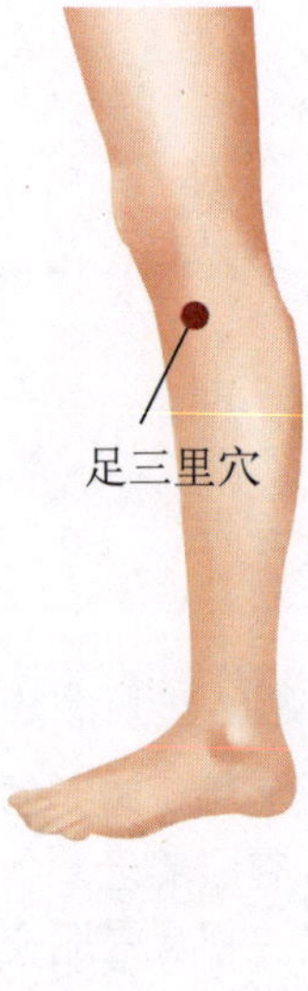

温馨小贴士

眼袋的出现与加重是面部衰老的标志之一，给人不精神的感觉。完全避免眼袋的发生，是不现实也是不可能的，因为衰老是自然规律，但只要稍加注意，延缓眼袋的出现及加重，是完全有可能的。首先是充足的睡眠，睡眠的长期不足，是过早出现眼袋加重的重要原因。现代研究证明，良好的睡眠，可明显改善眼睑组织的血液循环，可使眼周各层组织保持良好的活力，从而有效防止眼袋的发生与加重，如果长期睡眠不足，则使眼周组织慢性疲劳，血运障碍，使得各层组织退行性衰老改变，再加以重力的作用，使得眼袋过早出现，并迅速加大加重。另外，均衡的营养摄入，保健按摩，优质的营养霜类都是防止眼袋的有效方法。

眼睑水肿

眼睑水肿就是眼睑部位虚浮肿起的表现。引起眼睑水肿的原因很多，临床上根据其原因不同将眼睑水肿总体上分为生理性和病理性两种：①生理性眼睑水肿：一般是因为夜间睡眠不足，睡眠时间过长，或因为晚上睡眠枕头过低，影响面部血液回流，有的妇女月经期也会发生眼睑水肿，这种眼睑水肿多见于健康人，对身体没有什么影响，常能自然消退；②病理性眼睑水肿：又可分为炎症性眼睑水肿和非炎症性眼睑水肿两种。炎症性眼睑水肿除眼睑水肿以外，还有局部的红、热、痛等症状。

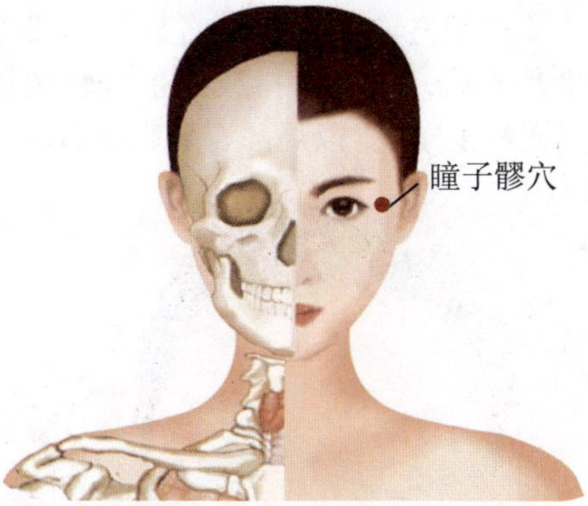

按摩主穴

按揉瞳子髎穴

【定位取穴】该穴位于面部，眼睛外侧1厘米处（目外眦旁，当眶外侧缘处）。

【功效】降浊去湿，促进眼部血液循环，治疗常见的眼部疾病。

【按摩方法】被按摩者仰卧，按摩者坐于其头后，双手拇指或食指同时按压瞳子髎半分钟后，按顺时针方向按揉1分钟，然后逆时针方向按揉1分钟。

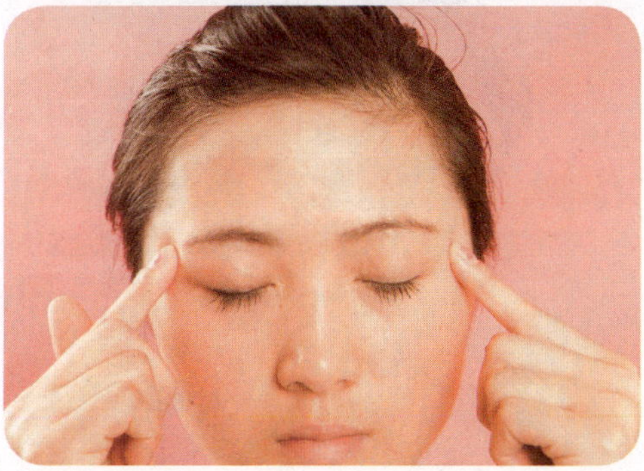

按揉攒竹穴

【定位取穴】该穴位于左右眉毛内侧，眉头凹陷处。

【功效】具有疏肝，缓解眼睛疲劳。

【按摩方法】被按摩者仰卧，按摩者坐其头后，双手拇指或中指轻轻按揉攒竹穴约2分钟，以局部有酸胀感为佳。

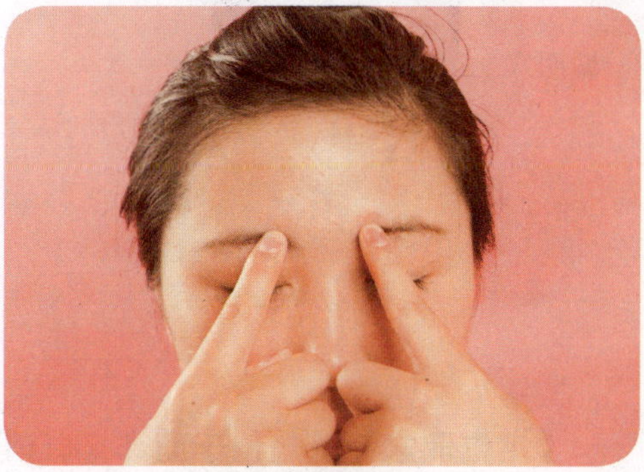

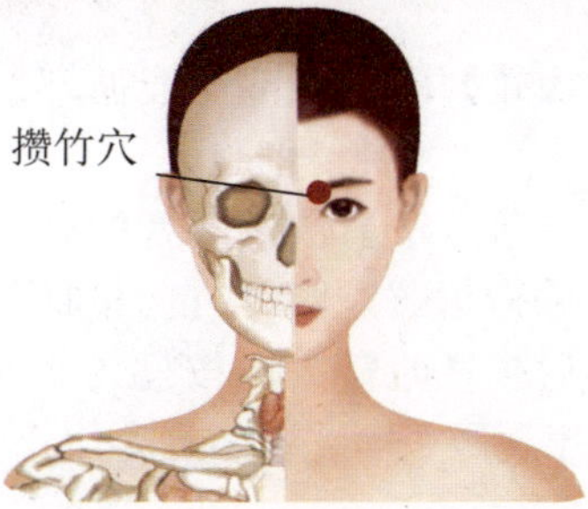

点按睛明穴

【定位取穴】该穴位于面部，目内眦角稍上方凹陷处。

【功效】降温除浊，止痛明目。

【按摩方法】被按摩者仰卧，按摩者坐其头后，双手拇指或中指轻轻按揉睛明穴约 2 分钟，以局部有酸胀感为佳。

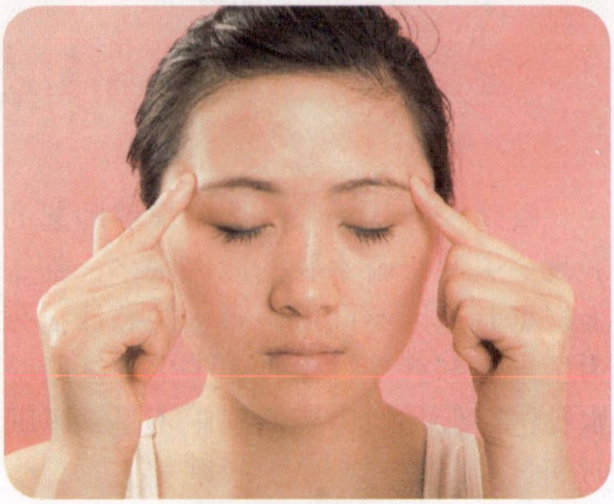

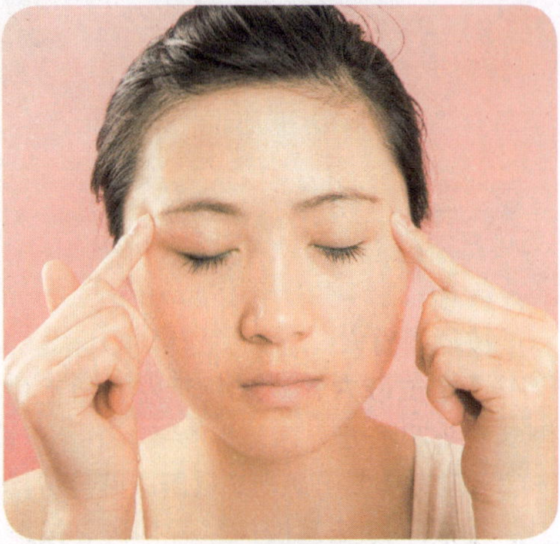

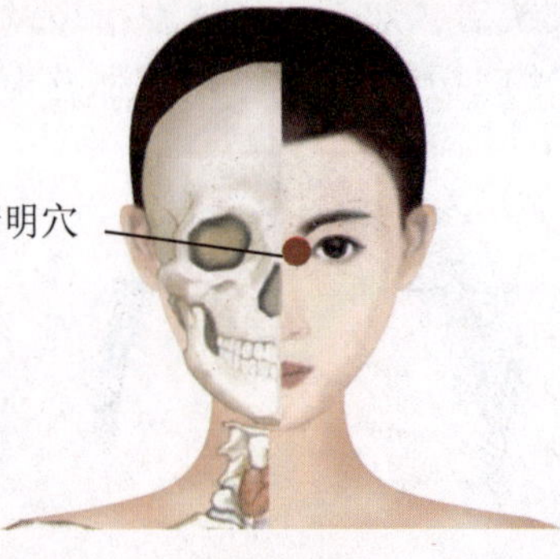

按揉丝竹空穴

【定位取穴】该穴位于面部，眉梢凹陷处。

【功效】促进眼部血液循环，改善微循环，活化视神经细胞。

【按摩方法】被按摩者仰卧，按摩者用双手拇指按顺时针方向按揉约 2 分钟，然后按逆时针方向按揉约 2 分钟，以局部出现酸、麻、胀感觉为佳。

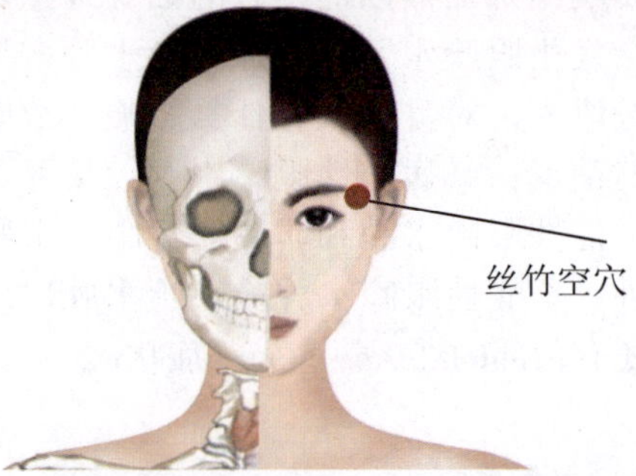

按揉鱼腰穴

【定位取穴】该穴位于面部，双侧眉毛的正中间。

【功效】镇惊安神，明目利窍，疏风清热，通络止痛。

【按摩方法】被按摩者仰卧，按摩者坐于其头后，用两手拇指或中指小幅度按揉鱼腰穴约 2 分钟，以局部有酸胀感为佳。

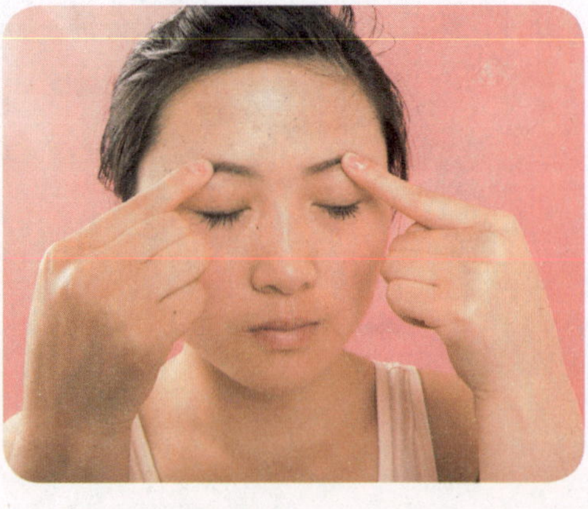

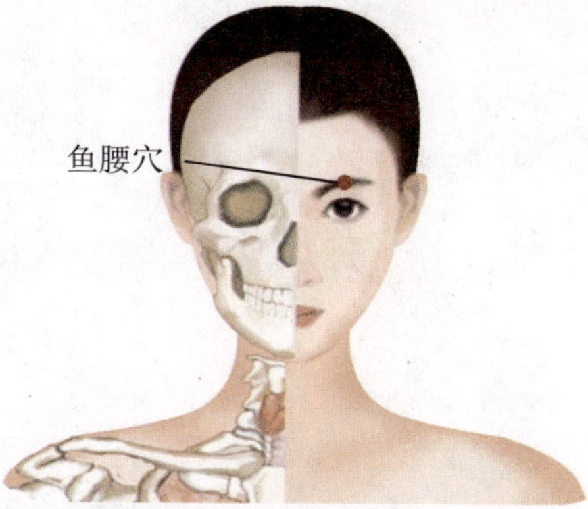

掐揉合谷穴

【定位取穴】该穴位于第1、第2掌骨间，当第2掌骨桡侧的中点处。取穴时，以一手的拇指掌面指关节横纹，放在另一手的拇、食指的指蹼缘上，屈指当拇指尖尽处为取穴部位。

【功效】镇静止痛，通经活络，清热解表。

【按摩方法】大拇指垂直往下按，做一紧一按一揉一松的按压，按压的力量要慢慢加强，频率为每分钟30次左右，按压穴位时以出现酸、麻、胀感觉为佳。

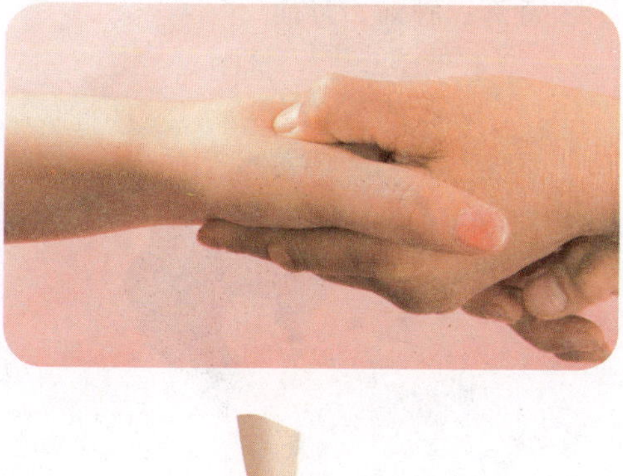

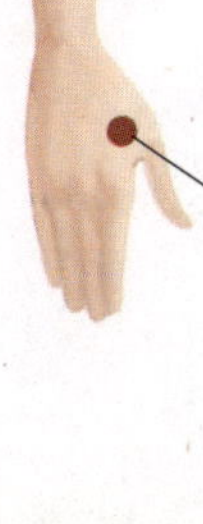

按揉肩井穴

【定位取穴】该穴位于大椎穴与肩峰连线中点，肩部最高处。取穴时一般采用正坐、俯伏或者俯卧的姿势，此穴位于肩上，前直乳中，当大椎与肩峰端连线的中点，即乳头正上方与肩线交接处。

【功效】祛风清热，活络消肿。

【按摩方法】被按摩者取坐位，按摩者用双手拇指按压肩井穴大约1分钟，然后按揉约2分钟，以局部出现酸、麻、胀感觉为佳。

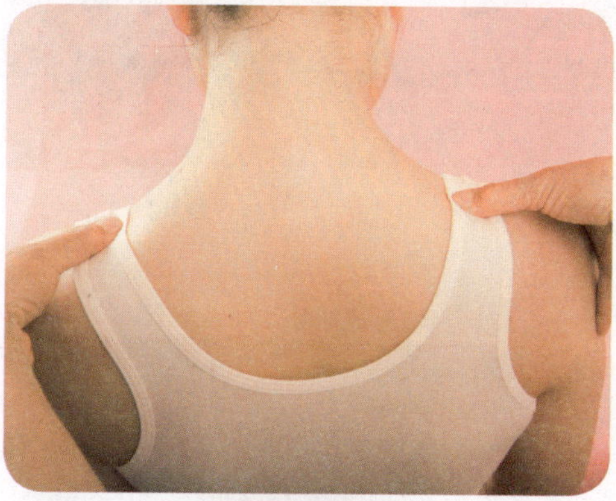

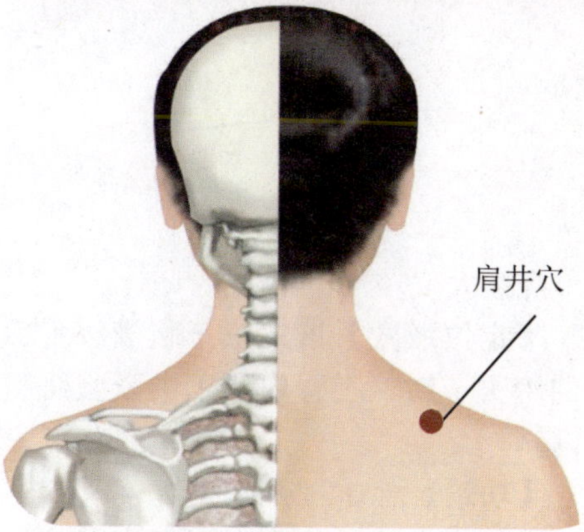

按揉陷谷穴

【定位取穴】该穴位于脚背，在第二、三脚趾根结合部后方凹陷处。

【功效】利水通淋，清热解表，和

胃行气，理气止痛。

【按摩方法】被按摩者仰卧，按摩者用拇指或中指顺时针按揉陷谷穴约 2 分钟，然后逆时针按揉约 2 分钟，以局部有酸胀感为佳。

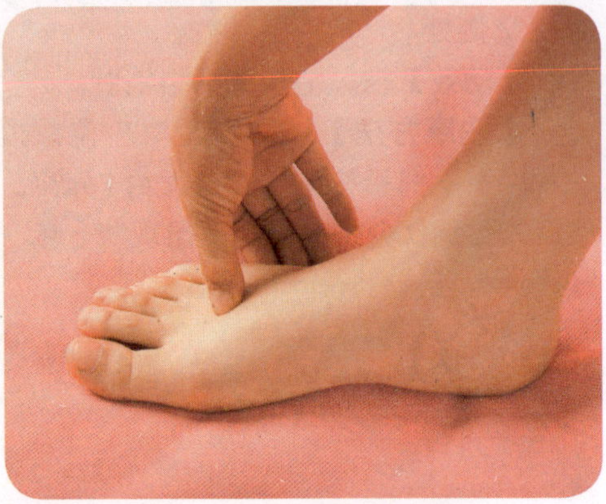

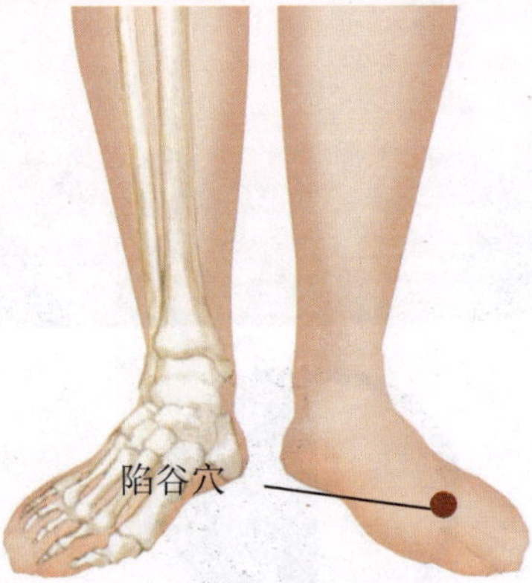

点按大陵穴

【定位取穴】该穴位于腕横纹上，屈曲腕关节时，手臂内侧正中紧张肌腱的内侧。

【功效】清心，宁神。

【按摩方法】按摩者用拇指点按被按摩者大陵穴约 1 分钟，顺时针方向和逆时针方向按揉 1 分钟，以有酸胀感为佳。

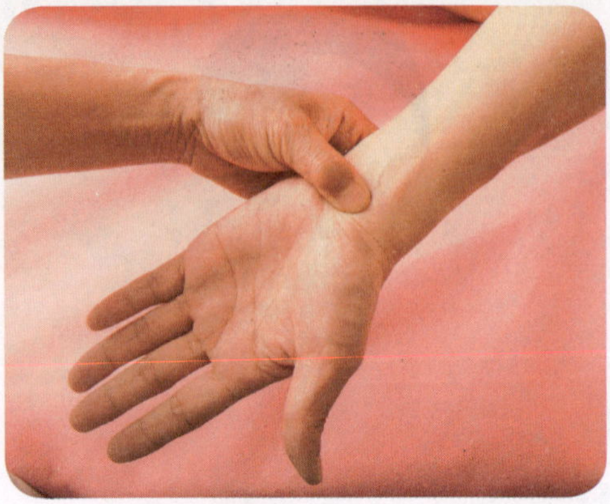

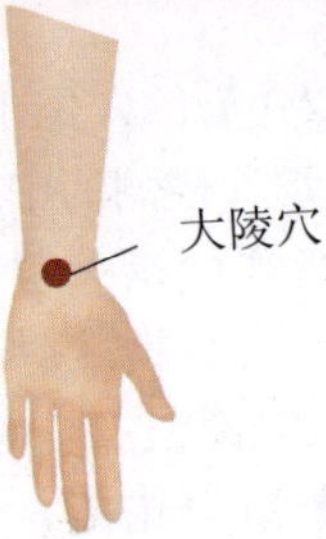

辅助穴位

头面部：阳白、太阳

上肢：曲池

下肢：复溜、公孙

背部：脾俞、肾俞

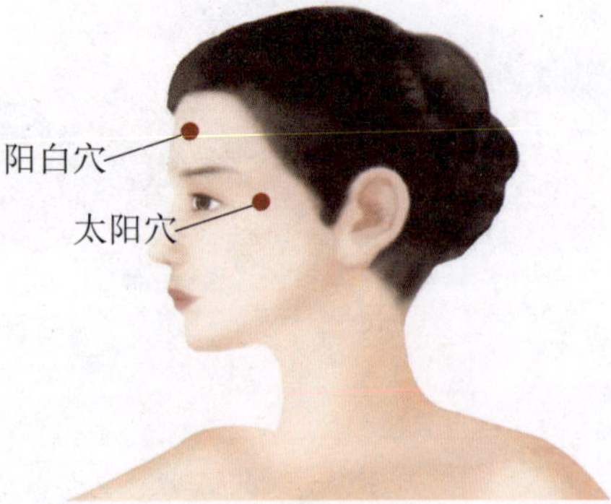

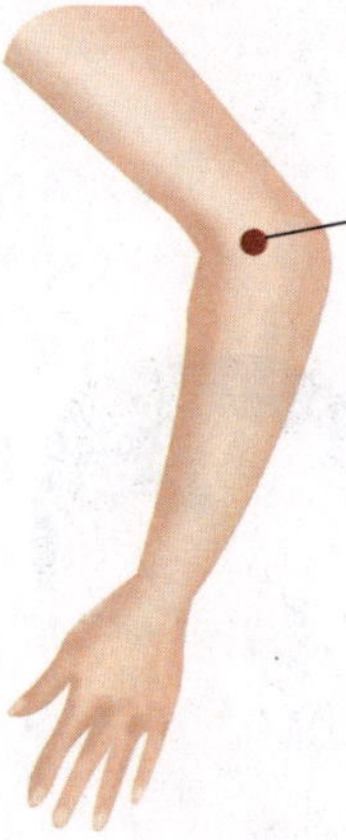

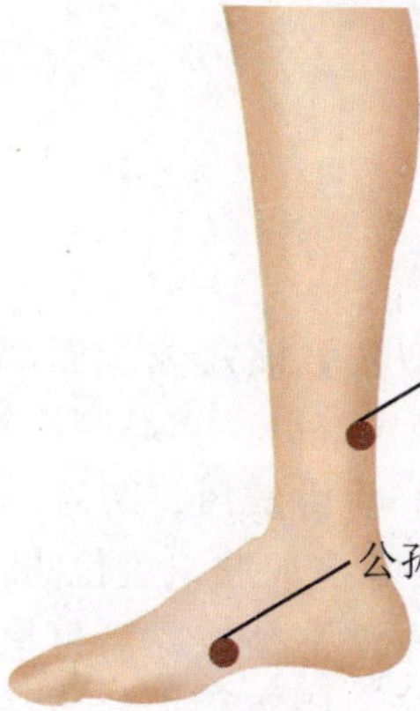

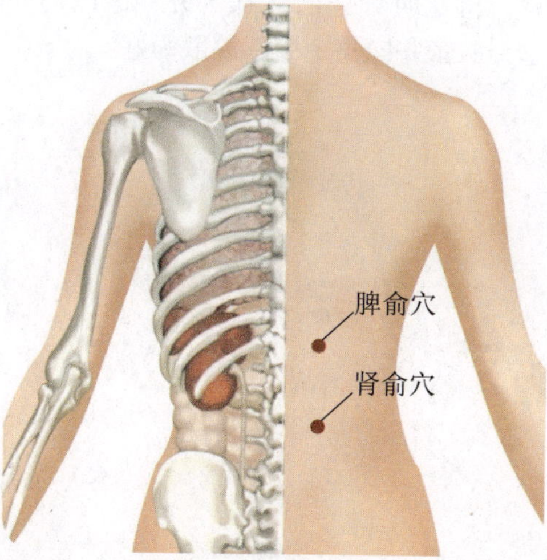

温馨小贴士

1. 桑葚果粥

【原料】桑葚罐头 50 克，糯米 100 克，冰糖适量。

【制法】(1). 先将桑葚罐头中的桑葚子捣烂（加入桑葚果汁）备用。

(2). 米洗净后加适量清水入砂锅中煮粥，先大火，后小火，粥熟后，加入捣烂的桑葚子和冰糖，稍煮，冰糖溶化后即可。

【功效】补肝滋肾，益血明目。

【用法】每日一次，常食。

【应用】适用于肝肾阴虚所致的视力减退、耳鸣等。

2. 猪肝鸡蛋粥

【原料】猪肝 50 克，鸡蛋 1 个，粳米 50 克，盐、姜、味精少许。

【制法】猪肝切细，与米煮粥，熟时打入鸡蛋，加盐、姜、味精调味，稍煮即可。

【功效】补肝明目。

【用法】空腹食用，每日或隔日一次。

【应用】适用于夜盲症、视物不清。

面部皱纹

随着年龄的增长，皱纹悄悄爬上了我们的脸庞，皱纹不仅是衰老的象征，从中医角度来看，皱纹也预示着某种疾病，可能是身体内某些疾病的直接反应。中医认为颜面的皮肤是靠气血滋养的，所以如果气血不足，或者气血郁郁滞，脸上也容易出现皱纹。按摩相关穴位能够滋阴养血、润燥生津、疏通经络、濡肌除皱，从而达到消除皱纹的目的。

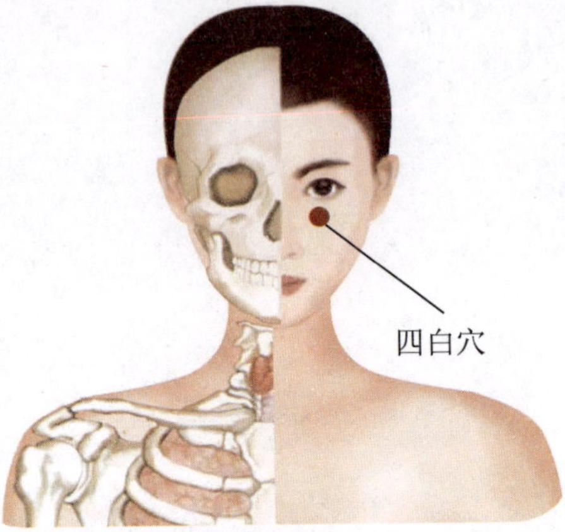

按摩主穴

按揉四白穴

【定位取穴】该穴位于面部瞳孔直下，当眶下孔凹陷处。取穴时通常采用正坐或仰靠、仰卧姿势，双眼平视时，瞳孔正中央下约2厘米处。

【功效】散发脾热，向天部提供水湿。

【按摩方法】被按摩者仰卧，按摩者坐于其头后，用双手拇指顺时针方向按揉四白穴约2分钟，然后逆时针方向按揉约2分钟，以局部感到酸胀并向整个前额放散为好。

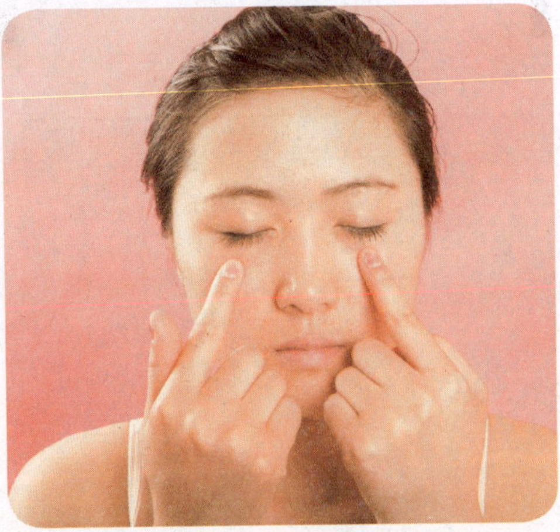

点揉颧髎穴

【定位取穴】该穴位于面部，瞳孔直下，平鼻翼下缘处，当鼻唇沟外侧。

【功效】明目散风，疏经镇痛，消除脸颊浮肿，紧实肌肤，美化曲线。

【按摩方法】被按摩者仰卧，按摩者坐于其头后，用双手拇指点按颧髎穴大约30秒，然后按顺时针方向按揉1分钟，再逆时针方向按揉1分钟，以局部感到酸胀并向整个面部放散为好。

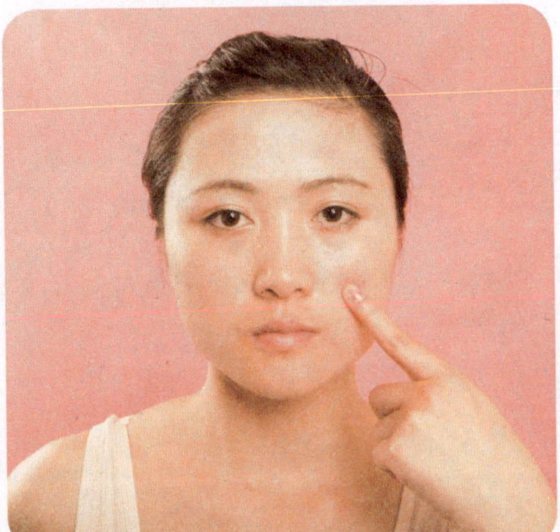

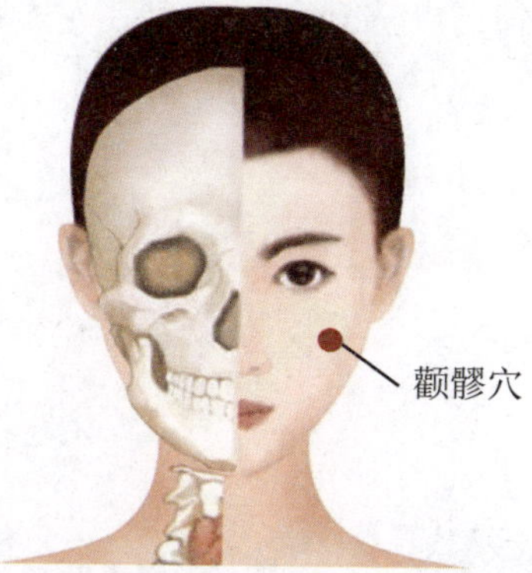

点揉巨髎穴

【定位取穴】该穴位于面部，当目外眦直下，颧骨下缘凹陷处。

【功效】祛风镇痉，清热消肿。

【按摩方法】被按摩者仰卧，按摩者坐于其头后，用双手拇指点按巨髎穴大约 30 秒，然后按顺时针方向按揉 1 分钟，逆时针方向按揉 1 分钟，以局部感到酸胀并向整个面部放散为好。

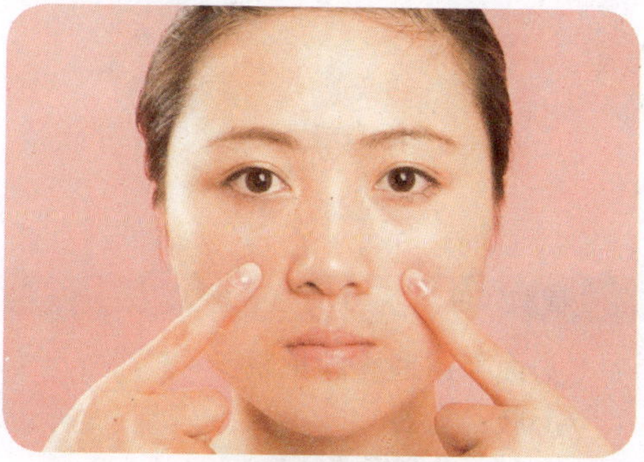

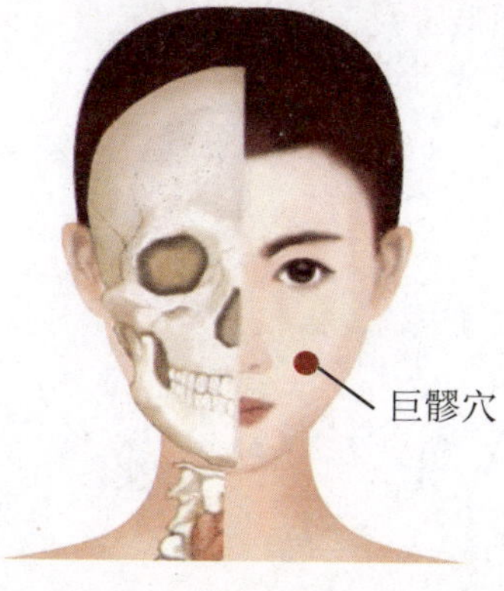

按揉颊车穴

【定位取穴】该穴位于头部侧面下颌骨边角上，向鼻子斜方向约 1 厘米处的凹陷中。取该穴道时一般让患者采用正坐或仰卧仰靠姿势，以方便实施者准确的找寻穴道。

【功效】解痉止痛，活血消肿。

【按摩方法】按摩者用双手拇指指腹，放于被按摩者同侧面部颊车穴，适当用力，由轻渐重按压 0.5~1 分钟，以出现酸、麻、胀感觉为佳。

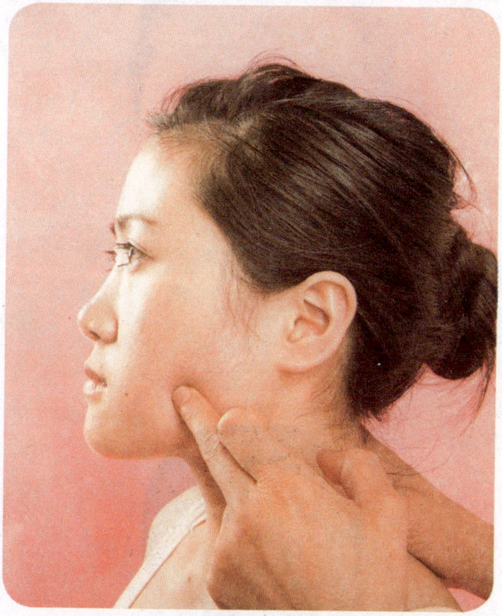

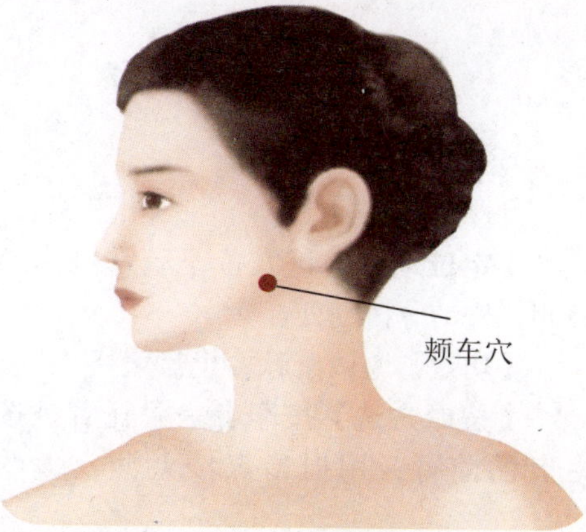

按揉地仓穴

【定位取穴】该穴位于面部，口角外侧，上直对瞳孔。

【功效】舒筋活络，活血化瘀。

【按摩方法】被按摩者仰卧，按摩者坐于其头后，用双手拇指按顺时针方向按揉地仓穴2分钟，然后按逆时针方向按揉2分钟，以局部感到酸胀并向整个面部放射为好。

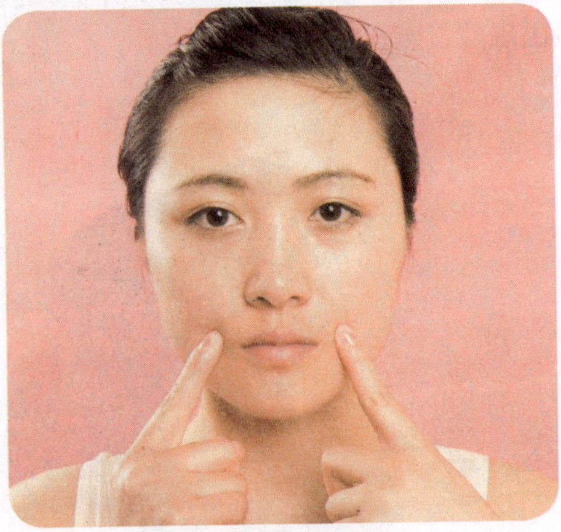

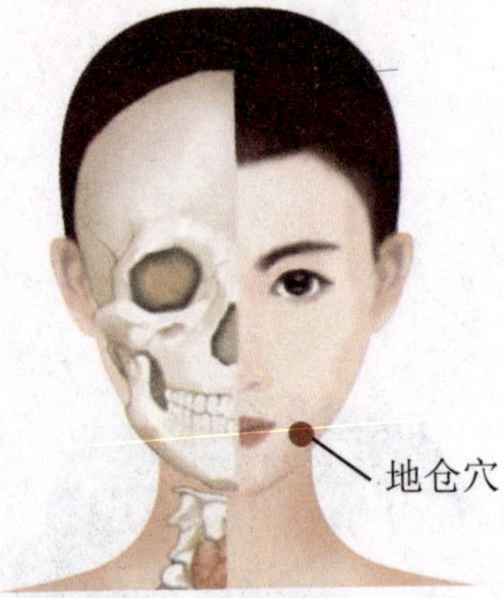

点揉太渊穴

【定位取穴】该穴位于腕掌侧横纹桡侧，桡动脉搏动处。

【功效】通调血脉，止咳化痰。

【按摩方法】按摩者一手托着被按摩者的前臂，用拇指点按太渊穴大约2分钟，以感到酸胀为好，左右手交替进行。

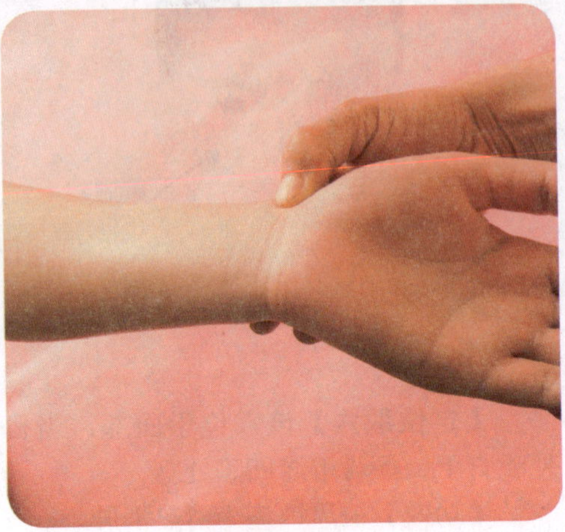

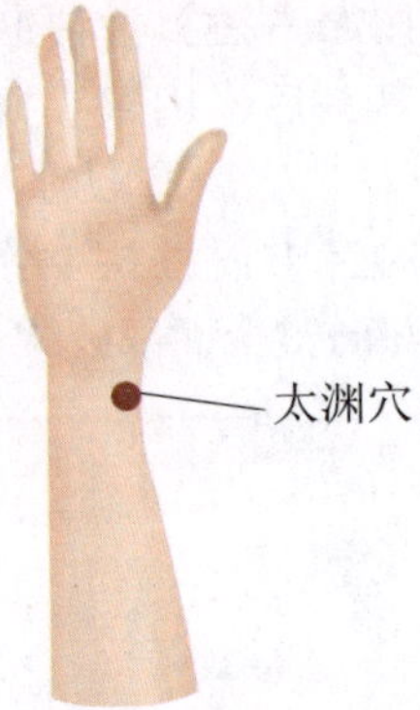

辅助穴位

头面部：迎香、承浆

上肢：合谷

腹部：中脘、气海

下肢：足三里、三阴交

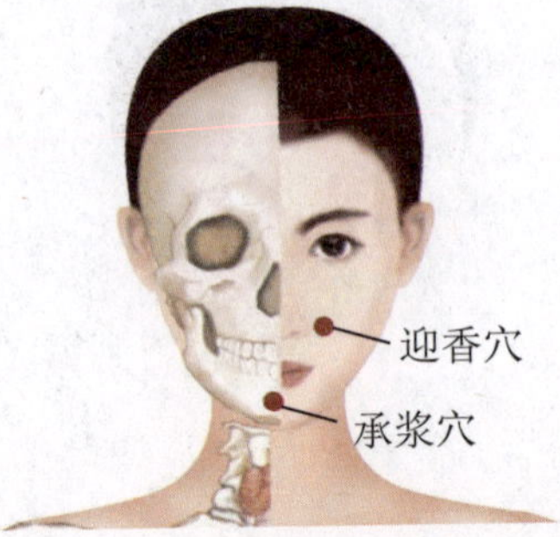

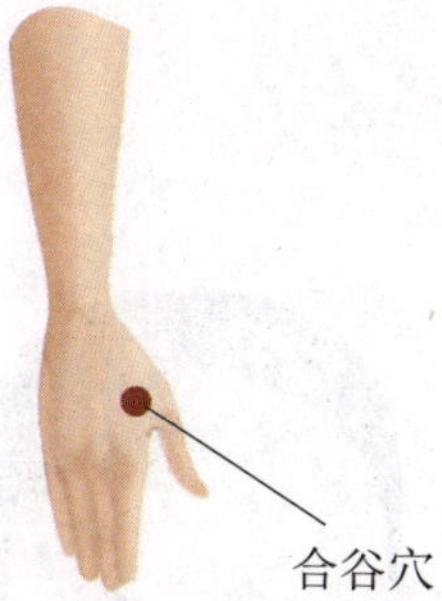

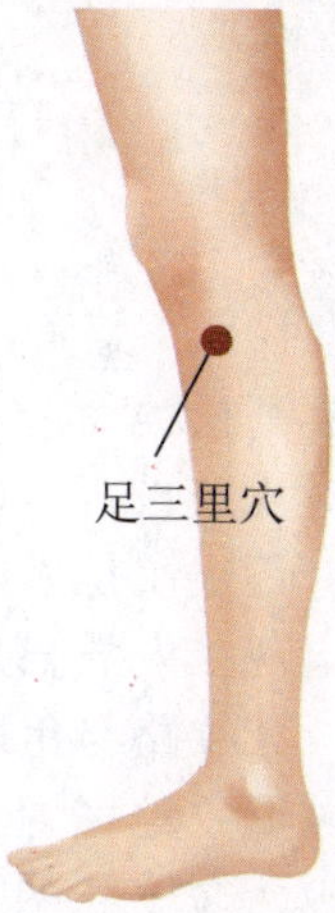

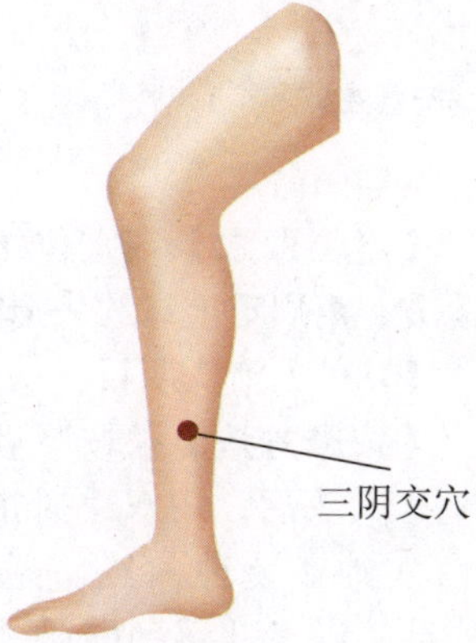

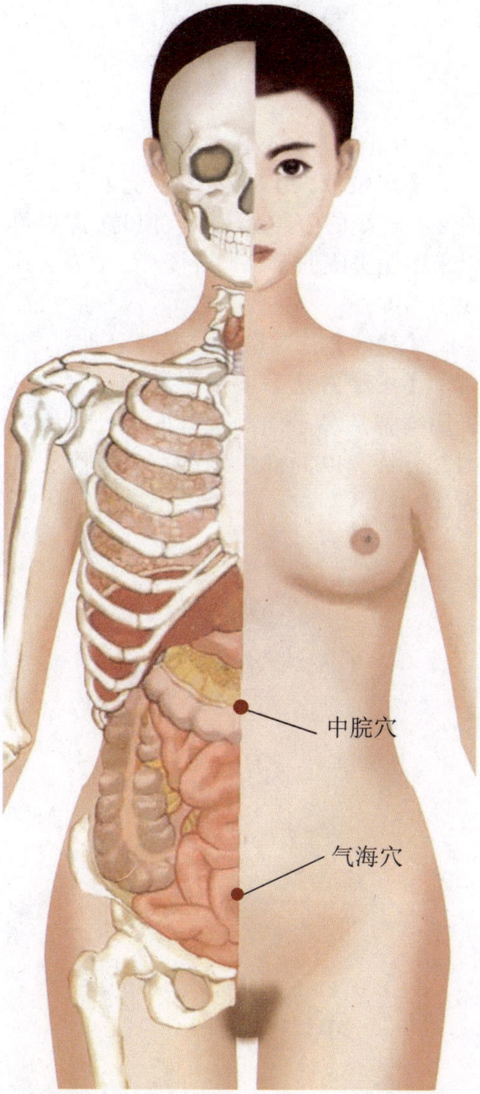

局部按摩

环形按摩面部：①五指并拢，手微屈，呈捧脸姿势，以中指为主带动其他四指适当用力，用指腹、手掌按摩。②范围：从下颌部位开始，向上→过口部→顺鼻底部→过印堂至额顶部→五指慢慢自然分开，顺额边缘→过耳边至下颌边→回归原位。最后，两手按摩脸部，时间为 2 ～ 5 分钟不等。再用手指搓一搓脸的各部位，时间自控，最后再搓颈部及按摩耳部。

额头纹、鱼尾纹

额头上很容易留下横向皱纹，这是由于纵向皮肤逐渐松弛而造成的。所以我们现在需要对皮肤进行纵向护理，让皮肤不再下垂。鱼尾纹是人体生理衰老的表现之一，出现在人的眼角和鬓角之间出现的皱纹，其纹路与鱼尾巴上的纹路很相似，故被形象地称为鱼尾纹。按摩相关穴位可以延缓肌肤的老化速度，从而减少皱纹的出现。

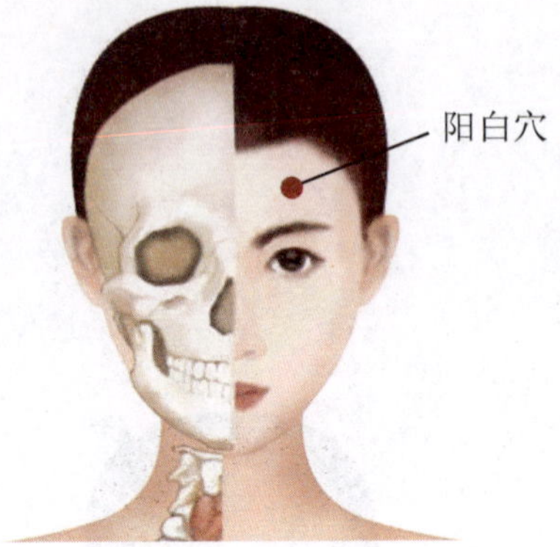

按摩主穴

按揉阳白穴

【定位取穴】 该穴位于额头，瞳孔正上方，离眉毛上缘约一拇横指处。

【功效】 清头明目，祛风泄热。

【按摩方法】 被按摩者仰卧，按摩者坐于其头后，用双手拇指顺时针按揉阳白穴约 2 分钟，然后逆时针按揉约 2 分钟，以局部感到酸胀并向整个前额头发散为好。

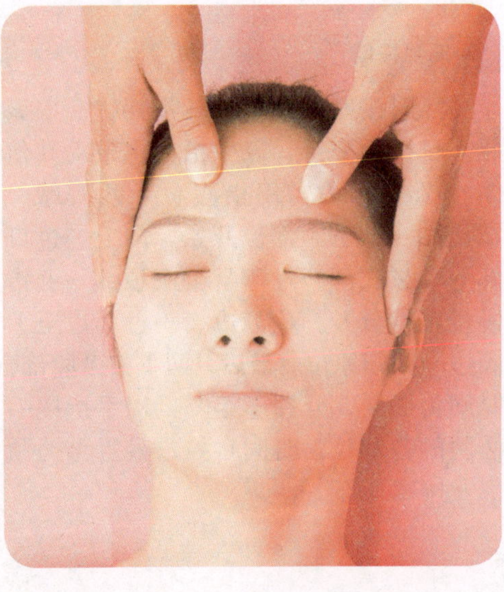

推抹印堂穴

【定位取穴】 该穴位于前额部，当两眉头连线的中点处。取穴位时，患者可以采用正坐或仰靠、仰卧姿势，两眉头连线中点即是。

【功效】 祛风通窍，安神定痛。

【按摩方法】 被按摩者仰卧，按摩者用拇指从鼻子向额头方向推抹印堂穴约 2 分钟，以局部出现酸、麻、胀感觉为佳。

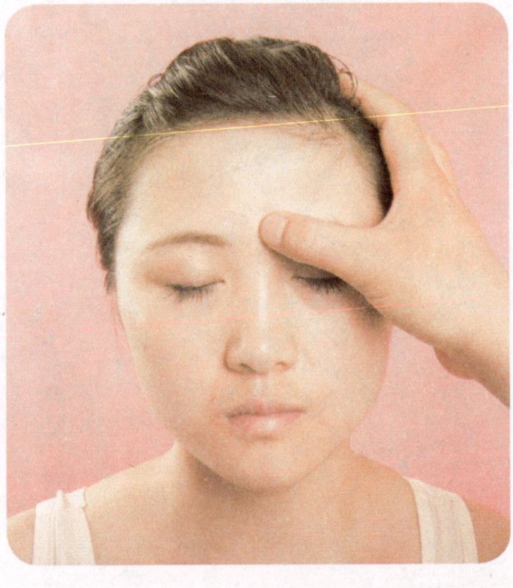

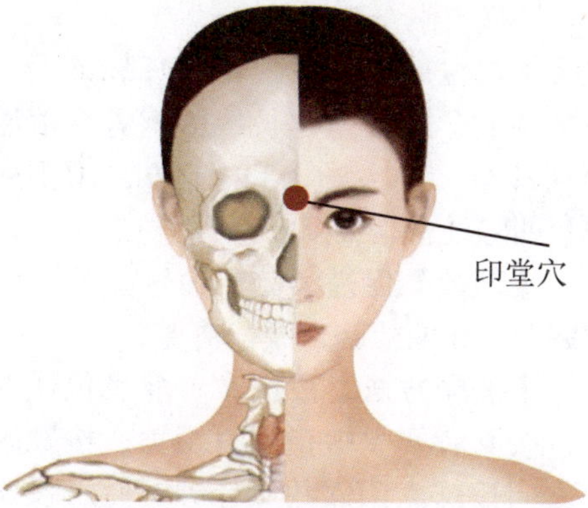

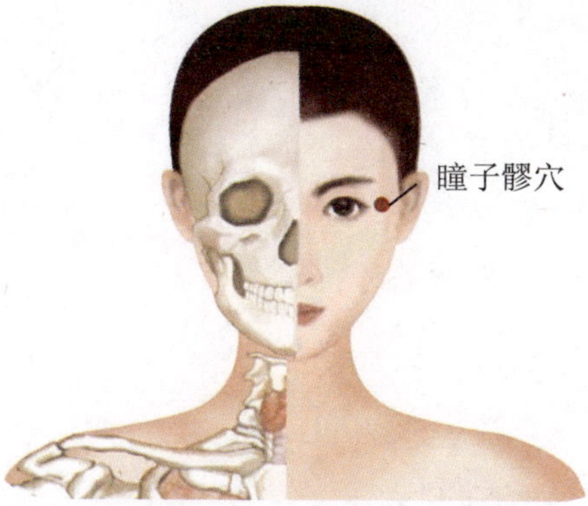

按揉瞳子髎穴

【定位取穴】该穴位于面部，眼睛外侧1厘米处（目外眦旁，当眶外侧缘处）。

【功效】降浊去湿，促进眼部血液循环，治疗常见的眼部疾病。

【按摩方法】被按摩者仰卧，按摩者坐于其头后，双手拇指或食指同时按压瞳子髎半分钟后，按顺时针方向按揉1分钟，然后逆时针方向按揉1分钟。

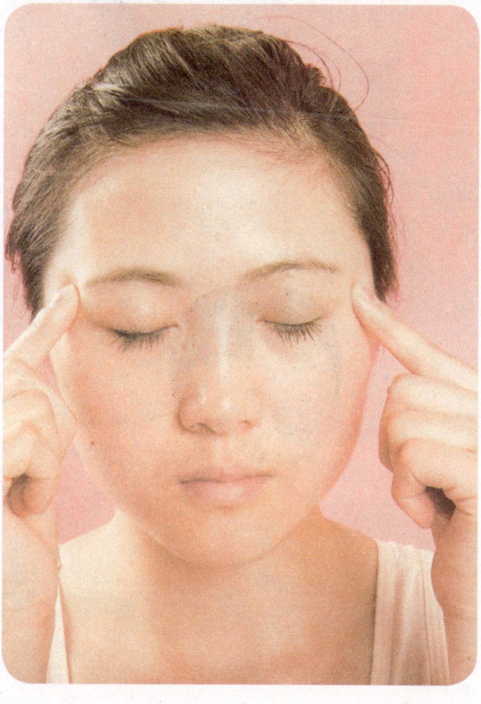

按揉头维穴

【定位取穴】该穴位于头侧部，当额角发际上0.5寸，头正中线旁4.5寸。取定穴位时，一般采用正坐或仰靠、仰卧姿势，位于发际点向上一指宽，嘴动时肌肉也会动之处。

【功效】明目，缓解疲劳。

【按摩方法】被按摩者取坐位，按摩者用拇指按揉头维穴约1分钟，按顺时针方向按揉约1分钟，然后按逆时针方向按揉约1分钟，以局部出现酸、麻、胀感向头部四周放射为佳，每日2～3次。

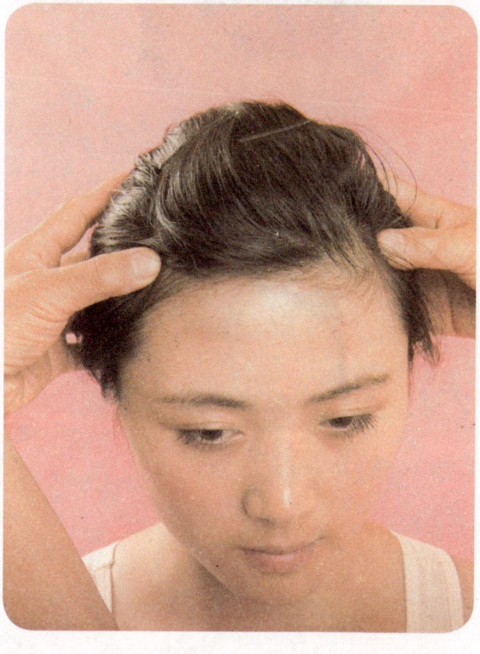

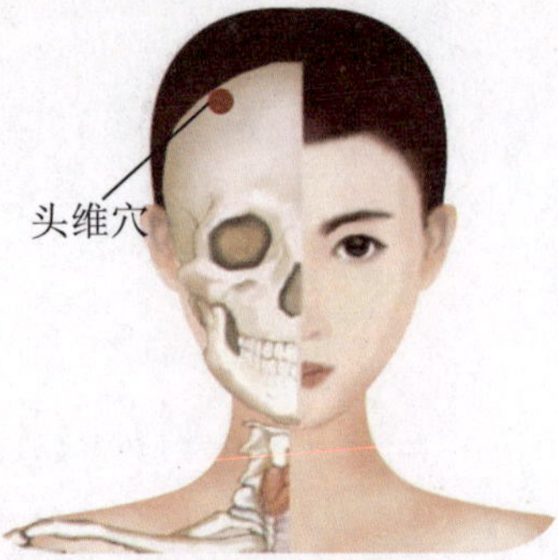

按揉上星穴

【定位取穴】该穴位于头部，当前发际正中直上1寸。

【功效】祛风通窍，安神定痛。

【按摩方法】被按摩者仰卧，按摩者用拇指按顺时针方向按揉上星穴约2分钟，然后按逆时针方向按揉约2分钟，以局部出现酸、麻、胀感觉为佳。

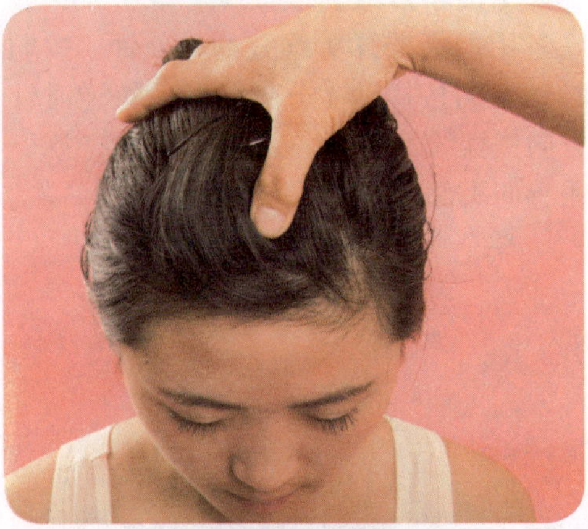

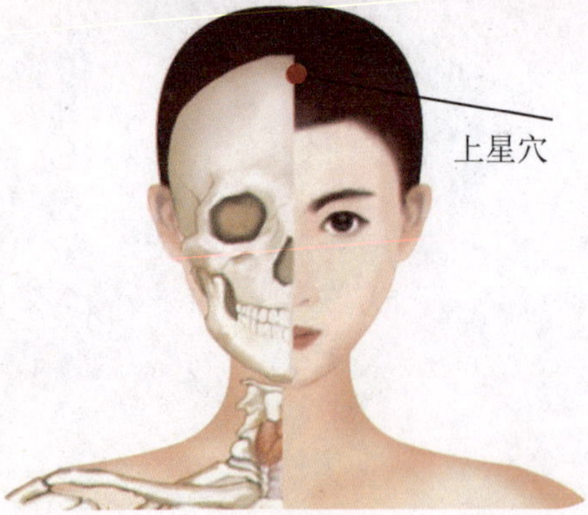

按揉太阳穴

【定位取穴】该穴位于耳郭前面，前额两侧，外眼角延长线的上方，由眉梢到耳朵之间大约1/3的地方，用手触摸最凹陷处就是太阳穴。

【功效】促进大脑的血液循环，缓解疲劳，止痛醒脑，振奋精神。

【按摩方法】被按摩者取坐位或仰卧，按摩者两手中指同时用力，按顺时针方向按揉太阳穴约2分钟，然后按逆时针方向按揉约2分钟，以局部出现酸、麻、胀感觉为佳。

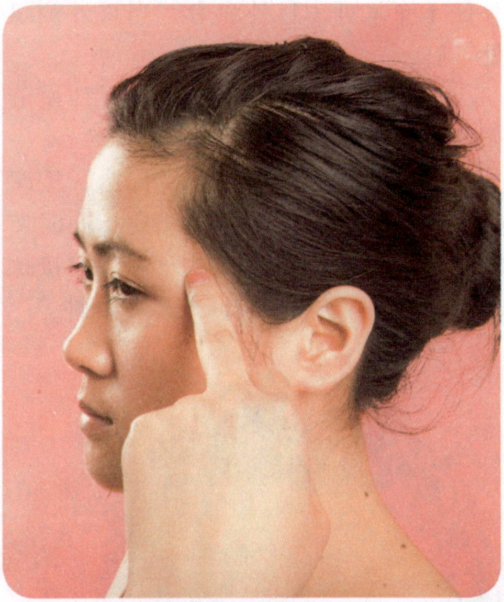

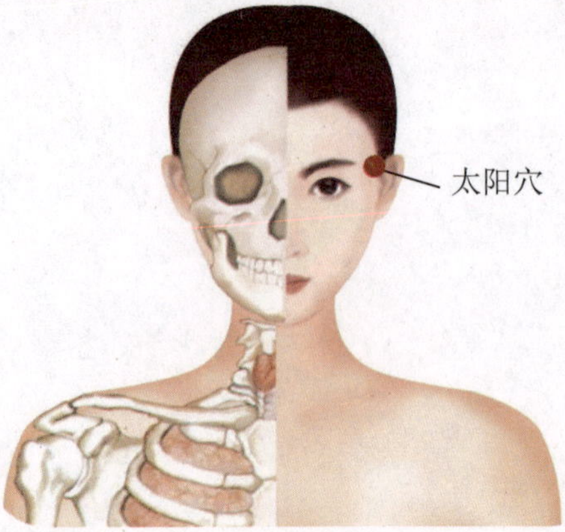

按揉足三里穴

【定位取穴】该穴位于外膝眼下3寸，距胫骨前嵴1横指，当胫骨前肌上。取穴时，由外膝眼向下量4横指，在腓骨与胫骨之间，由胫骨旁量1横指，该处即是。

【功效】调理脾胃，补中益气，通经活络，疏风化湿，扶正祛邪。

【按摩方法】被按摩者膝盖稍弯曲，按摩者用拇指按顺时针方向按揉足三里穴约2分钟，然后按逆时针方向按揉约2分钟，以局部出现酸、麻、胀感觉为佳。

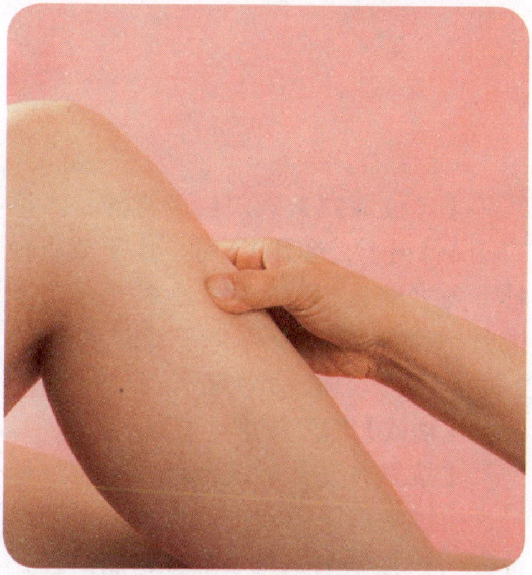

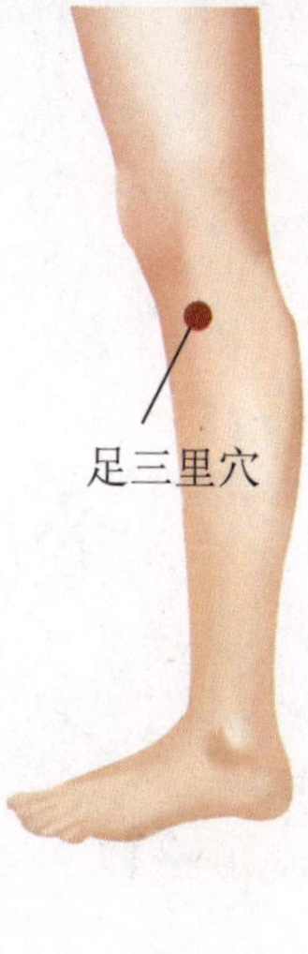

辅助穴位

胸腹部：膻中、中脘

下肢：血海、三阴交

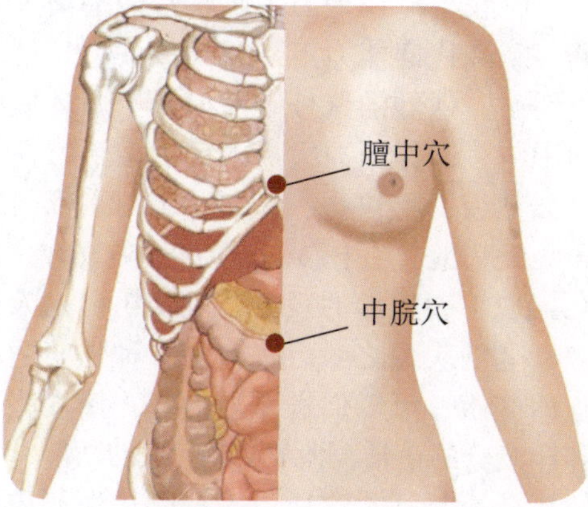

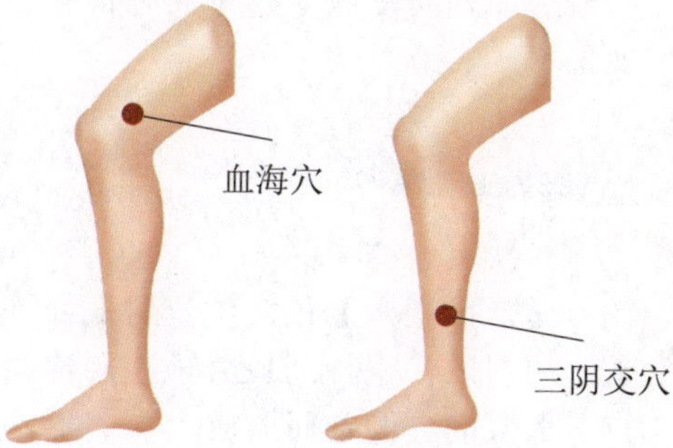

局部按摩

指压眼部：用双手的3个长指先压眼眉下方3次，再压眼眶下方3次。3~5分钟后眼睛格外明亮，每日可做数次。长期坚持也可以去除眼角的皱纹。

推摩额头：搓热双手，手掌交替自下而上推摩额头，至发际线，十四五次。再两手大拇指抵住两侧太阳穴，双手从额中向两侧旁推，20次，使之发热，每天一次，令神清气爽。可以改善面色，保护眼睛视力，预防及减少抬头纹，缓解额头胀痛。

皮肤粗糙

皮肤粗糙多是因为肌肤水油平衡失调、新陈代谢能力下降所导致的。日常生活中，强烈的紫外线照射，干燥环境的影响，工作压力大，不良的生活习惯（如熬夜、吃快餐、吸烟）等因素都会导致肌肤越来越干燥，长期得不到改善，会出现干裂粗糙的现象。皮肤粗糙是人体衰老的表现之一。按摩是一种强弱适宜的刺激，可以促进血液循环，使皮脂和汗液分泌正常，增强皮下组织的功能，使皮肤更具活力。所以，按摩在恢复皮肤疲劳、预防皮肤老化方面有很理想的效果。

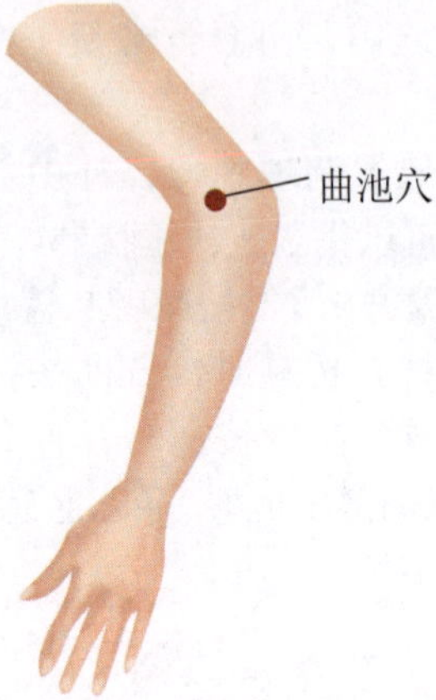

按摩主穴

按揉曲池穴

【定位取穴】该穴位于肘横纹外侧端，屈肘时当尺泽与肱骨外上髁连线中点。取穴时，仰掌屈肘成45°，肘关节桡侧，肘横纹头为取穴部位。

【功效】疏风清热，降低血压。

【按摩方法】按摩者一手托着按摩者的手臂，另一手拇指按顺时针方向按揉曲池穴约2分钟，然后按逆时针方向按揉约2分钟，左右手交替进行，以局部出现酸、麻、胀感为佳。

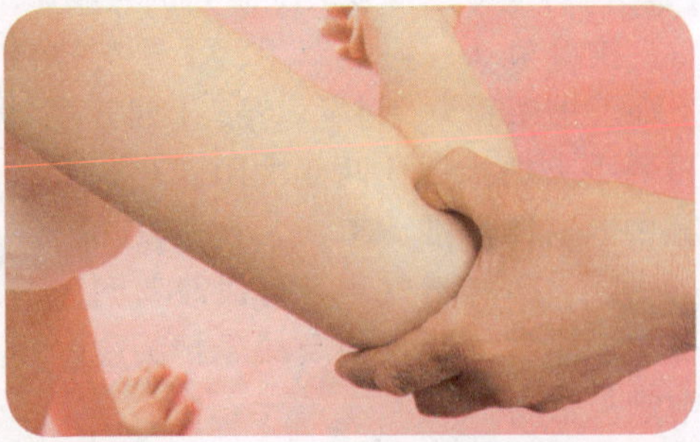

按揉肺俞穴

【定位取穴】该穴位于背部，当第3胸椎棘突下，旁开1.5寸。由平双肩胛骨下角之椎骨(第7胸椎)，往上推2个椎骨，即第5胸椎棘突下缘，旁开约2横指(食、中指)处为取穴部位。

【功效】散发肺热，清肺止咳。

【按摩方法】被按摩者取坐位或俯卧，按摩者两手拇指同时用力，按顺时针方向按揉肺俞穴约2分钟，然后按逆时针方向按揉约2分钟，以局部出现酸、麻、胀感觉为佳。

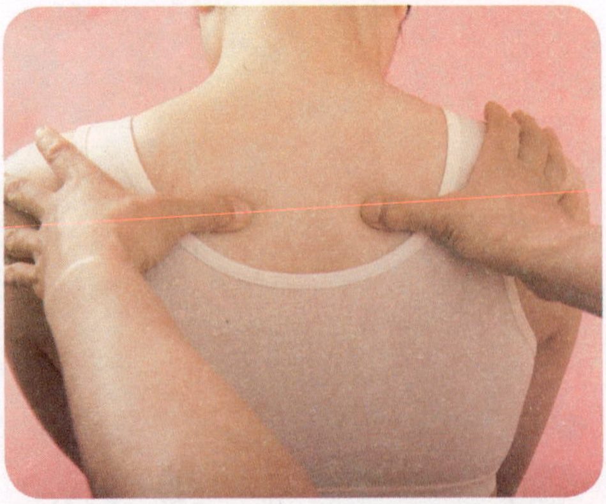

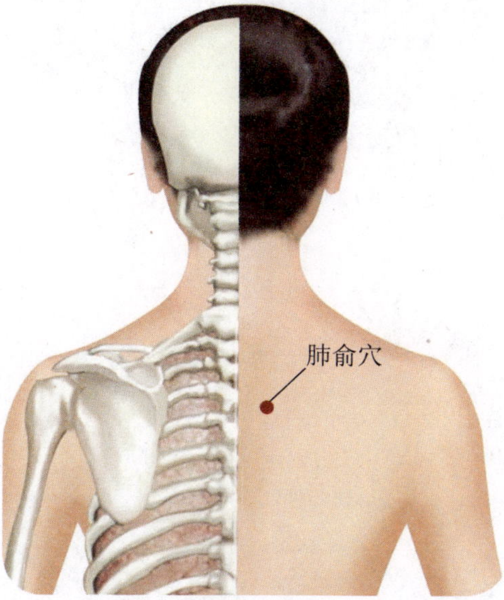

按揉膈俞穴

【定位取穴】该穴位于背部，当第7胸椎棘突下，旁开1.5寸。由平双肩胛骨下角之椎骨(第7胸椎)，其棘突下缘旁开约2横指(食、中指)处为取穴部位。

【功效】养血和营，理气止痛。

【按摩方法】被按摩者俯卧，按摩者用两手拇指指腹同时用力，按顺时针方向按揉膈俞穴约2分钟，然后按逆时针方向按揉约2分钟，以局部出现酸、麻、胀感觉为佳。

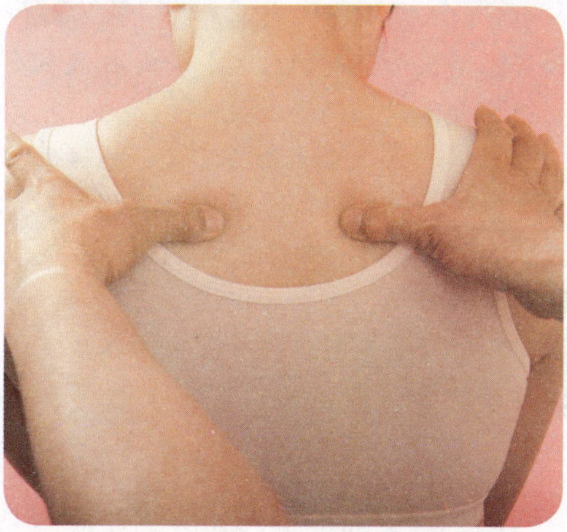

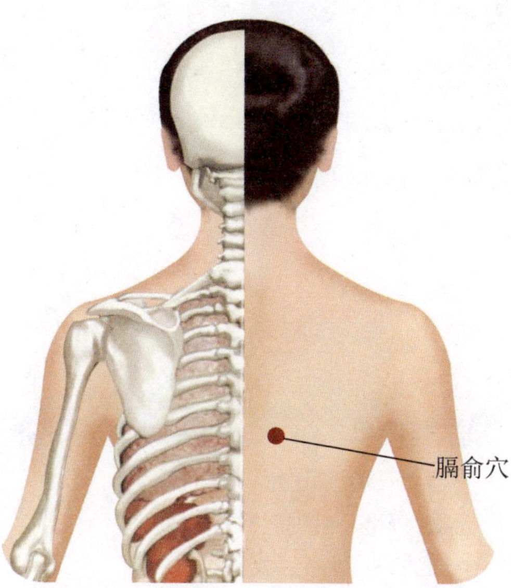

按揉血海穴

【定位取穴】该穴位于大腿内侧，髌底内侧端上2寸，当股四头肌内侧头的隆起处。取穴时，坐位，屈膝成90°，医者立于患者对面，用左手掌心对准右髌骨中央，手掌伏于其膝盖上，拇指尖所指处为取穴部位。

【功效】祛风清热，舒筋活血。

【按摩方法】按摩者用双手拇指按顺时针方向按揉血海穴约1分钟，然后按逆时针方向按揉约1分钟，以局部出现酸、麻、胀感觉为佳。按摩的时间最好选在每天上午9~11点，效果最好，因为这个时段是脾经经气的旺时，人体阳气呈上升趋势，所以按揉此穴就可以达到最好的效果。

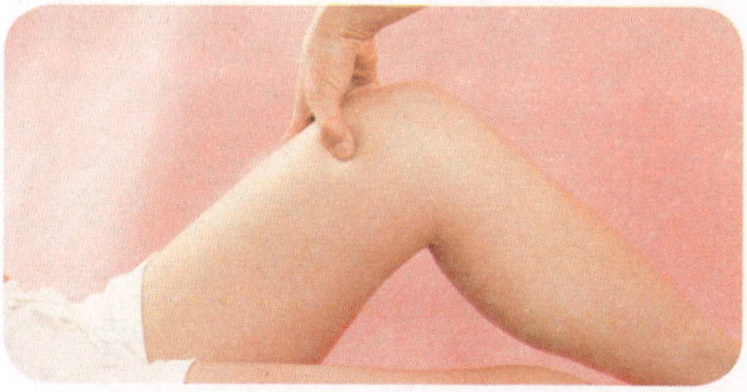

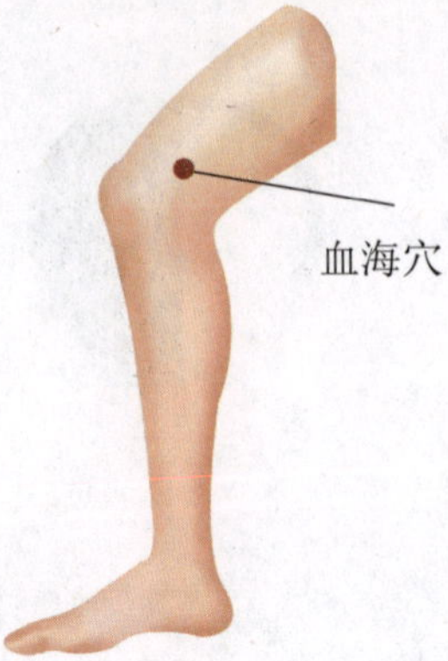

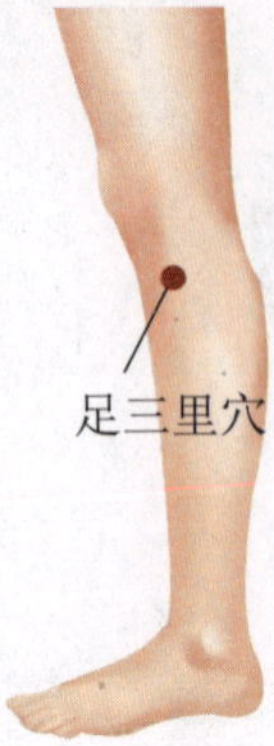

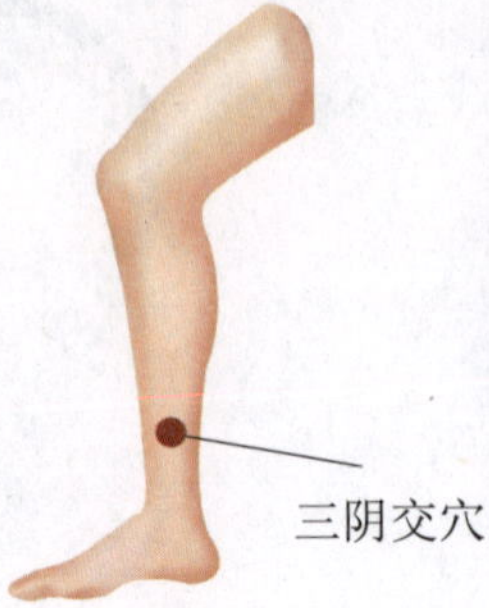

辅助穴位

头面部：四白、阳白
胸腹部：中脘、气海
上肢：合谷、支沟
下肢：足三里、三阴交

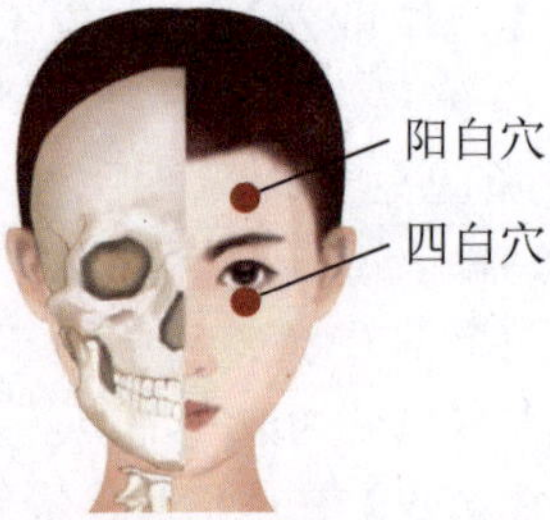

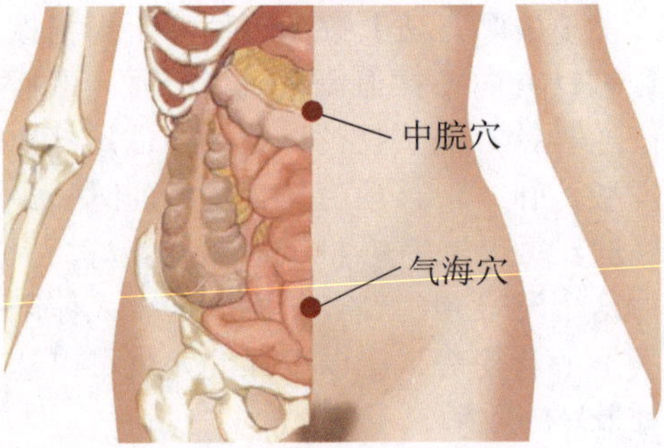

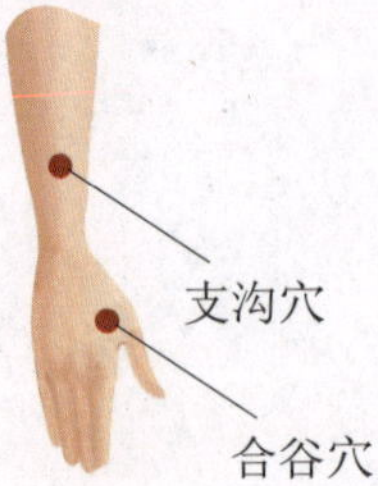

温馨小贴士

粗糙的肌肤更需要日常保养，防止皮肤过早老化和病态化。日常要注意以下几点：

1. 饮食中必须有适量的纤维素。

2. 每天要吃一定量的蔬菜与水果，早晚空腹吃苹果一个，或每餐前吃香蕉 1 个。

3. 主食不要过于精细，要适当吃粗粮。

4. 晨起空腹饮一杯淡盐水或蜂蜜水，配合腹部按摩或转腰，让水在肠胃振动，加强通便作用。全天都应多饮凉开水以助润肠通便。

5. 进行适当的体力活动，加强体育锻炼，比如仰卧屈腿、深蹲起立、骑自行车等都能加强腹部的运动，促进胃肠蠕动，有助于促进排便。

6. 每晚睡前，按摩腹部，养成定时排便习惯。

健美肩部

对称、圆滑、宽阔、饱满、线条优美的肩膀，给人以健美的感觉，而窄肩膀、斜肩和溜肩，则会给人以瘦弱、畸形的感觉。按摩肩部穴位不仅可以塑造圆滑、线条优美的肩膀，而且还可以矫正肩膀的外形缺陷和防治肩周炎疾病，并具有保持肩关节稳定的作用。

按摩主穴

按揉肩井穴

【定位取穴】该穴位于大椎穴与肩峰连线中点，肩部最高处。取穴时一般采用正坐、俯伏或者俯卧的姿势，此穴位于肩上，前直乳中，当大椎与肩峰端连线的中点，即乳头正上方与肩线交接处。

【功效】祛风清热，活络消肿。

【按摩方法】被按摩者取坐位，按摩者用双手拇指按压肩井穴大约1分钟，然后按揉约2分钟，以局部出现酸、麻、胀感觉为佳。

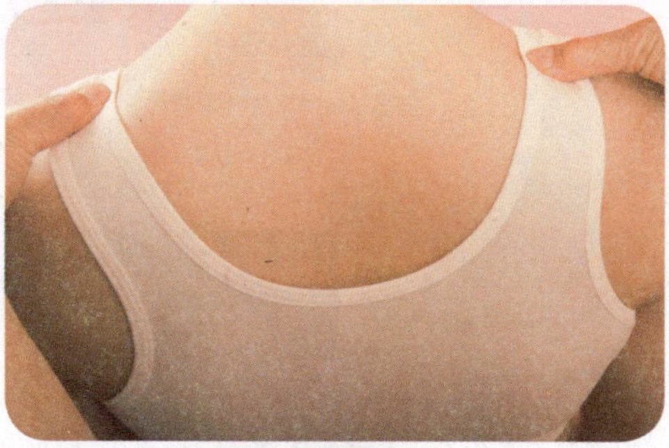

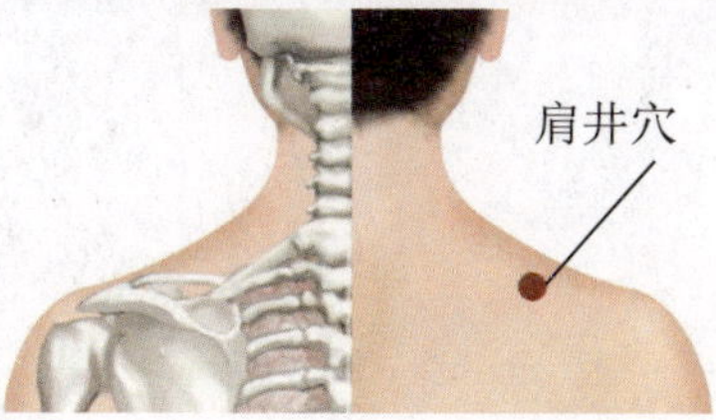

按揉天宗穴

【定位取穴】该穴位于肩胛部，当冈下窝中央凹陷处，与第4胸椎相平。取穴时，垂臂，由肩胛冈下缘中点至肩胛下角做连线，上1/3与下2/3交点处为取穴部位，用力按压有明显酸痛感。

【功效】升发阳气。

【按摩方法】被按摩者取坐位或俯卧，按摩者用两手拇指指腹按顺时针方向按揉天宗穴约1分钟，然后按逆时针方向按揉约1分钟，以局部出现酸、麻、胀感觉为佳。

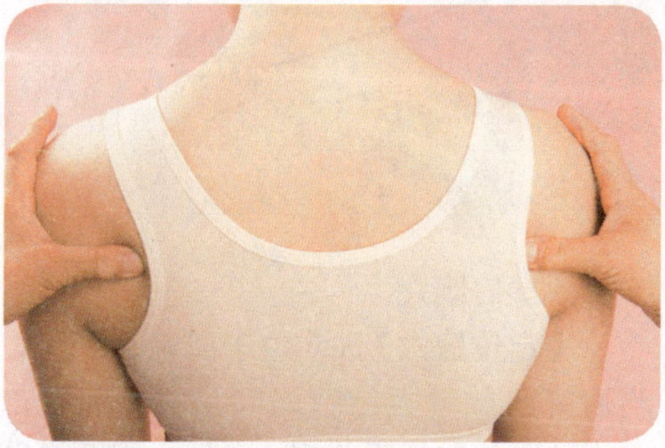

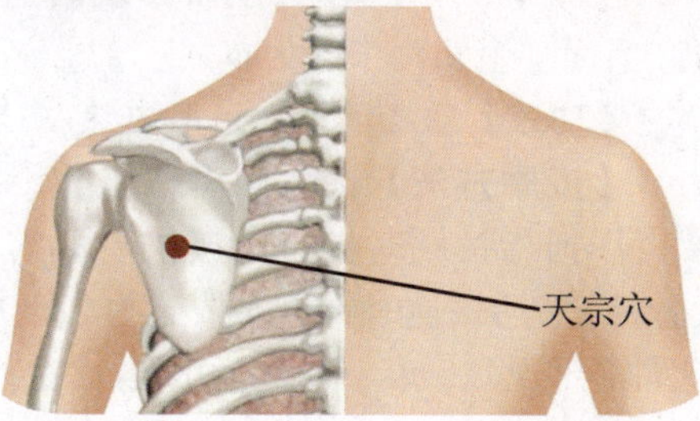

按揉肩贞穴

【定位取穴】该穴位于肩关节后下方，臂内收时，腋后纹头上1寸（指寸）。取穴时，正坐垂肩位，在肩关节后下方，当上臂内收时，当腋后纹头直上1寸处取穴。

【功效】散热，通经络。

【按摩方法】被按摩者取坐位，按摩者用双手拇指按压肩井穴大约1分钟，然后按揉约2分钟，以局部出现酸、麻、胀感觉为佳。

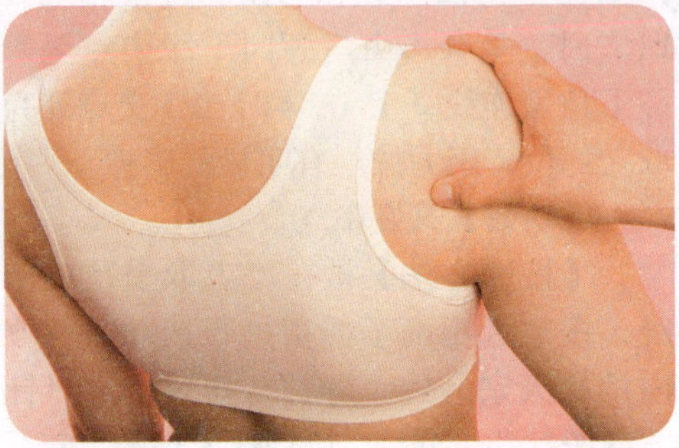

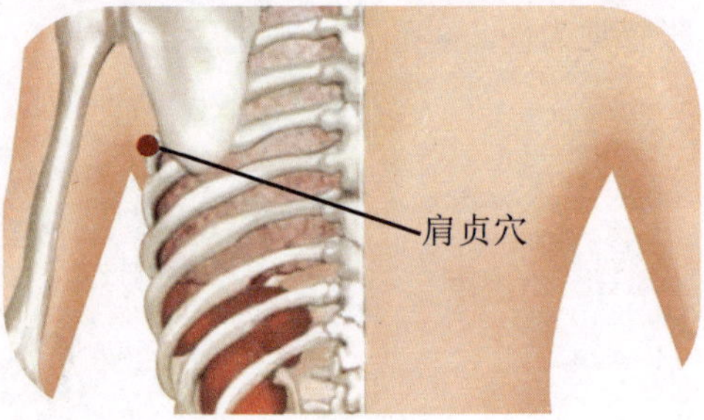

按揉肩髃穴

【定位取穴】该穴位于肩峰端下缘，当肩峰与肱骨大结节之间，三角肌上部中央。臂外展或平举时，肩部出现两个凹陷，前面一个凹窝中即为本穴。

【功效】通经活络，疏散风热。

【按摩方法】被按摩者取坐位，按摩者用拇指按顺时针方向按揉肩髃穴约2分钟，然后按逆时针方向按揉约2分钟，以局部出现酸、麻、胀感觉为佳。

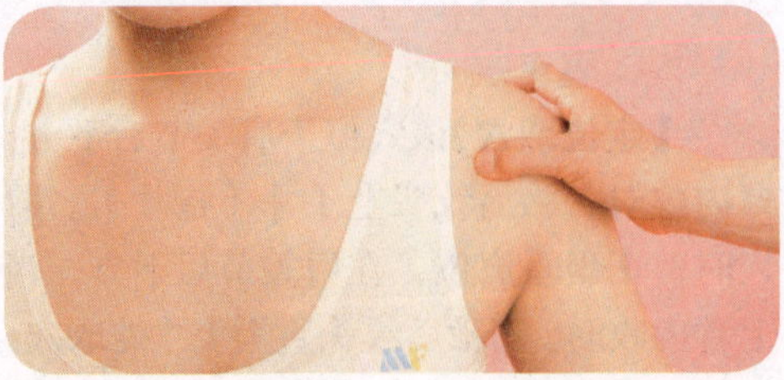

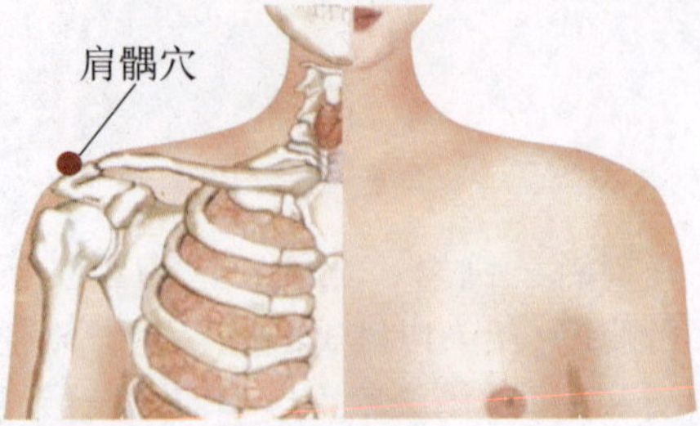

按揉肩髎穴

【定位取穴】该穴位于肩部，肩髃后方，当肩关节外展时于肩峰后下方呈现凹陷处。取穴时，上臂外展平举，肩关节部即可出现两个凹陷窝，后面一个凹陷窝即是本穴。

【功效】祛风湿，通经络。

【按摩方法】被按摩者取坐位，按摩者用拇指按顺时针方向按揉肩髎穴约2分钟，然后按逆时针方向按揉约2分钟，以局部出现酸、麻、胀感觉为佳。

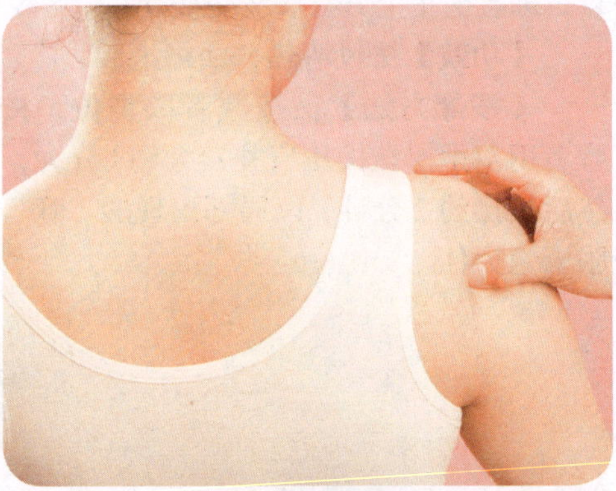

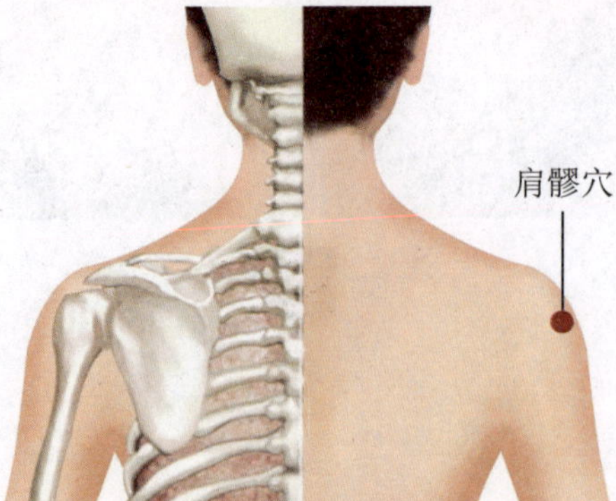

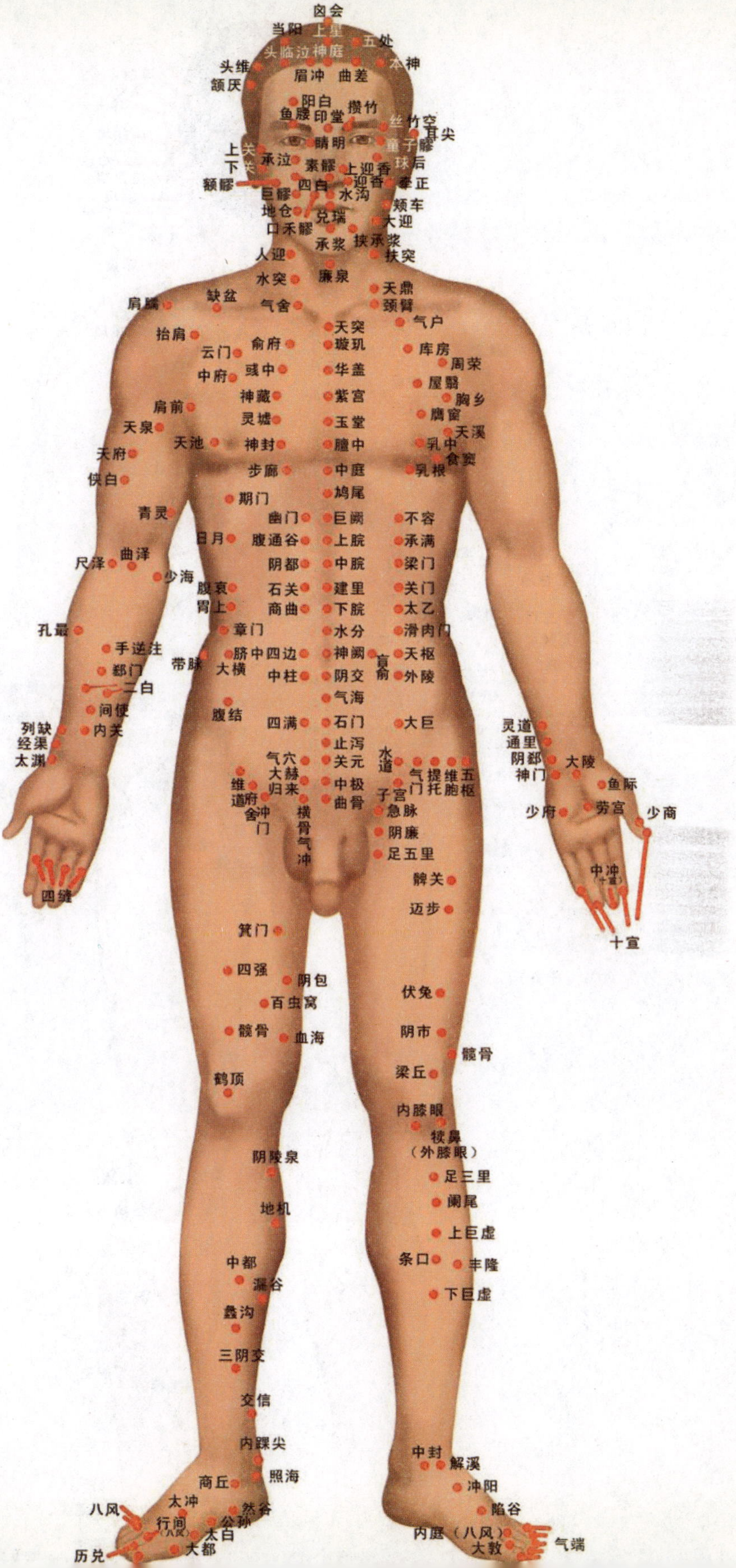

囟会
当阳
上星
五处
头临泣
神庭
本神
头维
眉冲
曲差
颔厌
阳白
鱼腰
印堂
攒竹
丝竹空
耳尖
睛明
瞳子髎
上关
下关
承泣
素髎
上迎香
球后
颧髎
四白
迎香
牵正
巨髎
水沟
颊车
地仓
兑端
大迎
口禾髎
承浆
挟承浆
人迎
扶突
水突
廉泉
天鼎
肩髃
缺盆
气舍
颈臂
天突
气户
抬肩
俞府
璇玑
库房
云门
周荣
彧中
华盖
中府
屋翳
神藏
紫宫
胸乡
肩前
灵墟
玉堂
膺窗
天泉
天溪
天池
神封
膻中
乳中
天府
食窦
步廊
中庭
乳根
侠白
期门
鸠尾
青灵
幽门
巨阙
不容
日月
腹通谷
上脘
承满
曲泽
尺泽
阴都
中脘
梁门
少海
腹哀
石关
建里
关门
胃上
商曲
下脘
太乙
孔最
章门
水分
滑肉门
手逆注
带脉
脐中四边
神阙
肓俞
天枢
郄门
大横
中注
阴交
外陵
二白
气海
间使
腹结
四满
石门
大巨
灵道
列缺
内关
通里
经渠
止泻
阴郄
大陵
太渊
气穴
关元
水道
神门
鱼际
大赫
中极
气门
提托
维胞
五枢
维道
府舍
归来
曲骨
子宫
少府
劳宫
少商
冲门
横骨
急脉
阴廉
气冲
足五里
四缝
中冲（十宣）
髀关
迈步
十宣
箕门
四强
阴包
伏兔
百虫窝
髋骨
血海
阴市
髋骨
梁丘
鹤顶
内膝眼
犊鼻（外膝眼）
阴陵泉
足三里
阑尾
地机
上巨虚
中都
条口
丰隆
漏谷
下巨虚
蠡沟
三阴交
交信
内踝尖
中封
解溪
照海
商丘
冲阳
太冲
然谷
陷谷
八风
行间
公孙
太白
内庭（八风）
气端
历兑
大都
大敦

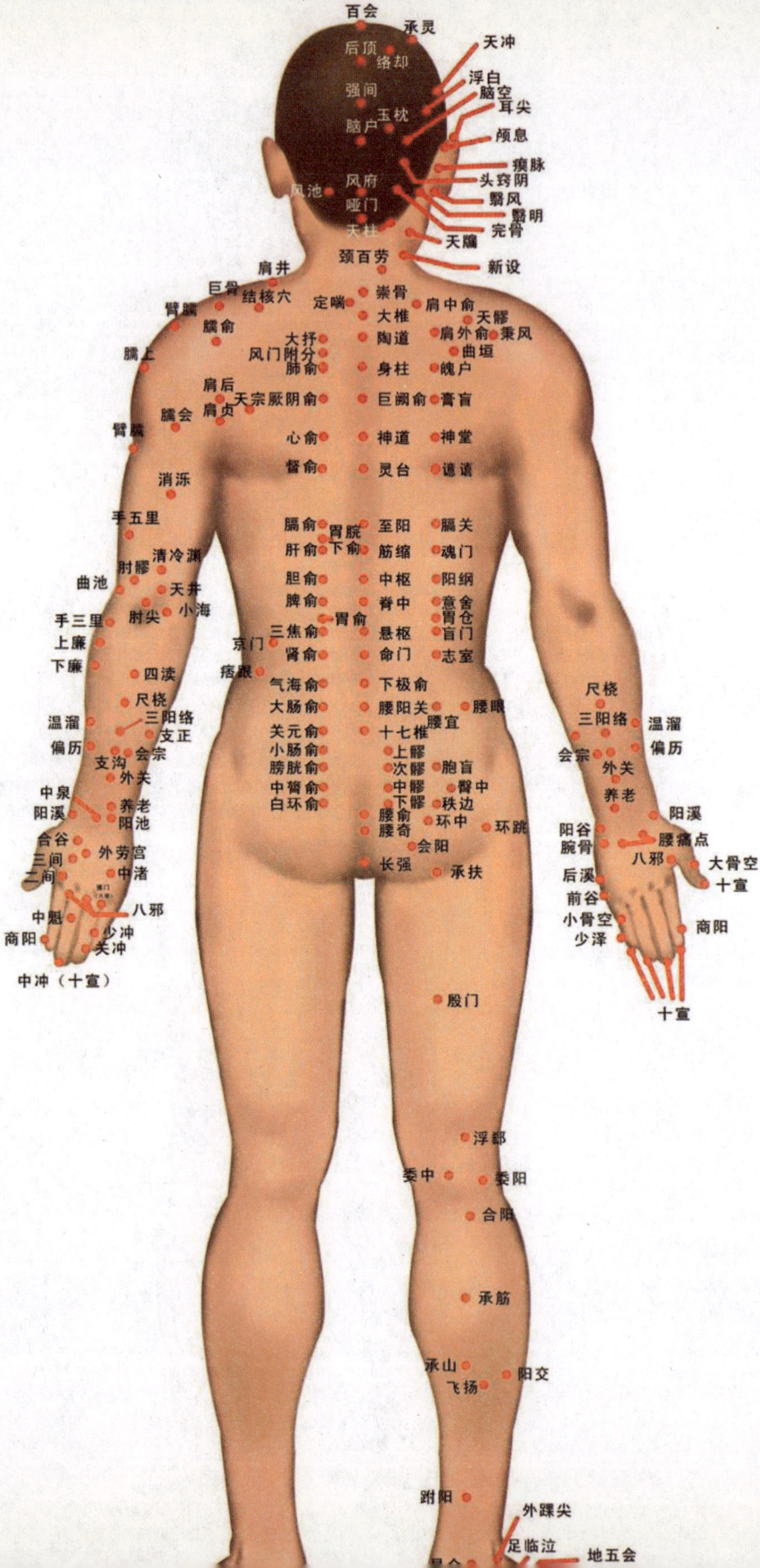

百会
承灵
天冲
后顶
络却
浮白
强间
脑空
耳尖
玉枕
脑户
颅息
瘈脉
头窍阴
风府
风池
翳风
哑门
翳明
天柱
完骨
天牖
颈百劳
新设
肩井
巨骨
崇骨
结核穴
定喘
肩中俞
臂臑
大椎
天髎
臑俞
肩外俞
秉风
大抒
陶道
风门附分
曲垣
肺俞
身柱
魄户
臑上
肩后
天宗
厥阴俞
巨阙俞
膏肓
肩贞
臑会
臂臑
心俞
神道
神堂
督俞
灵台
譩譆
消泺
膈俞
胃脘
下俞
至阳
膈关
手五里
肝俞
筋缩
魂门
清冷渊
肘髎
曲池
胆俞
中枢
阳纲
天井
脾俞
脊中
意舍
小海
肘尖
胃俞
胃仓
手三里
三焦俞
悬枢
肓门
上廉
京门
肾俞
命门
志室
下廉
四渎
痞根
气海俞
下极俞
尺桡
大肠俞
腰阳关
腰眼
温溜
三阳络
腰宜
支正
关元俞
十七椎
偏历
会宗
小肠俞
上髎
支沟
膀胱俞
次髎
胞肓
外关
中膂俞
中髎
臀中
中泉
养老
白环俞
下髎
秩边
阳溪
阳池
腰俞
环中
环跳
腰奇
合谷
会阳
外劳宫
三间
中渚
长强
承扶
二间
八邪
中魁
少冲
商阳
关冲
中冲（十宣）
尺桡
三阳络
温溜
会宗
偏历
外关
养老
阳溪
阳谷
腰痛点
腕骨
八邪
大骨空
后溪
十宣
前谷
小骨空
商阳
少泽
十宣
殷门
浮郄
委中
委阳
合阳
承筋
承山
阳交
飞扬
跗阳
外踝尖
足临泣
地五会